孙学全针灸临证经验集

主　编　孙学全　孙红兵

中国中医药出版社

·北　京·

图书在版编目（CIP）数据

孙学全针灸临证经验集/孙学全，孙红兵主编．—北京：中国中医药出版社，2015.1（2019.10重印）
ISBN 978 - 7 - 5132 - 2111 - 5

Ⅰ.①孙… Ⅱ.①孙… ②孙…Ⅲ.①针灸疗法 - 临床应用 - 经验 - 中国 - 现代 Ⅳ.①R246

中国版本图书馆 CIP 数据核字（2014）第 253125 号

中 国 中 医 药 出 版 社 出 版
北京经济技术开发区科创十三街 31 号院二区 8 号楼
邮政编码 100176
传真 010 64405750
廊坊市祥丰印刷有限公司印刷
各地新华书店经销
*
开本 880×1230 1/32 印张 23 彩插 0.25 字数 618 千字
2015 年 1 月第 1 版 2019 年10月第 4 次印刷
书 号 ISBN 978 - 7 - 5132 - 2111 - 5
*
定价 69.00 元
网址 www.cptcm.com

如有印装质量问题请与本社出版部调换（010-64405510）
版权专有 侵权必究
社长热线 010 64405720
购书热线 010 64065415 010 64065413
微信服务号 zgzyycbs
书店网址 csln.net/qksd/
官方微博 http://e.weibo.com/cptcm
淘宝天猫网址 http://zgzyycbs.tmall.com

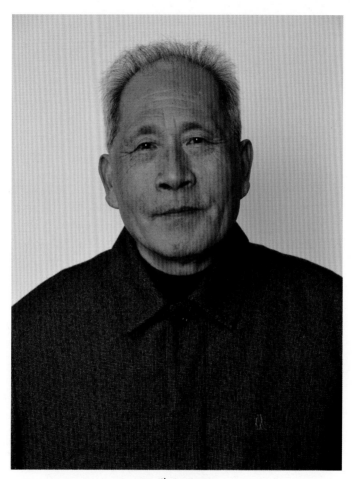

孙学全近照

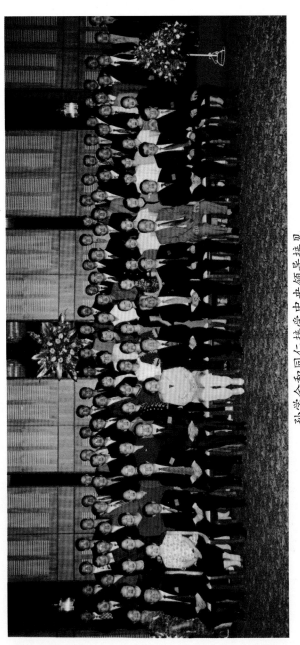

孙学全和同仁接受中央领导接见

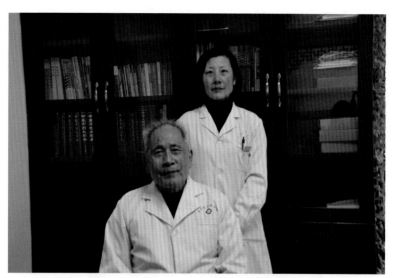

孙学全和女儿孙红兵

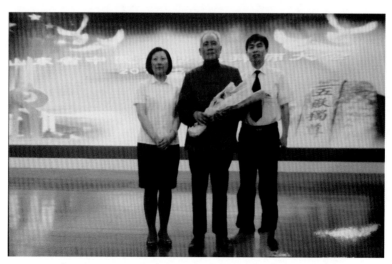

孙学全与女儿及徒弟在山东省中医院传承拜师大会上

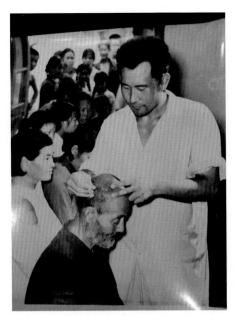

孙学全早期工作照

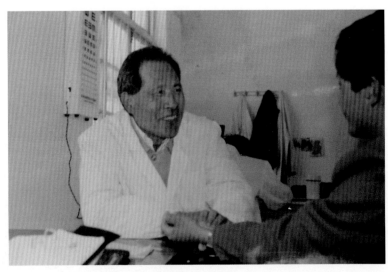

孙学全工作照

我的针灸之路
——从山沟走向世界

　　我是因有病求医而开始走向学医之路的。从 1956 年至今，在杏林这条崎岖的道路上已经奋斗、拼搏、跋涉了 50 余年，回首往事，酸甜苦辣，五味俱全。

　　我出生和生长在沂蒙山区的腹地——山东省沂水县夏蔚乡甄家疃村，家乡四面环山，交通闭塞，人们生活十分贫苦，在这样缺医少药的贫困山区，人们有了病无医可求，也无钱求医。我母亲生了我们兄妹 10 人，先后夭折了 7 个，就剩下大哥、我和小妹。1956 年我上初中一年级时，不幸得了严重的风湿性关节炎，在家乡用土方、验方等多种方法治了几个月，效果不显，后经一位老师介绍，14 岁的我只身到济南市立二院针灸科治疗。给我治病的时任针灸科主任的郑毓桂老大夫听了我的自我介绍后，感叹地说："穷人的孩子早当家，一个 14 岁的小孩，只身从乡下到人生地不熟的济南，不容易啊！"从此他对我另眼相看，并予精心治疗，使我的病情很快有了好转，因而我对针灸疗法也有了好感，产生了学习的兴趣，想当一名医生的念头也油然而生。因为我永远忘不了自己疾病缠身的痛苦，忘不了因缺医少药和无钱治病被病魔夺走了 7 条生命的兄弟姐妹，也忘不了乡亲们缺医少药的困境。为了感谢郑大夫及其他医护人员对我的精心治疗和照顾，在医院里我成了一个小忙人，白天帮着医生、护士们整理卫生、照顾病人，抽空就跟医生学习针灸，晚上阅读借来的针灸方面的书籍。很快就背熟了针灸方面的一些歌诀及经络穴位等有关内容，并学着在自己身上用针。我的行为感动了郑主任及全科的医护人员，他们都很喜欢我这个勤快而好学的小孩子，还把我的住院费和治疗费全免了。郑主任还主动提出收我为徒，跟他学习针灸，但我哥哥不同意，他认为我年龄太小，应回校上学。因此经过3个月的针灸治疗，我的关节炎基本治愈后，又回到了学校。直到高中毕业，参加工作后才又回到了郑毓桂老师的身边，跟师学医。

郑师毓桂是近代针灸大师承澹安先生的门生，毕业于无锡中国针灸医学专科学校，为山东省著名针灸专家，曾任刘伯承元帅的保健大夫。他从事针灸临床近60年，学验俱丰，在临床上强调辨证取穴和辨证施术，选穴精当，手法轻巧，善用针灸治疗一些急症和传染病，多获立竿见影之效。他用针灸治疗的病种范围非常广泛，内、外、妇、儿等中医十三科的很多病种都用针灸治疗，而获良好疗效。我有幸跟郑师学医2年，获益颇多。

初生牛犊不怕虎。我回到学校后，靠初步学到的一点针灸知识，竟然也敢给老师和同学治疗一些小伤小病，特别是节假日回到家乡后也给村里村外的人用针灸治病，确实治好了一些小伤小病，竟成了四里八乡知晓的"小土郎中"。1962年高中毕业后，我被地方上的有关领导安排到家乡的一个联合诊所，当了一名真正的"土郎中"。之后先后被调到区医院、县中医院和地市级中医院工作并先后担任了这三家医院的主要领导，由土郎中变成了"洋大夫"。

书山有路勤为径，学海无涯苦作舟。我就是靠"苦"和"勤"由"土郎中"变成"洋大夫"的。

刚参加工作时我的月薪是19元，后来涨到34.5元，十多年没有变。那时我已经结婚并有了两个孩子，工资仅够糊口，要想买学习资料，钱只有从牙缝里挤了。我先后自学了中医学院的大部分课程，阅读了《内经》《难经》《针灸甲乙经》等上百部医学著作及参考资料,每年都订阅 3 ~ 5 份医学杂志。工作要干好(在那个年代每年都被评为先进工作者),学习时间就只能靠一个"挤"字,几十年来我很少花时间娱乐、购物,工作和学习就是我全部的生活内容。李时珍"耽嗜典籍,若啖蔗饴"和孙思邈"博及医源,精勤不倦"的名言一直鞭策、鼓励着我。

学得多了,看的病人多了,就有了心得体会,我把这些心得体会记录下来,日积月累,经过整理和加工就成了著作和论文。我先后编写出版了《针灸临证集验》(中文版、英文版、法文版)、《针灸临床问答》(中文版和台湾繁体字版)、《针灸治疗胃脘痛》(台湾版)、《针刺戒烟》(英文版、台湾版)、《针刺减肥》(英文版、台湾版),参编了《中国针灸治疗学》等著作,并发表了 20 多篇论文。《针灸临证集验》是我的处女作,没想到的是,该书出版后,得到了读者的好评及社会的关注。如我国著名针灸专家、原中国中医研究院名誉院长、中国中医学会副会长鲁之俊教授在给我的信中写道:"该书写得不错,有不少都是作者自己的实践体会,很值得一读和推广。"山东著名针灸专家、莱阳中医药学校曲衍海教授在信中写道:"你身在基层,完全靠自学取得这样的成就不容易。"日本著名针灸专家、日本东洋医学会会长间中喜雄博士和日本东洋医学研究所所长有地兹先生分别来信说:"《针灸临证集验》一书简明而周全,很有参考价值。""是一部值得研究的大作。"该书多次在国内外书展展出,连续重印了 3 次,后又再版,并被国际图书贸易总公司翻译成英文版和法文版,在国外 100 多个国家和地区发行,我的著作先行于我从山沟走向了世界。

我先后多次被国家经贸部、卫生部(现卫生和计划生育委员会)和省卫生厅公派出国,在国外工作了 14 年。澳大利亚、新西兰、西萨摩亚、印度、泰国、新加坡、塞舌尔、肯尼亚、埃塞俄比亚、卡塔尔、迪拜和阿布札比等国家和香港特区都留下了我的足迹。在国外,我共诊治病人 30 多万人次,病人来自几十个国家和地区,并曾给 3 个国家的总统、总理和 21 个国家的大使看过病，部长和将军级等找我看病的也有 150 多人。治疗病种近百种，既有常见病、多发病，也有疑难病。我从在国外的大量临床实践中认识到，中药针灸对很多病的治疗效果已经处于世界领先水平。

我第一次出国是 1988 年 10 月。我们专家组（我担任组长）共 3 名医生，1 名翻译，承担的任务是一个联合国多边技术合作项目，工作的地点是西萨摩亚共和国首都医院。我的任务是在该医院开展推广针灸疗法。这个任务对我来说既光荣又艰巨，开始时思想压力很大，原因有以下几条：①我不会英语，语言交流靠翻译，而翻译不懂医学，中医学的许多专业词汇他不懂，也不会翻译，因此工作难度较大。②针灸疗法对当地人来说是新鲜事物，能否接受还是个大问号。③对当地人的体质状况、疾病谱等是否与国内相同心中没底。④该医院的医生大部分是从世界各地聘请的，大多是欧美培养的，技术水平都比较高，我对此有自卑感。那个年代，出国人员还不是很多，特别是公派机会很少，因此我感到很光荣，尽管压力很大，但决心把任务完成好，为中医走向世界贡献自己的力量。

到达西萨摩亚国后，我接诊的第一个病人是该国外交部首秘（相当于国内副部长级），他和我们是邻居。一天晚上，他慢性中耳炎急性发作，头痛剧烈、高热，经针灸治疗后，症状立即缓解，第二天早晨，症状全部消失。他高兴地对我讲："针灸真神奇！"因为他过去每次发作，服药输液 1 个星期才可以痊愈。事后他把此事大加宣传，见人就讲，对我们开展工作起到了积极的作用。第二个病人是一位女华侨，中学教师，患慢性荨麻疹 15 年，曾到英国、美国、澳大利等国治疗效果不明显，每天须口服脱敏药，否则奇痒难忍，经针灸治疗 1 个星期后，就完全停服了口服药，共治疗 20 天痊愈。很快，针灸良好的疗效得到了当地人民的信任，局面很快打开，病人接踵而至，每天门诊量很快就达到了上百人次，最多时近 200 人次，平均每天 150 人次。针灸科门诊设了 25 张床位，有时还不够，每天病人都排着长队候诊。

虽然我和另一位大夫每天都忙得筋疲力尽，但心里很高兴。我们的工作在当地引起了轰动，当地电台、报社记者多次到我们科采访并报道，该国卫生部长更是多次到我们科视察，并面对病人即席讲话表扬我们。该国最后一位皇后还特邀我们出席她的生日宴会。西萨摩亚卫生部在我们科举办了一次庆祝晚会，卫生部首秘参加并主持了晚会，代表卫生部表彰了我们的工作。该院院长也特设家宴邀请我们到他家做客。一些洋大夫对我们也刮目相看，有的请我们到家中做客，有的请我们给他们本人或家属治病，有的同我们一起照相留念……很快，我们在该国1年的工作合同就到期了，在当地政府和人们的再三挽留下，只好又签了1年合同。

在西萨摩亚的工作情况，正是我在国外14年工作的缩影。

中医之所以能走向世界，靠的是中医的确切疗效。我在国外工作的14年中，体会最深的一点是：中医不仅是中国的，也是世界的。中医对很多疾病的治疗效果，已经处于世界领先水平，举例如下：

例一：某国原总统夫人，51岁，记者出身。患颈椎病，肩背疼痛麻木，苦不堪言，曾到英国、澳大利亚、美国等地治疗均未见效，我们给予针灸治疗，取天柱、颈椎穴，均直刺1.3～1.5寸，提插捻转手法，间歇行针30分钟，10分钟行针1次，每日针1次，七天为1个疗程，共针2个疗程，症状即明显缓解。

例二：患者，76岁，男，肯尼亚人。患糖尿病坏疽，右足底溃烂，久不收口，双下肢肿胀，疼痛难忍，屡治不愈，病情逐渐加重，英国外科专家动员他截肢。后经我用中药及针灸治疗而愈。内服中药四妙勇安汤加减：黄芪、金银花、玄参、当归、川芎、甘草、地龙、牛膝。水煎分2次服，早晚各1次，每天1剂。

外洗中药处方：黄柏、黄芩、大黄、白花蛇舌草、菊花。

水煎泡洗患部，早晚各1次。

针灸加TDP治疗：取穴分2组：足三里、悬钟、太冲为1组，阳陵泉、三阴交、昆仑为2组，捻转刮针手法，间歇行针

30~60分钟，10~15分钟行针1次，每日针1次，10天为1个疗程。2组穴按疗程交替使用。

例三：患者，60岁，印度人，商人。患肛瘘十几年，曾在英国、南非、印度手术3次，均未根治，仍反复发作，肛门经常流脓血。经中药、针灸治疗后痊愈，随访3年未复发。治疗方法：①口服三七伤片，每次3片，每天3次；②肛瘘局部用火针针刺后涂以马应龙痔疮软膏，隔日1次；③八髎穴挑刺出血并拔火罐，每次挑刺1~2个穴，隔日1次；④大肠俞、秩边穴，均深刺3寸，徐徐提插，刮针手法，间歇行针30~60分钟，10~15分钟行针1次，每日针1次，7天为1个疗程。

例四：患者，女，35岁，比利时使馆官员。结婚10年未孕，曾到几个国家检查诊断为输卵管堵塞、慢性盆腔炎，西医治疗多年未见效。经我用针灸、中药治疗后连生三胎。治疗方法：①中药桃红四物汤加减：桃仁、红花、生地黄、赤白芍、当归、川芎、牡丹皮、红藤、白花蛇舌草、甘草，水煎分2次服，早晚各1次；②口服大黄蟅虫丸，早晚各1丸；③针灸取穴分2组，腰骶疼痛反应部位为1组，天枢、关元、足三里、阴陵泉为2组，腰骶部疼痛反应部位挑刺后拔火罐。天枢、关元直刺1.5寸，徐徐提插刮针手法；足三里、阴陵泉直刺2~3寸，捻转手法，均间歇行针30分钟，10分钟行针1次，每日针1次，2组穴隔日交替使用。

该患者因吸烟过度（每天两包）引发严重的支气管炎。我用耳穴压豆方法治疗，使其戒烟成功，随访6年未复吸，还令气管炎痊愈了。

例五：患者，男，45岁，尼日利亚驻肯尼亚大使。患椎间盘脱出，左下肢疼痛2年多，行动十分困难，曾到英、法、美等国治疗，医生均动员他做手术，后经我们用针灸治疗症状全部消失。取穴分2组：腰夹脊（左右各2穴）为1组，大肠俞、环跳为2组，用G6085电疗机断续波，通电30分钟，2组穴隔日交替使用，治愈后随访2年未复发。

　　例六：患者，男，46岁，肯尼亚议会高级财务官。患萎缩性胃炎，伴胃大弯溃疡、胃脘疼痛15年，长期口服西药治疗效果不明显，胃脘饱胀、疼痛等症状时轻时重，经中药针灸治疗后症状消失，胃镜复查，溃疡面修复，胃黏膜正常。治疗方法详见本书。

　　上述病例，均经欧、美发达国家的医学专家治疗，未见明显效果，后在我们的治疗下痊愈，或取得了显著疗效。

　　半个世纪以来，虽然本人在医疗工作中仅仅做了一点应该做的工作，但是党和各级政府却给予我很高的荣誉。我还受到国内外有关部门的关注，被联合国世界卫生组织（WHO）遴选为"国际医学名人"（见WHO编著的《国际医学名人录》第二卷），被卫生部、人事部和国家中医药管理局遴选为全国500位名老中医之一，享受国务院特殊津贴，被山东省委、省政府授予"山东省专业技术拔尖人才"和"山东省优秀科技工作者"等荣誉称号，被评为"全国优秀医务工作者""山东省劳动模范"，获"全国五一劳动奖章"，获山东省自学成才一等奖，并立二等功一次，被破格晋升为主任中医师。

　　本书系我从事针灸临床50多年的经验总结。分上下两篇。上篇为临证经验，分传染病、急症、内、外、妇、儿、五官、皮肤等科，记录比较完整疗效较好的246种病症和268例医案。每种病均大体分为临床表现、治疗和按语三部分。"临床表现"项概括介绍了该病的主要临床表现；"治疗"项着重介绍了针灸对该病的常用取穴配伍、针灸手法操作和典型病例。在该项中注重个人的临床实践经验和具体的操作特点，以期切合实用，供医务人员在针灸临床工作中参考。"按语"项主要阐明了本人辨证取穴、施术的实践体会，并对相关的经验和科研成果的报道做了必要的引证，以便读者加深印象。所列病例均采用现代医学病名，并在按语部分同中医病名做了印证。

　　本书着重介绍了29种传染病和26种急症的针灸治疗经验。笔者曾长期在缺医少药、贫困的沂蒙山区的基层医疗单位行医，有机会用针灸治疗了大量的传染病和急症，收到了良好效果。实践证明，针灸对很多传染病和急症的治疗，确有立竿见影之效。因此，笔者认为针灸不但对内、外、妇、儿、五官、皮肤等病症有很好疗效，而针灸治疗效果最好的是某些传染病和急症。然而，近代针灸治疗范围有逐渐萎缩之势，由于种种原因，医院的针灸科成了治疗颈肩腰腿痛的专科，很多年轻针灸医生不敢也不会用针灸治疗急症和传染病，大好国粹湮没不彰，实为可惜。故在本书中列专章介绍，以启迪后人。

下篇为临证感悟。笔者从事针灸临床、科研、教学50余年，在实践的基础上对针灸学领域的一些问题做了一些初步的研究、探讨，其结果有些可能是肤浅的、不完整的，甚至有些有差错，但本着"百花齐放"和"百家争鸣"的精神，还是将自己的体会和感悟介绍给大家，请同仁批评教正，和同仁们商榷。

孙学全
2013 年 8 月于山东中医药大学附属日照市中医医院

目　录

下篇　临证感悟

上 篇

临证经验

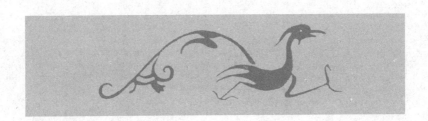

第一章 传染性疾病

第一节 流行性感冒

流行性感冒简称流感，是由流感病毒引起的急性传染病，常引起大流行。

【临床表现】

1. 一般表现

起病急，有寒战、剧烈头痛等全身症状，体温可高达39℃以上。大部分患者亦有轻重不同的鼻塞、咽痛等上呼吸道症状，但以全身症状为显著。

附：普通感冒：俗称伤风，是由病毒引起的急性上呼吸道炎症。一般起病缓慢，咽部先有痒感或口干，随之出现鼻塞、流清涕、干咳、头痛、畏寒及四肢酸痛等症状。成人不发热或有微热；小儿高热可达39℃~40℃。

2. 常见并发症

普通感冒与流感可引起气管炎、咽炎、扁桃体炎、鼻炎及中耳炎等。

【治疗】

方一

1. 取穴

主穴为大椎、风门、肺俞。咽喉痛配天容、合谷，头痛配太阳，咳嗽配身柱，鼻塞配迎香，中耳炎配下关、翳风。

2. 操作方法

令患者正坐，两手前臂于胸前交叉抱肩，使肩胛骨尽量外展，暴露背部，头微低。医者手持点燃的艾条灸之，燃点与皮肤间的距离视患者对热感耐受情况而定，一般为 5~10cm，灸烤热度以患者感觉舒适为宜，灸至局部皮肤呈紫红色为度，一般灸20~30 分钟。每日灸 1 次。或在上述穴位处拔火罐 10~15 分钟，亦有良好效果。灸烤时，燃点须与施灸部位等距离地上下反复平行移动（平行移动灸法）。

配穴应根据并发症灵活选用。天容刮针手法，间歇行针 30~60 分钟，每 10~15 分钟行针 1 次；太阳提插手法，持续行针至头痛减轻或消失；身柱针 0.8~1.0 寸，徐徐提插手法，短促行针（1~3 分钟，下同）；迎香捻转手法，下关、翳风提插捻转手法，均间歇行针 15~30 分钟，每 5~10 分钟行针 1 次。

3. 病例

赵某，男，54 岁。1969 年 7 月 15 日初诊。

因汗后受凉而感冒已 3 天，头胀痛，四肢疲乏无力，背部阵阵恶寒，咽喉微痛，鼻塞，流清涕，有时干咳。检查：胸透心肺正常，白细胞 6×10^9/L，体温 37℃，咽喉部微充血，舌苔薄白，六脉浮缓，诊为普通感冒。

治法：灸大椎、风门、肺俞 30 分钟，配穴为天容、太阳及合谷，手法和行针均同上。灸后患者微出汗，自觉周身轻松，鼻塞症状即时减轻。

二诊（7 月 16 日）：头痛消失，鼻塞、咽痛、咳嗽等症状亦明显好转，仍按上法治疗而愈。

方二

1. 取穴

主穴为大椎、风池、曲池。配穴同方一。

2. 操作方法

取正坐位，垂肩，头微低。大椎针 0.8~1.2 寸，徐徐提插手法，短促行针；余穴均用捻转手法，间歇行针 30~60 分钟，每

10～15 分钟行针 1 次。每日针 1 次，重者每日针 2 次。

操作过程中应注意：①针刺大椎容易晕针，禁用强刺激手法。②严格掌握大椎的针刺深度，成人最深不得超过 1.5 寸，切勿刺入椎管，严防刺伤脊髓。③如刺太深或手法太重，四肢可发生一时性瘫软现象。出现此种情况时，应将针迅速退出，一般不须做其他处理，让患者躺下，片刻后此种现象即消失。

3. 病例

杜某，男，26 岁。1979 年 9 月 10 日初诊。

因夜间睡觉着凉，起床后即感头重脚轻，两太阳穴部位剧烈疼痛，骨节酸痛，恶寒无汗，呕逆欲吐，兼有鼻塞、咽痛等症状。检查：心肺（－），体温 39℃，扁桃体红肿，苔黄，质红，脉浮数。诊为流感。

治法：针大椎、风池、太阳、曲池、天容。除大椎短促行针不留针外，余穴均间歇行针 1 小时，每 15 分钟捻针 1 次。行针约半小时，患者自觉头痛明显减轻，其他症状亦有好转，行针至 1 小时，头痛消失，已不恶寒，体温降至 37.8℃。

二诊（9 月 11 日）：自述针后周身轻松，除惟感咽喉微痛外，别无明显的自觉症状，体温 36.8℃；又针天容、合谷，留针 1 小时，手法同上，诸症消失。

方三

1. 取穴

主穴为少商、中商、老商。配穴同方一。

2. 操作方法

主穴双侧均用三棱针点刺微出血。配穴根据并发症选取，每日针 1 次。

3. 病例

宋某，女，48 岁。1974 年 7 月 3 日初诊。

就诊时感冒已 7 天，病情时轻时重，曾口服 APC、银翘解毒丸，肌内注射复方大青叶等，效果均不明显，要求针灸治疗。症见：自汗恶风，头痛，鼻塞，流清涕，口干，咽痛，干咳无痰，体乏无力，不欲饮食。检查：胸透肺门纹理紊乱，听诊肺部有少量湿性啰音，白细胞 $10 \times 10^9/L$，体温 37.5℃，咽黏膜明显充血，悬雍垂轻度红肿，苔黄厚，脉浮而细数。诊为流感合并咽炎、支气管炎。

治法：点刺主穴微出血，配穴为合谷、身柱、太阳。身柱针1寸，徐徐提插手法，短促行针，针后拔火罐10分钟，余穴针法同上。

二诊（7月5日）：经2次治疗，头痛消失，咳嗽次数减少，鼻塞、咽痛等症状均减轻。治法：去太阳，余穴及针法均同上。

三诊（7月7日）：鼻塞及恶风症状消失，咽已不痛，食欲增加，仍咳嗽，但次数明显减少，咳吐白痰。又针身柱、合谷而愈。

【按语】

普通感冒和流感，中医学统称感冒。根据其病因及脉证的不同表现，又将感冒分为风寒感冒、风热感冒和时邪感冒3种。风寒感冒多因起居不慎，或衣着单薄，外感风寒所致；故症见恶寒无汗，头痛鼻塞，骨节酸痛，苔薄白，脉浮紧。风热感冒多因气候暴热，汗出当风，卫外不固，时令风热之邪，乘毛孔而入，影响肺卫气机的运行，即成风热感冒；故症见发热恶风，口渴自汗，头胀痛，口鼻出热气，或鼻塞流清涕等，脉浮缓。时邪感冒，《诸病源候论》称为"时行病"，多因气候反常，如冬应寒而反温，春应温而反寒，时至而气不至，或气至而时不至，在此情况下，若不注意调摄，或体质素弱不能适应气候的变化，时令之疫毒侵入体内，即成时邪感冒；轻者头重昏痛，鼻塞身重，自汗，四肢无力；重则头痛如刀割，周身骨节酸楚，或午后潮热，大汗出，或咳嗽，胸中痞闷胀满，时而欲呕，脉濡。

方一主要用于普通感冒或其他感冒的轻型患者。临床中发现：①人体背部（两肩胛骨之间）较其他部位易出汗，如在劳动时此部位先出汗，其他部位再出汗，汗后此部位又易转冷，而这种情况最易引起感冒。②感冒患者此处常有冷感，有些患者自觉背部一阵阵恶寒。这些现象说明，该部位具有特殊功能反应，而感冒又与此部位可能有着内在的联系，也就是说这一部位可能是感冒的阳性反应部位，所以古今医家多用此处腧穴，如大椎、风门等治疗该病。

因此，设想用灸法、拔罐等治疗方法作用于此部位，治疗感冒有一定的疗效。这一设想在笔者孩子的身上得到了证实。有一次他得了感冒，在此部位的腧穴灸 2 次即愈。后来在临床上又观察治疗了 100 例普通感冒患者，其中男性 58 例，女性 42 例，7 岁以下的 21 例，7～18 岁的 17 例，18～50 岁的 26 例，50 岁以上的 36 例，有效率 100%，治愈率 93%，一般灸 2～3 次即显著好转或治愈。

灸此部位腧穴治疗感冒，可能是因为大椎为诸阳之会，可统阳解表，风门可祛散风寒之邪；肺俞为肺气聚集转输之所，肺合皮毛。灸后能宣通肺气、温经散寒、祛风解表，故治疗感冒能获良好效果。

方二主要用于治疗风寒感冒重型患者，此方有显著的镇痛和降温作用，实践证明，感冒高热患者，针后 1 小时体温开始下降，2 小时后可下降 0.5℃～2℃。一般针 1～3 次即愈。

方三主要用于时邪感冒和其他感冒轻型患者。"三商"穴治疗感冒系河北张浩之大夫创始；亦为笔者治疗流感之常用穴，惟在配穴和手法方面与原方（点刺"三商"穴出血为主，再配中冲、合谷、百会、印堂、人中、廉泉留针）有不同之处。

叶天士说："温邪上受，首先犯肺。"吴鞠通说："始于上焦，在于太阳。"感冒的症状多表现在上呼吸道，其初期病邪在表，因此治疗应采用"轻而扬之"之法则，主穴多取大椎、风门、曲池、合谷、风池、太阳等，以达解表清热之目的。大椎系诸阳之会，通阳主表，故凡外感六淫之在表者，皆可疏解；佐以曲池、合谷者以阳从阳，助大椎以斡旋营卫，清热以解表。又随症加减身柱、迎香、天容等穴，再选用恰当的针刺手法，或针或灸，故能获得良好效果。

第二节 急性结膜炎

急性结膜炎是由细菌或病毒感染引起的一种急性传染性眼病，多发生于春秋季节。

【临床表现】

主要表现为结膜性充血和分泌物增多。轻者仅睑结膜与穹隆部的组织呈网状充血，重者眼球一片赤红，分泌物为黏液性或黏液脓性。伴有眼睑肿胀、瘙痒、异物感、羞明、灼热及眼痛、头痛等。

【治疗】

1. 取穴

太阳、睛明、风池、合谷、耳垂（出血）。

2. 操作方法

本病患者，一般在太阳穴周围部位有静脉瘀血现象，先用三棱针点刺出血，若无瘀血现象时，可在以上3穴处挑刺出血。同时用三棱针点刺双侧耳垂出血，并取血2～3滴，点患眼内，后针睛明、风池、合谷。患者取仰卧位，头放平且闭眼，直刺睛明0.5～1寸，此穴易出血，应徐徐进针，禁用大幅度捻转和快速提插手法，宜用刮针手法，进针后再将患者慢慢扶起，取坐位。针风池时，左风池针尖向右眼方向进针，右风池针尖向左眼方向进针，针0.5～1寸，捻转手法；合谷向内劳宫透刺，捻转刮针手法。均间歇行针30～60分钟，15～20分钟行针1次，症状重时每日针2～3次，一般每日1次。

3. 病例

王某，女，29岁。1963年10月3日初诊。

双眼流泪，烧灼痒痛3天。检查：眼睑肿胀，结膜充血赤红成片，并有脓性分泌物，患者抱头，自称头痛如裂。诊断为急性结膜炎。按上法治疗，点刺太阳部位之瘀血静脉出血，并取耳垂之血 2 滴点眼；针睛明、风池、合谷，手法同上，间歇行针 1 小时，20 分钟行针 1 次。针约 30 分钟，自觉头痛减轻，眼痛亦好转，起针时，已敢睁眼，每日针 2 次，间隔 6 小时。

二诊（10 月 4 日）：头痛消失，眼睑已消肿，赤红血片减退 2/5，仍按上法治疗，每日 1 次。

三诊（10 月 6 日）：经 3 次治疗，除有时流泪外，余症均消失，又针风池、太阳、睛明，手法同上，间歇行针 30 分钟，10 分钟行针 1 次，间日 1 次，又针 2 次以善其后。

【按语】

急性结膜炎，中医称"天行赤眼""暴发火眼"，俗称"红眼"。中医学早就认识到本病的传染性，《审视瑶函》云："天行赤热，时气流行，三焦浮躁……痰火热病……尔我传染不一。"又《银海精微》载："天行赤眼者，谓天地流行毒气，能传染于人。"

对本病的针灸治疗《针灸甲乙经》载："……目不明，恶风……眦痒痛……睛明主之。"《针灸大成》载："目暴赤肿疼痛：攒竹、合谷、迎香。"针灸治疗急性结膜炎是根据清热散风、消肿定痛、平肝泻火和清血祛毒的原则选穴施术。点刺太阳、丝竹空及瞳子髎等出血，能清血祛毒、消肿定痛；风池为手少阳三焦经、足少阳胆经及阳维脉之会穴，肝胆两经又互为表里，故针风池既能平肝泻火又能清热散风；合谷为大肠经原穴，可解表祛风；睛明为治眼病要穴，可疏风泄热、通络明目；取耳垂之血点眼为自血疗法，有消炎退翳之良效。

上方系恩师郑毓桂先生所传，实践证明疗效卓著。

第三节　破　伤　风

破伤风是由破伤风杆菌经伤口侵入人体，产生大量毒素，作用于中枢神经而引起。

【临床表现】

发病初期多表现为突发的咀嚼肌酸胀，张口不便，颈部活动受限；继则牙关紧闭，口噤不语，吞咽困难，面现苦笑，角弓反张；重则四肢抽搐或全身痉挛，口角流涎，呼吸不利，便秘，尿少。发病急，进展快，病情多危重，死亡率高。

【治疗】

1. 取穴

主穴为风府、大椎、身柱、命门、腰俞、人中、百会。口噤不语配下关、合谷、颊车；呼吸不利配内关、膻中；上肢抽搐配手三里、后溪、肩髃；下肢抽搐配足三里、阳陵泉、然谷、京骨、承山；便秘尿少配支沟、三阴交。

2. 操作方法

先取俯卧位，先针风府、大椎、身柱、命门、腰俞 0.8 ~ 1寸（不得超过 1.5 寸），捻转刮针手法，持续行针 15 ~ 30 分钟出针；再让患者取仰卧位，针头面和四肢穴位。所针穴位均用捣捻手法，持续行针至患者有重度酸麻胀感后，将针身退出 1/3 于体外，并将其折成"「"形，使体外部分之针身和针柄紧贴肌肤，再用胶布封固，以防针身在体内移动。12 ~ 36 小时后可将针起出。在留针过程应加强护理，密切观察患者的行为。患者大小便或翻身时，应在他人协助下慢慢活动，以防断针。

3. 病例

彭某，女，28 岁。1965 年 11 月 21 日初诊。

患者 15 天前于农村家中用旧法接生一足月女婴，而后因牙关紧闭 4 天、角弓反张 3 天入住某县人民医院治疗。入院时体温37.8℃，血压 110/75mmHg，呈苦笑面容，被动活动，表情痛苦，时发角弓反张，呈阵发性全身强直性抽搐，苔黄，脉数。既往无癫痫及抽搐病史。诊断为产后破伤风。经用破伤风抗毒血清等治疗，病情未见好转而趋加重。在患者亲属的请求下，经院方同意，邀笔者针灸治疗。

治法：先针风府、大椎、身柱、命门、腰俞，针 1 寸，用孙氏补泻手法，持续行针约 30 分钟后出针；后针人中、下关、颊车、肩髃、手三里、内关、后溪、足三里、阳陵泉、承山、然谷、涌泉，针法同上。对人中、后溪、阳陵泉、足三里、涌泉施强刺激，持续行针约 20 分钟，痉挛减轻，牙关紧闭亦随之好转，患者已能说话回答问题。上法针 2 小时，苦笑症状消失，痉挛明显好转，并可进食少量鸡蛋汤，随将针退出 1/3 并曲折针身使其成"「"形，使体外部分之针身和针柄紧贴肌肤，并用胶布封固，以防针身在体内活动。留针 24 小时后，抽搐基本控制，吞咽食物顺畅，患者已能起坐，仅感体弱乏力，续针 7 天后痊愈出院。

住同一病房的另一男性患儿，12 岁，患破伤风 7 天，亦用上法治愈。

【按语】

破伤风是一种起病急、死亡率高的传染病，迄今尚无特效药物治疗。然而针灸疗法确是本病的有效治疗方法之一，可惜尚未引起医务界足够的重视。

《诸病源候论》称破伤风为"金疮中风痓"，中医文献早有针灸治疗破伤风的记载。如《针灸大成》载："破伤风，因他事搐发，浑身发热癫强：大敦二穴、合谷二穴、行间二穴、十宣十穴、太阳紫脉（宜锋针出血）。"又如《新针灸学》载："我们就用针灸疗法（仅用了针术）试治了三名患者（破伤风），收到的效果出乎意外（全部治愈）。"

《内经》载："督脉为病，脊强反折。"因破伤风一病多出现督脉经和手足三阳经的证候，故取穴应以阳经尤以督脉经穴为主，风府、大椎、身柱、命门、腰俞、后溪为祛风镇静解痉之要穴；百会、人中、内关能醒脑宽胸而急救；合谷、手三里、足三里等能清阳明之风热；承山、京骨、然谷可镇痉止抽搐；下关、颊车可缓痉开噤；阳陵泉为筋之会穴，又系胆经合穴，有疏泄风热、强健筋骨之作用。

笔者在实践中体会到，针刺治疗本病，有两个关键：①选穴准确，且选穴宜多；②持续而极强的刺激和长时间的留针。二者缺一都不能获得应有的疗效。

第四节　麻　疹

麻疹是感染麻疹病毒引发的一种急性传染病。本病常在冬末春初流行，患者多是 6 个月～5 岁的小儿，6 个月以前极少感染。凡未患过麻疹或未注射麻疹疫苗的小儿均易感染，成人亦可患此病，但患过本病一次即可终身免疫。传染源是本病患者，病毒存在于患者的眼、鼻和咽喉等的分泌物中，传染性极强，出疹后本病的传染性可降低，至出疹 5 天后不再具有传染性。但有并发症时，传染期可延长至出疹后 10 天。一般通过空气飞沫传播，也可由接触患者等途径传播。病毒在人体外的存活率很低，一般在流通空气中或日光下 30 分钟即可死亡。

【临床表现】

本病临床表现比较复杂，病程可分 3 期，即前驱期、发疹期和恢复期。

1. 前驱期

有发热、咳嗽、流泪和流涕等感冒症状，咽部和结膜显著充血，发病 2～3 天可在颊黏膜或唇内侧出现 0.5～1mm 直径大小的小白点，周围红晕，称弗－科斑，此斑的出现可确定诊断，弗－科斑可迅速增多变大，密布两颊黏膜，可互相融合成片。

2. 发疹期

一般在发热的第 4 天开始出现麻疹。先出现于耳后和颈部，渐渐波及面部，自上而下蔓延，最后至下肢，皮疹为玫瑰色斑丘疹，大小、形状不一，可互相融合成片。发疹时一般高热，全身中毒症状加重，3～5 天皮疹可出齐。

3. 恢复期

皮疹出齐后，按自上而下顺序消退，若无并发症，此时体温下降，饮食好转，诸症随之减轻，皮肤出现麦麸状细微脱屑，最后留下棕色痕迹。

当皮疹消退时，若仍持续高热，全身中毒症状不减轻，则应警惕并发支气管肺炎、喉炎、肠炎等。因本病病情往往较重，应密切观察，及早明确诊断，及时治疗。

【治疗】

1. 取穴

主穴为足太阳膀胱经在腰背部的俞穴线（从第一胸椎两侧至尾骶骨两侧）。发热配大椎、曲池、合谷、少商、尺泽；腹泻配天枢、足三里；食欲不振配中脘；咽喉肿痛配十二井；咳嗽配肺俞、陶道；心悸配内关或劳宫。

2. 操作方法

先用刮痧板蘸按摩油（或花生油）备用，医者两手各持1个刮痧板，由上而下，自两侧俞穴线同时刮治 10 ~ 20 次，刮至皮肤紫红为度。刮治时用力要轻柔，用手腕的弹力慢慢刮治，切忌用力过大、速度过快，以免刮破皮肤。1 日或隔日 1 次。少商、尺泽、十二井点刺放血，余穴按常规针刺，均用捻转手法不留针，每日针 1 次。

此方治麻疹效果显著，可用于出疹前期、出疹期及并发症。

【按语】

麻疹为小儿常见的传染病，是儿科四大症之一。中医学认为是由于内蕴胎毒（先天遗传的一种热毒），外感时邪，内外相染，蕴结于太阴肺和阳明胃两经而发病，尤其是肺经受邪最重，故前人有"脏腑之伤，惟肺为甚"之说。麻疹临证所见，也多出现肺经证候，变证也以肺炎喘咳为多。因此选穴多以肺经或与肺经有关的穴位为主，如尺泽为肺经合穴，内迎香位于鼻腔内（肺开窍于鼻），涌泉为肾经井穴（金能生水，肺与肾为母子关系），劳宫为心包经荥穴（心包代心用事，火能克金，肺与心为相克关系）等。麻疹出现先后的次序和部位的疏密有一定的规律性，一般先在耳背、发际、颈项等处出现，继而额部、颜面，再为肩背、胸腹、四肢；以手心、足心都见疹点为出透，因麻疹为阳邪，故疹点的出现，先由身体的阳部开始，后至阴部，即所谓"先起于阳，后起于阴"。因此临床治疗多选阳经，以阳从阳，斡旋营卫，清热解表，透疹外出。

麻疹的发病过程，一般可分为初热、见形、收没三期。故麻疹的一般治法，可分别运用解肌透表、清热解毒和养阴化热等治疗原则。麻疹初热期，病机在表，抗病的趋势向外，可因势利导，以帮助机体透托邪气，使麻疹顺利透达于肌表。麻疹已见形，病机由里达表，热毒已有宣泄的通路，此期治疗应以清热解毒为主，在这一时期若治疗不及时或治疗方法不对症，常易出现变证，故在临床上要根据这一阶段的证候表现，掌握病机而及时做相应的处理。如麻疹热毒内陷，疹出忽而隐没，患儿烦躁不安，呼吸急促，病情危重，应密切观察治疗。麻疹后期常有疹后黏水疮、口疮、眼红肿疼痛、云翳失明等症。

附：常用分期方

麻疹前驱期，应出不出，或疹出不齐。方一：用大葱若干，捣烂如泥。取神阙、劳宫、涌泉、尺泽、委中。用法：贴敷神阙穴6~12小时，每天贴1~2次；并用葱泥擦劳宫、涌泉、尺泽、委中，前胸从天突擦至鸠尾，后背从大椎擦至命门，2小时擦1次。方二：紫背浮萍15g，食盐少许。放入砂锅内炒热，青布包扎好备用。取督脉（大椎至腰阳关）、膀胱经（大杼至大肠俞）、任脉（天突至鸠尾）、两肘弯、两腿弯。用法：将包好的药包趁热擦上述部位，每次擦3~5分钟，每天擦2~3次。

出疹期，麻疹并发肺炎。白矾30g，二丑15g，共研为细末，小麦面适量，用醋调膏备用。取双涌泉穴。将上膏贴敷双涌泉穴，干了即换，要保持湿润。可清热解毒。（注：江苏省盐城地区海滨县樟沟公社卫生院，以该方治疗 51 例麻疹并发肺炎，痊愈 46 例，治愈率达 90%。)

疹后黏水疮，诸般湿痒疮。二黄祛湿散（经验方）：大黄 9g，黄柏 9g，枯矾 9g，轻粉 9g，冰片 1.5g，龙骨 9g。共研为极细末，用香油调擦患处。

疹后走马牙疳，齿龈溃烂，口舌生疮。皂雄散（经验方）：皂矾（煅）、雄黄、人中白（煅）、上梅片各等份。共研为极细末，装瓶备用。先用米泔水洗净患处，以药末敷患处，一日 2 ~ 3 次。一般 2 ~ 3 天即愈。

第五节　水　痘

水痘中西医病名相同，是一种具有传染性很强的病毒性皮肤病。本病好发于冬春两季，以 2 ~ 10 岁儿童为多见。水痘的病原体为水痘－带状疱疹病毒，传染源是本病的患者，在症状出现前一天开始即有传染性，直至皮疹完全结痂后才不具传染性。病毒存在于患者口、鼻分泌物和皮疹内，传染途径主要通过飞沫和接触传染，病后可终生免疫。

【临床表现】

出疹前可有发热、头痛、咽痛及食欲不振等全身症状，但症状较麻疹为轻。有些患者常无前驱症状，皮疹多在头、躯干，面部和四肢少见。皮疹初起为散在的红色小丘疹，1 日后变为疱疹，疱疹周围伴红晕，疹内含透明液体，但不化脓。部分水疱中央可见脐窝状凹陷，这是水疱的特征。皮疹常伴有不同程度的瘙痒，一般 2 ~ 3 日后水疱开始干燥结痂。因皮疹在前后不同时期出现，故在同一时期可见到红色丘疹、水疱和痂皮 3 种皮损，一般皮痂脱落后不留有瘢痕。

【治疗】

方一

1. 取穴

主穴为大椎、风门、曲池、足三里。咳嗽配肺俞；发热配少商；咽痛配合谷。

2. 操作方法

少商点刺出血，余穴按常规针刺，捻转手法，不留针，每日针 1 次。

3. 病例

患者，男，7 岁，肯尼亚人。2003 年 3 月 4 日初诊。

发热、咳嗽、咽痛 1 天。检查：体温 37.4℃，白细胞 6×10^9/L，双肺听诊正常，咽部微充血，诊为感冒，给予解热止痛和抗生素治疗。

二诊（3 月 5 日）：头、背、胸部出现红色丘疹，散在分布，有的皮疹变为疱疹，如绿豆大，周围有红晕，疹内含透明液体，诊断为水痘，予以上方针刺治疗，共治疗 5 次皮疹消失，皮痂全部脱落，皮肤恢复正常。

【按语】

此病一般预后良好，一次病后，多不再患。本病特点初期类似伤风感冒，出疹程序先后不一，在起病 3～5 天，皮疹陆续出现，疹如米粒或豌豆大小，疹的中央有一水疱，称为疱疹。皮疹此起彼落，因此皮肤上的红疹、疱疹、干痂，往往同时并见。

中医认为水痘的病因是毒邪内蕴，又感受天行不正之气，内外邪郁于肌表而发病。发病的机转，虽亦关乎脾肺，但毒邪多发于卫分、气分，一般不窜入营分、血分，故预后较麻疹、天花为好。

第六节　钩端螺旋体病

钩端螺旋体病是由几种不同型的钩端螺旋体所引起的急性传染病。传染源是受感染的鼠、犬、猪、牛、羊等，其中鼠类占主要地位，传播途径主要通过水，当人们和疫水接触时，钩端螺旋体穿过皮肤或黏膜的裂口进入人体而致病。

【临床表现】

起病急骤，开始高热寒战、呕吐、恶心、头痛、全身肌肉痛，尤以两小腿腓肠肌疼痛最剧，并有压痛。继则出现肝脾大、巩膜皮肤出现黄疸，有时出现脑膜炎征象。肺部有时严重受累，引起肺大出血，而肺大出血是本病死亡的主要原因。

【治疗】

1. 取穴

主穴为阿是穴（腓肠肌压痛点处）、大椎、风池、合谷、十宣、人中、足三里。咳血配尺泽、大陵；呕吐、恶心配中脘；头痛配太阳、百会、安眠 2；心慌气急配内关、膻中；肝脾大配阳陵泉、三阴交、期门、肝俞、脾俞等。

2. 操作方法

用提插捻转术，间歇行针法，30～60 分钟，10～20 分钟行针 1 次，每日针 1～2 次。阿是穴针加拔火罐，十宣、尺泽点刺放血。

3. 病例

刘某，男，34 岁。1985 年 8 月 28 日初诊。

患者恶寒无汗，头重头痛，全身疼痛，小腿腓肠肌疼痛最剧，口干苦，不思饮食，大便秘结，小便黄少已 2 天。检查：体温 39℃，脉象浮数，苔白厚腻。诊为暑热夹湿，予服新加香薷饮合白虎汤加味 1 剂。

二诊（8 月 29 日）：症状不减，且咳嗽气急，咯血数口。检查：心率快，体温 41℃，双肺可闻及湿啰音，血压 115/80mmHg，肝脾均未触及，诊断为钩端螺旋体病肺出血型。患者被扶入病房卧床休息时，出现心慌加剧、气急、不能平卧，咯血增多，立即点刺十宣、尺泽出血，针大陵、内关，持续行针约 5 分钟，患者呼吸即调匀，心神安静，自觉心胸开朗，能够平卧，咯血停止。又针大椎、曲池、合谷、足三里、太阳、安眠 2、膻中、三阴交，间歇行针 60 分钟，20 分钟行针 1 次，每日针 2 次。并配服中药白虎汤合犀角地黄汤加大黄 15g、茅根 60g。4 日后，诸症消失而愈。

【按语】

钩端螺旋体病民间称为"打谷黄""稻热病"等。中医古籍中没有这个病名记载，但从其发病季节（夏秋）、感染机会（男多女少）和临床表现症状来看，应属于中医的"暑温"或"温疫"的范畴。针灸治疗本病是根据辨证施治的原则对症取穴，大椎、曲池、合谷、足三里能清热解毒；十宣、人中能泻十二经火热，且能开窍醒神；大陵、尺泽、十宣、曲池能凉血散血；内关、膻中能宽胸利气；安眠 2、内关、百会能镇心安神；脾俞、三阴交、阳陵泉等穴能健脾化湿，诸穴配合，具有清热解毒、健脾化湿、清心开窍、凉血止血等作用，故能达到治疗目的。

第七节　手足口病

手足口病是由一种柯萨奇病毒引起的传染性疾病。本病多在 6 岁以下幼儿中流行性发病，多见于夏秋两季，以口腔及手足发生水疱为主要特征，潜伏期 3~5 天，病程 1 周左右，痊愈后无后遗症。

【临床表现】

发疹前可有低热、咳嗽、鼻炎、食欲不振、腹痛等全身不适症状。皮疹可同时发生在手足口处，也可单发于一处，口腔损害主要发生于硬腭、颊黏膜、舌、唇、齿龈等处，初为疼痛性小水疱，很快糜烂，或发展成小溃疡，周围绕以红晕，手足出现水疱，多发生于手掌、足底及指（趾）侧缘，米粒或绿豆大小，半球形或椭圆形，其长轴与皮纹走向一致，可伴下颌淋巴结肿大、眼结膜炎等。重症病例可合并脑炎、脑膜炎、肺水肿、循环衰竭，甚至死亡。

【治疗】

方一

1. 取穴

主穴为曲池、合谷、足三里、三阴交、脾俞、肺俞、委中。发热、咳嗽配大椎、少商；食欲不振、呕吐或腹泻配中脘、天枢。

2. 操作方法

少商点刺出血，余穴按常规针刺，捻转刮针手法，短促行针，每日针 1~2 次。

方二

1. 取穴

大椎、曲池、合谷、少商、天枢、足三里、血海、肺俞、心俞、膈俞。

2. 操作方法

用安徽中医学院针灸医院周楣声主任医师的周氏万应点灸笔点灸治疗，每次选用 4~5 穴，每日用点灸笔点灸治疗 1~2 次。

3. 病例

共观察治疗了 9 例轻、中型患儿，根据初步观察，针灸后患儿退热快，持续发热时间明显缩短，皮疹消退时间缩短，胃肠道症状改善明显，显示针灸有明显的止泻和通便双向调节作用，同时还有改善患儿食欲的作用。

【按语】

手足口病根据其临床表现，应属于中医学的"温病""疫疹"的范畴。虽然手足口病是 20 世纪 70 年所定的病名，但在古代中医学文献中早有类似的记载，如麻疹、风疹、水痘等同类型疾病在历史上常见，病机、治疗均有共性，其暴发流行时中医统称为"疫疹"。中医学对疫疹积累了丰富的治疗经验和切实有效的防治法则。如中医治疗疫疹，一忌初期即用寒凉，二忌妄用辛热，三忌妄用汗下，四忌误用补涩。特别在早期强调辛凉宣透，使疹能顺利透发，若疫疹初起即用寒药退热，会使热毒遏伏，影响疱疹外透。

中医认为手足口病为湿热疫毒侵袭所致，病位主要在肺、脾、胃，肺主皮毛，"温邪上受，首先犯肺"，故出现发热咳嗽及皮肤疱疹等症状。脾开窍于口，其华在唇，胃主受纳，主通降，可见食欲不振、恶心、呕吐、腹泻等表现。故取穴多以肺、脾、胃经及其表里经经穴为主，达到宣肺清热、健脾和胃及清热解毒的目的。

手足口病有"三怕"，一怕患儿精神差，嗜睡；二怕患儿呼吸、心率明显增快；三怕患儿持续高热不退，具有以上特征的患儿可能在短期内伴发脑炎、脑膜炎、肺水肿、循环衰竭等严重并发症，应密切观察病情变化，及时采取相应的综合治疗措施。

第八节　流行性腮腺炎

流行性腮腺炎简称腮腺炎，俗称痄腮，是由病毒引起的非化脓性炎肿为特征的急性全身性传染病，多流行于冬春两季，常见于 4 ~ 15 岁的小儿，成人患病较少。

【临床表现】

腮腺肿胀多先见于一侧，1 ~ 2 天后波及对侧，也可两侧同时肿大。肿块边缘不清楚，色淡，微热，局部有触痛，咀嚼困难。在腮腺高度肿胀时，患者可有高热、头痛等全身症状。成人可并发睾丸炎，儿童可并发脑炎。

【治疗】

1. 取穴

主穴为阿是穴。高热配大椎、曲池、合谷；并发睾丸炎配太冲、大敦；并发脑炎参照"流脑"的治法。

2. 操作方法

用圆形刺法，即先在肿块顶端向其中心刺 1 针，再根据肿块大小在肿块周围基底部向对侧刺 3～5 针，针尖刺至对侧皮下。均用提插捻转手法，间歇行针 30～60 分钟，10 分钟行针 1 次，每日针 1 次。大椎徐徐提插手法，短促行针，合谷、曲池手法同阿是穴；大敦捻转手法，短促行针后，再用艾炷（如枣核大）隔姜灸 3～5 壮；太冲针 3～5 分，捻转手法，短促行针或间歇行针 15～30 分钟，5～10 分钟行针 1 次。

3. 病例

邵某，男，7 岁。

2 天前左腮下疼痛，肿胀。就诊时右腮亦疼痛、肿胀，肿块色淡、触痛、微热，张口则痛，咀嚼困难，体温 39℃，兼有头痛、恶心等症状。用圆形刺法，配大椎、太阳、合谷，手法同上，间歇行针 30 分钟，10 分钟行针 1 次，出针后，自觉症状减轻。

二诊（次日）：肿块缩小至原来的 3/5，触痛减轻，头痛、恶心症状消失，体温 37.5℃，治法同前，又治疗 2 次而愈。

【按语】

流行性腮腺炎，中医学有"天行时毒"之称，说明该病的传染性早被认识。在古代医学文献中已有较详细的记载，如《外科准绳》载："腮合发，肌肉浮而不着骨者，名痄腮。"

本病至今尚无特效药物治疗，但用针灸治疗确能收到较好效果。笔者用上法治疗 31 例腮腺炎患者，均获治愈。治疗次数：最少者 2 次，最多者 7 次，一般 2~4 次。

针灸治疗本病，有清热解毒消肿作用。局部针刺能舒经活络，化瘀止痛；大椎为诸阳之会，能解表散热；曲池、合谷其性走而不守，助上穴以疏风解表而消肿胀。太冲系肝经原穴，有疏肝理气，通络活血作用；大敦为肝经井穴，为治疝气之验穴，故两穴配伍治疗腮腺炎并发睾丸炎有一定效果。

第九节　白　喉

白喉是由白喉杆菌引起的急性传染病，一年四季都可发病，以冬季为多。患者大都在 10 岁以下，以 1~5 岁为最多。

【临床表现】

根据病变部位，临床上又分为咽白喉、鼻白喉和喉白喉 3 种，以咽白喉为最常见。本病起病缓慢，咽部疼痛伴有中度发热（38℃~39℃），可有厌食和恶心等症状；扁桃体等处多出现白色假膜，不易除去，若勉强除去可引起出血。

【治疗】

方一

1. 取穴

少商、三轮（耳壳上尖为轮 1，耳壳横折耳轮边缘中点为轮 2，耳垂端为轮 3）。

2. 操作方法

患者患侧上肢伸直抬高同肩平（掌心向下），医者一手拿住腋下动脉，另手拿住寸口动脉。两手边用力，边嘱患者做吞咽动作，或让患者喝水，此时患者可即时感到咽喉通畅，疼痛减轻或消失。该方用于咽喉疼痛、吞咽困难的白喉患者，屡用屡验，实为应急之良方。拿毕，再点刺少商、三轮穴出血，均刺双侧，每日治疗 1 次。

方二

1. 取穴

主穴为翳风、合谷、足三里，头顶心、足心。头痛配太阳、风池，体温高时配大椎、曲池；喉痛配天突、廉泉；心悸配内关。

2. 操作方法

先刺头顶、足心放血，后针他穴。针翳风时，针尖向咽部刺 1 ~ 1.5 寸，刮针手法，间歇行针 30 ~ 60 分钟，10 ~ 15 分钟行针 1 次，大椎徐徐提插手法，短促行针；余穴均用捻转手法，行针法同翳风。

吞咽困难，病情危重者，先用方一后用方二治疗。一般患者用方二即可。

3. 病例

王某，男，10 岁。1965 年 11 月 5 日初诊。

患者喉痛、头痛已 2 天。体温 38℃，咽部充血，扁桃体红肿，白色假膜从扁桃体蔓延至咽部后壁，且不易除去，除去后局部出血。诊断为咽白喉。用方二治疗，先刺头顶、足心出血；后针翳风、合谷、大椎、太阳、足三里，手法同上，留针 1 小时。起针后，患者即感咽痛，头痛减轻。

二诊（11 月 6 日）：头痛症状消失，咽痛明显减轻，体温 37.6℃，白色假膜吸收 2/5。去太阳，余穴及手法均同上。

三诊（11 月 7 日）：体温 37℃，咽痛基本消失，咽部微红。针翳风，天突、合谷，手法同上，间歇行针 30 分钟，10 分钟行针 1 次。共针 3 次，痊愈。

此是笔者下乡巡回医疗时治愈的病例。曾先后用上方治愈 13 例。

【按语】

白喉是西医病名，在中医学中似属于"乳蛾白喉""喉风""喉痹"等病的范畴。认为本病是由于肺胃积热，上壅喉间，或因外感风热疫毒，熏灼肺系所致。故取穴多用太阴、阳明经穴，因肺经上至咽喉；阳明经脉循行咽喉上至头面，且与肺经相表里。刺少商出血，能宣泄肺经之邪热；合谷、足三里为阳明经穴，可清胃经郁热，且能引火下行，消肿止痛；翳风为三焦经与胆经之会穴，系局部取穴，能疏风通络、泄热消肿而镇痛；大椎、太阳能解表清热，疏散风邪，更刺头顶、足心出血，以清血热、祛疫毒。诸穴配伍，相得益彰，故本方治疗白喉有一定疗效。

白喉是死亡率较高的一种传染病。针灸治疗白喉的报道尚属少见，近代文献的记载也不多，但在民间早已被广泛应用。白喉一病，民间称"狼夹"，笔者在童年时亲见一次家乡白喉流行，均被邻村一民间医生用针灸治愈，无1例死亡。惜此人早已病故，本方是笔者参照当时接受过此人治疗的患者口述总结而来，用之于临床，确有一定疗效。急性扁桃体炎，可参照本方治疗。

第十节　百　日　咳

百日咳是一种小儿常见急性传染病，病原体为百日咳杆菌。本病好发于5岁以下小儿，全年均可发病，以冬末春初为多。

【临床表现】

以阵发性痉挛性咳嗽为特征。起病缓慢，初期咳嗽流涕，继则咳嗽加重，发作时连咳10余声或数十声，咳末有回声如鸡啼。咳时面红耳赤，有时呛咳出血或咳后呕吐，一般不发热。病程可持续3个月。

【治疗】

1. 取穴

身柱。

2. 操作方法

局部常规消毒后，用三棱针挑刺出血，并用口径为 1.5～2cm 之火罐拔 5～10 分钟，间日治 1 次。同时可配服下方。

附：中药处方及用法：甘遂 12g，大戟 12g，芫花 12g，白面（炒熟）60g。

前三味共为细末并与面粉调匀，炼蜜为丸，如黄豆大，第 1 天服药量：1～2 岁每次 1 丸，3～4 岁每次 2 丸，5～6 岁每次 3 丸，7～8 岁每次 4 丸，早晚各服 1 次，开水送下。此后每天增服 1 丸，增至患儿轻度腹泻为止，并以此量继续服用至愈。

3. 病例

例一：姜某，男，5 岁。1969 年 3 月 19 日初诊。

阵发性痉挛性咳嗽 1 个月。初期轻微咳嗽，流清涕，服感冒药治疗 7 天，咳嗽逐渐加剧，每日咳 10 几次，每次持续咳嗽 10～20 声，有时咳后呕吐或咳呛出血。检查：胸透心肺无异常，体温 37℃。诊断为百日咳。按上法治疗，挑刺、拔罐间日 1 次，并服上药。挑、拔 2 次后咳嗽明显减轻，次数减少到 5～10 次/日。共治疗 4 次，症状消失。

例二：侯某，男，5 岁。1968 年 8 月 24 日初诊。

咳嗽 20 余天，某医院诊断为百日咳，每天发作 20 余次，每次咳嗽几十声，阵咳结束时有回声如鸡啼，有时口鼻出血。检查：面目浮肿，鼻及眼结合膜充血，体温 36.5℃，心肺正常。采用上法治疗，挑、拔 2 次（间日 1 次），服药 5 天，症状消失。

【按语】

百日咳为儿科常见病、多发病。但至今西药未有特效药物治疗，针灸治疗百日咳的报道也较为少见。笔者曾用上法观察治疗

37 例，获得较为满意的疗效。本组病例均具有典型的临床症状，并确诊为百日咳患者，其中 33 例痊愈（症状全部消失），2 例显效（症状显著减轻，仅偶有咳嗽），2 例中断治疗。在治愈的病例中，治疗次数（挑刺、拔罐）最少的 2 次，最多的 5 次，平均 3 次。

有些患儿不能配合拔罐治疗，单用挑刺法治疗亦有效，惟挑刺宜重些，挑后可在挑刺部位重捏 2～3 下。

第十一节　肺结核

肺结核是一种由结核杆菌引发的全身性传染病。引起人类结核菌的结核杆菌有 2 种，即人型结核杆菌和牛型结核杆菌。肺结核大多数为人型结核杆菌所致，主要通过飞沫和尘埃经呼吸道侵入肺内而引发。该病的发病除结核杆菌的感染外，更重要的是由于机体抵抗力的下降。结核病变的发生、发展，可分为原发性感染和继发性感染两个阶段。肺结核病大多属于继发性感染，且多见于成年人。

【临床表现】

肺结核的临床表现不一。每因机体免疫抵抗力状况，侵入结核杆菌种类的不同和量的多少、毒力的强弱及其病灶之性质等而变化极大。轻度或慢性患者可无症状。或开始时仅有轻度乏力和咳嗽，或表现为反复出现的伤风症状，或有轻微的盗汗、食欲不振、恶心呕吐和体重下降等。一般而论，肺结核的症状可分为三大类。一类为因毒血症引发的症状，如全身不适、乏力、食欲不振、胀气、便秘、体重下降、午后潮热、盗汗及妇女月经不调等。二类因神经反射而引发的症状，如发音嘶哑、喉头作痒、干咳、肺及肩胛部疼痛、面颊潮红等。三类因结核病灶损害肺部组织所引起的症状，如咯血、咳吐痰液、胸闷、气促及发绀等。

【治疗】

方一

1. 取穴

阿是穴（胸部或肩胛部位出现的疼痛反应点）。

2. 操作方法

阿是穴局部常规消毒后，皮下埋藏羊肠线。视疼痛反应部位面积的大小，每次埋1~2穴，5~7天后在其邻近的穴位处继续埋线，同一个疼痛反应部位可多次埋线，直至疼痛反应消失为止。若无羊肠线时，可用毫针皮下埋藏，针身在皮外的部分用胶布封固，每次1个部位埋1针，5~7天后出针，2~3天后再埋下一次。

皮下埋针法应注意以下几项：①皮肤及针体严格消毒，以防感染；②夏天出汗多，易感染，故此法适用于冬天，春秋两季亦可；③针体应与肋骨平行方向埋入皮下、胸、背部皆是如此；④埋入的针体长度为0.5~1寸，不宜过长；⑤埋针期间不宜剧烈活动，特别是上肢不宜大幅度摆动。在穴位埋藏期间，加用艾条灸疼痛反应部位。每日灸1~2次，每次灸30~60分钟，灸之胸背内部有湿热感为度。

方二

1. 取穴

主穴分2组，肺俞、四花穴为1组；足三里、三阴交为2组。发热配大椎、曲池；咳喘配身柱、天突、丰隆；心悸胸闷配膻中、内关；吐血配孔最、内关；盗汗配郄门、风门；纳呆消瘦配中脘、阴陵泉。

2. 操作方法

大椎、身柱、脊中直刺1~1.3寸，徐徐提插刮针手法，有针感后即出针；天突穴向下沿胸骨斜刺0.5~1寸，捻转刮针手法；肺俞、四花穴30°角向下斜刺1~1.5寸，捻转刮针手法；膻中约5°角沿皮向下斜刺1~1.5寸，捻转刮针手法；余穴按常规针刺均用捻转或刮针手法。身体虚弱者一般不留针。症状较轻、体质尚可者可留针 15～30 分钟，每日针 1 次，10 次为 1 个疗程，疗程间隔 2～3 天，针后用艾条加灸肺俞、四花穴、足三里 30～60 分钟，每日灸 1 次，疗程同针治。

3. 病例

刘某，男，31 岁。1978 年 11 月 4 日初诊。

从 1976 年春天感冒后，一直感觉精神不振，易疲劳，有时夜间盗汗，经 X 线透视未发现肺部异常，至 1976 年秋天上述症状加重，并经常低热、干咳，经 X 片发现右上肺一肋近端有一浸润性结核病灶，诊断为肺结核，在门诊抗结核治疗 1 年余，未见好转。于 1978 年 2 月 2 日入住结核病医院治疗，住院 3 个月，虽病情有所好转，但因患中毒性耳聋，头晕，又肝功能异常，被迫停止常规抗结核治疗而出院。出院后 3 个月，胸透发现不仅前病灶未愈，而在肺尖上又发现了一个新病灶，转笔者医院中医治疗。检查：形体消瘦，两面颊红润，精神萎靡，体重 50kg，体温 37.4℃，痰培养结核杆菌阳性，红细胞沉降率增快，舌苔白，质淡红，脉濡细。

取穴主穴为阿是穴（右上肺一肋近端、胸骨旁明显压痛），配穴为大椎、身柱、曲池、足三里、阴陵泉、三阴交、郄门、四花、肺俞。阿是穴皮下埋线加灸疗，7 天埋 1 次。配穴根据临床表现，每次选 3～5 穴，均用刮针手法，短促行针，每日针 1 次，7 天为 1 个疗程。治疗第 1 个疗程后，食欲增加，盗汗减轻，体力也有所恢复。治疗 10 个疗程后，症状明显好转，体重增加 3kg，体温正常，红细胞沉降率减慢，已无盗汗，治疗 3 个月后患者出院，嘱其回家后坚持用艾条灸阿是穴、足三里、关元、三阴交、四花穴。1980 年 3 月 5 日复查诸症消失，X 线片示病灶吸收。

方三（长蛇灸法）

1. 取穴

大椎穴至命门穴段脊柱部位。

2. 操作方法

患者取俯卧位，胸部略垫高，两上肢屈曲抱成环状放在头前处。大蒜250~500g，去皮捣烂如泥，铺敷在大椎至命门穴段脊柱部位，宽2~3cm，厚约0.5cm。从大椎穴起，每隔1个棘突放上1个艾柱（约大枣大小），所有艾柱从大椎穴起依次点燃施灸，灸至患者自觉口鼻有蒜味时为度，每3~5天灸1次。

3. 病例

朱某，女，30岁。

午后发热，咳嗽吐血丝，盗汗，已有半年。近3个月不见月经，食欲不振，身体乏力。某医院诊断为肺结核，因其经济困难，不能坚持服药治疗。乡间一老太用此灸法治疗，共灸治10次，历时3个月，食欲较治疗前大增，体重增加了3kg，干咳、盗汗、发热等症状均消失。

此灸法治虚痨在民间流传已久。因其在施灸时必须沿脊柱铺敷蒜泥，形如长蛇，故称长蛇灸法。上述患者系笔者一亲戚，疗效确实，故介绍之，供参考。

【按语】

肺结核是古称"传尸痨""痨瘵""虚劳"等。《内经》就有"虚劳"的记载，东汉的张仲景在《金匮要略》中也有"虚劳"和"马刀夹瘿"的阐述，前者指肺结核，后者指颈淋巴结核，这种将两种不同的结核病和为一谈的提法，比西方早了一千多年。隋唐时代又有"骨蒸""传尸"之说，我们的祖先早就认识到结核病是通过呼吸传染的。

针灸治疗肺结核，中医学也已积累了很多经验，如《医学纲目》载："骨蒸劳热，不可治者，取大椎。"《神农本草经》载："风门……治咳嗽吐血，颧红、骨蒸虚。"《乾坤生意》载："陶道、身柱、膏肓，治虚损五劳七伤紧安法。"《针灸甲乙经》更详细地阐述："咳逆烦闷不得卧，胸中满喘不得息，背痛，太渊主之"。针灸治疗肺结核近代报道很多。大量的临床实践证明，结核患者针灸治疗后，食欲可显著增加，盗汗、胸痛、咳痰、吐血等症状，可很快减轻或消失，但要彻底治愈，应坚持较长时间的治疗。

肺结核病，标本皆虚，中医治疗本病，以滋阴宣肺、补中益气、健脾和胃为主。现代研究表明，针灸治疗本病，能够调动机体本身的防病功能和抗病功能，使新陈代谢旺盛，血行循环改善，营养增进，使其消化吸收、同化功能等都能达到好转，从而增强机体的抗病能力，达到治愈疾病的目的。

关于针灸治疗肺结核的配穴问题，古代多用大椎、风门、陶道、身柱、膏肓、太渊、四花、灸劳、华佗夹脊、百劳、肺俞、脾俞、胃俞、肾俞、三阴交、曲池等穴。这些穴现代针灸临床仍常用，是治疗五劳七伤、虚损盗汗、劳热咳嗽的要穴。如大椎为诸阳之会穴，既能退热，又能疗五劳七伤；风门、肺俞等穴，能宣肺泄热，治咳喘；曲池泻热退热，主胸中痛；四花、膏肓、百劳等能强身健体，治一切虚损疾病；五脏俞穴，能补脏气，泄虚热；足三里、三阴交、阴陵泉、中脘等穴能补中健脾，助消化，固后天之本；孔最、内关穴，宽胸理气，宣肺，且对咯血有特异的止血作用。

第十二节 流行性脑脊髓膜炎

流行性脑脊髓膜炎，简称流脑。是由脑膜炎双球菌引起的一种急性传染病，多发于冬末春初，患者以小儿及青壮年为多。

【临床表现】

起病急，高热，剧烈头痛，喷射性呕吐，嗜睡，昏迷或谵妄，儿童常有惊厥，多数患者在皮肤黏膜出现瘀点或紫癜。屈颈试验（布氏征）阳性，屈髋伸腿试验（克氏征）阳性，婴儿常有两眼凝视，尖叫，前囟门隆起。患者有时留有聋哑、癫痫等后遗症。

【治疗】

方一

1. 取穴

背部正中线及脊柱两侧，肘弯和腘窝。

2. 操作方法

用刮治器（古铜钱、五分硬币及边缘平滑的酒盅或茶杯等），蘸上油（花生油、豆油、茶油均可）先在背部正中线自上（大椎穴）而下（尾椎骨）刮1行，再沿脊柱两侧自上而下各刮1行，如此反复地刮，油干后蘸油再刮，刮至皮肤出现紫红色为度，然后再用此法分别刮肘弯和腘窝部。刮治时应注意用力适当，均匀，防止刮破表皮。

方二

1. 取穴

主穴为印堂、大椎，安眠2、曲池、内关、涌泉、委中、尺泽。颈背强直配百会、后溪、人中；高热昏迷配十二井（出血）、十趾端（出血）、人中；呕吐配中脘。

2. 操作方法

先用三棱针点刺印堂、尺泽、委中等出血；再刺大椎，刺法同"流行性感冒"一节中的方二，后针安眠2、曲池、内关、涌泉等。均用提插捻转方法，间歇行针30～60分钟，10～15分钟行针1次，至症状缓解或消失后起针。病情重者，每日针2～3次，轻者每日1次。

轻者可单用方一或方二治疗；重者先用方一刮治，再用方二治疗。

3. 病例

张某，男，8岁。1962年4月9日初诊。

于早饭后，患儿突然出现神昏谵妄，颈项强直，角弓反张，咬牙，抽搐等症状。检查：胸背有瘀点。口唇青紫，舌绛，脉弦细，体温40℃，瞳孔散大，心率120次/分，布氏征阳性。因病情危笃，距医院又远，只好就地针灸救治。治法：先点刺印堂、委中、尺泽、十二井、十趾端出血；后针人中、百会、大椎、内关、后溪、涌泉，手法同上。持续行针约1小时，神志好转，强直略减，心率100次/分，又间歇行针1小时，10分钟行针1次，出针后诸症好转，体温39.1℃，患儿入睡。

二诊（4月10日）：其母代述，患儿针后睡7个小时，醒后即要水喝；神志转清，强直、抽搐等症状均消失，体温37.5℃，心率80次/分，又针大椎、曲池、合谷、内关，手法同上。

11日随访，诸症消失而愈。

此系在农村时诊治的病例，在此期间先后治疗3例，均获治愈。

附：流脑后遗症的治疗

方一

操作方法：取俯卧位，头位低下。局部常规消毒后，医者右手持皮肤针，先由上（第1颈椎）而下（尾椎）叩打脊柱1行，再分别在脊柱两侧各叩打1行，如此反复叩打3~5遍，叩打至局部红润或微出血，间日治疗1次，5~10次为1个疗程。

方二

1. 取穴

主穴为百会、大椎、内关，足三里。配穴根据情况对症选用，如口噤舌强配下关、合谷；聋哑配下关、翳风，或听宫；失明配睛明、翳明、光明；神识迟钝，精神痴呆配百会、风池、上星、神门；四肢不用配肩髃、曲池、外关、环跳、阳陵泉、悬钟等。

2. 操作方法

大椎徐徐提插手法，余穴捻转手法，均短促行针，每日1次，7~10天为1个疗程，疗程间隔3~5天。

方一主要用于流脑恢复期；方二用于流脑后遗症期。两方亦可间歇交替使用。

3. 病例

田某，男，4 岁。1967 年 10 月 3 日初诊。

4 个月前因神志突然昏迷。角弓反张而入某医院，诊断为流脑。经治疗转危为安，但留有严重的后遗症。在当地治疗效果不显，故转来针灸治疗。症见：精神痴呆，不知饮食。喂时吞咽困难。大小便不能自控，失语，耳聋，口内流涎，四肢强直，活动受限，腿不能站立，手不能握物，体质极度消瘦，烦躁不安，时时尖叫，阵发性抽搐，兼有癫痫样发作。治法：先用方一和方二间日交替治疗，后用方二治疗。

第 1 个疗程：皮肤针与针刺间日交替使用。皮肤针叩打法同方一。针百会、大椎、内关、足三里、上星、风池，手法及行针法同方二。以益脑醒神为本疗程的治疗原则。10 天为 1 个疗程。疗程间隔 3 天。

第 2 个疗程：神识较前转清，烦躁、尖叫等症状减轻，吞咽食物亦较前顺利，治法同第 1 个疗程。

第 3 个疗程：神识转清，已知饥饿、痛痒，大小便自己能控制，抽搐、尖叫症状消失；手已能握物，但屈伸不灵，下肢仍不能站立，翻身困难；失语、耳聋、癫痫样发作等症状仍存在。治法：针百会、风池、肩髃、曲池、外关、环跳、阳陵泉、足三里。每日针 1 次。7 天为 1 个疗程，疗程间隔 3 天。本疗程以通经活络兼之益脑醒神为治则。

第 4 个疗程：上肢功能基本恢复，已能灵活翻身，腿可站立，但迈步困难，癫痫样发作次数减少；失语、耳聋症状同前。治法：针百会、上星、大椎、外关、环跳、阳陵泉、悬钟，手法同上，每日针 1 次，7 天为 1 个疗程，疗程间隔 3 天。

第 5 个疗程：肢体功能恢复如常。癫痫发作次数显著减少，仅有时偶尔发作 1 次，仍耳聋、失语。治法：针下关、翳风、合谷、大椎、百会。手法同上，每日 1 次，7 天为 1 个疗程，疗程间隔3天。

第6个疗程：听觉已恢复，能喊"爸爸""妈妈"等，余症均消失。针下关、百会、合谷，手法同上间日1次，治疗5次以善其后。

10年后随访，患儿完全恢复正常，发育良好，智力尚可。

【按语】

流脑根据临床症状，类似于中医学中的"痉病"。如《金匮要略》载："病者身热足寒。颈项强急，恶寒，时头热，面赤，目赤，独头动摇，卒口噤，背反张者，痉病也。"以上论述都与本病之主要症状相似。至清代，温病学家对痉病的病源、症状及治疗有了进一步的认识，如吴鞠通在《温病条辨》中说："风温、风热、风暑、燥火致痉者，热证也。"又云："痉病神昏，舌短频躁。"

针灸治疗本病，在中医学文献中亦早有记载。如《灵枢·热病》载："风痉，身反折，先取足太阳及腘中，及血络出血。"《胜玉歌》载："头项强急承浆保。"《针灸大成》载："角弓反张：百会。"从以上的记载可以看出，历代医家对本病的治疗已经积累了丰富的经验。

近代临床实践证明针灸治疗本病的效果是肯定的，如王雪苔指出："流行性脑脊髓膜炎，针灸效果较好。"此法治疗本病方便及时，收效迅速，既可单独应用，又可与其他方法配合治疗，而且针灸治疗的患者，很少留有后遗症。

笔者体会到，疫疠之气侵袭人体，全身经络虽然均可受病，但多见于督脉和手足三阳经证候，故取穴以阳经尤以督脉经穴为主。因督脉为诸阳之海，总督一身之阳经，若督脉经气通畅，阴阳平衡协调，"颈项强急"等症当可即愈。故在脊柱部位，或刮治，或用皮肤针叩打，或针刺人中、印堂、上星、百会、大椎等，均有益脑醒神、助阳通表、镇静解痉的作用；听宫、委中、睛明等为手足太阳经穴，听宫系小肠、三焦和胆经之会穴，有通经活络、开窍益聪的作用；委中系膀胱经合穴，是四总穴之一，有舒筋活络、清血泄热之功；睛明系小肠经、膀胱经、胃经、阴跷和阳跷脉之会穴，能疏风泄热、通络明目；肩髃、曲池、合谷、足三里、下关为手足阳明经穴，肩髃为大肠经和阳跷脉的会穴，曲池为大肠经之合穴，合谷为大肠经原穴，足三里为胃经之合穴，下关为胃经与胆经之会穴，此5穴为阳明经之主穴，阳明为多血多气之经，《素问·阳明脉解》载："四肢者，诸阳之本也，阳盛则四支实。"三阳实热，虽皆多火，但以阳明为甚，故刺阳明经穴能清血泻火，升清降浊；外关、翳风、悬钟、阳陵泉、环跳、风池为手足少阳经穴，外关系三焦经络穴，又是八脉交会穴之一，别走心包经，翳风系三焦经与胆经之会穴，为治聋之要穴，环跳系胆经与膀胱经之会穴，阳陵泉为胆经之合穴，也是八会穴之一，正如《难经》所载："筋会阳陵泉"，悬钟为三阳经之大络，是髓之会穴。本方中只有尺泽、内关、涌泉为阴经腧穴，内关为心包经络穴，别走三焦经，有宁心安神之功，涌泉为肾经井穴，有通关、开窍、安神、镇静之效。委中、尺泽等穴刺出血，能泻火解痉，清血中之疫毒，故为本病之良方。

上方也可用于治疗乙脑及其后遗症患者。

第十三节　流行性乙型脑炎

流行性乙型脑炎是嗜神经性病毒引发的急性传染病，流行于夏秋季节，发生于6～11月，集中在7、8两月。与当地的气温雨量及蚊子的孳生情况有密切关系。本病常见于10岁以下儿童，约占80%以上。由于大多数年长者获得了免疫力，故发病率较低，1岁以下的婴幼儿极少发病。

【临床表现】

大多突然发病，亦有少数病例在起病前有上呼吸道感染、头痛、全身乏力等前驱症状，1～3天后症状突然加重。高热可达

39℃以上，可出现恶寒。头痛或剧烈头痛可见于每一个患者。恶心呕吐，常见于病程的第 1 ~ 2 日，一般不呈喷射状。同时还可伴有嗜睡、昏迷、谵妄、抽搐及颈项强直等。

【治疗】

方一

1. 取穴

十二井、十趾端、委中、尺泽、耳三轮。

2. 操作方法

十二井、十趾端和耳三轮，局部常规消毒后，用三棱针或注射用 5 号针头，点刺出血，每次出血 2 ~ 3 点即可。委中、尺泽局部消毒后用三棱针挑刺放血，每穴放血 1 ~ 2mL 即可。若因挑刺过重，出血不止时，用消毒棉球压迫止血即可。病势重者每天 1 ~ 2 次，轻者每天 1 次，此方用于急救甚验，一般不超过 3 次病情即转危为安。

方二

1. 取穴

主穴为人中、百会、大椎、风池、曲池、合谷、足三里、涌泉。头痛配四神聪、太阳、印堂；体温 40℃ 以上配八风、八邪、手三里、阳陵泉；神志昏迷配内关或劳宫；抽搐、角弓反张配后溪、承山；恶心呕吐配中脘；津液干枯配承浆、支沟。

2. 操作方法

先刺大椎穴，直刺 0.5 ~ 1 寸，徐徐提插刮针手法，持续行针 3 ~ 5 分钟，出针后令患者仰卧位（头歪向一侧）后针其余穴。人中 5° 角向鼻间隔方向刺 0.3 ~ 0.5 寸，提插捻转手法；百会、四神聪均 5° 角向前斜刺 0.3 ~ 1 寸，捻转刮针手法；印堂 5° 角向鼻根方向斜刺 0.3 ~ 0.5 寸，捻转刮针手法；后溪穴向合谷方向透刺 0.5 ~ 1 寸，捻转刮针手法；中脘直刺 0.5 ~ 1 寸，刮针手法；余穴均直刺 0.5 ~ 1.5 寸，提插捻转手法。以上诸穴均依次持续行针至症状好转后，间歇行针 30～60 分钟，10～15 分钟行针 1 次，严重者可每日针 2～3 次，一般每日针 1～2 次。

3. 病例

例一：陈某，男，9 岁。1985 年 7 月 14 日初诊。

其父代述：从昨天晚上开始头痛、发热，当地诊所给予解热止痛药及青霉素（肌注）治疗，继则出现抽搐、昏迷、呕吐。于 12：45 转入急诊科。检查：面色苍白、口唇发绀、四肢不时的抽动，双目凝视，神志浅昏迷，呼吸 35 次/分，体温 39.8℃，白细胞 $21 \times 10^9/L$，中性 90%，单核 5%。脑脊液检查：外观为毛玻璃样，蛋白少许，糖 1～5 管（＋），白细胞数 $12.1 \times 10^9/L$，中性粒细胞 98%，单核细胞 4%，诊断为流行性乙型脑炎。笔者正值当夜夜班，立即按方一穴位点刺出血，并急刺大椎、百会、风池、太阳、人中、曲池、合谷、劳宫、足三里、八邪、八风、涌泉。按上法持续行针约 30 分钟，神志转清，并说："爸爸我头痛"。抽动已停止，体温 38.9℃，又间歇行针约 40 分钟，患儿安然入睡，直到第二天的 9 点方醒。

二诊（7 月 15 日）：神志清醒，体温 37.5℃，白细胞总数 $12 \times 10^9/L$，中性粒细胞 60%，单核细胞 2%，仍按方二针刺治疗，早晚各针 1 次，共住院 3 天而愈，出院后随访未出现任何后遗症。

例二：张某，男，5 岁。1962 年 8 月 16 日初诊。

其父代述：患儿突然高热、抽搐、呕吐，患儿的母亲遂邀笔者诊治。检查：患儿双目凝视，呼吸急促，为 38 次/分，口唇发绀，颈项强硬，四肢抽搐，口噤不开，昏睡，喊之不应，体温 39.9℃，诊断为流行性乙型脑炎。按方一取穴，点刺放血。急刺人中、大椎、印堂、承浆、曲池、手三里、后溪、内关、足三里、阳陵泉、涌泉，持续行针约 20 分钟，患儿双目转睛，已不凝视，呼吸转缓，口能张开，抽搐次数减少，持续行针约 1 个小时，诸症均好转，体温 38℃，患儿安然入睡，醒后一切如常，点刺 1 次而愈。

1962 年的沂蒙山区缺医少药，且交通极不方便，当年初秋流行性乙型脑炎在当地流行，患儿十去五六，当时笔者在当地的联合诊所行医，用上方救治了 17 例，治愈了 15 例，2 例死亡。

附：乙脑后遗症的治疗

参照流脑后遗症的治疗方。

典型病例：

李某，男，5 岁。1964 年 8 月 2 日初诊。

2 个月前因流行性乙型脑炎住某人民医院治疗。经抢救治疗后转危为安，但尚有严重的后遗症，经人介绍转入笔者医院针灸治疗。检查：患儿体质极度消瘦，双目滞视，神情痴呆，颜面肌肉时有震颤，神志不清，失语，吞咽困难，四肢不能自主屈伸，呈弛缓性瘫痪，不能坐立，不能翻身，间而烦躁不安，舌苔厚而黑，舌体活动不灵，口内流涎。先按方一用皮肤针叩打脊柱及其两侧，隔日 1 次。再按方二针大椎、内关、合谷、足三里、肩（髃）、曲池、环跳、阳陵泉、悬钟、百会。捻转刮针手法，不留针，每日针 1 次，7 天为 1 个疗程。疗程间隔 2 ~ 3 天，治疗后第 2 天就能饮水，吃流质饮食，停止鼻饲。

针完第 1 个疗程，能说"爸""妈""哥"等单词，烦躁不安消失，睡眠深沉。第 2 个疗程后上下肢能自主屈伸，口不流涎，舌苔正常，舌体活动灵活，语言能力基本恢复。第 3 个疗程后，能站立行走，但步态不稳，体重增加了 3kg，共治疗 6 个疗程，诸症消失，患者 18 岁应征入伍。

【按语】

乙型脑炎从发病的季节以及临床的症状来看，符合中医学瘟病学中的"暑温""伏暑"等范畴。《温病条辨》载："夏至以后，立秋以前，天气炎热，人患暑温。"长夏受暑过夏而发者，名曰伏暑。"这段发病时间与乙脑的主要流行季节 7、8、9 三个月是相近的。《温病条辨》中叙述暑温的症状有"形似伤寒"

"头痛身痛""精神不了了，时时谵语""神视不清，热闭内窍"等。又说："小儿暑温，身热，猝然痉厥。"这些症状的叙述都与乙脑的症状相似。中医治疗本病，早已积累了丰富的临床经验，收到了显著疗效，如安宫牛黄丸、至宝丹等对乙脑的良好效果，早已被社会公认，得到了人们的共识。

针灸治疗本病是根据"实则泻之、热则疾之"的原则，采用有清热、解毒、消炎、醒脑等作用的穴位和手法随症施治，刺大椎、陶道等穴，有镇静作用，可以抑制项背强痛、角弓反张的发作；十宣、十指尖、尺泽、十二井等穴出血，能散邪热、清血热；合谷、后溪开窍宁志，醒神昏；涌泉清胃散热，引热下行；曲池、阳陵泉清热退热止抽搐；足三里调胃、降逆、温四肢；百会、印堂、风池等穴醒脑清头部暑邪。

针灸治疗流行性乙型脑炎安全有效，无毒副作用，实践证明用针灸治疗的乙脑患者一般不会留有后遗症。20世纪50年代中期社会上特别是卫生界某些西医工作者宣扬中医不科学，呼吁取消中医。届时济南市乙脑流行，在济南市卫生局的安排下组织了中、西医2个治疗组，以便观察中、西医治疗乙脑的疗效状况。观察结果证明，中医治疗乙脑的效果优于西医。在当时引起了很大的社会反响，对山东乃至全国的中医发展起到了一定的促进作用。山东的名老中医刘惠民、周风悟等为此立下了汗马功劳。

笔者认为在治疗乙脑的过程中，还应注意以下几点：①取穴宜多，手法宜重，针刺操作时间宜长。此为针灸治疗急危重症的总原则；②早发现，早针灸治疗是提高疗效的关键，笔者在救治的17例中，2例死亡，其死亡的原因，除因病情过重外，针刺治疗时间太晚也是重要原因；③针刺治疗不能排除其他治疗手段，如给危重患者输液、鼻饲等中西医结合治疗，可缩短疗程，提高疗效；④应先针刺涌泉穴，以判断患儿元气的存亡，元气又称肾气，中医认为元气有则生，元气无则死。涌泉穴为肾经井穴，为足少阴脉气之所出，如泉水涌出于下。实践所示，如提插捻转，持续强刺激3~5分钟后，若患者白珠复位，瞳神显现，说明元气尚存可治；若针后双目仍然上吊，瞳神无光，说明元气消亡，不可治。此为郑毓林老师的临床经验。

第十四节 流行性出血热

流行性出血热是一种急性传染病。其病原体很可能是病毒，传染源是受感染的野鼠，通过螨传播。其流行为爆发性或散发性，有明显的季节性，其高峰为 5～6 月及 10～11 月，其他季节仅有散发病例。患者男性多于女性，以马车工、饲养员及瓦工多见。任何年龄均可发病，青壮年患者为最多，病死率为 4%～15%，死亡的主要原因为休克、肾衰竭和肺部感染。

【临床表现】

10%～20% 的患者有前驱症状，绝大多数急骤起病，按病情可分为轻、中和重度三型患者，根据临床发病过程可分为 5 个时期。

1. 发热期

起病急骤，发热，寒战，体温可达 39℃～40℃。伴有前额、眼眶后部痛，腰痛、关节及周身疼痛，腹痛、呕吐、腹胀、食欲不振、乏力等。头、颈、肩及上胸部皮肤潮红，压之褪色。以上即所谓"三痛三红"典型症状。另外眼结膜下水肿、充血和出血，更为本病的特有症状，此期可持续 7 天左右。

2. 低血压期

此时患者血压突降，体温下降至正常以下，有虚脱的表现，患者可能发生谵妄或昏迷，多在起病第五天发生。

3. 少尿期

此时血压已恢复，但小便量少或无尿，因而可出现酸中毒或尿毒症，此期 3～5 天。

4. 多尿期

尿量异常增多，尿毒症渐消失，但可引起水和电解质的代谢失常，因而可能再次休克，此期时间长短不一。

5. 恢复期

约自第四星期开始，食欲增加，情况好转，小便渐正常。

实验室检查：周围血象示白细胞总数增高，异常淋巴细胞增多；尿检有蛋白、红细胞、白细胞、管型；免疫检查 IgM 抗体早期阳性或 IgG 抗体效价递增 4 倍以上；血、尿沉渣特异性抗原检测阳性。

【治疗】

方一

1. 取穴

同"乙型脑炎"方一。

2. 操作方法

同"乙型脑炎"方一。

此方适用于流行性出血热的发热期。

方二

1. 取穴

主穴为大椎、曲池、合谷、内关、足三里、阴陵泉。头痛、眼痛加印堂、太阳、风池；胸痛加膻中、太溪、太冲；腹痛加中脘、天枢、公孙；腰背痛加肺俞、心俞、肾俞、大肠俞、委中等；低血压加人中、涌泉、百会；少尿期和多尿期，配气海、中极、三阴交；尿血、便血、咯血及鼻出血配膈俞、孔最。

此方适用于本病各期。

方三

1. 取穴

中脘、关元、肾俞。

2. 操作方法

用艾条灸，每次灸 30～60 分钟，每日灸 2～3 次。

此方适用于低血压气、少尿期、多尿期及恢复期。

3. 病例

例一：公某，男，24 岁。1978 年 9 月 10 日入院。

发热 2 天，入院时体温 39.8℃，血压 60/40mmHg，食欲不振、头痛、腰痛、周身关节疼痛，尿量 >2000mL，神志尚清，狂躁不安，诊断为流行性出血热（发热期并低血压期），除西医对症处理外，立即点刺十二井、十趾尖、耳三轮、尺泽、委中出血，提插捻转强刺激人中、涌泉、百会、太阳、风池、大椎、曲池、合谷、足三里，间歇行针 60 分钟，每 15 分钟行针 1 次，体温当即下降至 38.9℃，血压升至 90/60mmHg，每日针 2 次，间隔 8 小时针下次，针后加灸肾俞、关元，每次灸 60 分钟。

二诊（9 月 11 日）：体温 38℃，血压 105/65mmHg，头痛、腰痛等症状均减轻，予以方二针刺，取穴为大椎、百会、曲池、合谷、内关、肾俞、太阳、风池、足三里，提插捻转手法，间歇行针 60 分钟，每 20 分钟行针 1 次，每日针 2 次。针后加灸同前。

三诊（9 月 12 日）：体温 37℃，血压 110/70mmHg，尿量 >2000mL，食欲基本恢复，头痛消失，腰及周身关节仅感微痛不适，治法同上，每日针 1 次，共住院 7 天，康复出院。

例二：赵某，男，31 岁。1978 年 9 月 27 日入院。

发病 4 天，入院时体温 37.1℃，血压 80/50mmHg，尿量 <300mL，腰痛、腹痛、呕吐、纳呆，诊断为流行性出血热（低血压与少尿期重叠），针刺取穴为人中、涌泉、曲池、内关、肾俞、关元、中脘、足三里、阴陵泉、公孙，捻转刮针手法，间歇行针 60 分钟，每次灸 60 分钟，每 20 分钟行针 1 次，每日针 2 次，同时加灸中脘、关元、肾俞，每次灸 30 分钟，针后腹痛、呕吐即止，血压当即升至 95/60mmHg。

二诊（9 月 28 日）：血压 80/50mmHg，体温 36.5℃，尿量仍 <200mL，脘腹胀满，饮水既吐，肉眼血尿，且有片状膜状物。在上次取穴的基础上，加针膈俞、孔最、气海、中极、三阴交；气海、关元灸 60 分钟。

三诊（9 月 29 日）：血压 105/65mmHg，尿量渐增 >500mL，

解出稀便 3 次，约 1000mL，腹胀减轻，无呕吐，可进流质饮食，守方继续针灸治疗，每日针 2 次，早晚各 1 次，又观察治疗 4 天，病情稳定出院。

【按语】

流行性出血热，中医无此病名，但有类似记述，根据其发生、发展与转归，应属于中医学瘟疫范畴。其 5 期变化分型与《伤寒论》的"传变"有类似之处。现代医学对本病的病毒分离及传播途径的研究有了较大的进展，但对其治疗仍无特效药物和方法。针灸的抗病毒作用已被现代大量的实验研究和临床实践所证实。而且我们的祖先不仅有类似该病的论述，也提出了治疗本病的基本大法，如"下法"就是中医对瘟疫的治疗所总结出的有效原则之一，在古代医籍中有很多有关针灸治疗瘟疫的治疗记载。笔者在此认识的基础上，用针灸先后治疗了 6 例，无一例死亡。特别是中西医结合治疗流行性出血热，能显著提高疗效，大大缩短疗程，适用于各期的流行性出血热患者。实践证明，在西医支持疗法的基础上，加用针灸治疗，可以阻断流行性出血热 5 个阶段与时期的"传变"过程，如发热期被有效控制，以后的低血压期或少尿期等各个传变环节可不出现或减轻。

流行性出血热发病急，传变快，纯实无虚，故针刺治疗，取穴宜多，针刺宜深，手法宜重，视病情轻重，每日可针灸 2~3 次。实践证明，针灸对低血压期、少尿期和多尿期，有着重要的治疗调节作用，特别是针刺放血对发热和低血压有着即日疗效，其急救作用可谓立竿见影，效若桴鼓。

第十五节　急性传染性黄疸型肝炎

本病是由滤过性病毒引起的一种散发性或流行性急性肠道传染病。秋冬季节多见，多发生于儿童及青壮年。

【临床表现】

根据临床表现不同，一般可分为黄疸前期、黄疸期和黄疸后期。

1. 黄疸前期

畏寒发热，但体温不很高。此期可出现食欲不振、恶心、呕吐、腹痛、腹泻、便秘等消化道症状。

2. 黄疸期

此时患者不再发热，先后于巩膜及皮肤黏膜上出现黄疸，小便变为黄褐色如稀酱油样，肝大和触痛较前期显著，有时出现皮肤瘙痒。

3. 黄疸后期

此时黄疸消退，食欲渐增，肝、脾逐渐缩小至正常，但部分患者可有长期上腹部不适，食欲不振等症状，小部分患者可转为慢性肝炎而进入肝硬化。

【治疗】

1. 取穴

主穴为肝俞、胆俞、期门、足三里。发热配合谷；腹痛腹泻配天枢、公孙；大便秘结配大肠俞；腹胀、食欲不振配中脘；胁痛配阳陵泉；皮肤瘙痒配曲池。

2. 操作方法

先取俯卧位，用3寸长毫针从肝俞成15°角向胆俞透刺，分段提插捻转手法，短促行针；再取仰卧位，针腹部和四肢穴位。期门沿肋骨方向斜刺3~5分，中脘75°角向小腹部方向斜刺1.5~2.5寸（有些患者肝大至中脘，故针前应慎重检查），天枢直刺1~1.2寸，均用刮针手法，间歇行针30分钟，10分钟行针1次；合谷、足三里、公孙捻转手法，行针法同中脘等，每日1次，5次为1个疗程，疗程间隔2天。

3. 病例

孙某，女，33 岁。1976 年 10 月 7 日初诊。

因脘胀、腹痛、腹泻来针灸治疗，针中脘、天枢、大肠俞、足三里。

二诊（10 月 8 日）：自述脘胀、腹痛均减轻，腹泻次数亦减少，但发现其巩膜黄染，并嘱其针后去医院查肝功。

三诊（10 月 9 日）：肝功能为黄疸指数 60 单位，麝絮（+++），谷丙转氨酶 235 单位。诊断为急性传染性黄疸型肝炎。患者自觉针后症状显著好转，要求继续针灸治疗。治法：上穴配肝俞、胆俞、期门，手法及行针法同上，5 天为 1 个疗程，疗程间隔 2 天。第 1 个疗程自觉症状消失，第 2 个疗程黄疸指数、麝絮及谷丙转氨酶均下降至正常范围。

【按语】

急性黄疸型肝炎中医学认为多由外感时邪侵入，或饮食不节，湿浊内生致使脾不健运，肝失疏泄，胆液外溢而发黄；湿与热结为阳黄，湿从寒化为阴黄。就其病因、病机和临床症状而言，本病似应属阳黄的范畴。由于阳黄因湿热造成，它的发病机制与肝、胆、脾、胃、膀胱经有密切关系。因此，在临床上有湿热、脾虚、肝郁及小便不利等征象，故在治疗上应以清热化湿、健脾舒肝为原则。肝俞、胆俞分别为肝、胆之俞穴，能疏肝利胆、泄热调气；期门为肝之募穴，又系肝经、脾经与阴维脉之会穴，有疏肝理气、活血化瘀的作用；中脘、足三里能健脾化湿。再根据兼症选取阳陵泉、曲池、天枢、公孙等，故能切中病机，而获良好效果。

针灸治疗本病，近代文献有不少报道。如成都市传染病医院治疗 63 例，临床治愈 56 例；上海市传染病医院治疗 206 例，近期疗效满意和显著满意的成人组为 95.3%，儿童组为 92.7%；在远期疗效观察中，成人组增至 96%，儿童组增至 98.9%。说明针灸治疗急性黄疸型肝炎的效果是比较好的。

第十六节　非淋菌性尿道炎

非淋菌性尿道炎是一种常见的性传播疾病，在欧美和非洲广为流传。本病主要有沙眼衣原体（占 40%～50%）和支原体（占 20%～30%）引起。阴道毛滴虫、白色念珠菌和单纯疱疹病毒等病原体也可引发。本病的传染源是患者，通过性接触而传播。有关研究发现，有衣原体宫颈炎的妇女的男性性伙伴的感染率可高达 28%。另外，沙眼衣原体还可通过母亲的产道传染，引起婴儿的眼结膜炎、肺炎、中耳炎和母婴的阴道炎等，衣原体感染与年龄关系密切，年轻人感染率最高。

【临床表现】

非淋菌性尿道炎的典型症状为尿道剧痒，伴有轻重不一的尿急、尿痛和排尿困难，但症状比淋菌性尿道炎轻，清晨首次排尿前，尿道口可有少量稀薄黏液性分泌物。女性患者症状较男性轻，感染早期可无症状，白带增多是女性感染的典型表现，一般均无明显的全身症状。

【治疗】

1. 取穴

分 2 组取穴，中极、足三里、三阴交、太冲为 1 组；膀胱俞、秩边为 2 组。

2. 操作方法

中极穴直刺 1.5～3 寸，徐徐提插刮针手法，针感可达生殖器部位；足三里直刺 1.5～3 寸，刮针手法；三阴交向悬钟方向透刺，捻转刮针手法；太冲直刺 1～1.2 寸（避开动脉），刮针手法。膀胱俞直刺 1.5～3 寸，提插刮针手法；秩边直刺 1.5～3 寸，提插刮针手法，间歇行针 30～60 分钟，15～20 分钟行针 1 次，每日针 1～2 次，10 天为 1 个疗程，疗程间隔 2～3 天。出针后在膀胱俞及小腹部拔火罐 15 ~ 30 分钟，2 组穴隔日交替针刺。

3. 病例

患者，男，21 岁，肯尼亚人。2003 年 8 月 12 日初诊。

尿痛、尿频、尿急 4 天，伴尿道口晨起排尿前由脓性分泌物。4 天前自觉尿道剧痒，继则出现尿痛、尿急及排尿困难。自述发病前有 2 个性伙伴，3 人均经医院检查，有非淋菌性尿道炎病史，此次是第三次发现，服用西药（具体药名不详）3 天，效果不显，故要求针灸治疗。第一天针 1 组穴，第二天针 2 组穴，2 组穴隔日交替针刺，手法同上。每日针 1 次，针后拔火罐。

二诊（8 月 15 日）：尿痛有所减轻，排尿较前通畅。治疗 1 个疗程后，尿道刺激症状即完全消失。尿道口无排脓出现。继续治疗 1 个疗程，以巩固疗效，嘱其在治疗期间停止性生活。

【按语】

非淋菌性尿道炎发病率高，病原菌复杂，西药治疗有一定疗效，但易反复发作。特别对于一些迁延日久的患者，虽经西医治疗，但仍有明显的自觉症状。笔者在临床上诊治的患者，大多属于此种情况，实践证明，针灸治疗非淋菌性尿道炎疗效较好，特别是急性患者，针灸治疗后症状可立即缓解。

非淋菌性尿道炎，属于中医"淋证"的范畴，证属下焦湿热，膀胱气化失司，故取膀胱俞和中极，俞募相配，以利膀胱气机，通利小便；足三里健脾祛湿，升清降浊；三阴交为肝、脾、胃三经交会之穴，既可补中益气又可调节肾气，清理湿热；太冲为足厥阴之俞，肝经原穴，厥阴之脉上循阴器抵少腹，专司开关利机窍而清理下焦。古上穴相配，共奏疏通经脉、清理下焦湿热之功。现代研究表明，针灸可改善中性粒细胞吞噬功能的作用，还能抑制炎症病灶血管通透性的升高，从而可减轻炎症及组织过度水肿，同时还能促使局部组织的吞噬细胞增多，并使吞噬能力加强，以达到灭菌抗炎的目的。

非淋菌性尿道炎的男女双方应同时治疗，否则不易根治。在治疗期应禁止过性生活，同时应忌食辛辣燥热之品，尤其是虾蟹海鲜之类。还应注意休息，避免过度疲劳，通过针灸治疗，以免转为慢性或复发。

第十七节 淋 病

淋病是由淋病双球菌引起的泌尿系统的化脓性感染，主要通过不洁性生活传播。在性传播疾病中，淋病的发病率最高，流行范围也最大，人是淋球菌的唯一天然宿主，对其他动物并不致病，性活跃人群发病多。人类对淋球菌感染没有先天免疫性，所有人都可以感染，而且治愈后仍可以再感染淋病。淋球菌适宜在潮湿，湿度为35℃~36℃，含5%二氧化碳的条件下生长。该菌较为娇嫩，对外界理化因素抵抗力均差，在干燥的环境中只能存活1~2小时，在强烈的日光下会很快死亡。

【临床表现】

患者感染后2~3天，出现尿道口红肿、发痒、有稀薄或黏稠脓性分泌物，即则出现尿痛、尿急、尿道烧灼感，排出黏稠的黄色脓液，因炎症刺激可出现阴茎的痛性勃起，少数患者还会出现发热(38℃左右)、乏力、食欲不振等全身症状，查体可见尿道口红肿、外翻，重症患者因疼痛可出现不敢排尿和排尿中断现象，可并发附睾炎、睾丸炎等。女性患者症状较男性轻，除有尿痛、尿急、尿频及排尿不同场外，还可出现白带增多，常为脓性，有时略带血丝，有臭味，偶有腹痛或腰痛，误治或失治后可转为慢性。

【治疗】

方一

1. 取穴

主穴为膀胱俞、中极、足三里、阴陵泉。发热配大椎、曲池；腹痛配天枢、关元、公孙；腰痛配肾俞、委中。

2. 操作方法

肾俞向膀胱俞方向透刺，捻转刮针手法；天枢、关元直刺1～1.5寸，刮针手法；余穴常规针刺，间歇行针60分钟，10～20分钟行针1次，每日针1～2次。

3. 病例

患者，男，18岁，西萨摩亚人。1989年5月4日初诊。

5天前有次不洁性行为，2天前出现尿痛、尿急、尿频、尿道口红肿，有黄色脓性分泌物排出，体温38℃，周身不适，食欲差，尿液涂片检查可见大量淋病双球菌，镜检示白细胞（+++），红细胞（+++），上皮细胞（++），蛋白（+），白细胞15.6×10^9/L，舌苔黄厚，脉滑数，诊断为淋病，证属湿热下注。予以上方针刺治疗。

二诊（5月5日）：体温37℃，尿痛减轻，共诊治5次诸症消失。

方二

1. 取穴

主穴为阿是穴（腰骶部疼痛反应部位），配穴为膀胱俞、秩边。

2. 操作方法

阿是穴针刺多少视疼痛反应部位的面积大小，一般可针2～4针，提插捻转手法，间歇行针30～60分钟，15～20分钟行针1次，每日针1次，7～10天为1个疗程。阿是穴针后拔火罐。

3. 病例

患者，女，35岁，新西兰人。1990年1月7日初诊。

淋病病史5年，反复发作多次。此次病发15天，腰痛、腹痛、尿痛、尿急、尿频，排尿不通畅，尿道有烧灼感，月经经期提前，经水少，黄带多，有时带血丝，有臭味，经西药治疗10天，效果不显，要求针灸治疗。检查：舌苔白厚，质淡，脉濡细，证属脾肾两虚。主穴同方二，配穴为天枢、气海、公孙，捻转刮针手法，间歇行针30分钟，每日针1次，7日为1个疗程，腰骶针后拔火罐30分钟。

第1个疗程针后，腰痛、腹痛症状消失，尿痛、尿急等已明显好转，脓性分泌物显著减少，已无血丝出现，治疗3个疗程诸症消失，继续针治1个疗程，巩固疗效。随访半年为复发。

【按语】

淋病为西医病名，根据其临床表现属中医"五淋"中的"膏淋""气淋"和"血淋"等范畴。针灸治疗本病，中医医书中早有记载。如《东垣十书》载："热淋取关元、气冲。"《针灸聚英》载："淋：属热结，痰气不利，胞痹为寒……灸三阴交。"《针灸大全》载："小便淋血不止，阴气痛，取照海、阴谷、涌泉、三阴交。"又《神应经》载："气淋，取交信、涌泉、石门、阳陵泉。"近代有关实践研究及大量临床实践证明，针灸治疗本病却有良好效果。但在治疗过程中应注意：①急性期病属实证，宜用泻法，故针刺治疗取穴宜多，手法宜重，留针时间宜长。慢性期因脾肾两虚，属虚证，宜用补法，故手法宜轻，留针时间宜短。②临床症状消失后，仍应继续治疗1个疗程，巩固疗效。③患者的性伙伴或配偶，及时做淋病的检查，并进行预防性治疗，已患淋病者，同时治疗，否则不易根治。④治疗期间禁止性生活，忌食辛辣海鲜之品，忌烟酒，戒过劳。

第十八节　尖锐湿疣

尖锐湿疣是最常见的性传播疾病之一，是由人乳头瘤病毒感染引起的生殖器或肛门周围赘生物，故又称生殖器疣。在性交过程中，人乳头瘤病毒通过皮肤或黏膜的破损处接种于基底层角朊细胞，人乳头瘤病毒在基底层角朊细胞中大量复制，由于病毒感染的刺激，导致表皮棘层和颗粒层增厚，而形成大小不等、形状不一，如针尖状、乳头状、菜花状或鸡冠状等外观的赘生物。尖锐湿疣的潜伏期为3周~8个月，平均为2~3个月，尖锐湿疣的性伙伴约 2/3 可患病。本病男性好发于性交接触的部位，如龟头、冠状沟、系带和包皮内侧以及阴茎及会阴部。男性同性恋患者好发于肛周或肛门直肠部位。女性好发于大小阴唇及肛周，其次是阴阜、会阴、腹股沟，严重者可发生于阴道、宫颈、肛门直肠、尿道及膀胱。尖锐湿疣还可并发其他性传播疾病。如并发淋病、非淋菌性尿道炎及阴道毛滴虫病等。

【临床表现】

尖锐湿疣初期如粟粒大的淡红丘疹，柔软，以后逐渐增大增多，皮疹倾向融合，互相重叠，表面凹凸不平，大小不等，小者如针头，大者可呈大面积覆盖外阴。部分损害逐渐向外长大时，呈基部细疣体宽大而有蒂的赘生物。皮损颜色初为淡红色，渐至灰白色至灰褐色。表面湿润、柔软，触之易出血，可有轻度瘙痒及微痛感，在乳头间隙，肉腐糜烂，有癌变可能。

【治疗】

方一

1. 取穴

阿是穴（赘生物部位）。

2. 操作部位

局部盐水清洗后，将捣烂的新鲜蒜泥涂敷在疣体上，蒜泥层厚 2~3mm，再用艾条灸 30~60 分钟，灸完后将蒜泥除去并再用盐水清理患部，每天治疗 1 次。

3. 病例

患者，男，35 岁，新西兰人。1989 年 9 月 8 日初诊。

患尖锐湿疣 3 年，时轻时重，反复发作，屡治未愈。检查：会阴部及阴茎根部的两侧有大小不一的菜花状疣，有的呈淡红色，有的呈灰褐色，表面湿润，柔软，触之出血，有的融合成片，相互重叠，凸凹不平，用上法治疗 7 次而愈，1 年后随访未复发。

此法治疗尖锐湿疣疗效显著，笔者在国外先后治疗了 22 例，均用此法治愈，一般疗程 5 ~ 7 日。

方二

1. 取穴

阿是穴。

2. 操作方法

疣体常规消毒后，用酒精烧后的三棱针，迅速挑刺，逐个挑刺完后，再涂上新鲜蒜泥一层（约 2mm 厚）24 小时除去，一次不愈时，3 ~ 5 日后治疗第 2 次，一般 1 ~ 2 次即愈。

3. 病例

患者，女，42 岁，印度人。2001 年 8 月 10 日初诊。

患者大阴唇两侧各生有头大、根细、蒂形尖锐湿疣 2 个，呈乳头状，灰褐色，柔软。用上法治疗 1 次即愈。

【按语】

尖锐湿疣在古代医籍中尚未见与之相对应的确切病名。现在中医皮肤外科专著中称本病为"臊疣""瘙瘊"或"臊瘊"。西医治疗尖锐湿疣有多种方法，如外科手术切除、冷冻治疗、电烧灼疗法及激光治疗等。0.5% 足叶草毒素酊为世界卫生组织推荐治疗本病的首选药物。但该药可发生全身中毒、骨髓抑制等毒性作用，故须慎用。此药还易引起流产和胎死宫内，故妊娠期禁用。因此，本文介绍的方一和方二为治疗尖锐湿疣，提供了一种安全、简便、有效的治疗新途径，值得推广应用。

第十九节　传染性软疣

传染性软疣的病原体为传染性软疣病毒，主要通过直接接触传染，也可通过污染的毛巾、衣裤及浴池等间接接触传染，西方将该病归于性传播疾病，其发病率较高。我国大多数患者为非性行为传染，且儿童发病率较高，在儿童间互相接触传播，可由于搔抓出现新的损害。

【临床表现】

患者感染后潜伏期为 2～3 周，初起为米粒大半球形丘疹，生长缓慢，可逐渐增大至绿豆或豌豆大，呈淡红色、乳白色或正常皮色，表面呈蜡样光泽，质软，灰白或珍珠色，部分丘疹中央微凹陷呈脐窝状改变，从中可挤出白色奶酪样物质。损害可单发或多发，散在分布，主要发生于躯干、四肢，少数发生于生殖器部位、颜面及睑缘等，自觉微痒，搔抓后可继发感染而基底红肿、疼痛，有脓性分泌物及结痂。

【治疗】

方一

1. 取穴

主穴为阿是穴。配穴：隐白、大敦、少商。

2. 操作方法

疣体局部消毒后，用血管钳夹起疣体，后用 0.5 寸长毫针穿刺其基底部，小的疣体可即时剥离脱掉，再涂以 2% 的碘酊。如绿豆或豌豆大疣体一般需穿刺 2～3 次，3～5 日穿刺 1 次。并用消毒三棱针点刺隐白、大敦、少商出血，隔日 1 次，多发者视其数量的多少，可分 2～3 次治疗。

3. 病例

患者，男，24 岁，坦桑尼亚人。

胸背部散在传染性软疣 8 个（胸部 5 个、背部 3 个），疣体呈绿豆大，淡红色。蜡样光泽，中心有脐窝样改变，可挤出白色分泌物，微痒，用上方先治疗背部，隔 3 天治疗胸部，有 4 个疣体穿刺 1 次即脱落，3 个治疗 2 次，1 个治疗 3 次，2 个星期全部脱落。并点刺隐白、大敦、少商出血，隔日 1 次，共点刺 5 次，2 周后全部脱落而愈。

方二

1. 取穴

阿是穴。

2. 操作方法

疣体部位常规消毒后，用刮匙将疣体刮去。部分大的疣体刮除后渗血时，可用棉签压迫止血，后涂 2% 的碘酊即可。

附：中药处方（祛疣排毒散）：白花蛇舌草 60g，五倍子 30g，乌梅 30g，枯矾 15g，雄黄 15g，大黄 15g。共研细末，用上好陈醋调成糊状，涂敷疣体部位，每 24 小时换药 1 次，以愈为度。

【按语】

传染性软疣类似于中医文献所记载的"鼠乳"。中医认为本病主要因肝脾不和，肺卫不宣，风邪湿毒搏结于皮肤所致。因此治疗宜内治和外治相结合，内治治其本，外治治其标。如方一即其代表方，挑刺隐白、大敦、少商，既能凉血、清血以解毒，又能舒肝健脾、宣肺解表以治本。

刮疣法是临床上较为常用的治疣外治法，此法简便实用且有效，可较快除去疣体，但治疗时有痛感，有的小孩很难接受，故较大的疣体宜局麻后再刮治，疣体数目多者，可分批治疗，刮治时应严格消毒，以防感染。

第二十节 艾 滋 病

艾滋病即"获得性免疫缺陷综合征"，是 20 世纪 80 年代新发现的一种死亡率极高的传染病，被称为"超级癌症"。艾滋病自 1981 年在美国首次报道后，在短时间内，即成为当今世界流行最快、传播最广的一种新的病毒性传染性病。人类免疫缺陷病毒（英文缩写为 HIV，简称艾滋病毒），主要通过性接触（不洁性交、同性恋）、血液（静脉输液及吸毒者同用一个针头）和母婴 3 条途径传播。

【临床表现】

人体感染艾滋病毒后，一般历经 3 个发展阶段：无症状期（即窗口期）、相关复合征期和艾滋病期。

1. 无症状期

病毒进入人体后，在一段时期内无任何症状表现，如同健康人一样，称为"HIV 感染者"，但他体内有艾滋病毒，可将病毒传染给他人，成为危险的传染源，此期一般称为潜伏期。有学者认为艾滋病的潜伏期可能呈正态分布曲线，他们用数学模型计算，艾滋病潜伏期最短的为几个月，最长的为 15 年以上。此外，部分 HIV 感染者并非无任何症状，有些人在感染后数周或数月内，可出现短暂的发热、咽痛、淋巴结肿大等类似感冒的症状，此时一般血清艾滋病毒呈阳性，待血清艾滋病毒抗体阳性后，即转入无症状期（一般在感染 3 个月后）。舌苔舌质无明显变化，脉象濡或细数。

2. 相关复合征期

该期是指人体感染 HIV 后，血清 HIV 抗体阳性，临床上出现和艾滋病相关的症状和体征，但症状较艾滋病期为轻，可视为艾滋病早期。如不明原因的发热、咽痛，反复发作的不明原因的腹泻、不欲饮食、体重下降；反复发作的口腔溃疡，腋下、腹股沟等各部位原因不明的淋巴结肿大等，舌体偏肥大，舌质淡红或有瘀点、瘀斑，舌苔黄或黄腻，脉细涩或沉细。

3. 艾滋病期

艾滋病毒侵蚀攻击破坏人体内的 T 淋巴细胞，使机体内的 CD4 细胞绝对值减少失去抵抗疾病的能力，而发展为艾滋病。艾滋病的突出表现是易发生各种机会感染，如卡氏肺孢子虫肺炎、真菌感染和恶性肿瘤（卡波西肉瘤）等，最后死于感染和全身衰竭，实验室检查免疫功能极度低下，T_4 持续减少，$T_4/T_8 < 0.5$，舌体胖大嫩滑，质紫暗或瘀斑，出现红绛舌、红绛裂纹舌或锯齿样舌，有的患者满口白膜，甚者舌下、咽部也遍布白膜（此为厌

氧菌感染），苔多白腻，或腻中带黄。

【治疗】

方一

1. 取穴

主穴分为 2 组，即肺俞、心俞、脾俞、肝俞、胃俞、肾俞、大肠俞为 1 组；曲池、足三里、三阴交为 2 组。发热配合谷、大椎、少商；腹泻配中脘、天枢；纳呆、不欲饮食配中脘；失眠配安眠 2。

2. 操作方法

2 组轮换交替使用，每组用 1 个疗程（10 天），疗程间隔 2 ~ 3 天。1 组俞穴 30°角斜刺 0.5 ~ 1 寸，捻转手法间歇行针 30 分钟，10 分钟行针 1 次。2 组穴少商点刺出血，腹部穴直刺 0.5 ~ 1.5 寸，刮针手法；足三里直刺 1.5 ~ 2 寸，提插捻转手法。余穴按常规针刺，间歇行针 30 分钟，10 分钟行针 1 次，每日针 1 次。

方二

1. 取穴

分 2 组，1 组取膏肓穴；2 组取足三里、神阙、关元穴。

2. 操作方法

2 组穴轮换交替使用，每日灸 1 次，每次每穴灸 30 ~ 60 分钟，10 天为 1 个疗程，一般用艾条灸。腹泻者神阙穴可用艾炷隔盐灸，艾炷酒盅大小，隔盐 1 ~ 2cm 厚，面积要大于艾炷。

方三

1. 取穴

足三里、秩边。

2. 操作方法

用复方大青叶注射液 2 ~ 4mL/d，穴位注射每日 1 次，每天用 1 穴（双侧），2 穴交替使用。

3. 病例

病例一：Wangai Nyuthe，男，12 岁，肯尼亚内罗毕学生。2001 年 8 月 7 日初诊。

其父母均患艾滋病，母亲因艾滋病去世。患者 HIV 阳性，近半年经常发热、咽痛、反复腹泻，此次高热 40.1℃，呕吐，曾服解热止吐药（药名不详）未效。遵上法穴注复方大青叶 4mL。

二诊（8 月 8 日）：体温 38℃，呕吐止，共注射 3 次而症状消失。

此后该患者每次高热均用此法治疗而愈。

附：中药处方

治艾 1 号方：人参、党参、黄芪、熟地黄、当归、白芍、白术、云苓、枸杞子、刺五加、大枣、甘草。主治：气血亏损，体倦乏力，气短，自汗，面色萎黄，心悸怔忡或失眠，妇女月经不调，量少色淡，舌质淡，苔薄白，脉濡细无力。用法：水煎服，早晚各 1 次，此方宜常服。

治艾 2 号方：附子、甘草、干姜、陈皮、白术、山药、芡实、薏苡仁、云苓、首乌、淫羊藿。主治：脾肾阳虚，倦怠懒言，畏寒怕冷，自汗肢凉，纳差或厌食，脘腹胀满或腹泻，形体消瘦，舌体胖大，舌质淡红，舌苔薄白或白腻，脉细缓。用法：附子每次 30～60g，先煎 2 小时，后入他药，文火再煎 30～60 分钟，需添加水时，宜添加热水，禁加凉水，每日服 2 次，早晚各 1 次，脾胃阳虚患者宜常服此方。

治艾 3 号方：处方：太子参、北沙参、麦冬、天花粉、地骨皮、玉竹、玄参、甘草、生地黄、虎杖。主治：肝肾阴虚症，腰膝酸软，头痛，头晕，潮热盗汗，口舌生疮，咽干唇燥，舌红少津，脉细弦。用法：水煎服，早晚各 1 次。

治艾 4 号方：桃仁、红花、丹参、赤白芍、川芎、玄参、生地、降香、黄芪、甘草。主治：气滞血瘀或气虚血瘀，肝脾大，胸闷刺痛，头痛，头晕，畏寒怕冷，肢端或口唇紫暗，形体消瘦，乏力，舌质紫暗或有瘀斑，脉沉细涩。用法：黄芪每次用

60～100g，水煎服，日服 1 剂，早晚各 1 次。

治艾 5 号方：大青叶、柴胡、金银花、贯众、紫花地丁、穿心莲、土茯苓、甘草。主治：发热或高热，泛起皮疹或皮肤疮疖，淋巴结肿大，无汗或有汗，头痛身痛，咽痛口干，咳嗽、咳吐白痰或黄痰，舌苔黄，脉浮数。用法：大青叶、贯众每剂 30～50g，余药常规用量，水煎服，日服 2 次，早晚各 1 次。

治艾 6 号方：钩藤、天麻、煅龙牡、鳖甲、石菖蒲、胆南星、郁金、半夏、淡竹叶、远志、琥珀。主治：神思恍惚，健忘失眠，头晕目眩，甚则神昏不语，时发癫痫，或下肢酸软，舌质红，苔白腻，或满口舌面布满白膜，脉弦细或细数。用法：水煎服，日服 1 剂，早晚各 1 次。

病例二：NanSa，男，46 岁，内罗毕人。

1999 年查出 HIV 阳性，时有高热，经常感冒发热、咽痛、关节痛、纳差、乏力，经某院检查病毒载量仅为 23 000copies/mL，T_4、T_8 细胞总数为 1265，用方一和治艾 5 号方治疗，每天 1 次，10 天为 1 个疗程，6 个疗程后症状明显好转，病毒载量下降至 11 000copies /mL，T_4、T_8 上升至 1674。

病例三：患者，女，20 岁，坦桑尼亚人。

15 岁时检查出 HIV 阳性。近 2 年来，反复发生头痛，头晕，失眠，时有发热、厌食、形体消瘦、泛起皮疹呈脓疱状，有痒感。3 天前突然神思恍惚，两腿酸软，站立困难，不能行走。查体：体温 37℃，血压 90/60mmHg，颅脑 CT 片示正常，舌质紫暗，舌面多处瘀斑，舌面及口腔布满白膜，脉沉细缓。用方一和治艾 6 号方治疗，每天 1 次。

二诊（次日）：神思转清，能自己行走，在他人扶助下可慢慢走路，共治疗 7 天，走路如常。

【按语】

艾滋病作为一种新的传染病种，已对人类构成严重威胁，引起全世界的关注。自美国报道首例艾滋病病例以来，各国学者在寻找抗艾滋病的防治措施中，我国的中药学也成为研究的热点。国内大量的实验研究和临床实践证明，针灸和中药具有增强人体免疫功能和抗病毒等作用，可有效地缓解艾滋病患者的症状，提高生存质量，延长寿命。大量的事实亦证明，中医治疗艾滋病具有一定的优势和潜力。

笔者在非洲工作10年，非洲是艾滋病高发区，因此有机会诊治了大量的艾滋病患者，起到了一定的效果，也总结了点滴经验。本病本虚标实，虚实夹杂，病机多变，证候复杂，根据脉证合参，笔者认为该病可辨证分型为：气血亏虚、脾肾阳虚、肝肾阴虚、气滞血瘀、痰毒壅肺和肝风内动共6型。然而本虚标实是本病的主要病机，故扶正祛邪、补虚泻实是其治疗基本大法，应贯穿该病治疗的始终，本虚主要是气血虚、肝肾阴虚、脾肾阳虚、心肺气虚，标实主要是痰毒血瘀，治艾滋病6方即因此而设，临床实践证明有一定疗效。

第二十一节　阿米巴痢疾

阿米巴痢疾是溶血组织阿米巴原虫感染所引起的肠道传染病。病变多在右侧结肠，临床特点以"痢疾"表现为主，容易变成慢性，有复发倾向。

【临床表现】

发病缓慢，无明显的发热、恶心、呕吐、头痛等全身症状，一般只有轻微下腹痛和腹泻，一天几次到十多次，可略有里急后重，大便含有粪质较多混有酱红色的血和黏液，带肉类腐烂时的臭味。症状时轻时重，容易长久不愈而成慢性。少数患者发病快、畏寒发热，剧烈腹痛腹泻，很快出现脱水、虚脱和周围循环衰竭。

【治疗】

1. 取穴

主穴为足三里、气海、天枢、大肠俞、三阴交。发热配大椎、曲池、合谷；腹痛配公孙、阴陵泉。

2. 操作方法

诸穴按常规针刺，间歇行针 30~60 分钟，10~20 分钟行针 1 次，每日针 1 次，7~10 次为 1 个疗程，疗程间隔 2~3 天。久病不愈成慢性者加艾条灸神阙、关元，每次灸 30~60 分钟。

3. 病例

患者，男，18 岁，肯尼亚人。2001 年 8 月 20 日初诊。

右侧下腹痛、腹泻 3 年多，每天大便十几次，大便时有里急后重感，大便混有酱红色的血和脓样黏液，某医院诊断为阿米巴痢疾，长期服西药治疗，仍症状时轻时重，要求针灸试治。予以上方针灸治疗，取穴为大肠俞、天枢、气海、足三里、阴陵泉、公孙。大肠俞直刺 3 寸，徐徐提插刮针手法；气海直刺 2.5 寸，刮针手法；天枢直刺 1.5 寸，刮针手法；足三里直刺 2 寸，捻转刮针手法；阴陵泉向阳陵泉透刺，捻转刮针手法；公孙向足外侧直刺 1.5 寸，捻转刮针手法；间歇行针 30 分钟，10 分钟行针 1 次，每日针 1 次，7 天为 1 个疗程，神阙、关元艾条灸 30 分钟。共治疗 2 个疗程，症状全部消失，复查大便未发现阿米巴滋养体和包囊。

【按语】

阿米巴痢疾是现代医学病名，属于中医学"痢疾"的范畴。该病在国内已很少见到，但在非洲仍为常见病。笔者在肯尼亚行医 8 年期间，详细观察治疗了 30 例，均经当地医院检查确诊。18 例在大便中查到阿米巴滋养体，12 例查到阿米巴包囊，通过 2 个疗程的治疗，复查大便，23 例转为阴性，其中的 4 例查到微量阿米巴滋养体，3 例有包囊，但症状显著好转。

第二十二节 蛔 虫 病

蛔虫病是一种最常见的人体肠道寄生虫病，人群普遍易感，以农村儿童感染率最高。

【临床表现】

蛔虫寄生在肠内，可出现腹痛、恶心、腹胀、厌食、善饥、消化不良和营养障碍等症状。并能并发胆道蛔虫和肠梗阻等。

【治疗】

1. 取穴

主穴为大横、合谷、足三里。腹痛配公孙、腹部压痛点；恶心、腹胀配中脘、气海。

2. 操作方法

取仰卧位，针刺大横时，入皮后针尖向脐旁方向徐徐进针，深刺 2~2.5 寸，徐徐提插刮针手法。中脘、气海直刺 1.5~2.5寸，公孙、腹部压痛点针 1~1.5 寸，手法均同大横。足三里针1~2 寸，合谷针 0.5~1 寸，均用捻转手法。患者腹痛时，上穴均持续行针，针至腹痛减轻或消失时出针；无腹痛症状时，均短促行针。每日针 1 次。连续针 3~5 天，若仍无排虫者，应采用其他方法治疗。

3. 病例

张某，女，12 岁。1976 年 6 月 11 日初诊。

患者有蛔虫病史，每年驱虫 1 次，均排出大量蛔虫。近几天又出现腹痛、恶心等症状，昨日大便时，排出蛔虫 3 条。检查：腹壁柔软，脐周部位可扪及索状物，并有压痛。诊断为蛔虫病。针大横、中脘、足三里、合谷、公孙，手法同上。痛时针刺，持续行针约 5 分钟，疼痛加剧，持续行针约 20 分钟后，腹痛逐渐减轻，起针后 12 小时，排出蛔虫 81 条。

【按语】

蛔虫病历来是用药物驱虫,药物驱虫虽然在一般情况下能达到驱蛔目的,但有其不足之处,如:①有急性腹痛发作或有其他严重疾病患者,不能驱蛔;②一般驱虫药物,都有副作用;③由于个体差异和其他原因,驱蛔药不能适应于所有本病患者,有些蛔虫病患者,用药物驱虫无效或效果不佳。

鉴于以上情况,为弥补驱虫药物的不足,笔者将针灸驱虫试用于临床,获得一定效果。实践证明,针灸驱虫简便易行,节省药物,安全有效,无副作用。针刺驱蛔,是治疗蛔虫的一条新路子,其作用机制有待进一步探讨。

第二十三节　丝　虫　病

丝虫病是班氏或马来丝虫成虫寄生于人体淋巴器官内引起的地方性传染病。传染源为患者,但健康成虫者常为更重要的传染源,通过雌蚊叮咬而传播。鲁、豫以南各省均有发病,流行多见于东南沿海地区。

【临床表现】

1. 急性期

畏寒、发热是周期性;四肢淋巴管发炎(沿淋巴管有自上而下的红线);精索、附睾及睾丸发炎、局部红肿、疼痛等。

2. 慢性期

淋巴管曲张,淋巴阴囊和鞘膜积液,乳糜尿、象皮肿等。

【治疗】

1. 取穴

主穴为:曲池、血海、肝俞、委中、足三里。发热配大椎、肺俞、合谷、少商;腹痛配天枢、公孙。乳糜尿配小肠俞、关元、三阴交，针后再灸气海；象皮肿配阳陵泉、昆仑、三阴交、照海、太溪、复溜。

2. 操作方法

少商点刺放血，余穴按常规针刺，每日针 1 次，7~10 天为 1 个疗程，疗程间隔 2~3 天，淋巴管炎可用三棱针挑刺，从红线尽处约隔一同身寸挑刺，挑至红线根为止；象皮肿可用瘢痕灸，每次灸 2~3 穴，以上穴轮流灸治。将生姜切成薄片，置于穴上，用细艾绒捏成圆锥形如枣核大，隔姜片点燃灸之，每穴灸 3~7 壮，自上而下，先阳后阴，相对轮流施灸，使其灸后起水疱或起疮。待其自行吸收，外用凡士林消毒纱布。如有化脓现象，可用京万红药膏外敷，轻度糜烂可用龙胆紫涂搽（发作期间不灸）。

3. 病例

刘某，男，48 岁。1980 年 10 月 10 日初诊。

两腿粗肿已 12 年，局部组织结缔化，质坚硬，肤色晦滞，踝部有疣，足背趾缝间病皮如桑葚状，行走困难，每年发作 3~5 次，每次 7 天左右方可恢复。每次发作症状均稍加重。曾做血液检查，未找到微丝虫蚴。由外科转笔者科室用瘢痕灸，每次取 3 穴，隔日灸 1 次，灸治 7 次后，行走自如，皮肤转润，小腿上部开始松软。灸治 14 次后，腿足肿均见明显缩小，皮肤润泽，知觉渐趋正常，行走如常，足背桑葚子状之病皮消失。

【按语】

古代文献对丝虫病，应用针灸治疗，无完整的论述，但对其有关症状的针灸治疗经验，记载甚多。如对于象皮肿的治疗，《玉龙赋》载："昆仑申脉，善治足肿之迍。"皆言太溪为治足肿要穴。《铜人图经》载："三里治四肢肿满。"《图翼》捷法云："照海主肾虚脚气红肿。"《针灸大成》载："膝行股肿：委中、三里、阳辅、解溪、承山。"乳糜尿是丝虫病常见的晚期并发症。中医学过去虽没有乳糜尿病症这一明确记载，但在五淋证候中，对"膏淋"的描述，颇似现代医学的乳糜尿，对其认识和治疗都积累了丰富的经验，如《针灸大成》载：　"膏淋者，尿似膏出……以上五淋，皆用盐炒热，填满病人脐中，却用筋头大艾，灸七壮或灸三阴交即愈。"

从以上历史文献和现代实践证明，针灸疗法治疗丝虫病是有一定效果的，特别是对其主要并发症淋巴管炎和象皮肿的治疗，其作用优于其他疗法。但从近代有关报道来看，用针灸治疗丝虫病，仍尚缺乏比较完整的资料，有待今后进一步在临床实践中总结提高。

第二十四节　囊　虫　病

囊虫病尤其是脑囊虫病，是较难治的病。常见的囊虫病有皮肤囊虫病和脑囊虫病。

【临床表现】

脑囊虫病常有头痛、呕吐、视力减退、偏侧肢体无力、中枢性面瘫和癫痫样发作等，皮肤囊虫病在患病部有硬核，不红不肿，推之可动，并有头晕、失眠和心悸等症状。

【治疗】

1. 取穴
主穴为阿是穴。配穴为脾俞、胃俞、足三里、曲池。

2. 操作方法
按针刺操作常规局部消毒后，在囊胞的正中及周围围刺入5针，如梅花状，周围四支针尖向囊包中心，以刺破囊壁为适度，一支直刺中心，手法为急刺速提，同时可从针眼内出现无色透明的液体，刺后一般可见囊包缩小，或渐消失。每3～5天针刺1次，可按患者体质强弱而定，最多一次不能超过10个，一般4～6个，选择囊包时，肌肉松弛，能用手提起者效果显著。先选大的，神经和血管较少的地方，针后用碘酒涂之，再用胶布块覆盖，以防感染，配穴每次取1～2穴，捻转手法，不留针，每日针 1 次，7 天为 1 个疗程，疗程间隔 2～3 天。

附：中药处方：人参 9g，当归 15g，陈皮 9g，白术 9g，山药 9g，焦山楂 9g，神曲 9g，乌梅 9g，细辛 1.5g，槟榔 9g，半夏 9g，水煎服，隔日 1 剂，或配制蜜丸，每丸重 9g，每次 1 丸，每日服 3 次，白水送下。

3. 病例

杜某，男，42 岁。1990 年 10 月初诊。

1988 年在肉食加工厂工作，当时曾食患囊虫猪肉。全身肌肉中有数百个硬块，不红不肿，推之可动，四肢倦怠无力，心悸多汗。于 1989 年某医院检查，确诊为肌囊虫病，西医无法治疗。服上方配制蜜丸，每 3 天针刺 1 次，连续治疗 4 个月，全身囊疱消失，自觉症状痊愈。

【按语】

新中国成立后由于政府对各种流行病和传染病的重视，开展了一系列除害灭病的群众性爱国卫生运动和防治措施，许多传染病已被消灭。囊虫病的发病率也大大降低。因此，近代有关治疗本病的报道较少，特别是针灸治疗本病的经验更少见。笔者曾治疗一家四口人患肌囊虫病，均用上方治愈，实践证明针灸治疗本病效果良好。囊肿局部针刺以治其标，中药加针脾俞、胃俞、足三里、曲池等穴，调和营卫，疏通经络，活血祛瘀，以治其本，这样局部和整体相结合，内因和外因相结合的治疗方法，更能达到治愈本病的目的。

第二十五节　钩虫病

钩虫病是因钩虫病寄生在小肠内所引起的。

【临床表现】

上腹不适或疼痛、黄瘦、易疲倦、无力、眼花、心悸、气短、恶心和食欲不振等。

【治疗】

1. 取穴

主穴为肝俞、脾俞、肾俞、足三里。配穴为大肠俞、小肠俞、天枢。

2. 操作方法

每日行针 1 次，以中等刺激手法，留针 5 分钟，针治次数 1~5 次不等。针治第 3~4 天后大便 1 次，第二次再针治 8~10 天后，再做大便检查 1 次，以魏氏饱和盐水漂浮法检查观察其疗效。

【按语】

钩虫病在我国南方各省流行广泛。在北方除个别地区外，一般流行较轻。新中国成立以来，由于党和人民政府的重视，将钩虫病列为必须消灭的疾病之一。在党的领导下，广大医务工作人员已对本病进行了许多防治和研究工作，因此本病发病率在国内已显著降低。

河南省许昌地区消灭疾病指挥部，在河南省鄢城县老窝乡，采取针灸治疗钩虫病 35 例，历时 10 天，获得了一定效果。在他们治疗的 35 例中，3~4 天复查大便虫卵阴转率 44.8%，8~10 天复查虫卵阴转率 41.17%。治疗 8~10 天后，以魏氏飘浮法做大便检查，行针 2 次者 4 例，均又发现虫卵，行针 3 次 4 例中 3 例阴性，笔者认为疗效与针刺次数成正比，虽治疗例数较少，但可证明针灸治疗钩虫是有一定的效果的。

针灸治疗钩虫，笔者缺乏实践经验，文献报道也不多。笔者认为河南省许昌地区消灭疾病指挥部用针灸治疗钩虫病的经验很有学习和研究的价值，值得推广。

第二十六节 流行性腹泻

流行性腹泻是一种病因未明的急性胃肠道传染病。它具有传染性强、发病急、传播快等特点。目前，临床上仅以补液等对症治疗为主，针灸治疗本病可获得满意疗效。

【临床表现】

偏远贫困地区卫生条件差及 2 岁以下的儿童多发，主要表现是腹泻、呕吐、发热、肠鸣，大便成稀水样、蛋花汤样、米汤样，无特殊臭味，无脓血，次数多，水分丢失多，呕吐轻重不等，中度以上发热，病程 1 周左右，对患儿的主要危害是脱水、电解质紊乱，甚或死亡。

【治疗】

1. 取穴

主穴为中脘、天枢、内关、足三里。寒湿困脾型加脾俞、合谷、阴陵泉；疫毒犯胃型加胃俞、三阴交、承山；脱水明显者加气海、关元。

2. 操作方法

中脘、气海、天枢、关元均直刺 1~1.5 寸，徐徐提插刮针手法，余穴常规针刺。持续行针至疼痛、吐泻减轻或消失后，再间歇行针 30 分钟，10 分钟行针 1 次。中脘、气海或关元，针加艾条灸 30~60 分钟，每日针 1~2 次。婴幼儿可用短促行针法治疗。

3. 病例

张某，男，32 岁。1962 年 5 月 4 日初诊。

自述今早 8 点开始感觉腹部胀痛不适、恶心，3 小时后胃脘及脐周剧烈疼痛，呕吐、腹泻水样便、恶寒、咳嗽。检查：体温 38.7℃，发心肺正常，肝脾未触及，腹软，无压痛，肠鸣音亢进，水样便无黏液及血。苔薄白，脉沉细。证属寒湿困脾。西医诊断：流行性腹泻。按上法针灸治疗，取穴中脘、内关、天枢、足三里、阴陵泉。中脘、天枢直刺 1.5 寸，徐徐提插刮针手法，中脘加艾条灸。持续行针 15 分钟左右，腹痛减轻，余症亦好转。行针至 40 分钟左右，腹痛、呕吐、泄泻停止，患者入睡。

二诊（5 月 5 日）：腹痛、泄泻未再发作，仅感周身乏力。再针中脘、天枢、足三里，间歇行针 30 分钟；中脘针加艾条灸 30 分钟。共 2 次而愈。

1962 年 5 月，笔者家乡出现流行性腹泻，以腹痛、腹泻（10～20 次/日）、发热（体温多在 38.℃～39℃）为主症，用上法治疗 17 例，经 1～3 次治疗，全部治愈。

【按语】

流行性腹泻属"胃脘痛""疫泻"范畴。因寒湿困脾或疫毒侵犯肠胃而引起，故取胃俞、脾俞、中脘、足三里和胃健脾；三阴交、阴陵泉健脾化湿；内关和胃降逆而止呕吐；天枢是大肠之募穴，合谷是大肠之原穴，能调理肠胃功能而止泻。《内经》云："肠中寒则肠鸣飧泄"，说明急性腹泻是寒邪、疫毒等侵入肠胃所致，故针灸兼施，从而达到温中祛寒、健脾化湿、振奋脾胃功能的作用。流行性腹泻的临床表现酷似霍乱，但预后佳。故在诊断和治疗上易于鉴别。本病多数有不同程度的脱水和代谢性酸中毒，少数可因严重脱水与电解质紊乱而死亡。因此，对脱水严重脱水者，应配合静脉补液。

针灸治疗本病疗效卓著。其治疗机制，根据近代有关资料分析，主要是通过针灸治疗后，能够兴奋单核-巨噬细胞系统和增强巨噬细胞的吞噬作用，起到抗炎、增强免疫和调理胃肠功能的作用。

第二十七节 疟 疾

疟疾是由疟原虫通过蚊子叮咬引起的传染病，多因受凉而诱发。由于疟原虫种类不同，发热周期和症状亦不一样，故有一日一发的（日疟）、间日一发的（间日疟）、三日一发的（三日疟），还有的疟疾经年累月不愈。

【临床表现】

典型的疟疾发有定时，发作时先冷后热，最后汗出热退。发冷时全身寒战；发热时全身发烫，面红耳赤，体温可达40℃以上，同时出现头痛、呕吐等症状。亦有患者一直高热在40℃以上，而其他症状不明显。

【治疗】

方一

1. 取穴

主穴为大椎。高热头痛配风池、太阳；恶心呕吐配内关、中脘。

2. 操作方法

取俯卧位，针大椎0.8～1.2寸，徐徐提插手法，短促行针。出针后再取仰卧位，针太阳、风池，或内关、中脘，中脘用提插刮针手法，余穴均用提插捻转手法，持续行针至症状减轻或消失。此方主要用于疟疾发作时。

3. 病例

李某，31岁，女。1968年8月1日初诊。

患疟疾已3天。发作时先冷后热，冷时寒战，热时面红耳赤，体温40℃，汗后热退，并有剧烈头痛，呕吐等症状。每日发作1次，每次发作从上午10点至下午3点。镜检发现有疟原虫，诊断为疟疾。本例曾误诊为重流感而采用"感冒"中的方二治疗

2 次，第 3 日仍按时而发，故采血涂片镜检确诊为疟疾。继续在发作时针刺，治法同上方一，每日针 1 次。

二诊（8 月 5 日）：当天过时而未发。

方二

1. 取穴

主穴为脊柱压痛点。配穴同上方一。

2. 操作方法

取俯卧位，医者用拇指腹面，用力大小一致地从第 7 颈椎依次向下移压至第 5 腰椎，寻找压痛点，压痛点处即为针刺点，针刺方法同上方一中的大椎。配穴则根据疟疾发作时的症状对症选用，如头痛配风池、太阳，呕吐配内关、中脘。配穴用提插捻转手法，间歇行针 30 分钟，10 分钟行针 1 次。在发作前 2 小时针刺。

3. 病例

贾某，女，13 岁。1966 年 9 月 7 日初诊。

连续 2 年患疟疾。6 日下午突然寒战，继则发高热，体温达 39.8℃，全身发烫，面红耳赤，头痛，呕吐，约 2 小时汗出热退，症状消失。此次发作与前 2 年疟疾症状完全相同。按压发现大椎、身柱、灵台等部位有明显压痛点。治法：用上述方法针压痛点，配内关、中脘、风池、太阳，手法同上。针后当日未再发作，后继续接上法治疗 2 次而愈。3 年后随访，再未复发。

【按语】

针刺治疗疟疾有悠久的历史。《素问·刺疟》中就详细记载了针刺治疗疟疾的方法。近代亦有不少针刺治疗疟疾效果良好的报道；据现代科学实验结果证明，针刺后能提高人体抗疟能力，在实验研究中观察到针刺对疟疾的疗效与血清补体值有一定的关系，针后 72 小时血清补体值即可明显增加。

关于针刺治疟时机问题，《素问·刺疟》指出："先其发时如食顷而刺之，一刺则衰，二刺则知，三刺则已。"其意是说，在疟疾发作前一顿饭的时候针刺，针 1 次即见轻；针 2 次，病情就显著好转；针 3 次，疟疾发作即止。从针前红内期疟原虫数目高者效果较好来看，亦验证了在此时间针刺是正确的。因为疟疾的发作与红内期疟原虫增殖周期有密切关系。实验证明，当成熟的裂殖体破裂时释放出裂殖子到血液循环内，即引起症状发作。发作前 2 小时为裂殖子活跃之时，此时裂殖子抗力较低，易于被外力抑制或杀死，故在发作前约 2 小时针刺效果较好。

笔者用方一，在发作时针刺，对于症状的缓解有良好作用。笔者曾用此法治疗疟疾 11 例，其中 8 例症状消失，镜检转阴性，说明在疟疾发作时针刺亦有一定治疗作用.

第二十八节 细菌性痢疾

细菌性痢疾，简称菌痢。是由痢疾杆菌引起的急性肠道传染病，一年四季均可发病，但以夏秋两季发病率最高。

【临床表现】

以发热、腹痛、脓血样便和里急后重为主要症状。体温可达38℃ ~40℃；腹痛主要在小腹部，压痛多见于左侧；大便次数多少不一，少则几次，多则几十次，先便稀粪后便脓血或黏液。中毒型菌痢多见于小儿，发病急，先出现高热（40℃以上），脉数而细弱，四肢厥冷、血压下降等. 后出现消化道症状。

【治疗】

方一

1. 取穴

神阙。

2. 操作方法

取仰卧位。医者手持点燃艾条，用回旋移动法（燃点在距施灸部位的一定空间位置上做圆圈式移动，移动速度根据临床需要而定）灸烤神阙部位，每次施灸 30～60 分钟，灸至腹内温热，腹痛症状减轻或消失为度；燃点与施灸部位的间距应根据患者的耐热程度而定。

3. 病例

王某，女，48 岁。

腹痛，下痢已 3 天，日泻 5～10 次，先便稀粪后便脓血，里急后重，体温 38.2℃，大便培养发现痢疾杆菌，服合霉素 3 日效果不显，要求针灸治疗。

治法：按上法灸神阙，每日 1 次。第 1 次灸 60 分钟，灸后患者即感腹痛明显减轻。

二诊（次日）：腹痛显著好转，偶尔有时微痛，下痢减少到 2～3 次/日，仍有里急后重感，灸法同上。

三诊：大便稀并有少量黏液，余症均消失。又灸神阙 30 分钟而愈。

方二

1. 取穴

十宣、委中、尺泽、天枢、大肠俞、足三里、中脘。

2. 操作方法

先点刺十宣、委中、尺泽出血，后针大肠俞、天枢、足三里、中脘，均针 1.5～2.5 寸。大肠俞、天枢、中脘用提插刮针手法，禁用大幅度捻转和捣针手法，以防胃肠穿孔，溃疡病患者尤应慎重；足三里针 1.5～3 寸，捻转提插手法。间歇行针 15～30 分钟，5～10 分钟行针 1 次，每日针 1 次。

3. 病例

李某，男，11 岁。1964 年 7 月 3 日初诊。

就诊时面赤颊红，手足厥冷，舌质紫绛，声粗有力。脉细数。体温 40.5℃，血压 70/50mmHg，扁桃体无红肿，心肺正常，肝、脾未扪及，腹部左下侧压痛明显。6 小时前大便 1 次。便稀，味腥臭，疑为中毒型菌痢，点刺十宣、委中、尺泽出血，并按上法针大肠俞、天枢、中脘、足三里，间歇行针 30 分钟。10 分钟行针 1 次。针后精神好转，手足转温，体温 39.1℃，血压 90/60 mmHg。3 小时后，排大便 1 次，呈水样脓血便，镜检：白细胞（++++），红细胞（++），黏液（++），巨噬细胞（++），诊为中毒型菌痢。下午 3 时（距第 1 次针灸 7 个小时），又按上法针刺 1 次；并用方一灸神阙 1 小时。

二诊（7 月 4 日）：从前天第 2 次针后至今（17 个小时）排便 4 次，大便情况逐渐好转，末次大便变稀，已无脓血，体温 38.5℃。血压 100/65mmHg。治法：针中脘、天枢、足三里，手法及行针法同上；并用方 1 灸神阙 30 分钟。

三诊（7 月 5 日）：便稀，有少量浓液．仍有里急后重，体温 37.7℃，治法同上。6 日四诊：大便成形．腹部压痛消失，体温 37℃，血压 110/70mmHg。又针天枢、足三里 2 次，镜检转阴。

【按语】

痢疾的命名，中西医大致相同，但在分类上却有差异。中医根据临床症状分型。西医则根据化验结果进行分类。

针灸治疗痢疾的效果已被大量的古今临床实践所证实。如《针灸集成》载："泻痢小腹痛，大肠俞、膀胱俞各三壮。灸之百壮，丹田二十七壮"。近代临床实践和科学试验结果进一步证明，针灸治疗菌痢不仅近期疗效好，远期疗效也很满意，甘肃省中医院以灸治为主观察治疗 3 例健康带菌者，2 周后粪便培养连续 10 次均为阴性，说明针灸确有灭菌作用。

虽然历代各家治疗痢疾选用的穴位甚多，但大多以天枢、中脘、大肠俞、足三里为主。天枢为大肠之募穴，有分利水谷糟粕，清湿热，导浊滞之功能；足三里系胃经合穴，能升清降浊、清热导滞，为调理胃肠功能之要穴；中脘系胃之募穴，又是六腑之会，此穴能泻六腑之积滞，有助消化、促进食欲之功用，故下痢兼食积者，用之卓效。刺十宣、委中、尺泽出血，主要是治实热毒盛的中毒型菌痢，可清血热、祛疫毒。

有些菌痢患者，诸药疗效不显，而用针灸治疗确能获得事半功倍的效果。方一主要用于一般菌痢患者；方二主要用于中毒型菌痢及病情较重的其他型菌痢患者。两方亦可配合应用。

第二十九节 肠 伤 寒

肠伤寒是一种急性传染病，因病菌从口进入消化系统；在肠中繁殖，并经淋巴管而达肠系膜淋巴结，以致蔓延全身，而出现一系列症状。

【临床表现】

高热，体温可达39℃以上，腹痛、腹泻、头晕、鼻衄，严重者可出现昏迷。

【治疗】

方一

1. 取穴
阳性反应部位。

2. 操作方法
有些患者在胸腹部、四肢弯面及背部出现稍凸起皮肤、呈浅红色、直径3~4mm、按之褪色的丘疹。发现此疹时，先用刮治器参照"流脑"病中的刮法刮之。后用下方针灸治疗。无此丘疹者，可单用方二治疗。

方二

1. 取穴
主穴为神阙、中脘、天枢、足三里、合谷。腹痛配公孙、内关；腹泻配大肠俞、八髎、三阴交；呕吐配内关、承浆；高热配曲池、大椎；头晕、鼻衄配上星、太冲。

2. 操作方法
先针背部腧穴，后针腹部和四肢穴位。背部穴用提插手法，短促行针；中脘用提插刮针手法，天枢用刮针或震颤手法，四肢穴用捻转手法。均间歇行针 30～60 分钟，15～20 分钟行针 1 次。行针过程并用艾条灸神阙，灸至腹痛减轻或消失为止。

3. 病例

张某，男，51 岁。1968 年 9 月 3 日初诊。

患者体质素健，无胃肠病史。中午突然畏寒，继则腹痛，腹泻，鼻出血约 10mL。体温 39.5℃，胸腹部出现按之褪色的鲤色丘疹。随用上法，先用铜钱蘸花生油刮胸腹出现丘疹部位；后针大肠俞、八髎、天枢、中脘、足三里、公孙、上星、曲池、大椎。手法同上，间歇行针 1 小时（先持续行针，腹痛等症状好转后再留针），10 分钟行针 1 次，并用艾条灸神阙 60 分钟。针后患者即感腹痛明显减轻，行针过程未再腹泻，鼻衄已止，体温 38.3℃。

二诊（9 月 4 日）：体温 38℃，腹微痛，昨日针后又腹泻 2 次，粪便转稀，无鼻衄，针大肠俞、中脘、天枢、足三里、大椎、曲池、合谷，手法同上，间歇行针 30 分钟，10 分钟行针 1 次，并灸神阙，灸法同上。

三诊（9 月 5 日）：体温 37.5℃，腹仍有时微痛，大便 1～2 次/日，便稀，针天枢、合谷、足三里、公孙，手法同上，间歇行针 30 分钟，10 分钟行针 1 次。

四诊（9 月 6 日）：诸症消失。

【按语】

中医学对肠伤寒一病，早有类似记载，明清医家称为"瘟疫"，可见对其传染性已有充分认识，并积累了丰富的治疗经验。笔者曾用上方治疗 6 例肠伤寒患者，获得良好效果，这几例因客观条件所限虽未经血清肥达反应及血象检查，但都具有较典型临床症状。近代亦有不少文献报道针灸治疗肠伤寒的经验，如广州传染病院治疗 31 例，治愈 25 例；烟台地区行署医科所和烟台地区人民医院，单用针灸治疗脑伤寒 17 例，全部治愈。

中医学认为本病多因精神不舒，兼之体质虚弱、外来疫毒乘虚而入，与湿热糟粕困遏中州所致。因此治疗当以清热解毒、镇肝育阴和健脾化湿为治则，合谷、曲池、大椎、上星能清热解毒、疏泄头部邪热，又能镇静安神；中脘、足三里、天枢、大肠俞能调理胃肠功能，健脾化湿而清中焦瘀热；太冲、三阴交、公孙能镇肝育阴，又能调理脾胃通利小便；神阙灸之可健运脾阳、和胃理肠、温阳救逆。诸穴配合，佐使为用，故治疗肠伤寒有良好效果。

第二章　常见急症

第一节　休　克

休克不是一个病，而是一个综合病征。任何强烈刺激，使人体的神经、内分泌、循环和代谢功能发生严重障碍，都可引起休克。

【临床表现】

面色苍白，口唇青紫，手脚发凉，出冷汗，呼吸浅速，脉细数，血压下降，伴有恶心、呕吐。极严重的休克，则体温降低，脉极细微或摸不到，血压持续下降。

【治疗】

1. 取穴

人中、内关。

2. 操作方法

患者仰卧，头部放低。人中用提插捻转手法，内关用捻转手法，持续行针至血压回升，四肢转温后起针。

3. 病例

张某，男，38 岁。1972 年 6 月 15 日初诊。

因在烈日下劳累过度而突然昏倒，面色苍白，口唇青紫，手足厥冷。检查：血压70/40mmHg，脉细微。诊断为休克。针人中、内关，手法同上，持续行针约 15 分钟，血压升至100/65mmHg，手足转温，神志清醒。

【按语】

休克似属于中医学"尸厥"的范畴。《素问·灵兰秘典论》载:"心者君主之官,神明出焉。"又载:"心者生之本神之变也。其华在面,其充在血脉。"这说明人的意识、活动及血液运动均与心有关。如果心有损伤,功能失常,则失去生化作用,故可出现脉微欲绝、面色苍白等阴阳暴脱症状。

中医文献中,用针灸治疗本病的记载很多,先秦时期名医扁鹊"针取三阳五会"治愈虢太子尸厥症,"有间太子苏"后成佳话流传于世。笔者每遇休克患者,均用上方而获效。人中能通关开窍,内关能调节心脏功能,促进血液循环,故治疗本病有良好效果。

第二节 咯 血

咯血为临床上常见症状,肺结核、支气管扩张、慢性支气管炎等都可引起咯血。

【临床表现】

咯血为喉部及喉以下呼吸道出血,经口腔排出,咯血量多少不一,血为鲜红色、泡沫样。

【治疗】

1. 取穴

郄门、涌泉。

2. 操作方法

郄门直刺 1 ~ 1.5 寸,捻转刮针手法;涌泉直刺 0.3 ~ 0.5 寸,捻转或刮针手法。均间歇行针 15 ~ 30 分钟,5 ~ 10 分钟行针 1 次,起针后再用下药贴敷涌泉。

附:中药处方:独头蒜 1 个(去皮捣如泥状),硫黄粉 6g,

肉桂粉、冰片各 3g，三七粉 0.6g。将上 4 味研匀后与蒜泥调成糊状，分涂 2 块纱布上，贴敷双侧涌泉，并用绷带包扎，以免脱落，48 小时换药 1 次。为预防局部起疱，贴敷前可在涌泉处涂搽少许油类物质。

【按语】

咯血多因肺脏病证所致，肺为娇脏，易被风寒所袭，热邪所伤。涌泉为肾经之井穴，肾为水火之脏，若阴不足则不敛阳，虚火浮越于上，致肺阴被灼，络脉受损，血逆于上，发生咯血，故刺涌泉以引火归原。又郄门为心包经之郄穴，心为火脏，火能克金，刺郄门能泻心火而清肺金，与涌泉配伍，上下呼应，相辅相成。因此，治疗咯血有良好效果。

上方采用肉桂、硫黄辛温入肾经，冰片辛凉清热入肺经，三七止血，借蒜泥辛散，使药入肾经。故与针刺配合能达到引火归原、清泻肺热之目的。

第三节　急性脊髓炎

本病为脊髓灰质和白质的急性炎症，临床上以脊髓横贯性损害最为常见，易导致截瘫、下肢感觉缺失和大小便失禁，称为横贯性脊髓炎。上升性脊髓炎病变由脊髓下部向上延伸，病情常危重，病变侵及延髓则危及生命。弥散性脑脊髓炎系病变分散在脑、脑干和脊髓的不同部位。急性脊髓炎可为菌血症、肺炎等其他急性感染或脊髓邻近组织的化脓性病变的并发症。脑膜血管型梅毒的脊膜脊髓炎和脊髓前动脉血栓形成亦可产生横贯性脊髓炎。病毒感染如狂犬病、淋巴细胞性脉络膜性脑膜炎及单纯疱疹等可有脊髓炎的表现。预防接种、发疹性热病并发脑炎和抗狂犬病疫苗注射等可伴发静脉周围脱髓鞘性的弥散性脑脊髓炎。临床上常见的横贯性脊髓炎多在起病前多有微热或"伤风"史。

【临床表现】

急性起病，常见前驱症状"伤风"或低热、腰背酸痛等，但不久即觉下肢发麻及步履沉重。一般在数小时或数日内发展成为完全性瘫痪，出现受损节段水平以下的感觉消失和小便潴留。开始时下肢瘫痪呈弛缓性，腱反射消失，即脊髓休克期。如病变在颈髓，则可产生四肢瘫痪，感觉障碍的水平可在上肢或颈部。腰骶节段的病变发生下肢弛缓性瘫痪、感觉缺失、腱反射消失、肌肉萎缩和大小便障碍。脊髓圆锥部的病变常无下肢瘫痪，但有严重的括约肌麻痹和马鞍状分布的感觉障碍。上升性脊髓炎的瘫痪大多从足部功能障碍开始，多在 1～3 天迅速向小腿、大腿、腹肌、肋间肌及上肢扩展，如继续上升侵及颈髓的膈神经时，则产生自主呼吸丧失导致死亡。感觉症状可只有自觉发麻而无客观的障碍。急性弥散性脑脊髓炎除脊髓受损表现外，尚有大脑及脑干脑神经受损的症状，常为发疹性热病的伴发病。视神经脊髓炎多表现为视神经炎和横贯性脊髓炎同时或先后发生，病程中可有暂时缓解而复发加重。

【治法】

1. 取穴

主穴：人中、风府、身柱、肺俞、心俞、肝俞、脾俞、胃俞、肾俞、腰俞。配穴：根据脊髓炎的病变部位和临床症状灵活选穴，如病变在颈髓加风池、天柱、哑门、曲池、肩三针、环跳、阳陵泉透阴陵泉；病变在胸髓，加陶道、大椎、膈俞、内关；病变在腰骶加八髎、腰阳关、环跳、阳陵透阴陵，肾俞、志室、足三里；上升性脊髓炎先针刺足部的有关经穴，如太溪透昆仑、照海透申脉，公孙透束骨及太冲、行间、内庭、足临泣等。视神经炎加睛明、四白、瞳子髎、翳明；尿潴留加中极、三阴交等；上肢瘫加肩三针、曲池透少海、外关透内关；下肢瘫加环跳、殷门、阳陵透阴陵；昆仑透太溪，承山透条口等。

2. 操作方法

人中穴针法参考"休克"一节。脊椎部位经穴均针 1~2 寸，进针到应针的深度后，再上下反复徐徐提插，有强烈针感后留针 15~30 分钟；其他穴均用捣捻强刺激，用间歇行针法，留针 15~30 分钟，每日针 1 次。

3. 病例

王某，女性，12 岁。1965 年 2 月 15 日入院。

5 天前觉周身酸胀无力，咽痛微咳，次日感畏寒、发热、头痛，当时体温增高，频作恶心，腰背疼痛，两下肢感刺麻不适，全身衰弱加速。入某医院住院治疗后，热退，头痛减轻，但全身大汗淋漓，昏昏欲睡。13 日起小便潴留不能自解，两下肢不能坐立，感到胸闷憋气，呼吸困难，而上呼吸机，但病情逐渐加重，转笔者医院求治。检查：体温 36.2℃，脉搏 100 次/分，血压 120/80mmHg。神志清晰，精神萎靡，表情苦楚，呈急性病容，膀胱胀满于脐至耻骨联合之间，两肾压无叩击痛，下肢皮肤温觉和触觉减弱，痛觉正常。上下肢肌张力减退，不能提举，不能站立。腱反射消失，腹壁反射及提睾反射存在。肱二头肌及肱三头肌反射正常。病理反射（－）。脊椎活动正常，无压痛。血液及小便常规检查无异常。脑脊髓液检查：色清亮，蛋白阴性，糖 50mg/mL 以上，蛋白含量 52.5mg/mL，细胞数 68/mm^3。血沉 8mm/h。血清康氏反应阴性。诊断：急性脊髓炎。症见：患者上下肢沉重无力，不能屈展，小便癃闭（留置导尿），溲赤便结，精神萎靡，疲乏苦楚，懒于言语；口苦胸闷，不思饮食，眠差烦躁。舌红、苔白糙带滑，脉细而弦缓，此为风中经脉，肝肾阴虚，阳明湿热，留舍于肾，痹阻于心。针刺取穴：肺俞、心俞、厥阴俞、肝俞、脾俞、胃俞、肾俞、志室、环跳、委中、阳陵泉、足三里、曲池、合谷 、内关。提插捻转手法强刺激、持续行针 1 小时后，再间歇行针 2 个小时，每半小时行针 1 次，每日针 2 次，早晚各 1 次。

二诊：针刺后即胸闷憋气好转，上下肢可抬高 15cm，第二次针后，能抬高30cm。苔转薄白，根稍黄，脉濡细而数。邪欲外达，证有转机。效不更方，遵前方继续针刺治疗。入院第7天，胸闷憋气消失，呼吸顺畅，大便得解，燥黑油亮，食欲大增，精神大振，两下肢已会伸展、转侧，能坐立1小时，小溲不通畅，加针关元、三阴交、阴陵泉，捻转提插手法，间歇行针30分钟，10分钟行针1刺，针3次后小便通畅。仍夜眠盗汗，下半身冷感，舌红苔白，六脉缓实，阳明湿热已得清化，正气渐趋恢复，为继续恢复肢体的活动功能，患者住院20天后转门诊康复治疗。

【按语】

"急性脊髓炎"中医古代文献无类似记载，似属于中医学"痿证"范畴。《证治汇补》云："四肢不举为风痱，即中经脉也。"其原因：有湿痰内滞者，痰火流注者，有肾肝阴虚者，有命门火衰者，有血衰气虚者。针灸治疗本病报道尚属少见，但从上述病例可知针灸治疗本病的效果是比较满意的。针刺能调节经络、疏通气血，对湿热困脾，饮食不进和胸闷、少气无力气机痹阻等全身功能衰弱情况，有相得益彰的作用。

脊髓炎病变累及脊髓部位不同，临床表现及病情轻重不一。在针灸取穴方面主要根据病变所在的部位和临床表现的症状，或根据"以痛为俞"的原则在局部取穴，或根据临床表现的症状对症取穴，同时远端循径取穴也是治疗本病的重要取穴原则。在针刺方法方面本病适用多针、留针时间长、手法重的强刺激手法。笔者曾用针灸治疗2例此病重症患者，均转危为安。

第四节　急性喉头梗阻

急性喉头梗阻多为急性喉炎（小儿多见，如麻疹后并发急性支气管炎、喉炎、喉白喉等）、喉水肿（除上述原因还有血管神经性喉水肿，多见于成人）、喉及气管异物，喉部外伤及喉癌等阻塞或压迫喉部而致。

【临床表现】

主要表现为喉性呼吸困难，有喉鸣，吸气长于呼气，吸气时胸骨上窝、锁骨上窝和肋间隙均明显凹陷（三凹征）；常伴有声音嘶哑及吼叫性咳嗽；晚期患者面色苍白，烦躁不安，满头大汗，张口呼吸，甚至出现发绀、脉细数。

【治疗】

方一：软腭麻痹、延髓麻痹及假性延髓麻痹

1. 取穴

主穴分2组，下关、颊车、合谷、少商为1组；廉泉、天柱、印堂、大椎、迎香为2组。如胸闷不适、发音吃力加内关；头晕头昏加足三里；喉部干燥不适加照海；一般主穴每次取3~5穴，配穴1~2穴。

2. 操作手法

各穴按常规针刺，刮针手法，间歇行针30分钟，10分钟行针1次，每日针1次。7~10天为1个疗程，疗程间隔2~3天。两组主穴按疗程轮流交替使用。

3. 病例

刘某，男，34岁。1984年11月14日初诊。

3个月前患白喉，治愈后发现饮水打呛，吞咽不便，发音吃力，说话有鼻音。某人民医院诊断为白喉后遗软腭麻痹，经药物治疗无效，要求针灸治疗，取穴为2组主穴加内关，先针第1组，第2个疗程针2组主穴，7天为1个疗程，疗程间隔2天，针完第1个疗程，说话已不吃力，鼻音好转，共针2个疗程，诸症消失。

方二：急性喉头阻塞

1. 取穴

主穴为少商、十二井、曲池、合谷。发热配大椎；吞咽困难

配天突；呼吸困难配内关、膻中、内庭。

2. 操作方法

少商、十二井点刺出血，余穴按常规针刺，持续行针约30分钟症状好转后，再间歇行针30~60分钟，10~20分钟行针1次，每日针1~2次。

3. 病例

刘某，男，12个月。1987年12月4日初诊。

麻疹2天后，突然气急、声嘶、呼吸困难、发绀，经药物治疗无效要求针灸治疗。检查：体温38.5℃，吸入性呼吸困难，咽喉充血并水肿，颈淋巴结肿大，呼吸音粗糙，经耳鼻咽喉科共同会诊，认为喉头阻塞，病情危急，先行针刺抢救。若针灸无效，行气管切开术。脉细数，苔腻舌质绛，气逆面青，咽喉连及蒂丁肿胀下垂，此为痧毒喉风之症。急刺少商、十二井出血，又针大椎、曲池、合谷、天突、内关、膻中，提插捻转手法，持续行针约15分钟，呼吸通畅，发绀症状明显减轻，又间歇行针30分钟，10分钟行针1次。6小时后针第二次，共2次即转危为安，未行气管切开术。

【按语】

喉梗阻属于中医学"喉风""痧喉""喉痹"等病的范畴。本病中医学早有记载，如《痧喉正义》载："手太阴肺、足阳明胃、热邪发而为病也。小儿居多，大人亦时有之。殆时气瘟疫之类欤。其证多咳嗽，多涕，眼中如泪，多泄泻、多痰、多热、多渴、多烦闷，甚则躁乱、咽痛、唇焦、神昏、是其候也。"吴鞠通论温毒喉痛则曰："温毒者，秽浊也。凡地气秽浊……温毒上攻，咽喉为害。"高锦庭《疡医心得》论喉丹痧曰："天行疫疠，长幼传染，外从口鼻而入，内从肺胃而发。"陈继丘《疫痧章》载："神昏鼾睡，痧闷气促，为疫邪内陷，喉烂气秽，鼻扇呃逆，为疫火内炽，痧点隐约，喉烂神昏，脉细如丝，软如棉。"顾玉峰《痧喉经验阐解》载："禀质单弱者，即变音哑喉腐，气喘腹泻，齿鼻流血，舌缩唇焦。"从以上论述可以说明我们的祖先对本病的病因、病机和转归已经有了充分的认识。

中医学认为咽喉是人体很重要的器官，与呼吸和饮食极为密切，《灵枢》载："咽喉者水谷之道也，喉咙者气之所上下也，会厌者音声之户也……悬雍垂者音声之关也，颃颡者分气之呼泄也。"人体十四经中就有七条经脉循行咽喉，因而它和很多脏腑有密切的联系。因此，针灸治疗咽喉部疾病必须从整体着眼，根据其病因及不同的症状表现辨证取穴，在这方面《针灸甲乙经》已经积累了丰富的经验，如《针灸甲乙经·手足阳明少阳脉动发喉痹咽痛》载："喉痹咽肿，水浆不下，璇玑主之。喉痹食不下，鸠尾主之。喉痹咽如梗，三间主之。……喉痹气逆，口，喉咽如扼状，行间主之。"近代取穴多以太阳、阳明经的腧穴为主，灵活配用肺经、胆经、督脉及任脉等经的腧穴，常用的穴位有少商、商阳、合谷、曲池、列缺、孔最、天突、扶突、内庭、大椎、印堂、廉泉等穴。少商、商阳为手太阴肺、手阳明大肠二经的井穴，肺与大肠相表里，故二穴出血可清泄肺火，疏泻阳明实热。合谷是手阳明经之原穴，劳宫为手厥阴心包经的荥穴，是火经火穴，刺合谷透劳宫，可达到清泄阳明火邪的作用。列缺为肺之络，别走阳明，泻之有驱散太阴热盛之功，天突属任脉，任脉循行至咽喉，能清气火，利咽喉而疏通喉间的阻塞。扶突是胃经腧穴，位居喉旁，孔最为肺之郄穴，郄穴善治急性疾患，可泻肺胃之邪热而启喉闭，是治疗喉疾的重要配穴。曲池为手阳明经之合穴，善清热，内庭乃是阳明之荥穴，依据"实则泻其子"和"泄井当泄荥"的原则，内庭有清泄胃家实热的功能。大椎是手足三阳督脉之会，纯阳主表，能泻诸阳经之邪热，实为治喉疾之要穴。

第五节 中 暑

中暑是在高温或夏季日光曝晒下因强烈的辐射热而引发的疾患。若长期在高温下工作，或在炎热的夏季，长时间曝晒于烈日下，或病后、产妇和老年人在炎热的夏季长期居住在不通风的屋内，均易引起中暑。临床上分为先兆中暑、轻症中暑和重症中暑。

【临床表现】

先兆中暑表现为四肢无力、头昏、大量出汗、胸闷、心悸、口渴、恶心、注意力不集中，体温略有升高；若继续发展，症状逐渐加重，体温在38℃以上，血压开始下降，大量出汗，面色潮红或苍白，脉象细数，此为轻症中暑，如同时出现昏迷、痉挛、高热（39℃以上）等症状是为重症中暑。

【治疗】

1. 取穴

主穴为人中、十宣、十趾端、足三里。胸闷配内关；高热配曲池；血压下降配百会、涌泉；腓肠肌痉挛配承山。

2. 操作方法

先用消毒三棱针（消毒的注射针头，缝衣针均可），点刺十宣、十趾端出血，每针刺点出血3～5滴即可。再针刺人中穴，约5°角由人中穴的下1/3处向鼻间隔方向刺0.3～0.8寸，提插捻转手法，持续行针至神识转清为止，再间歇行针30～60分钟，10～15分钟行针1次。余穴按常规针刺，手法同人中。

注：中暑患者应立即仰卧在通风、阴凉处、头部放低、解开衣扣，歇足冷开水。中暑先兆和轻症患者仅此处理即可，无需其他方法治疗。上方适用于中暑重症患者。

3. 病例

张某，男，30岁。

因夏季在烈日下曝晒时间过长，突然昏倒，伴大汗出，恶心，面色苍白，高热，脉细数，诊为中暑重症。按上法治疗约5分钟即苏醒。30分钟左右恢复如常。

【按语】

中暑中医文献早有记载。轻型称中暑，重型称暑厥。针灸治疗立竿见影。人中为醒神开窍之主穴；十宣、十趾端能清热解暑；足三里能调理肠胃，升清降浊；百会、内关镇静安神，强心升压；曲池可通阳解表而降温。因此诸穴配伍，相得益彰。

第六节 日 射 病

本病是因在强烈的日光下曝晒头部，600～1000nm 的红外线穿透颅骨，引起脑部损伤所致。

【临床表现】

轻症表现为强烈的头晕、头痛、恶心、呕吐、烦躁不安，一般体温正常或低热。重症则痉挛、谵妄、昏迷，甚至发生呼吸及心脏功能障碍。

【治疗】

方一

1. 取穴

主穴为太阳、风池、十宣、合谷、足三里。头晕配上星、百会；恶心呕吐配中脘；昏迷配人中；痉挛配曲池、大椎；胸闷呼吸困难配内关。

2. 操作方法

十宣局部常规消毒后用三棱针点刺放血。余穴按常规针刺，捻转提插手法，持续行针至症状减轻后，再间歇行针 30～60 分钟，10～15 分钟行针 1 次。

方二

1. 取穴

双侧腘窝、肘弯、背部（从第一胸椎至十二胸椎的脊柱及两侧膀胱经循行部位）和前胸正中线。

2. 操作方法

用刮治器（硬币、玻璃罐或瓷罐、刮痧板等）蘸水或油（局部撒上滑石粉更好）刮治上述部位，刮之皮肤紫红（即出痧）为度。

3. 病例

胡某，男，42岁。

因赶集未戴斗笠，在强烈日光下曝晒了3个多小时后，突然感到剧烈头痛，恶心、呕吐，四肢痉挛，胸闷。检查心肺正常，体温36.8℃。用方一先点刺十宣放血治疗，而后针太阳、风池、曲池、合谷、内关、足三里、大椎，持续行针约10分钟，头痛等诸病减轻，间歇行针60分钟，15分钟行针1次，出针时诸症消失，1次而愈。

【按语】

中暑和日射病，病因和症状有相同处更有不同点，原因如下：①中暑病因较复杂，如不仅在日光曝晒下易发病，在夏天通风差，环境闷热的房屋内也可中暑；②日射症体温血压一般正常，中暑者体温高，有时高达40℃左右，血压明显下降；③日射病以强烈头痛为主要临床表现；中暑一般无头痛或轻微头痛，以头晕、口渴、恶心、大汗出为明显，两病不难鉴别。

本病治疗前，应先将患者移放在通风阴凉处，宽衣解带，头部放低，并用温水敷前额。

针灸治疗日射病效果显著，一般1~2次即愈。方一和方二即可单独应用，也可配合应用，根据病情轻重而定。

第七节　电击伤

当人体误触高压电时极易造成电击损害。不同的电压，其致死的原因不同，低压电流可使心跳停止或发生心室纤维性颤动而不影响呼吸；高压电流则作用于中枢神经系统而使呼吸先停止。

【临床表现】

触电可立即失去知觉，甚至立即死亡。如未死亡，患者皮肤出现不同程度的烧灼痕迹，常见肌肉痉挛，头皮下有血肿、阴茎常勃起，面色苍白，口唇发绀，脉细数。患者经抢救，知觉恢复后，可有长期的头痛，肌肉疼痛、乏力，肢体或某组织肌肉麻痹，以及精神过敏等。经治疗一般可以恢复。

【治疗】

方一

1. 取穴

人中、内关、涌泉。

2. 操作方法

人中穴 30° 角向上斜刺 0.3~0.5 寸，内关直刺 0.5~1 寸，涌泉穴直刺 0.5~1 寸。均用捻转提插手法，持续行针至知觉恢复后，再间歇行针 30~60 分钟，10~15 分钟行针 1 次。

方二

1. 取穴

主穴为曲池、足三里。头痛配太阳、安眠 2、百会；某组织肌肉麻痹配阿是穴；精神过敏配大椎、神门。

2. 操作方法

上穴均按常规针刺，捻转或刮针手法，间歇行针 30 分钟，10 分钟行针 1 次，每日针 1 次。

3. 病例

李某，男，41 岁。1969 年 11 月 5 日初诊。

因摘换电灯泡，不慎触电，立即摔倒，失去知觉，症见面色苍白，口唇发绀，肌肉痉挛，呼吸微弱，脉细弱，急用方一针刺治疗，持续行针约 5 分钟，患者苏醒，知觉恢复，面色转红，呼吸及脉搏均明显增强，苏醒后感觉头痛，周身酸痛，乏力，又继续针曲池、足三里、太阳、安眠 2、百会，每日针 1 次，共针 3 次诸症消失。

【按语】

针灸抢救电击患者，文献报道不多，笔者曾救治 2 例此患者，均抢救成功。但在急救过程中，还应注意以下几个问题：①在可能的情况下立即关闭电源，以切断电流；②立即用木棍等不导电的物体，助患者移开电源，并注意勿使施救者触电；③将患者放在通风处，松解衣服；④最好立即进行人工呼吸；⑤即使在肢体僵直的情况下，也要及时的坚持抢救，也可能有生还的希望。

第八节　一氧化碳中毒

一氧化碳中毒又称煤气中毒，一氧化碳是在煤或木炭等在氧不足、燃烧不完全的情况下产生的。因此多在冬天用炉火取暖，又通风不良时易中毒，农村多发。

【临床表现】

一氧化碳中毒多为急性中毒，临床上可分以下几型：①极重型：患者迅速死亡；②重型：呈中枢性单侧麻痹，多见于右侧。患者血压、体温下降，神识不清或意识消失，脉迟缓微弱。③中型：四肢无力，下肢尤甚，胸闷嗜睡，脉数而细弱；④轻型：头痛、头晕、恶心、呕吐，下肢无力，呼吸不规则，颞动脉有搏动感，脉细数。

【治疗】

1. 取穴

主穴为内关。神识不清配人中；胸闷配膻中；四肢无力配曲池、合谷、足三里；头痛、头晕配太阳、风池。

2. 操作方法

内关向外关透刺，提插捻转手法；人中约5°角向鼻间隔方向刺0.3~0.5寸，提插捻转手法。余穴按常规针刺。重型患者持续行针至神识转清后再间隔行针30~60分钟，10~15分钟行针1次，每日针2~3次。中型和轻型患者用捻转或刮针手法，间歇行针30分钟，10分钟行针1次，每日针1~2次。

3. 病例

胡某，女，67岁。2012年1月10日初诊。

昨日晚上，在生有煤气炉子的房间里睡觉，清晨即感觉四肢无力、胸闷、头晕、恶心、欲呕。检查：血压100/60mmHg，胸透心肺无异常，脉细数。诊断为煤气中毒。取穴为内关、膻中、太阳、风池、曲池、足三里，均用捻转手法，间歇行针30分钟，10分钟行针1次，针后即感诸症减轻，共针2次而愈。

【按语】

一氧化碳中毒在北方的冬季时有发生，经有关研究证明，其病因是一氧化碳经呼吸道进入人体，透过肺泡进入血液后和血红蛋白结合，形成碳氧血红蛋白。由于一氧化碳对血红蛋白的亲和力比氧大200~300倍，容易竞争形成碳氧血红蛋白，首先出现血液缺氧，当浓度增高后则又和组织内含铁呼吸酶结合，使组织缺氧，因而抑制了许多重要器官的需氧代谢，出现一系列的煤气中毒症状。笔者用针灸治疗多例煤气中毒轻型患者，均得到明显效果。内关可宽胸利气，宣肺定喘，为强心之要穴，故为治疗煤气中毒之主穴。人中能开窍醒神，为神昏急救之要穴，曲池、足三里、合谷均为阳明经穴，可清理血中之毒邪，故以上诸穴相配，可相得益彰。碳氧血红蛋白形成后，分解是缓慢的，且易造成迟发性脑损害，临床应配合高压氧治疗，并注意症状缓解后的脑损害表现。

第九节　青霉素过敏

青霉素是一种高效低毒的广谱抗生素，且价格便宜，因此被临床广泛应用。据有关统计资料的报道，在使用青霉素的人群中，有 1%～8% 的人对青霉素过敏。即使青霉素皮试呈阴性，仍不能排除有过敏反应的可能，还有的患者曾多次使用青霉素无过敏现象，但在后来应用的过程中突然出现过敏反应。青霉素过敏反应通常在用药的数秒或数分钟内即出现，极少数发生在半小时以上。严重的过敏反应，如抢救不及时，常因呼吸循环衰竭而迅速死亡。

【临床表现】

患者一般首先感觉瘙痒，出现风疹皮疹。继则出现胸闷、气促、呼吸困难、口唇发绀、面色苍白、手足发凉、血压急骤下降、脉细数而弱，甚或烦躁不安，神昏、抽搐、大小便失禁。有的用药后 7～12 天出现血清病型反应，表现为关节酸痛、淋巴结肿大、腹痛、发热等。

【治疗】

1. 取穴

人中、内关、涌泉、曲池、足三里、后溪。

2. 操作方法

人中、内关、涌泉针刺方法同"电击伤"一节的方一。曲池向尺泽穴透刺，足三里直刺 2～3 寸，后溪向合谷穴透刺，均用提插捻转手法，持续行针症状减轻或消失后，再间歇针行 30～60 分钟，10～15 分钟行针 1 次。

3. 病例

伊某，男，54 岁。

因发热、咳嗽、咽痛而来院就诊。检查：体温 39.5℃，血压

140/85mmHg，心率98次/分，呼吸23次/分，咽部充血，扁桃体2度肿大，白细胞 12.4×10^9/L，中性0.79，淋巴0.23，X线胸透：肺纹理增多，诊断为急性扁桃体炎伴急性支气管炎。给予青霉素肌内注射，青霉素注射前做皮肤试验为阴性。但肌注后约20秒，患者突然感到全身瘙痒，继则胸闷、气短、口唇发绀、四肢抽搐、脉细数、血压90/50mmHg，心率110次/分，神志尚清，随即按上方针刺人中、内关、涌泉、曲池、后溪、足三里，持续行针约5分钟症状开始缓解，行针约15分钟，症状基本消失，血压130/80mmHg，心率90次/分。

【按语】

青霉素属于β-内酰胺类抗生素，是一类低分子化合物，本身并无抗原性，注射青霉素后，青霉素本身并不是过敏原，引起过敏的是合成、生产青霉素过程中产生的青霉噻唑等高分子物质。青霉素过敏反应是因制剂中含微量青霉素烯酸、青霉素噻唑酸及青霉素聚合物等物质引起的。产物作为抗原进入机体与体内组织蛋白合成完全抗原、刺激抗体产生免疫应。青霉素噻唑结合蛋白是主要致敏物，青霉素进入机体后，转变为青霉素烯酸再分解为青霉素噻唑酸，青霉素噻唑酸与交敏体质内的γ-球蛋白和白蛋白结合青霉噻唑蛋白而过敏。因此青霉素过敏实属药物杂质过敏。欧美国家生产的青霉素质量好、杂质少、药物安全性能高，故他们在应用青霉素时，不做皮试，极少出现过敏反应。我国医学界一致认为皮试的结果并不可靠，可能出现假阳性，假阴性，上述病例即是佐证。

由于青霉素过敏反应的后果严重，因此在临床使用青霉素类药物时，应注意以下几点：①详细询问过敏史，对有过敏史的患者在使用青霉素类药物时应高度重视；②对有过敏史的患者，亦不可麻痹大意，使用前必须做皮试；③对做皮试阴性的患者，亦不能掉以轻心。因为临床上发现有假阴性病例；④要严格按照操作规程做皮试，在皮试过程中，要密切关照患者的各种反应，因为在做皮试的过程中亦有过敏病例；⑤做皮试和用药前，应让患者了解过敏反应时可能出现的现象，以便于患者当再现不适症状时及时告之，以便及时处理；⑥在注射使用青霉素的过程中医务人员切勿离开患者，并密切观察患者的举动，一旦出现过敏反应，应立即停药，及时抢救。

针灸抢救青霉素过敏患者可有立竿见影之效，一般持续行针10分钟左右即明显缓解，笔者用针灸抢救多例，每获良效。

第十节　输液反应

因输液而出现的各种不良反应称为输液反应。输液是临床上常用的给药方式之一，不少患者也乐意输液治疗，特别是一些患心脑血管病的老人及发热的婴幼儿输液治疗。殊不知，输液有利也有弊，将药液直接注入人体静脉带来的风险要比口服药大得多，会大大增加药物不良反应的发生率。

【临床表现】

常见的几种输液反应临床表现如下：

发热：在输液过程中，患者突然畏寒、颤抖，迅速转为高热（39℃以上），甚至出现口唇发绀，面色苍白，脉细数。发热反应是输液反应中最常见的一种。

血栓性静脉炎：局部静脉径路上出现的红、肿，热、痛，一般无全身症状。

过敏反应：主要是药物性过敏反应为多见，在输液过程中出现瘙痒、皮疹及胸闷、发绀、发热等。

急性肺水肿：患者突然感到气促、呼吸困难，剧烈咳嗽，烦躁不安及口唇发绀。多因输液过量过快，特别是输入含钠液体过多时，容易发生急性肺水肿。

心衰：患者突然感觉胸闷、气短、心率加快，口唇发绀。因滴速过快，在短期内输入液体过多，血容量急剧增加，心脏负担过重所致。

【治疗】

1. 取穴

主穴为曲池。发热配少商、合谷；胸闷、气短配内关、人中；皮肤瘙痒、皮疹等配肺俞、委中。

2. 操作方法

曲池直刺 1 ~ 1.5 寸，提插捻转手法，持续行针至症状缓解或消失后，再间歇行针 30 ~ 60 分钟，10 ~ 15 分钟分钟行 1 次，少商局部常规消毒后刺出血，委中局部常规消毒后刺出血。肺俞持续行针 2 ~ 3 分钟后出针，余穴按常规针刺，手法同曲池穴。

3. 病例

例一：患者，女，36 岁，比利时人。2004 年 6 月 13 日初诊。

因发热、头痛、咽痛、吞咽困难而就诊。检查：体温 39.2℃，咽部充血红肿，听诊心肺正常。给予双黄连注射液静脉滴注，约 10 分钟患者感觉身痒，继则胸闷、气短、口唇发绀。随即停止输液，并针曲池、内关、人中、肺俞、委中，持续行针约 5 分钟上述诸症即消失。

例二：患者，男，54 岁，西萨摩亚人。1988 年 11 月 4 日初诊。

因感冒在某医院输液后（药物不详），胸部及上肢出皮疹，瘙痒，皮诊呈皮色，小米粒状。有过敏史，服药 2 天（药物不详）未效。要求针灸治疗。按上方刺委中出血，并针肺俞、曲池，均用提插捻转手法，肺俞行针 5 分钟出针，间歇行针 30 分钟，10 分钟行针 1 次，每日针 1 次，共针 3 次症状消失。

【按语】

输液反应临床上经常发生。引起输液反应的原因主要有以下几点：①药物因素。所用输液的药物质量不合格，违禁配伍，药物过多或浓度过高，均可造成输液反应；②输液时使用了不合格的输液器材；③输液时点滴速度过快；④患者个体差异，如过敏体质及年老体弱和幼儿免疫力低下或不健全，也容易发生输液反应。

患者应尊重医生制订的合理的医疗方案，在保证疗效的前提下，医生应选择疗效好、更安全、副作用小的治疗方法和给药途径，不能盲目乱用输液。能口服给药的不采用肌内注射，能肌内注射的不采用静脉滴注，以免发生不良的输液反应，而造成严重后果。根据临床需要，输液时应让患者了解一些有关输液反应的知识，以便配合医护人员及早发现，及时处理。在输液过程，医护人员必须守护在患者的周围，不断细心地观察患者的表情和举动。一旦发现有输液反应的迹象应立即停止输液，及时对症处理。以免发生严重后果。针灸处理输液反应安全、有效、无副作用，值得推广应用。

第十一节　输血反应

输血是临床常用的一种治疗方法。但有些患者在输血过程中，因出血反应，而不得不中断输血影响了正常治疗。给患者的治疗带来了一定的困难，笔者用针灸方法抗输血反应，收得到了良好的效果。

【临床表现】

患者在输血过程中，突然发热、寒战，或烦躁不安。

【治疗】

1. 取穴
曲池、内关。

2. 操作方法
曲池直刺 1～1.5 寸，内关透外关，捻转刮针手法，持续行针症状缓解后，再间歇行针约 30 分钟，10 分钟行针 1 次，直至症状消失。

3. 病例

张某，女，21 岁。1987 年 5 月 1 日初诊。

患者因产后大流血而输血。于输血 15 分钟后，突然高热（39.5℃）、寒战，烦躁不安，即给予上方针灸治疗，持续行针约 20 分钟，体温降至 38.2℃，共针灸治疗 40 分钟，体温 37.1℃，患者安静入睡，后每次输血均在输血过程，给予针灸治疗未再出现输血反应。

【按语】

针灸治疗输血反应效果良好，笔者先后治疗 6 例，均收到了显著疗效。

第十二节 食物中毒

食物中毒是临床上常见的胃肠道疾病。常因进食被细菌及其毒素所污染的食物而引起的急性感染中毒性疾病。较常见的有金黄色葡萄球菌食物中毒、肉毒中毒、变形杆菌食物中毒等。本病夏季最易发病，夏季细菌繁殖快，肉、蛋以及水产类食物，在组织酶和细菌的作用下，易腐败变质；蔬菜在腐烂过程中，会产生亚硝酸盐及大量氨气和胺类物质，食用后都会引起食物中毒。

【临床表现】

最常见的症状是剧烈的呕吐、腹泻，同时伴上腹部疼痛。常会因上吐下泻而出现脱水症状，如口干、眼窝下陷、皮肤弹性消失、肢体冰凉、脉搏细弱、血压降低等，最后可致休克。

【治疗】

方一

1. 取穴

主穴为腘窝、肘弯、金津、玉液。恶寒发热加大椎、曲池、合谷；神志不清加人中、十二井；脘腹剧痛加足三里、阴陵泉。

2. 操作方法

腘窝、肘弯浅静脉局部消毒后，三棱针点刺放血；金津、玉液、十二井点刺放血；神志不清者，人中穴向上斜刺0.5~0.8寸，提插捻转手法，持续行针至神志清醒后，再间歇行针30分钟，10分钟行针1次。大椎挑刺出血并拔火罐10分钟；余穴均用提插捻转手法，持续行针至症状减轻或消失后，再间歇行针30~60分钟，10~20分钟行针1次。每日针1~2次。

3. 病例

刘某，男，47岁，驻西萨摩亚华侨。1989年7月8日初诊。

患者自述：今天午饭吃猪肉和鱼，2小时后出现腹痛、恶心，随即胃脘及脐周剧烈疼痛、呕吐，泻下血样大便，小便短黄，头痛、发热。检查：体温38.5℃，血压80/60mmHg，肝脾未触及，胃脘部拒按，苔薄黄、脉细数。证属实热型食物中毒。按上方，取腘窝、肘弯浅静脉、金津、玉液点刺放血；针刺曲池、合谷、足三里、阴陵泉，提插捻转手法，持续行针约10分钟，腹痛、呕吐症状减轻。约1小时后出针，体温37.5℃，血压110/70mmHg，诸症基本消失。

二诊（7月9日）：仅感乏力，续针1次而愈。

方二

1. 取穴

主穴为中脘、足三里。恶心、呕吐加内关；腹泻加天枢；血压下降，四肢厥冷，唇色苍白加气海；颈痛眩晕加百会、风池。

2. 操作方法

中脘、气海直刺1.5~3寸，针加艾条灸30~60分钟；天枢直刺1~1.5寸，上述3穴均用徐徐提插刮针手法。足三里直刺1.5~3寸，提插捻转手法；内关向对侧（外关）透刺；百会向前或向后横刺0.5~1寸；风池，针尖对向对侧口角，刺0.5~1寸。上穴持续行针至症状减轻或消失后，再间歇行针30分钟，以巩固疗效。

3. 病例

黄某，男，38岁。1967年7月8日初诊。

有慢性胃炎病史，就诊当天晚上吃的猪肉剩菜，饭后约3小时，脘腹剧烈疼痛，恶心呕吐，泻下水样大便。检查：体温37.2℃，血压60/40mmHg，腹软，微压痛，唇色苍白，肢冷汗出，头晕乏力，精神萎靡，苔薄白，脉濡细。证属虚寒型食物中毒。按方二，取中脘、气海、天枢、内关、足三里、百会。中脘、气海直刺3寸，针加艾条灸60分钟；天枢直刺1.5寸，上三穴均用徐徐提插刮针手法。足三里直刺3寸，内关向外关透刺，百会向前横刺1寸，此三穴用提插捻转手法。持续行针约60分钟，病情开始好转，针灸2小时左右，症状基本消失，患者安然入睡。

方三

1. 取穴

上脘、神阙。

2. 操作方法

上穴拔火罐15~30分钟，以局部皮肤发疱为度。发疱部位，常规消毒后，将疱刺破，放出疱内之液体即可，无需其他方法处理。

此法流传于民间，治疗食物中毒（其他胃脘痛亦可）效果颇佳。笔者每因食变质的猪肉，即得食物中毒，曾先后3次，均用此法治愈。

【按语】

食物中毒属"胃脘痛""霍乱"范畴。中医文献早有记载，"霍乱"最早见于《内经》，《灵枢·五乱》云："清气在阴，浊气在肠……清浊相干，乱于肠胃，则为霍乱。"其后张仲景在《伤寒论》中提出："呕吐而利，是名霍乱。"《诸病源候论》云："霍乱，言其病挥霍之间，致使缭乱也。"《千金要方》指出："霍乱之为病，皆因饭食，非关鬼神。"对本病的病因、病变、症状表现等都有准确而详细的阐述。

需要明确的是中医所称"霍乱",是指由饮食不慎而引起的食物中毒或其他急性胃肠疾病,而不是单指有传染性的霍乱病,与现代医学"霍乱"不同。后之"霍乱"传入我国,是在1817～1823年第一次世界霍乱大流行期间,在此以前我国无此病。最早文献记载见于陆以湉《冷庐医话》:"世俗所称吊脚痧一症,即霍乱转筋是也。初起,先腹痛或不痛,泻利清水,顷刻数十次,少者十余次。……呕逆……手足厥逆,脉微欲绝……目眶陷,目上视,手足青紫色。或遍身青紫,硬凸如索,汗出脉绝。急者旦发夕死,缓者二三日死。"此即现代医学"霍乱病"的典型症状。他还指出:"按此病自嘉庆庚辰年(1820年)后,患者不绝,其势之速,医不得法,立即殒命,而方书罕有详载其法者。"徐子默在《吊脚痧方论》中除详细描述了霍乱病的症状外,也明确指出:"古无吊脚痧之病(即霍乱病),自道光辛巳(1821年)夏秋间,忽起此病。"鸦片战事以后,西洋医学开始传入中国,而大多沿用中医"霍乱"名称,致混乱至今。

中医古籍所称的"霍乱",并不是一个病的专有名词,而是指以吐泻为主症不具有烈性传染性的多种胃肠疾病。食物中毒即归属"霍乱"范畴。针灸治疗本病已有两千多年的历史,如《灵枢》云:"(气)乱于胃肠,则为霍乱……取之足太阴、阳明。"其后,历代医籍均有记载。食物中毒的发病机制,是因进食霉变食物以后,损伤脾胃,导致胃肠功能紊乱,升降失调,而出现实热型或虚寒型等一系列不同证候。实热型食物中毒主要表现为胃脘部剧烈疼痛,拒按,呕吐,泻下血色样大便,小便短黄、发热及面赤口渴等,治宜泻热解毒。方一即为此而设,取腘窝、肘弯浅静脉放血,可清阳明腑热而解毒,金津、玉液点刺出血,是安胃降逆而止呕的有效验穴;再配大椎、曲池、合谷调和营卫,解表里之邪热;刺人中、十二井镇静解热,醒脑清神;足三里、阴陵泉和胃健脾而治本。如此标本兼治,表里双解,祛邪而扶正,故能获得良好效果。虚寒型食物中毒临床表现为胃脘疼痛或无痛，喜暖喜按，恶心呕吐，泻下清水样便，肢冷汗出，眩晕乏力等。治宜温补脾胃。方二取胃募中脘、足三里以和胃健中，升清降浊；大肠募穴天枢，条畅气机以缓急止痛止泻；内关能降逆止呕；中脘、气海针加艾灸，既可培补元阳，又能温运脾土以治本。

第十三节 农药中毒

常见的农药中毒如有机磷农药（1059、1605、敌敌畏等）和有机氯农药（666、223）。这些药是农业上的常用杀虫剂，但对人体的毒性也很强，因使用不当或误食药物而中毒。

【临床表现】

以神经系统和胃肠道症状为主，如头痛、头晕、出汗、恶心、呕吐，腹胀痛，食欲减退等；严重患者烦躁不安，剧烈呕吐，流涎及吐白色泡沫，视力模糊，瞳孔缩小似针尖样及光反应消失，球结膜充血，全身痉挛，唇及四肢发绀，大小便失禁，进而发生呼吸困难，体温降低，脉搏由快速变为徐缓而不整，如不及时治疗，可在数小时内死亡。

【治疗】

1. 取穴

主穴为十二井、人中。心律不齐配内关；呕吐、腹胀痛配中脘、足三里；全身痉挛配大椎、后溪；头痛、头晕配太阳、风池。

2. 操作方法

先用三棱针点刺十二井出血，再刺人中，沿鼻唇沟成15°角向上刺0.3~0.5寸，提插捻转手法，后根据临床表现选用有关配穴。均持续行针至症状减轻或消失后，再留针15~30分钟。

3. 病例

武某，男，26岁。1963年7月11日初诊。

因剧烈头痛、呕吐而就诊。自述 2 小时前用 1605 喷洒棉花时，因未按技术操作规程，约半小时后，即有恶心、头晕、头痛，但未引起重视，仍继续喷洒约 1 小时，症状逐渐加重，出现剧烈头痛、呕吐，并有烦躁不安、肌肉颤动、口角流涎等症状。检查：体温 36℃，脉搏细数（105 次/分），血压 135/90mmHg；听诊肺部无异常，神志尚清，语言謇涩，大量出汗，瞳孔轻度缩小，视力模糊。诊断为农药 1605 中毒。按上法治疗，点刺十二井出血，针人中、内关、后溪、中脘、足三里、风池、太阳。持续行针约 30 分钟，呕吐停止，头痛减轻；行针约 1 小时，头痛消失，出汗已止，流涎减少；针至 90 分钟左右，诸症基本消失，又留针观察 30 分钟后起针。

次日随访，惟感四肢乏力，食欲欠佳，余症均消失。

【按语】

针灸治疗农药中毒的报道尚属少见，然而从上述病例可以看出，针灸治疗农药中毒有一定效果，尤其是在农药普遍施用而中毒现象不断出现的情况下，进一步研究和推广针灸治疗农药中毒这一方法，有着重要的现实意义。

第十四节　化脓性中耳炎

化脓性中耳炎为化脓性细菌所引起，多因鼻咽部炎症经耳咽管侵入中耳所致。

【临床表现】

化脓性中耳炎，临床上有急、慢性之分。

急性化脓性中耳炎：耳外突然剧烈跳痛或胀痛，咳嗽及吞咽时可使耳痛加剧，夜间加重，并伴有耳鸣、听力减退、发热、头痛等症状。因脓汁积聚可使鼓膜穿孔，并有脓汁从内耳流出。

慢性化脓性中耳炎：由急性化脓性中耳炎转变而来，耳内长期流脓，无痛或微痛，伴有听力减退及头痛等。

【治疗】

1. 取穴

主穴为耳门透听宫、翳风、中渚、足临泣。发热配曲池、大椎；头痛配太阳、风池。耳聋、耳鸣参照"聋哑症"和"耳鸣"的治法。

2. 操作方法

让患者咬筷子1根（横咬）。从耳门成30°角内听宫透刺1～1.5寸，捻转刮针手法，翳风直刺1～1.5寸，刮针手法（此穴不宜提插或捻转，否则有剧痛感），中渚直刺0.3～0.5寸，足临泣直刺0.3～0.5寸，捻转手法。均间歇行针30～60分钟，15～20分钟行针1次，每日针1次。若配用下方治疗，则疗效更佳。

附：中药处方及其用法：蛇蜕9g，放瓦上文火焙后，研极细粉备用。耳内有脓液时，先用消毒棉球将脓液擦净，再将上药吹入耳内，每次0.5g左右，每日吹2～3次；若耳内比较干燥，可把上药加香油适量，调成糊状涂搽耳内，每日2～3次。此法治疗慢性中耳炎效果良好。

3. 病例

例一：徐某，女，31岁。1968年2月3日初诊。

1月30日下午，右耳内突然剧烈跳痛，夜间加重，影响睡眠，伴有畏寒、头痛及全身不适，服安乃近、土霉素2天未显效，从昨天起耳内流黄水。某医院诊断为急性化脓性中耳炎。因服药效果不显，要求针灸治疗。按上法，针耳门透听宫、翳风、大椎、曲池、风池，手法同上，间歇行针1小时，20分钟行针1次，每日1次。

二诊（2月4日）：耳痛显著减轻，体温由38.2℃下降到37.5℃，治法同上。

三诊（2月6日）：经治疗，显著好转，耳痛消失，脓液减少，体温36.5℃。去大椎、曲池，加中渚、足临泣，手法及行针法同上，每日 1 次。

四诊（2 月 8 日）：诸症消失。

例二：朱某，女，40 岁。1966 年 7 月 9 日初诊。

10 年前右耳患化脓性中耳炎，治愈。近 5 天右耳又疼痛，流脓液，并有耳鸣、畏寒等症状，体温 38℃，余均正常。诊断为急性化脓性中耳炎。按上法，针耳门透听宫、翳风、曲池、足临泣，手法及行针法同上，并用上药吹耳内。治疗 1 次症状即减轻，共治疗 4 次而愈。

【按语】

化脓性中耳炎，俗称"害耳朵底子"。古人因脓色不同，而命名各异，如《医宗金鉴》载："出黑色臭脓者，名耳疳；出青脓者，名震耳；出白脓者，名缠耳；出黄脓者，名聤耳，惟风耳则出红脓。"其病因《冯氏锦囊》载；"耳病所致之有七：有实热，有阴虚，有因痰，有因水，有气闭，有肝风，有胎元所发而为病也。"但临床所见，多因外感风火和肝胆湿热所致。

中耳炎为针灸疗法的适应证，这在中医学中早有记载，如《针灸甲乙经》载："聋而痛，取手阳明。"《针灸大成》载："聤生疮，有脓汁：耳门、翳风、合谷。"近代针灸治疗中耳炎的配穴方法，也是在古人经验的基础上发展而来。耳为司听之窍，乃手足少阳及手太阳之所会，故除取局部经穴外，循经多取手太阳和手足少阳经穴位，如中渚、足临泣等穴，以达清泻肝胆湿热之目的；配曲池、大椎、风池等穴以解表祛风，消炎退火。因此，本方治疗中耳炎有良好效果。

第十五节　急性咽炎

急性咽炎为临床常见病。是上呼吸道急性炎症的一部分，有时亦可单独发生。

【临床表现】

自觉咽部干燥、灼热和梗阻感，或有轻微疼痛，吞咽时疼痛更明显；咽黏膜充血，悬雍垂轻度水肿；微热或不热。

【治疗】

1. 取穴

主穴利咽（经验穴）。发热时配大椎、少商或合谷。

2. 操作方法

患者正坐垂肩，眼平视，耳垂与下颌角的中点后凹陷处为利咽穴，向咽部方向刺 0.8～1.2 寸，刮针手法，间歇行针 30～60 分钟，10～20 分钟刮针 1 次；大椎、合谷针法见"感冒"；少商点刺出血。均每日针 1 次。

3. 病例

宋某，男，28 岁。1978 年 9 月 1 日初诊。

患慢性咽炎 4 年余，症状时轻时重。此次发作已 2 个月，近几天因感冒病情加剧，自觉口干、喝水多，咽部微痛，有异物感。检查：体温 37.5℃，咽黏膜明显充血，咽后壁淋巴滤泡发红隆起，悬雍垂轻度水肿并充血。诊断为急性咽炎。按上法针刺利咽，点刺少商出血。利咽穴针 1.2 寸，刮针手法，间歇行针 1 小时，20 分钟刮针 1 次，每日针 1 次。

二诊（9 月 2 日）：体温 37℃，充血好转，余症亦减轻，针法同上。

三诊（9 月 5 日）：症状显著好转，悬雍垂已不水肿，咽痛及异物感均消失，惟咽黏膜仍轻度充血。又按上法治疗 2 次而愈。

【按语】

急性咽炎是常见病、多发病，此病易反复发作，缠绵难愈，有些患者虽用中西药物长期治而效果仍不明显，给患者造成很大的痛苦。笔者以往用合谷、少商、鱼际、天突、廉泉等穴治疗，虽有一定疗效，但不理想。后用利咽穴治疗咽炎，获得较为满意的疗效，一般针 2～8 次即明显好转或治愈。

第十六节　急性扁桃体炎

急性扁桃体炎是一种伴有全身症状的急性全身性疾病。扁桃体是一对淋巴组织，在舌根部两侧，当机体反应性失调和抵抗力降低时，致病细菌乘机侵入而发病。

【临床表现】

起病较急，扁桃体红肿疼痛，并可有淡黄色或白色脓点，体温可达 39℃以上，伴有头痛、肢体酸痛、唾液增多和张口困难等症状。

【治疗】

方一

1. 取穴

天柱、曲池、合谷、足三里、少商。

2. 操作方法

患者正坐，用三棱针点刺少商出血，垂肩低头，针天柱、足三里。天柱针 1～1.5 寸，分段提插捻转手法；足三里针 1.5～2 寸，捻转手法，均间歇行针 30～60 分钟，10～20 分钟行针 1 次。重者每日针 2 次，好转后每日 1 次。

3. 病例

王某，男，38 岁。1978 年 10 月 27 日初诊。

患慢性扁桃体炎，曾 3 次急性发作，2 次化脓。25 日下午又突然头痛、畏寒、扁桃体红肿疼痛，肌内注射青链霉素 4 次（12 小时 1 次，每次青霉素 80 万 U，链霉素 0.5g）未见好转，要求针灸治疗。检查：体温 39℃，扁桃体Ⅱ度肿大，右侧有白色脓点。诊断为急性化脓性扁桃体炎。治法：按上法先点刺少商出血，后针天柱 1.5 寸，足三里 2 寸，手法同上，间歇行针 1 小时，20 分钟行针 1 次。起针时，体温降至 38℃，头痛、肢体酸痛等症状均减轻。

二诊（10 月 28 日）：体温 37.5℃，脓点消失，余症均显著减轻。又按上法治疗 1 次而愈。

方二

1. 取穴

合谷、耳背静脉瘀血部位。

2. 操作方法

小儿急性扁桃体炎患者，耳背上部静脉可瘀血并呈树枝状分布；若无静脉瘀血时，医者可用手轻揉耳背，使其局部充血，亦可将其耳郭拉紧，静脉即可显现。局部常规消毒后，用三棱针轻点出血即可，每日 1~2 次。合谷针 0.3~0.5 寸，捻转手法，短促行针。

3. 病例

王某，男，1 岁半。

患儿近半年来，每月高热 1 次，对青霉素、链霉素、庆大霉素等多种抗生素均已产生耐药性。就诊时又高热 2 天，滴注红霉素 2 次，无明显好转而转来针灸治疗。检查：体温 39.8℃，双侧扁桃体红肿Ⅱ度，并有淡黄色脓点，化验结果：白细胞 13.4 × 10^9/L，中性粒细胞 8%，淋巴细胞 20%。诊断为小儿急性扁桃体炎，按上法针刺。

二诊（次日）：体温 38℃，余症均好转。

又按上法治疗 2 次，症状全部消失。2 个月后，又发高热 1 次。仍用上法治愈。

方三

1. 取穴

角孙。

2. 操作方法

先将角孙穴部位的头发分开或剪短。再用灯心蘸香油（豆油、花生油均可）点燃，迅速点烧角孙之皮肤，一点即起，动作要敏捷，当点燃之灯心触及皮肤时，可发出"啪"的响声，灼灸部位可微红或起疱。

【按语】

急性扁桃体炎属于中医学"喉痹"和"乳蛾"的范畴。多因外感风热，熏灼肺系；或肺胃郁热上壅咽喉所致。故治疗应以清肺泄胃及疏散风热为主。天柱为足太阳膀胱经穴，能疏散风热；合谷为手阳明大肠经原穴，能解表清热；少商为治喉症的要穴。可泻肺经郁热；足三里为足阳明胃经合穴，能升清降浊，疏导胃经郁热而利咽喉。风散热清，故扁桃体可肿消痛止。

第十七节　支气管哮喘

支气管哮喘为一种"变态反应性"疾病。变态反应可分为"外源性"和"内源性"两类。外源性变态反应原来自体外，如花粉、皮毛及鱼虾等；内源性变态反应原来自体内呼吸系统感染灶的细菌及其产物等。神经功能的变化对本病的发生也很重要。

【临床表现】

阵发性带哮鸣音的呼吸困难为本病的主要表现。多突然发作，发作时张口抬肩、气急不舒，或喉间声如电锯、痰鸣作响；甚则端坐呼吸、口唇发绀。发作间歇无任何不适。

【治疗】

1. 取穴
风门透厥阴俞。

2. 操作方法

患者正坐垂肩，医者手持 3 寸长针，从风门进针，成 15°角向厥阴俞透刺，分段提插捻转手法，短促行针。先针一侧，再针另侧；针后在脊椎两侧针刺部位各拔火罐 10～15 分钟。哮喘发作时针刺，病情重者每日 2 次，轻者每日 1 次。

3. 病例

例一：牛某，女，56 岁。1969 年 11 月 21 初诊。

哮喘反复发作 4 年。经常口服麻黄碱、氨茶碱、磺胺嘧啶等药。此次因突然呼吸困难，口唇发绀 6 小时而来就诊。检查：痛苦表情，唇青面紫，张口抬肩，呼吸气急，两肺哮鸣音明显。诊断为支气管哮喘。用上法针、拔治疗后，哮喘即时减轻，6 小时后又按上法治疗 1 次，喘息症状基本控制。

二诊（11 月 22 日）：哮喘显著减轻，呼吸已不感困难，能平卧睡眠，除右肺呼吸音略粗外，其余均清晰。仍用上法继续治疗。

三诊（11 月 23 日）：诸症消失，双肺呼吸音清晰。同法又治疗 1 次，以巩固疗效。

例二：庄某，女，47 岁。1967 年 3 月 1 日初诊。

因敌敌畏过敏引起哮喘已 5 年，每年发作 2～3 次，多在秋冬季节发病。此次发作已 3 天，因他方治疗效果不显，故要求针灸治疗。检查：患者张口抬肩，胸闷、气急，端坐呼吸，口唇发绀，喉间痰声如锯，双肺哮鸣音明显。诊断为支气管哮喘。用上法治疗 5 次，症状消失，随访 2 年未复发。

【按语】

背部腧穴治疗哮喘，中医学已有记载，如清代《张氏医通》载："冷哮灸肺俞、膏肓、天突。"近代治喘用穴，一般是根据《灵枢·卫气失常》载："其气积于胸中者，上取之；积于腹中者，下取之；上下皆满者，傍取之"的原则选穴。风门又名热府，古代医家认为此穴是风寒湿热等致病因素入侵体内之门户，有疏散风寒、调理肺气的作用；肺俞系肺之俞穴，为肺气聚集转输之处，厥阴俞为心包经俞穴，故3穴配伍能宣阳解表，宽胸豁痰，宣肺理气而平喘。这与现代医学的认识是不谋而合的，因风门、肺俞和厥阴俞位于第3、4、5胸椎旁，交感神经链的附近，为呼吸系统疾病的病理反射区。针刺或拔罐作用于这些部位后，由其所产生的刺激信号阻断了支气管病理信号传入中枢神经系统，从而缓解了来自相应神经中枢的紧张兴奋，摆脱了神经中枢的病理优势，消除了支气管肌肉的长期痉挛状态。

笔者在临床上发现，有些支气管哮喘患者在第1~8胸椎两侧与肩胛骨之间，可出现以下几种阳性反应：①自觉该部酸沉重胀；②局部有冷感；③肺俞或其他穴部位有压痛点；④距脊椎两侧0.3~0.5cm处有条索状结节物。视上述反应特点，分别相应的采用针、拔、艾灸、刮治或挑刺等方法治疗，都能获得一定的止喘作用。

第十八节　急性淋巴管炎

急性淋巴管炎可发生在身体的任何部位，但以四肢为多见。由链球菌或葡萄球菌侵入表皮伤口所致。

【临床表现】

从手指或足趾发炎病灶（病灶有时很小）起一红线，红线沿前臂或小腿迅速向肢体近端发展。局部红肿热痛，伴有头痛发热等全身症状。若治疗不及时可引起败血症。

【治疗】

1. 取穴
阿是穴。

2. 操作方法
从病灶处沿红线上行，寻找红线尽头，红线尽头找到后，将整条红线常规消毒。医者左手拇、食二指捏起红线尽头并提起，右手持消毒三棱针挑刺使其微出血，每隔 1 寸左右挑 1 针，挑至原发病灶附近为止，均刺出血，挑刺完后，再用紫药水涂搽针孔即可。

3. 病例

王某，男，46 岁。1977 年 4 月 21 日初诊。

患者因畏寒、头痛、恶心而就诊。检查：体温 38℃，脉浮数，从列缺处起一红线沿前臂上行，经上臂内侧至中府，局部热痛，腋窝淋巴结肿大诊断为急性淋巴管炎。按上法挑刺治疗 2 次而愈。

【按语】

急性淋巴管炎中医学称"红丝疔"。此病在《外科正宗》《外科证治全生集》《医宗金鉴》及《养生镜》等都有记载。用三棱针挑刺治疗本病，《外科正宗》载："用针于红线尽处挑断出血水，寻至初起疮上挑破，外以蟾酥条插入，敷以膏盖，内服汗药散之，自愈。"挑刺时必须从尽头挑起，中间挑刺无效，若在病灶处挑刺，患者易晕倒。红线消退后，可用艾炷隔蒜片灸 3～5 壮，艾炷如豌豆大；亦可用红外线照射 15～30 分钟。

第十九节　急性乳腺炎

急性乳腺炎大多是金黄色葡萄球菌感染。多发生于初产妇，易在产后 2～3 周发病。

【临床表现】

乳房局部红、肿、热、痛，可伴有寒战、高热等全身症状。炎症持续一定时间而不能消退时，可引起局部化脓。

【治疗】

方一

1. 取穴

主穴为肩井、少泽。发热配曲池、足三里。

2. 操作方法

少泽点刺出血，肩井取患侧，针 0.3~0.5 寸（禁直深刺），捻转手法，持续行针 3~5 分钟，每日 1 次。

3. 病例

张某，女，38 岁。

右乳房红肿疼痛 3 天，肌内注射青霉素、链霉素效果不显，要求针灸治疗。3 年前左乳房曾患急性乳腺炎，因肌内注射青霉素、链霉素无效而化脓。检查：体温 38℃，白细胞 $13.5 \times 10^9/L$，右乳房上侧红肿疼痛，肿块边缘不清，皮紧张且呈紫红色，局部坚硬，拒按。诊断为急性乳腺炎。按上方针刺治疗，针肩井、少泽、曲池。肩井针 4 分，捻转手法；曲池针 1.2 寸，提插捻转手法；均持续行针 5 分钟即起针，少泽点刺出血。

二诊（次日）：体温 37.5℃，红肿疼痛均减轻，取穴及手法同上。

三诊：体温 36.7℃，肿块缩小 2/3，又针肩井、少泽穴 1 次而愈。

方二

1. 皮肤针叩打法

乳房肿痛部位消毒后，先用皮肤针叩打局部，由肿块边缘旋转式向中心叩打，反复叩打至皮肤微出血为止。后用下方熏洗：蒲公英 30~60g，水 1000~3000mL，放砂锅内煎，煮沸 10~15 分钟后，熏洗患部。每日 1 次，一般 1~3 次即愈。

2. 病例

马某，女，31 岁。

产后 20 天，右乳房红肿疼痛，皮肤焮红发热，局部压痛，无波动感，伴有畏寒，头痛，体温 38.5℃。诊断为急性乳腺炎。按上法，用皮肤针叩打后，加蒲公英 60g 煎煮熏洗 30 分钟，治疗后，患者即觉局部胀痛减轻，次日肿块消失 3/5，共治疗 2 次而愈。

【按语】

急性乳腺炎中医学称为乳痈。乳头属于肝经，乳房属于胃经，由于肝气郁结，胃热壅滞，复因乳头破裂，乳汁积滞，风、热、火毒乘机侵入，致使经络阻塞，气滞血凝而发本病。

急性乳腺炎初、中期，针灸治疗效果良好。肩井系手少阳三焦经、足少阳胆经、足阳明胃经与阳维脉之会穴，有平肝泻胆、通经活络、散瘀破结之功效，故为治疗乳腺炎之主穴；少泽系小肠经之井穴，能疏通乳腺闭塞，使气行血活；曲池可清血散热，足三里能清阳明热毒。壅者得通，热毒得清，结者得疏，因此，能达治疗目的。

第二十节 急性胰腺炎

急性胰腺炎是常见的急腹症之一。分水肿型与出血坏死型两类，临床上大多数为水肿型，坏死性急性胰腺炎虽少见，但病情凶险，不易早期诊断，死亡率高。暴饮暴食、酗酒、肠寄生虫、胆道疾患、高脂血症及动脉粥样硬化病变等均可引发本病，少数病因不明。水肿性急性胰腺炎如治疗不及时或失治，病情可进展演变为出血坏死性胰腺炎。

【临床表现】

常在饱餐或饮酒后发作。突然发作剧烈疼痛，可呈持续钝痛、钻痛、刀割痛或绞痛，常位于上腹中部，可呈束带状向腰背部放射，弯腰或起坐身体向前倾，或取弯腰抱膝位可减轻，进食后可加剧。年老体弱者有时可无腹痛或极轻微。常伴恶心呕吐，频繁呕吐食物、胆汁，发热，腹胀，脱水、休克甚至死亡。

【治疗】

方一

1. 取穴

主穴分2组，胰俞、肝俞、胆俞、脾俞、胃俞、脊背压痛点为1组；脘腹部胰腺压痛点，中脘、内关、公孙、足三里、阴陵泉为2组。脾胃湿热型加章门、阳陵泉、三阴交；热结阳明型加曲池、合谷、内庭；气滞血瘀型加期门、太冲；气血败乱型加人中、中冲、腘窝、肘弯浅静脉处。

2. 操作手法

先嘱患者俯卧，取1组穴。脊背压痛敏感点的按压及针刺方法见"萎缩性胃炎""胃神经症"。余穴常规针刺，提插捻转手法，持续行针半小时左右起针，再取2组穴。胰腺部位压痛点直刺3寸；中脘直刺1.5~3寸，徐徐提插刮针手法；中冲点刺出血；腘窝、肘弯浅表静脉，用三棱针点刺放血；余穴常规针刺，提插捻转手法，持续行针至症状减轻或消失后，再间歇行针1~2小时，15~30分钟行针1次，每日针1~2次。出针后服下药：番泻叶5~10g/次，开水300~500mL浸泡后顿服，首次大便后，改为2~3次/日，每次5g，保持大便每日3~5次。一般禁食2~3天，行一般内科治疗。

3. 病例

杜某，女，23岁。1990年11月7日初诊。

因剧烈腹痛、呕吐而就诊。自述已发作过2次，住某医院治疗，诊断为急性胰腺炎。今天早饭后2小时左右，自感脘腹胀痛，恶心呕吐，以左上腹疼重，持续性疼痛，阵发性加剧，经医生肌内注射胃复安、阿托品后，症无缓解，反而加剧。阵发性剧烈腹痛，呕吐，15分钟左右吐1次，口苦、咽干、舌燥，小便黄。患者不堪其苦，来笔者医院要求针灸治疗。检查：体温

39℃，患者呈急性病容，神志清楚，巩膜皮肤轻度黄染，皮肤黏膜未见出血斑点，心肺（－），左上腹压痛，腹肌紧张及反跳痛，舌质红，苔黄厚腻，脉弦滑，证属脾胃湿热型。化验结果：血白细胞 $11.3 \times 10^9/L$，中性粒细胞 87%，尿淀粉酶 1440U/L，血淀粉酶 720U/L，西医诊断为水肿型急性胰腺炎。按上方治疗，先针背部的胰俞、肝俞、胆俞、脾俞、胃俞及脊柱胸脊段第 6、8、9、10 椎下之压痛点。俞穴均向下斜刺 1 寸，脊椎压痛点直刺 1.2 寸，持续行针 30 分钟左右，疼痛有所缓解，出针后针 2 组穴。取穴为左上腹压痛点、中脘、足三里、阳陵泉、内关、公孙、章门、三阴交、曲池、合谷。腹部压痛点直刺 3 寸，刮针手法；中脘直刺 3 寸，徐徐提插刮针手法；阳陵泉向阴陵泉透刺 3 寸；余穴常规针刺，持续行针 30 分钟左右，疼痛缓解、呕吐及其他症状均减轻，又间歇行针 60 分钟，约 20 分钟行针 1 次。出针后服用番泻叶 10g，开水 500mL 浸泡 20 分钟，一次引服。

二诊（11 月 8 日）：体温 37.8℃，腹痛、呕吐等症状均消失。取 2 组穴，间歇行针 30 分钟，10 分钟行针 1 次。服番泻叶 5g，开水 300mL 浸泡后，分 2 次引服，使大便保持溏稀。

三诊（11 月 11 日）：体温 36.5℃，血白细胞 $7 \times 10^9/L$，尿淀粉酶 1024U/L，血淀粉酶 500U/L。左上腹压痛点消失，大小便正常，临床治愈。

此病后又发作 1 次，亦用上方治愈。

方二

1. 取穴

主穴为足三里、下巨虚。胃腹痛加地机、日月；呕吐加内关、中脘。

2. 药物

10% 葡萄糖注射液，阿托品注射液。

3. 操作方法

每次取主穴、配穴各 1 个。一般每穴注入 5～10mL10% 葡萄糖注射液。注射针头深刺无回血并得气后，迅速推注药液，务使感应强烈。如腹痛剧烈，另于地机或日月注射 0.25mL 阿托品注射液，每日治疗 1 次。

【按语】

急性胰腺炎是一种常见急腹症，它是胰腺本身所引起的急性炎症。本病青壮年多见，常突然发病，上腹部剧烈疼痛，呕吐，甚或休克，严重者可危及生命。在临床上可分水肿型急性胰腺炎和出血坏死型急性胰腺炎。水肿型急性胰腺炎，患者有持续性刀割样或阵发性加剧的胃脘疼痛，并轻度腹肌紧张，体温常在 38℃ 左右。出血坏死型急性胰腺炎，突出的症状是脘腹剧痛拒按，持续高热不退，肢冷汗出，少数患者脐周会出现青紫色皮下瘀斑，若病情继续恶化，可出现腹膜炎、低血钙、休克等，如抢救不及时，很快会死亡。

中医辨证分型，一般为脾胃湿热或气滞血瘀型范畴。中医学认为，急性胰腺炎与肝、胆、脾、胃有关，多因嗜酒伤中，恣食油腻，暴饮暴食，或因情志不遂、暴怒伤肝，或因蛔虫上扰等因素而致病。肝胆气滞，木郁犯土；或胃失和降，脾失健运，湿由内生，郁而化热，湿热交阻；或中焦热盛，与糟粕互结，致使阳明腑实，不通则痛，故出现上述一系列症状。

中医虽无胰腺炎之病名，但在胃脘痛、胁腹痛、心脾痛等门类中，早有类似本病的记载，积累了丰富的临床经验。综上所述，本病的病因病机，主要表现在"湿热郁结"和"腑实不通"两方面，故清热化湿和通里攻下为其治疗大法。方一取肝俞、胆俞、章门、脾俞、阳陵泉等疏泄肝胆，健脾化湿；胃俞、中脘、足三里、三阴交、阴陵泉等既可调理脾胃功能，以升清降浊，又能清泄阳明腑热，通里攻下；合谷、曲池为大肠经穴，既能清利大肠湿热，又能解表热；腘窝、肘弯静脉放血，中冲点刺出血，更奏清热泻火、通里攻下之功。如徐灵胎所云："邪气因血以泄，病乃无也。"张景岳亦明确指出："三棱针出血，以泄诸阳热气"。

急性胰腺炎患者多阳明燥热腑实，肠道蠕动不良，往往因肠道胀气或大便秘结而不利于 Oddi 括约肌开放和胆汁引流。泻下可加强肠蠕动及排便排气，达到通里攻下的作用，减少了食物对胰腺消化液分泌的刺激，反射性松弛 Oddi 括约肌，促进胆汁、胰液流入小肠，进而减轻对胰腺组织的侵蚀。故在针灸治疗的基础上，加服番泻叶，以提高疗效。番泻叶含有蒽醌苷类衍生物番泻苷 A 等，有关实验证明，该药有利胆、松弛 Oddi 括约肌，及较强的抑菌消炎作用。

针灸治疗急性胰腺炎效果显著，临床实践证明，针灸对本病有明显的止痛消炎和解痉止呕的作用。有关动物实验证实，针刺可以显著抑制大鼠胰酶的分泌，有利于促进胰腺功能恢复，

鉴于急性胰腺炎证型轻重程度不一，尤其是出血坏死型胰腺炎，病性凶险，故在治疗期间应注意以下几点：①密切观察患者病情变化，对有休克倾向、严重感染、血清淀粉酶持续升高或急剧下降者，应及时采取综合治疗措施；②针刺治疗本病，取穴宜多，手法宜重，针刺时间宜长；③经针刺治疗在 2 小时内无效者，应停止针灸治疗；④一旦考虑本病，应禁食至腹痛、呕吐等症状消失。

第二十一节　胆道蛔虫症

胆道蛔虫症是一种常见的急腹症，是肠道蛔虫病引起的并发症之一，由蛔虫钻进胆道所致，可发生于各年龄段，但以青少年及儿童多见。本病不仅能引起胃脘绞痛，而且由于蛔虫阻塞胆道或带入细菌可继发黄疸或胆系感染等，尤其后者临床多见。

【临床表现】

突发性剑突下阵发性钻顶样剧烈绞痛，可向右肩背部放射疼痛，发作时患者辗转不安，呻吟不止，大汗淋漓，可伴有恶心呕吐或呕吐蛔虫。疼痛可突然缓解，间歇期宛如常人，疼痛可反复发作，持续时间不一。农民、小儿多发，平素可有食欲不振，面色萎黄，脐周疼痛，时作时止，吐蛔、便蛔等。

【治疗】

1. 取穴

主穴为鸠尾、右上腹压痛点、阳陵泉。湿热郁滞型加日月、胆俞、曲池、太冲。

2. 操作方法

鸠尾穴和压痛点均成15°角向小腹方向斜刺0.5~1寸，针尖进入腹直肌即止；阳陵泉向阴陵泉方向刺2~3寸。均用提插捻转手法，持续行针至疼痛缓解后留针，腹痛再次发作时，仍用上法行针，如此反复操作至腹痛不再发作为止。蛔虫上扰型取鸠尾穴及右上腹压痛点针加艾条灸，灸之疼痛缓解并不再发作为止。

3. 病例

例一：翁某，男，38岁。1987年10月1日初诊。

上腹部突然发作阵发性绞痛1小时，剧烈呕吐，呕出蛔虫3条。疼痛发作时向右肩放射，患者辗转不安，呻吟不止，呈急腹症痛苦病容；发作过后，如同常人。既往无胃痛病史。检查：右上腹压痛，拒按，无反跳痛，肝肋下未扪及，墨菲征阴性。苔薄白，脉沉细。证属蛔虫上扰。按上法取穴为右上腹压痛点、鸠尾穴、阳陵泉，压痛点及鸠尾穴针加艾条灸。针灸治疗1小时左右，疼痛、呕吐等症状消失，未再发作，针灸1次即愈。

例二：彭某，女，17岁。1986年8月7日初诊。

因上腹部阵发性剧痛住院5天，服中、西药无效，而邀笔者会诊。症见：患者剑突下阵发性绞痛，恶心呕吐，曾吐出蛔虫5条，发作过后如常人。胃脘胀闷，纳差，口苦咽干，大便秘结，小便黄赤。苔黄腻，脉滑数。体温38.9℃。白细胞计数19.3×10^9/L，中性粒细胞88%。证属湿热郁滞，西医诊断为胆道蛔虫继发感染。按上方治疗，取穴鸠尾、右上腹压痛点、阳陵泉、曲池、太冲、日月。持续行针约20分钟，患者自觉剑突下有如物落地感，顿感疼痛缓解，呕吐停止。

二诊（8月8日）：疼痛未再发作，仍感胃脘胀满，不欲饮食，体温 37.6℃，右上腹压痛消失，苔黄，脉滑。取穴为中脘、足三里、太冲、曲池，间歇行针 30 分钟，每日针 1 次。又针 5 次，症状消失而愈。

【按语】

本病中医称"蛔厥"或"真心痛"。文献早有记载，一千七百多年前的《金匮要略》就曾述及："其人素有食蛔，或因病过饥，虫逆上咽膈而出……又或下利脏寒，则蛔亦上入于膈。"现代大量的临床实践观察表明，本病常在饥饿、发热、妊娠、驱虫不当、上消化道酸度降低等情况时发生。故一般认为，胆道蛔虫病发生主要是由于机体内在抗病能力的改变，发生消化系统功能紊乱，如胃酸减少、肠道蠕动失常等引起蛔虫蛰居，蛔虫由回肠下段进入上消化道后，由于其钻孔的本能，循十二指肠乳头进入胆道。十二指肠乳头具有很丰富的肌肉组织和神经末梢，当蛔虫钻入后，立即引起括约肌的强烈收缩或阵发性痉挛，表现为剧烈的疼痛，在蛔虫活动时尤为严重。此即中医辨证为蛔虫上扰证。

蛔虫进入胆道不仅是单纯的机械性刺激，而且同时带入细菌而继发感染。有关资料表明，95.4% 的胆道蛔虫病并发胆道感染，其中大肠杆菌占 63.3%，副大肠杆菌占 7.3%，此外有变形杆菌、产气杆菌及多种菌混合感染，甚至继发肝、胆、胰腺感染，病情进一步复杂化。临床多数病例属单纯炎症变化，少数病例正不胜邪，郁而化热，久腐成脓，而引起化脓性炎症或转为急性化脓性梗阻性胆管炎，出现黄疸、发热等湿热郁滞型表现。此型患者，针灸疗效欠佳或无效，应转外科手术治疗。

该病西医多采用外科手术治疗。针灸治疗本病效果卓著，实验证明，针刺对 Oddi 括约肌有明显解除痉挛作用，还能促进胆汁分泌排泄及胆总管收缩，从而有利于胆道虫体排出，这可能是针刺驱虫的治疗机制。笔者在针灸治疗胆道蛔虫的实践中发现，患者可出现下述情况：①一些患者针灸后剑突下有时出现如水流下行之感，并出现肠鸣、排气等现象；有的出现如物堕地感，此时患者顿感疼痛消失，周身轻松愉快，这可能是蛔虫排出胆道之故；②有些患者针后疼痛可有一时性加剧，这可能是蛔虫退出胆道的过程中，活动暂时性加剧所致，此时应继续坚持针灸治疗，促使蛔虫迅速排出胆道。

蛔虫"遇寒则上，得温则下"。故针法加用灸法，可提高治疗效果。笔者曾用灸法治7例单纯性胆道蛔虫患者，6例获良效。

实践证明，针刺治疗胆道蛔虫病疗效与刺激量成正比。持续而强烈的刺激能迅速缓解胆道痉挛，松弛Oddi括约肌，并促进胆汁排泄，达到有效驱虫。针刺时应严防刺伤肝脏，鸠尾穴及右上腹压痛点严禁直刺、深刺，深度以针刺达肌层为止。对肝大患者尤应慎重，7岁以下幼儿，肝可在肋下1cm左右；多产妇女，肝有时可下垂至肋下1~2cm。蛔虫排出胆道后，应及时服用驱虫药物。

第二十二节　胃痉挛

胃痉挛痛在临床上十分常见，多见于青壮年，精神因素为本病的主要原因，脘腹部受凉、饮食不节、嗜食辛辣烟酒及生冷瓜果等均可引起胃平滑肌痉挛发病。

【临床表现】

常为脘腹部持续或断续剧烈疼痛，疼痛明显者拒按，伴嗳腐胀满，或恶心、呕吐，或伴发热。痛势缓者可伴有打嗝、胀气、恶心、呕吐、腹泻、胸闷，大便稀薄等症。

【治疗】

方一

1. 取穴

主穴为中脘、内关、足三里。属实热者加梁丘、曲池；虚寒者加阴陵泉、公孙。

2. 操作方法

中脘直刺 1.5 ~ 3 寸，徐徐提插刮针手法；足三里、阴陵泉（向阳陵泉方向进针）均针 1.5 ~ 3 寸，提插捻转手法，要求针感放射到足部；梁丘直刺 1.5 寸，提插捻转手法，针感放射到髋或腹部；内关直刺 0.5 ~ 1 寸，捻转提插手法，针感可上行至肩或胸前；公孙向涌泉方向刺 1 ~ 1.5 寸，曲池直刺 1 ~ 1.5 寸，余穴亦用提插捻转手法。持续行针至疼痛消失后，再间歇行斜 30 分钟，10 分钟行针 1 次。虚寒型，中脘加艾灸 30 ~ 60 分钟；实热型，可刺腘窝和肘窝浅静脉出血。

3. 病例

例一：刘某，男，46 岁。1984 年 12 月 7 日初诊。

午饭进食冷米饭后半小时，胃脘部突发剧烈绞痛，面色苍白，四肢厥冷，大汗淋漓。入院肌内注射阿托品 0.5mg，疼痛未缓解。复肌内注射度冷丁 50mg，亦未减轻。邀笔者针灸治疗。检查：体温 37.2℃，血压 100/65mmHg，脘腹部喜温喜按，舌苔薄白，六脉沉紧。白细胞计数、血清淀粉酶测定均正常。证属虚寒型胃痉挛。按上方治疗，针约 10 分钟疼痛即减轻，中脘灸后，患者自觉温热舒适。30 分钟左右，患者安然入睡。

例二：尹某，男，17 岁。1974 年 5 月 28 日初诊。

因午睡时胃脘部受凉而剧烈疼痛，上腹拒按，嗳腐胀满，烦躁不安，恶心，呕吐。体温 38℃，血压 92/35mmHg，舌质红苔黄腻，脉弦数。证属实热型胃痉挛。取中脘、内关、梁丘、足三里、曲池，手法同上，持续行针 5 分钟，疼痛即减轻，行针 20 分钟左右，症状消失。再间歇行针 30 分钟以巩固疗效。再留针约 10 分钟左右，胃脘部又发疼痛，继续治疗痛症随即消失。又挑刺腘窝、肘弯浅静脉出血，以善其后。次日随访，未再疼痛。

方二

1. 取穴

足三里、阴陵泉。

2. 操作方法

患者仰卧，下肢伸直，医者双手同时拿揉患者双侧穴位，拇指对应阴陵泉，其余四肢按揉足三里部位，操作时务必使患者有酸胀沉重感，捏拿 3～5 分钟，胃痛即可消失或减轻。此法为指针疗法，一般用于轻症或怵针者，多 1 次而愈。

【按语】

胃痉挛属中医"胃脘痛"范畴，针灸治疗立竿见影，效果显著。笔者观察到，针灸治疗该病止痛作用取远端穴位优于局部穴。足三里为足阳明胃经合穴，《针灸甲乙经》《针灸大成》等历代针灸文献均有记载，现代医学证实针刺足三里穴，可有效解除贲门、胃及幽门痉挛；梁丘为胃经郄穴，有传导经气，调理内脏的功能。实验研究证实，针刺梁丘穴可减缓胃蠕动。胃肌电图观察，急性胃脘痛患者在针刺止痛的同时，胃电图有相应改善。这说明针灸疏通经络，调达气机，缓急止痛等作用是有客观生理病理基础的。

第二十三节　急性胃肠炎

急性胃肠炎是夏秋季节常见胃肠道疾病。其常见病因：一是病毒、细菌感染；二是饮食不节、受凉、情绪波动等导致胃肠神经功能和体液调节失常，而发生的应急性炎性反应。

【临床表现】

常为突发腹部阵发性绞痛，伴呕吐、肠鸣、腹胀、反复泻水样便。便后疼痛可暂时缓解，或伴有发热、头身痛、心慌、乏力等症状。

【治疗】

方一

1. 取穴

以中脘、天枢、内关、足三里为主穴。寒湿阻滞者加神阙、公孙；暑湿壅遏者加合谷、内庭；宿食停滞者加梁门、梁丘；呕吐重者加金津、玉液；腹泻甚者加大肠俞、气海。

2. 操作方法

中脘、大肠俞、足三里直刺 1.5~3 寸；气海直刺 3 寸；天枢直刺 1.5 寸；金津、玉液挑刺出血，余穴可按常规刺法。腹部穴用徐徐提插刮针手法，余穴捻转提插手法，持续行针至症状消失或减轻后再间歇行针 30~60 分钟。留针期间，若腹痛等症状加重时，可仍按上法持续行针，如此反复针至症状不再出现或加重后，方能起针。神阙穴可用大艾柱隔盐灸或艾条灸。多数患者用上法治疗 1~2 次即愈。

3. 病例

李某，男，31 岁。1986 年 7 月 6 日初诊。

因胃脘部剧烈疼痛伴呕吐、腹泻 1 小时来诊。症见：胃脘部压痛拒按，时呕吐未消化酸腐食物，泻水样便，色黄恶臭，苔黄腻，脉滑数。证属暑湿壅遏之急性胃脘痛。用上法针灸治疗 30 分钟，胃痛减轻，呕吐止。共治疗 65 分钟，症状全部消失，患者安然入睡，1 次即愈。

方二

1. 取穴

鸠尾、巨阙、上脘、中脘、下脘、建里、水分、肝俞、胆俞、脾俞、胃俞。

2. 操作方法

先嘱患者取仰卧位，挑刺腹前正中线 7 穴。局部常规消毒，医者左手拇、食指将挑刺部位捏起，右手持三棱针挑刺破皮出血即可。若不出血，拇指、食指可稍用力挤压使其稍出血。由鸠尾依次挑刺至水分。腹部挑刺完后，再让患者取俯卧位，按上法挑刺背部穴位。

该法为民间"前7后8"挑刺法，经实际验证临床效果良好。原方不按腧穴挑刺，腹部挑7针（从鸠尾至神阙，每隔一寸左右挑1针），背部脊柱两侧各挑4针，共8针（相当于肝俞至胃俞），故称"前7后8"挑刺法。细考其挑治部位，基本上与上述穴位的位置相符。因此，笔者将其挑治部位用相应的穴位名称来阐述。

方三

1. 取穴

肘弯、腘窝。

2. 操作方法

患者取俯卧位，下肢伸直，腘窝部位尽量突起，局部常规消毒后医者左手拇指、食指将腘窝浅静脉显露处皮肤尽量舒张，右手持三棱针挑刺静脉出血，令其自流自止。再取俯卧位，按上法再挑刺肘弯部浅静脉出血。

3. 病例

朱某，女，61岁。1987年10月7日初诊。

自述午后2点喝了几口凉稀饭，随之感觉胃脘部痞闷不舒，继而胀痛吐泻，自行热敷无效来诊。查体：体温36.7℃，血压140/67mmHg，心肺正常，肝脾肋下未及、无叩痛，体瘦面黄，有慢性胃病史，胃脘压痛，呕吐物酸臭，大便清稀，苔薄白，脉沉细。证属寒湿阻滞型急性胃脘痛。用上法挑刺10分钟后，症状缓解，30分钟后诸证消失。

【按语】

急性胃肠炎多与胃肠功能失调有关。"腑以通为用"，腑气不通，运化受阻而致腹痛不舒。取胃之募穴中脘、大肠募穴天枢，以疏调肠胃、解痉止痛；足三里为胃经合穴，"合治内府"，可升清降浊、降逆止呕。再加辨证配穴，标本兼治，调和阴阳气血，胃肠转化畅通，则诸证自除。

临床治疗该病有以下几点体会：①以上三方既可单独使用，也可配合应用；②取穴宜多，手法宜重；③当针刺止痛后，应留针观察 30～60 分钟，若出针过早，病情易反复；④配合灸疗效果更好；⑤脱水严重者应配合输液，适当控制饮食或进食流质或半流质饮食，不可急于补养油腻肥厚之品。

临床实践证明，针灸治疗胃肠炎，有明显的消炎、灭菌、解毒、抗过敏、解痉止痛、调节脏腑功能、促进代谢、增强抗体等局部和整体性调节作用。临床疗效确切，止痛、止吐、止泻迅速，无副作用，值得临床推广应用。

第二十四节　急性阑尾炎

急性阑尾炎是一种常见疾病，阑尾腔梗阻是本病的主要发病原因。轻者只是阑尾本身轻度发炎，称为急性单纯性阑尾炎；重者可以化脓坏死，甚至阑尾穿孔引起急性腹膜炎，称为化脓或坏疽性阑尾炎。

【临床表现】

初起上腹或脐周部位突然疼痛，继则转移到右下腹，呈持续性疼痛阵发性加剧。右髂前上棘内上方拒按（麦氏点），伴有呕吐、腹泻、发热等。

【治疗】

方一

1. 取穴

主穴为小腿前外侧中、上段。发热配合谷；呕吐配外关、中脘；腹泻配天枢。

2. 操作方法

取仰卧位，患者下肢屈曲，在患侧下肢小腿前外侧中、上段任选 1～2 个点，深刺 1.5～3 寸，提插捻转手法，持续行针至疼痛减轻或消失后再间歇行针 1～2 小时，一般每 10～20 分钟行针 1 次。在留针期间，若腹痛复发或加剧时，应随时采用手法针刺，重者每日 2～3 次，轻者每日 1 次。若针一侧效果不显时，两侧可同时针刺。

若配服下方治疗，则效果更佳。

处方：青皮、陈皮、枳壳、连翘各 9g，金银花 15g，乳香 6g，蒲公英 30g，甘草 6g。

上药水煎 2 次，将 2 次药液混合后，分 2 次服，12 小时 1 次。

3. 病例

赵某，女，47 岁。1979 年 5 月 21 日初诊。

胃脘部突然疼痛，且逐渐加重，约 2 小时后上下腹均痛，继则固定于右下腹部，持续性剧痛，呕吐。检查：患者屈腿俯卧，双手抱腹，痛苦表情，体温 37.5℃，麦氏点压痛强阳性，反跳痛阳性，白细胞 13.5×10⁹/L。诊断为急性阑尾炎。按上法于患侧下肢小腿前外侧中段针刺，深刺 2.5 寸，提插捻转手法，持续行针约 40 分钟，疼痛消失后又间歇行针 1 小时，10 分钟行针 1 次。起针后 6 小时，疼痛又发作，但较前轻。仍按以上手法两侧同时针刺，约 50 分钟症状消失，并服中药 1 剂。

二诊（5 月 22 日）：症状消失，麦氏点阴性，临床治愈。

方二

1. 取穴

阑尾、交感、神门。

2. 操作方法

局部常规消毒后，用 0.5 寸长毫针，迅速刺入上述耳穴 1～2 分，快速捻转手法（2～3 次/秒），两耳同名穴同时捻转，每穴分别持续捻转 1 分钟左右后，间歇行针 1～2 小时，20～30 分钟按上述手法行针 1 次。每日 1 次。

3. 病例

刘某,男,18岁。1969年10月30日初诊。

于今日早9点突然腹部剧烈疼痛,呕吐,腹泻,屈曲俯卧,右腿不能伸直,而来就诊。检查:麦氏点压痛强阳性,反跳痛阳性,体温37.8℃,白细胞16.5×10^9/L,无胃病史,上腹部平软,无压痛,余均正常。诊断为急性单纯性阑尾炎。采用耳针治疗,按上法针阑尾、神门、交感,间歇行针2小时,20分钟行针1次,针后呕吐停止,腹痛显著减轻,右腿已能伸直。

二诊(10月31日):右下腹有时如针刺样微痛,麦氏点按压弱阳性,体温36.5℃,仍按上法针刺。

三诊(11月2日):诸症消失,临床治愈。

【按语】

急性阑尾炎属于中医学"肠痈"的范畴,在《内经》中就有记载,此后历代医家均有论述。并且已经积累了用针灸治疗肠痈的丰富经验,如《针灸大成》载:"肠痈痛:太白、陷谷、大肠俞。"还指出"针不知分寸,补泻不明,不分虚实,其症再发。"这对近代临床也有重要的指导意义,笔者在实践中也体会到,针灸治疗阑尾炎的疗效(包括远期疗效)与针刺深度、选穴和手法均有直接关系。

针灸治疗阑尾炎的疗效在医务界已被公认。据有关实验证明,针刺某些穴(如阑尾穴)可使阑尾运动增强,甚或导致阑尾提前排空;阑尾运动的变化,双侧进针比单侧进针明显;捻针时阑尾运动尤为活跃。这与临床观察到的情况是一致的。

第二十五节 毒蝎蜇伤

【临床表现】

毒蝎蜇伤在农村并不罕见,蜇伤部位肿胀剧痛,一般无全身症状。

【治疗】

1. 取穴

在蜇伤部位局部和邻近取穴。

2. 操作方法

提插捻转，持续行针至疼痛减轻或消失。

3. 病例

孙某，女，40 岁。1987 年 5 月 23 日初诊。

患者于今晨 6 时许，在家做家务时，被毒蝎蜇伤右手食指末节指腹部，致整个食指肿胀疼痛，掣及整个右上肢剧痛难忍，急来院就诊。取穴：合谷（右），曲池（右），直刺 0.5 ~ 1 寸，提插捻转手法，持续行针 10 分钟左右，疼痛开始减轻，30 分钟后，疼痛大减，已能忍受，又间歇行针 50 分钟，10 分钟行针 1 次，疼痛消失，惟遗留轻度木胀感。

【按语】

笔者用针刺治疗毒蝎蜇伤多例，均获良效。针灸治疗毒蝎蜇伤，尚未见文献记载和报道。针灸以局部及邻近取穴为主，提插捻转强刺激手法，持续行针，此法具有操作方便、止痛迅速、无副作用等优点。针刺治疗毒蝎蜇伤，其机制有待探讨。

笔者认为其机制可能是：①针刺的直接镇痛作用。针刺能提高痛阈值，有明显的镇痛作用，这已为针刺麻醉和大量的临床实践所证实。②针刺能行气活血，改善局部循环，调整人体免疫机制，从而加速了蝎毒蛋白质的分解和吸收，达到活血解毒、消肿止痛的目的。

第二十六节　毒蛇咬伤

毒蛇咬伤在山间、田野时有发生，我国蛇伤最严重的两广地区，每年蛇咬伤的发病率约为当地人口的万分之二十五，每年的

6~9月是易被毒蛇咬伤的季节。一因该季节是毒蛇交配季节，它们格外活跃和凶猛；二因此时天气炎热人们穿得少且外出活动多；三因野外草木繁茂，毒蛇不易被人们发现。毒蛇的腮腺分泌毒液，内含神经毒素，能麻痹呼吸中枢和循环中枢，还能破坏毛细血管并溶解红细胞。毒蛇咬人后毒素进入人体，引起局部和全身中毒。

【临床表现】

蛇毒分为神经毒和血液毒2种，其临床表现不一。神经毒是毒素侵犯神经系统为主，可出现脉搏弱、流汗、恶心、呕吐、视物模糊、神昏等全身症状，而被咬伤的局部反应较少。血液毒是毒素侵犯血液系统为主。一般在咬伤后30分钟左右，局部出现剧痛、肿胀、发黑、出血等症状。被咬伤的局部还可出现水疱，其全身会有皮下出血、血尿、咯血、鼻血及发热等。当蛇毒中同时存在2种毒素时，患者会同时出现上述两类症状。

【治疗】

方一

1. 取穴

主穴为大椎、曲池、合谷、足三里、三阴交。脉沉细配内关、膻中；恶心、呕吐配中脘；视物不清配睛明、太阳、风池；神昏配人中、涌泉。

2. 操作方法

先针大椎，直刺1~1.5寸，徐徐提插刮针手法，行针3~5分钟后出针，并令患者仰卧，曲池向尺泽穴透刺，合谷向后溪穴透刺，足三里直刺1.5~3寸，三阴交向悬钟穴透刺，内关向外关透刺，余穴常规针刺，徐徐提插捻转手法，持续行针至症状缓解后，再间歇行针30~60分钟，10~15分钟行针1次，每日针2次。

此方主要用于神经毒患者。

方二

1. 取穴

阿是穴及咬伤部位的邻近穴、足三里、曲池。血尿配三阴交、关元；咯血配郄门；鼻血配太冲；发热配大椎。

2. 操作方法

伤口处用消毒三棱针挑刺出血，尽量多出血，令其自流自止，血止后速用艾条或艾炷灸之。若伤口在躯干或肌肉丰满的部位，亦可在伤口处挑刺后拔火罐，太冲挑刺放血，余穴针法同方一。

3. 病例

张某，男，13 岁。1963 年 7 月 5 日初诊。

其父代述：1 小时前在地里拔野草时，不幸被一泥土色小蛇咬伤了右手食指，伤指剧烈疼痛、肿胀、发热，急用三棱针挑刺伤口处出血后，医者右手握住患者患侧手腕，右手拇指由近端向伤口处用力单向搓 3～5 下，并迅速绑扎患者手腕，再用艾条灸伤口，同时针刺曲池、合谷，提插捻转手法，持续行针约 30 分钟，手指疼痛、肿胀均明显减轻，继续间歇行针 60 分钟，15 分钟行针 1 次，手指除仍有麻木感外，余症均消失。

附：中药处方：野菊花、鱼腥草、白花蛇舌草各 50g，明矾 10g，水煎分 2 次服，早晚各 1 次，并用药渣热敷患部 15～30 分钟，早晚各 1 次。

【按语】

20 世纪 60 年代初笔者在沂蒙山区老家诊所工作期间，用上方救治 5 例毒蛇咬伤患者。那个年代交通不便，医疗条件差，离医院又远，只好就地取材救治，经用上方治疗后，4 例得救，1 例死亡。死亡病例为重度神经系统中毒患者，就诊时已经昏迷 2 天。

针灸治疗毒蛇咬伤，中医学早有记载。首见于晋朝的《肘后备急方》，此后唐、宋、明、清医著均有阐述。如《针灸大成》

载："蛇咬伤人，灸伤处三壮，仍以蒜片贴咬处，灸蒜上。"近代更出现了用针灸、中药治疗毒蛇咬伤的名家、名药。如季德胜蛇药片、祁门蛇药片、龙门化毒丹等，均有明显的清热解毒、化瘀止痛、消肿散结等治疗作用，对各种毒蛇咬伤均有良好的效果。

因为毒蛇咬伤后，发病急、病情重，若抢救不得法或不及时，可有生命危险，为了安全及时地救治被毒蛇咬伤的患者，还应注意以下几个方面：①先尽快地自救。一是要减少活动，防止蛇毒在全身扩散；二是迅速捆扎伤的肢体近端；三是迅速挑刺伤口处，令其尽量的多出血，若伤口在躯干或肌肉丰满的部位时，可用火罐拔毒；也可用火柴或烟头烧灼伤口，破坏病毒。②捆扎部位应在肢体的近心端，距伤口 5～10cm，捆扎的时间不宜太长，一般 1～2 小时放松 1 次，每次放松 1 分钟，捆扎时不宜太紧，包扎物同皮肤之间，应可通过 1 指，其程度应以能阻止静脉和淋巴回流，但不妨碍动脉血流通为原则，以防止组织坏死。③伤口处要先用生理盐水或清水清洗，再挑刺伤口处，挑此后尽量将毒血吸出，但应避免医者用口吸，以防引起中毒。④实践证明针灸和中药对某些毒蛇咬伤且症状较轻患者，可收到良好的效果，但对重症患者为预防万一，应急送医院抢救。

第三章　常见内科疾病

第一节　枯草热

枯草热是一种因吸入花粉等外界过敏性抗原而引起的过敏性鼻炎，本病在欧美极为常见，占人口的 2%～10%，国内亦不少见。其过敏原多为各种树木花草的花粉，故枯草热具有明显的季节性特征。本病是一种基于抗体抗原反应而导致的变应性疾病，频繁的接触花粉抗原可使机体组织特别是鼻黏膜产生超敏反应，引发典型临床症状。相应的抗体亦存在于眼结膜、皮肤及血浆中，因花粉散布于空气中，鼻黏膜与其接触几率高，故鼻部反应明显。

【临床表现】

突然发生鼻痒、眼痒，鼻塞，连续打喷嚏，继则流涕流泪。呈阵发性，从早至晚，随时随地都可发生，上腭、咽部及外耳道有时亦发痒，伴有疲乏、失眠、头痛、味觉减退、畏光等症状，也可引发呼吸道感染、哮喘及鼻窦炎等。

【治疗】

1. 取穴
主穴为迎香、合谷、足三里。发热配大椎、曲池；头痛配太阳、风池、印堂；哮喘配天突、膻中、内关等。

2. 操作方法
迎香向睛明穴方向透刺 1～1.2 寸，捻转刮针手法。天突穴沿胸骨柄向下斜刺 1～1.3 寸，捻转刮针手法；余穴常规针刺。间歇行针 30～60 分钟，10～15 分钟行针 1 次，每日针 1 次，7 天为 1 个疗程，疗程间隔 2 天，大椎穴针后拔火罐 15～20 分钟。

3. 病例

患者，男，42 岁，肯尼亚人。

患者每年的旱季过敏性鼻炎发作，有 8 年之久。每次发作前鼻痒，咽痒，继喷嚏连连，流鼻涕，鼻塞，有时头痛、发热。长期采用抗组胺药物治疗效果欠佳，要求针灸治疗。予以上方取迎香、印堂、大椎、风池、合谷、足三里，间歇行针 30 分钟，10 分钟行针 1 次，每日针 1 次，大椎针后拔火罐 20 分钟，自述针后即感觉鼻塞减轻，喷嚏减少，头痛亦好转，共治疗 7 天，诸症消失，随访 2 年未复发。

【按语】

枯草热根据临床表现，属于中医"鼻鼽"范畴，本病多因身体虚弱，肺卫不固，风寒乘虚而入，寒邪凝滞鼻窍，津液输布失调所致。故治疗当先补虚，增加机体抗力，以治其本，取足三里即是此意，足三里为强壮要穴，可调补气血、补中益气、健脾和胃，以治其本。大椎、合谷、曲池、风池等穴，可祛风散寒解表以治其表；迎香专治鼻病，可宣通鼻窍。

花粉类物质是主要的季节性过敏性抗原，因此在治疗期间应尽量避免接触可疑的过敏原，特别是对花粉过敏者，在发病季节尽量减少外出活动，必要时可戴口罩加以防护。目前西药治疗本病，疗效欠佳，且多数病例停药后极易复发。针灸治疗本病不仅近期疗效好，远期疗效亦稳定，实为治疗本病的良方。

第二节　支气管炎

本病临床上分为急性支气管炎和慢性支气管炎。现代医学认为，急性支气管炎病变在支气管黏膜；当人体抵抗力减弱时，潜伏于呼吸道内的细菌即乘机侵入支气管黏膜而引起本病；慢性支气管炎多由急性支气管炎转变而来，亦可继发于呼吸系统其他疾病（如哮喘病、支气管扩张症等）。

【临床表现】

1. 急性支气管炎

起病较急，先有微热、骨节酸痛、倦怠等全身症状；继则出现刺激性干咳，呈阵发性，一般早晚或夜间重。

2. 慢性支气管炎

长期反复咳嗽为主要症状，冷天或气候急骤变化时易引起急性发作。吐黏液样或脓样痰，痰量随病情轻重而定。病程长者可因肺气肿，而出现呼吸困难。

【治疗】

方一

1. 取穴

主穴为身柱。发热配合谷；呼吸困难配内关、天突。

2. 操作方法

正坐垂肩，头微低。身柱针 0.8~1.2 寸，提插刮针手法，短促行针，出针后再拔火罐 10~15 分钟；天突沿胸骨方向进针 1~1.5 寸，内关针 0.5~0.8 寸，合谷针 0.5~1 寸，均用捻转手法，短促行针。每日针、拔各 1 次。拔罐可视情况，亦可隔日 1 次。

3. 病例

郭某，女，37 岁。1979 年 3 月 18 日初诊。

头痛、鼻流清涕、微热、干咳已 5 天。口服 APC、桑菊感冒片、土霉素、复方甘草片和止咳糖浆等药，头痛、鼻流清涕等症状好转，惟咳嗽日趋加重。胸透心肺正常，血象正常。诊断为急性支气管炎。按上法，针身柱后拔火罐 10 分钟。

二诊（3 月 19 日）：咳嗽好转，且次数减少，治法同上。

三诊（3 月 20 日）：显著好转，夜间已不影响睡眠，今晨未咳嗽（针前早晚咳重，夜间影响睡眠），仍按上法治疗。

四诊（3月21日）：偶尔嗽几声，又同法治疗1次而愈。

方二

1. 取穴

主穴为肺俞（双）。配穴同方一。

2. 操作方法

取正坐位，患者两手前臂胸前交叉抱肩。医者两手各持艾条1根并点燃，用雀啄法（如麻雀啄食状）灸烤肺俞穴，每次灸30～60分钟，灸至皮肤呈紫红色为度，每日灸1次。

3. 病例

李某，女，45岁。1968年11月21日初诊。

咳嗽、吐痰5年，曾在某院诊断为慢性支气管炎。因天气突然变冷，而发作咳喘6天，咳吐黏痰，早晚咳重，兼有胸闷气喘。检查：体温36℃，血压110/75mmHg，心肺听诊无异常，X线胸部摄片，两肺纹理增多，苔白厚，脉沉细。诊断为慢性支气管炎。治法：按上法灸肺俞60分钟，针内关，每日针、灸各1次。治疗2天即感好转，针灸至第5天，咳嗽次数由针前10～15次/日，减至3～5次/日，胸闷喘息好转。共治疗7天，临床症状消失。

方三

1. 取穴

天突至鸠尾。

2. 操作方法

取仰卧位，局部常规消毒后，医者左手拇、食、中指将针挑点捏起，右手持三棱针挑刺，破皮即可。挑刺后医者再用两手拇、食二指相对，用力捏挤挑刺部位，使其微出血，由天突挑至鸠尾为止，间隔1寸左右挑1针。每隔3天挑1次，2～3次无效者；停止此法治疗。

3. 病例

笔者有一次出差外地，因食菜太咸而引起支气管炎，咳嗽连声，干咳无痰，影响入睡，因已深夜无处就诊，只好自己随用上法挑刺，15 分钟即好转，20 分钟后入睡，次日醒后而愈。后用此法治疗数例，均获一定疗效。

【按语】

支气管炎属予中医"咳嗽""喘憋""痰饮"范畴。中医学把引起支气管炎的病因，归纳为外感、内伤两大类。急性支气管炎多为外感，慢性支气管炎多为内伤。

肺为娇脏，喜清肃，恶风寒亦恶风热。因肺外合皮毛，最易感受外邪侵袭，使人体的毛窍束闭、腠理不通，影响肺气的宣发肃降功能。《素问·至真要大论》载："诸气膹郁，皆属于肺。"膹为气上逆而喘，郁为闭塞，故急性支气管炎多是外邪郁闭而致咳喘。暴咳喘息在肺属实，故宜解表透邪、宣通肺气。方一即为此而设，身柱系督脉经穴，督脉为诸阳之海，又皮毛在表属阳，故针拔此穴既可解表散寒，又能清热肃肺；外邪已除，肺气宣通，咳平喘止。

慢性支气管炎以内因为主。多因脾肺虚寒或肾虚肺燥等因素，影响到肺气肃降功能所致，而临床上以脾肺虚寒型为常见，故慢性支气管炎患者多出现咳喘多痰，形寒发热，腰酸背冷。苔白腻，脉滑数等征象。因而，《金匮要略》提出了"病痰饮者，当以温药和之"的治疗原则。方二即遵此意而立。近代有关科学试验证明，灸或拔罐能使皮肤毛细血管扩张，促进血液循环，加强了机体的代谢功能；还能影响交感链，使其与肺部相关的内外感受器敏感度降低，对致病因素的抵抗力增加，从而调整交感神经、副交感神经的平衡和统一，达到散寒利气、宣肺豁痰等治疗目的。

然而外感和内伤是相互联系和互相转化的，外感治不得法，可酿成内伤，内伤咳嗽又往往由外感诱发，而引起急性发作。故方一和方二应灵活选用，切忌刻舟求剑。

第三节 肺 炎

根据病变的形态和范围,临床上分为大叶肺炎和小叶肺炎。大叶肺炎是由肺炎双球菌引起的一种常见急性呼吸系感染,病变可累及肺的 1 ~ 3 大叶;小叶肺炎又叫支气管肺炎,是支气管与肺实质的炎症,病变呈小叶性分布,绝大多数是由细菌或病毒引起。

【临床表现】

1. 大叶肺炎

起病突然,常以畏寒或寒战开始,高热可达40℃以上,伴有头痛、骨节酸痛等全身症状。初起多为干咳或有少量黏痰,随病情发展而痰量增多,咳嗽加剧,可咳出大量黄痰或铁锈色痰。甚则出现呼吸困难或谵妄、昏迷。若病变在下叶累及膈胸膜,可产生腹部压痛或肩背酸痛。

2. 支气管肺炎

多发生在年老、体弱及婴幼儿等机体抵抗力较弱者,感冒易引起本病。主要症状是发热、咳嗽和呼吸困难,但没有胸痛和铁锈色痰。

【治疗】

方一

1. 取穴

主穴为阳性反应部位。发热、头痛和寒战配大椎、曲池、合谷、太阳;胸痛和痰多配肺俞、丰隆、鱼际;胸闷、气急和谵妄配内关、膻中、人中、十宣。

2. 操作方法

大叶肺炎患者,因胸膜受累,病变部位可有胸痛出现,胸痛部位为针刺点1;若病变位于下叶,肩背可有酸痛(支气管肺炎患者亦可有此反应），上腹部可有压痛。肩背酸痛处为针刺点2，腹部压痛点为针刺点3。针刺点1局部常规消毒后，用1寸长毫针沿肋骨方向刺入0.5～0.8寸（针身在皮层与肌层之间），针身在体外部分覆盖消毒棉球，并用胶布将其封固，以防针体移动。埋针多少视胸痛范围而定，一般1～2根，不宜超过3根；每次埋针3～5天，埋至胸痛症状消失为止。针刺点2用提插捻转手法，针刺点3用提插刮针手法，直刺0.3～0.8寸，针尖进入肌层即止，出针后各拔火罐10～15分钟；配穴根据临床表现症状灵活选用，鱼际、十宣点刺出血，余穴按常规针刺，捻转手法。均间歇行针30～60分钟，每10～15分钟行针1次，一般每日针1次，重者每日2～3次。

3. 病例

陈某，女，63岁。1967年4月29日初诊。

因突然恶寒、发热，咳吐铁锈色痰而就诊。检查：体温38.5℃，血压90/60mmHg，咽部正常，右肺下有湿性啰音，白细胞16.5×10^9/L，中性粒细胞85%，淋巴细胞8%，X线透视右下肺呈大片阴影，苔微黄，脉浮数，右胸痛，右肩背有酸痛感。诊断为大叶肺炎。治法：胸痛部位埋针2根，肩背酸痛处向下斜刺（30°）1.5寸，提插捻转手法。配大椎、合谷、肺俞、丰隆、鱼际手法同上，间歇行针60分钟，15分钟捻针1次。间隔6小时后针第2次，针法同前。

二诊（4月30日）：体温37.8℃，胸痛略减，针刺点2针后拔火罐15分钟，余穴及针法同上。

三诊（5月1日）：体温37℃，血压97/60mmHg，咳嗽次数及痰量均减少。治法去大椎，余穴及针法同上，每日1次。

四诊（5月3日）：体温36℃，胸痛消失，已无铁锈色痰，仍时有咳嗽，起出埋针。去针刺点2，余穴同上，间歇行针30分钟，每10分钟行针1次。

五诊（5月4日）：症状及体征均消失，X线胸透阴影消失。

方二

1. 取穴

主穴为风门、肺俞。配穴参照方一。

2. 操作方法

正坐垂肩，头微低。医者手持 1.5 寸长毫针，由风门成 30°角向肺俞透刺，分段提插捻转手法，间歇行针 30~60 分钟，10~15 分钟捻针 1 次，出针后拔火罐 10~15 分钟，一般每日治疗 1 次。配穴根据情况辩证选用。

3. 病例

张某；女，56 岁。1979 年 5 月 28 日初诊。

发热、咳嗽、胸闷 5 天，经 X 医院诊断为支气管肺炎。因患者对青霉素过敏而要求针灸治疗。检查：体胖，呼吸气粗，有支气管肺炎病史。体温 37.8℃，血压 110/75mmHg，听诊两肺有湿性啰音；苔微黄、脉细数，诊断为支气管肺炎。治法：按上法针风门透肺俞，配大椎、合谷、内关，手法同上，间歇行针 60 分钟，15 分钟捻针 1 次。主穴针后拔火罐 10 分钟，每日针 1 次。针毕患者即觉周身轻松，胸闷减轻。

二诊（5 月 29 日）：体温 37℃，咳嗽略减轻，治法同上。

三诊（5 月 30 日）：体温 36.7℃，咳嗽次数由针前 20~40 次/日减至 10~20 次/日，胸闷显著好转。去大椎，余穴同上，间歇行针 30 分钟，10 分钟行针 1 次。每日针 1 次。

四诊（6 月 2 日）：体温 36.2℃，胸闷消失，偶尔微咳，水泡音消失。又针风门透肺俞、合谷 2 次而愈。

【按语】

肺内炎症从其临床症状的表现；似应属于中医学"温热病"的范畴。由于本病多见于冬、春两季，因此颇似温病中的冬温、春温和风温等。如叶天士云："温邪上受，首先犯肺。"雷少逸云："其症头痛……咳嗽……或胸痛。"（见《时病论·冬温》）又如陈平伯云："风温为病，春月与冬季居多，或恶风或不恶风，必身热咳嗽烦渴。"从以上论述，可以看出二者在某些症状表现上有类似之处。

针灸治疗本病必须根据病情发展的不同阶段辨证施治，如初期邪在卫分时，针大椎、曲池、合谷，以疏风解表，清热宣肺；邪入气分，咳嗽加剧，胸痛痰多时宜针肺俞、丰隆、鱼际等，以清肺泄热而化痰；邪入营分，病情恶化，出现胸闷气急，谵妄昏迷时，宜刺人中、内关、十宣等，以清营养阴而开窍，达到急救之目的。

针灸治疗肺内炎症，文献报道不多。笔者用上方治疗 19 例肺炎患者（均经 X 线检查和西医确诊），其中 5 例对青霉素、链霉素过敏，6 例用抗生素治疗 3～5 天，效果不显。19 例中，7 例大叶肺炎，12 例支气管肺炎；治疗次数最少者 2 次，最多者 10 次，一般 3～5 次即显著好转或痊愈，17 例治愈。针灸对支气管肺炎的疗效较大叶肺炎好。

第四节　风湿性心脏炎

风湿性心脏炎是常见的风湿病。它包括心肌炎、心瓣膜炎和心包炎，是全身胶原组织非化脓性炎症的组成部分，如治疗不当，常是导致严重风湿性心瓣膜病的主要原因。其症状轻重不一。

【临床表现】

心脏炎一般有发热、头痛、咽痛及关节痛等症状。

1. 心肌炎

轻者不易发觉。重则患者心前区有紧迫感、心悸和呼吸困难，心脏扩大，心率快。第一心音弱，心尖区可听到收缩期杂音，血压降低。

2. 心瓣膜炎

常表现为二尖瓣和主动脉瓣闭锁不全所产生的杂音。

3. 心包炎

常与心肌炎同时发生。其症状为心前区痛，并有心包摩擦音，如心包腔内液体量较大，可出现呼吸困难、心尖搏动触不到、全身水肿、肝大等现象。

【治疗】

1. 取穴

主穴分为 2 组，即胸前区痛点、膻中、郄门为 1 组；心俞、厥阴俞、内关为 2 组。发热配大椎、合谷；咽痛配利咽、少商，头痛配太阳、风池，肝大浮肿配期门、阳陵泉；关节痛在其局部或邻近选穴，如膝关节痛针内、外膝眼，梁丘或阳陵泉，胯关节痛针环跳、承扶等。

2. 操作方法

1、2 组轮换交替使用，每组用 1 个疗程（10 天），疗程间隔 2~3 天。配穴应对症选用。痛点用埋针法，见"肺炎"节；少商点刺出血，心俞、厥阴俞均成 30°角向下斜刺 0.5~0.8 寸，内关刺 0.5~0.8 寸，郄门刺 0.8~1 寸，期门沿肋骨方向斜刺0.3~0.5 寸，余穴常规针刺。均用捻转手法，间歇行针 15~30 分钟，5~10 分钟行针 1 次，每日针 1 次，10 次为 1 个疗程。针后再用艾条灸阳陵泉、曲池和内关各 10~15 分钟。

3. 病例

王某，女，31 岁。1979 年 3 月 5 日初诊。

曾因发热、关节痛、心慌住某院，诊断为：①风湿热；②心肌炎。住院 62 天，风湿热好转，但仍心慌，于 3 月 5 日转来针灸治疗。检查：体温 37.5℃，脉搏 100 次/分，第一心音弱，心尖区有Ⅲ级收缩期杂音，白细胞 $10.5 \times 10^9/L$，血沉 33mm/h，心电图为二度房室传导阻滞。患者自觉胸闷、心悸，膝、肘及胯关节疼痛，并有心前区紧迫感。治法：按上法 1、2 组交替针刺，每组穴针 10 天，配合谷、曲池、环跳、阳陵泉、内外膝眼，手法及行针法均同上，针后灸阳陵泉和曲池、内关各 10 分钟。

经 3 个疗程治疗，体温 36.5℃，脉搏 70 次/分，化验及心电图正常，除有轻度关节痛外，余症均消失。同年 10 月复查：血常规及心电图均正常。

【按语】

风湿性心脏炎在中医文献中无此病名，根据本病临床表现，似属于中医学的"心悸""胸痹""水肿"等范畴。在《素问》《灵枢》《针灸资生经》和《针灸大成》等医书中都有类似病证的记载，并提出一些针灸治疗本病的方法。

风湿性心脏炎是常见病、多发病。由此而引起的永久性心瓣膜损害常危及生命。鉴于本病至今尚无特效药物治疗的情况下，积极探索用针灸等其他措施防治本病具有重要的现实意义。

针灸治疗风湿性心脏病，近代文献已有报道。从大量的临床实践和有关科学实验研究证明，针灸对心脏有以下几方面的作用：①针刺对人体及动物的心脏活动，均能产生即时性的双向调整作用；②有明显的降心率作用，特别是在心房颤动、窦性心动过速和室上性心动过速时针刺，其作用表现得更显著；③针刺可以消除室性期前收缩等心律不齐。对室性期前收缩、间位性室性期前收缩、房性期前收缩等多种期前收缩，均有一定的消减作用，对室性期前收缩的消减速度与利多卡因相仿，其作用维持时间也较长；④针刺后有使二尖瓣部波降低的作用，多见于二尖瓣狭窄患者。还能使 ST 段的降低减轻或恢复原来水平。

由此可见针灸治疗本病的作用是肯定的。笔者用上方先后治疗 7 例心脏炎患者，都获得比较满意的疗效。尽管病例不多，还不足以说明更多的问题，但至少可以说针灸治疗风湿性心脏病是有效的，特别是有 3 例心脏炎患者长期用药物治疗，效果不显著，尔后用针灸治疗，获得较满意疗效。

第五节　高血压

高血压是一种比较常见的严重疾病。一般认为本病的主要原因是由于长久或反复的精神过度紧张与疲劳或强烈的情绪激动，引起高级神经活动障碍，从而产生血管系统神经调节的紊乱。大多数患者在 40 岁以上，但年轻人中亦有患此病者。

【临床表现】

动脉血压长期持续超过 140/90mmHg；早期较常见的症状有头痛、头昏、心悸、胸闷、失眠、烦躁和易疲劳等。此后的主要症状取决于受累病变最显著的器官。有些患者可出现嗜睡、善饥和浮肿等异常现象。

【治疗】

方一

1. 头针取穴

晕听区、感觉区上 1/5、足运感区或运动区下 2/5。

2. 操作方法

以上几个区是针刺治疗高血压的主要部位，根据本病临床表现还可以配用其他区，如偏头痛配感觉区下 2/5；皮质性浮肿配血管舒缩区等。均刺双侧，针刺入皮下与骨膜之间，进针 0.5 ~ 1 寸，留针 1 ~ 2 小时，一般间日针 1 次；若每日 1 次时，7 次为 1 个疗程，疗程间隔 3 ~ 5 天。

3. 病例

王某，男，65 岁。1979 年 5 月 21 日初诊。

患高血压已 10 年，血压一直保持在（160 ~ 180）/（120 ~ 130）mmHg，经常头昏，视物不清。近 2 个月病情加重，头晕而不敢起床，嗜睡，有时吃着饭就睡了；善饥暴食，一顿饭能吃一斤馒头，肢软乏力，周身浮肿。检查：血压 210/160mmHg，面红肢肿，六脉弦细，诊断为高血压。针晕听区、足运感区、感觉区上 1/5 和血管舒缩区。留针 2 小时，间日 1 次。

二诊（5 月 30 日）：血压 180/130mmHg，晕眩等症均减轻，自己能来门诊就诊。继续按上法治疗。

三诊（6 月 10 日）：血压 160/120mmHg，晕眩显著减轻，饭量减少 1/2，已不浮肿，并能干轻微劳动。6 月 11～26 日因事间断治疗。

四诊（6 月 27 日）：血压 195/148mmHg，饭量有所增加，眩晕亦加重，继续按上法治疗。

五诊（7 月 26 日）：血压 160/120mmHg，患者已无自觉症状，停针观察。6 个月后随访，血压较稳定。

方二

1. 取穴

主穴为内关。颈后痛配天柱或风池；头顶痛而晕者配上星、百会或头维；失眠配安眠 2；头两侧痛配太阳或头维。

2. 操作方法

本病常见颈后天柱或风池部位有沉胀感；百会或上星部位有压重感；太阳或头维部位有胀痛反应。可在上述胀痛部位选穴作为配穴，颈后部位可分别刺天柱或风池，针尖向下颌方向刺 0.5～0.8 寸，单捻手法，捻针 3～5 次，此时患者局部可有强烈酸胀感，间歇行针 30～60 分钟，10～15 分钟用上法行针 1 次；头顶部刺百会或上星，沿皮刺入 0.5～1 寸，留针 1～2 小时；头两侧胀痛时刺太阳或头维，刮针手法，5～10 分钟行针 1 次，留针至胀痛减轻成消失后起针。配穴根据情况辨证选用。重者日针 1 次，轻者间日 1 次，一般 7～10 次为 1 个疗程，疗程间隔 2～3 天。临床实践证明，多数患者针 2～3 次自觉症状即减轻，1～2 个疗程后，有些一期高血压患者血压可下降至正常范围。

3. 病例

例一：孟某，女，44 岁。1979 年 3 月 3 日初诊。

患高血压已 3 年，血压经常在 180/120mmHg 左右，伴有头晕、失眠、心烦及右侧上下肢体麻木感；自觉头顶部位有压重感，指押切后即觉轻松。检查：体瘦，痛苦表情，血压 180/130mmHg。诊断为高血压。按上法在头顶部位刺 3 针，留针 2 小时，配安眠 2。针后即感头晕减轻，精神好转。

二诊（3 月 5 日）：血压 160/100mmHg，针后能睡 6 小时，惟多梦，头晕亦减轻，用上法继续治疗。

三诊（3 月 10 日）：血压 130/80mmHg，已不头晕，睡眠等均显著好转，头顶压重感消失。针百会、安眠 2、内关，捻转手法，留针 30 分钟，间 3 日针 1 次，又针 5 次以巩固疗效。

例二：贾某，女，45 岁。1979 年 6 月 10 日初诊。

因头晕、眼花、不能站立而就诊。检查：体胖，面红，声粗有力，血压 190/130mmHg，脉弦数。自述肢软无力，心烦、欲吐，后颈部胀沉。诊断为高血压。按上法在后颈部脊柱两侧各刺 1 针，单捻手法，间歇行针 30 分钟，10 分钟捻针 1 次。出针后患者即时感觉头晕好转，颈部轻松，血压 180/125mmHg。共针 5 次，血压降至 135/90mmHg，自觉症状消失。

1 年后随访，血压基本稳定在（130～140）／（90～100）mmHg。

【按语】

有关载述高血压症状的中医学文献很多，如《灵枢·杂病》载："厥夹脊而痛者至顶，头沉沉然，目眩眩然。"又如《灵枢·五乱》载："乱于头，则为厥逆，头重眩。"中医学认为本病病在肾肝，其特点是上实下虚。这是由于平素不注意摄生，致使肾水不足，肝阳偏亢，气血逆乱所致。故《内经》有"诸风掉眩，皆属于肝"的论述。对本病的治疗方面，中医学也有丰富的经验，如《灵枢·五乱》载："气在于心者，取之手少阴、头主之输。……气在于头者，取之天柱、大杼；不知，取足太阳荥输。"细考近代取穴，也不出此端。上述方一和方二的针刺部位也大都在膀胱经、胆经或三焦经和少阳经的循行部位。尤其是天柱和大杼至今仍被认为是治疗高血压的有效穴而被广泛运用于临床。

临床实践证明针灸治疗高血压有一定疗效，但部分患者远期疗效不巩固。当然影响远期疗效的因素是多方面的，然而血管神经系统调节功能的未完全恢复协调应是主要因素，即内因。所以当经过针灸治疗，血压下降，临床症状减轻或消失后，仍须隔3～5天治疗1次，至血管神经系统的调节功能完全恢复并巩固后停止治疗，才有可能收到较为满意的远期疗效。

笔者于临床实践中体会在针刺过程中若加用少量降压药物（如降压灵），其降压作用远较单独施用针灸治疗效果更好。曾治一女性老年（70岁）高血压患者，血压长期在210/160mmHg左右，长年服用降压药和多次针灸治疗，疗效均不巩固，后采用针刺为主加服少量降压灵，治疗35天，血压下降到160/100mmHg左右，停治1年后随访，血压基本稳定。

第六节　冠心病

冠心病是冠状动脉粥样硬化性心脏病的简称，是一种严重危害人类身体健康的多发病，尤其是40岁以上的中老年人，发病率较高，危害性也大。本病是一种性质复杂的疾病，其病因至今尚不完全清楚。

【临床表现】

由于心肌发生缺血的速度及程度不同，患者的症状也不同，临床上常见的有心绞痛和心肌梗死2种类型。

1. 心绞痛

在胸骨后或心前区阵发性锐痛或灼痛，每次发作持续3～5分钟，短于1分钟或超过15分钟者较少见。

2. 心肌梗死

临床表现为突然剧烈的胸骨后或心前区疼痛。疼痛较心绞痛剧烈，持续时间长，甚至可长达数天，除疼痛外，患者往往伴有胸闷、气短、心悸、面色苍白、大汗淋漓，脉细无力，血压下降等心源性休克征象。还有部分患者临床表现为以胃肠道症状为主，如恶心、呕吐、腹泻等。无痛性心肌梗死病患者并不发生疼痛，仅有呼吸困难、口唇青紫、血压降低、烦躁不安等。心律不齐也是冠心病常见表现。

【治疗】

1. 取穴

阿是穴、膻中、内关、通里、心俞、足三里。配穴：血压高加曲池、风池；恶心、呕吐、腹泻加中脘、天枢；咳喘痰盛加丰隆、天突、陶道等。

2. 操作方法

心绞痛在胸部的体表投影部位即阿是穴，可在其痛点部位皮下埋针 5~7 天；其他穴位在一般情况下可用间歇行针法，每次 30~60 分钟，捻针或刮针手法，每 15~30 分钟行针 1 次，根据情况间日或每日针 1 次。7~10 天为 1 个疗程，疗程间隔 2~3 天。

3. 病例

例一：患者，男，54 岁。2000 年 8 月 10 日初诊。

1984 年发现患高血压，1993 年以后经常胸闷刺痛，压榨感，心电图 T 波低平，ST 段下移，二级梯运动试验阳性。某医院诊断为冠心病，一直服用西药治疗（药名不详）。因突感胸闷痛，心慌，上楼则气急，而邀笔者诊治。当时检查：血压 170/110mmHg，心界稍大，心音弱，心电图示 T 波普遍低平，ST 段下移。诊断为：高血压、冠心病。针刺取穴：阿是穴、膻中、内关、通里、心俞、足三里；配穴：曲池、风池；每日针 1 次，10 次为 1 个疗程。第 3 个疗程针后即感到心前区舒适，睡眠好转，无心慌、胸闷发作，自觉精神体力日渐增强，每天清晨散步约半个小时，由慢步到快步亦无不适。自觉症状消失，共治疗 6 个疗程后，T 波全部提高到近正常水平，ST 段移位恢复。坚持全日工作，随访1年，疗效巩固。

例二：李某，男，68岁。

因心绞痛，于1984年1月4日到某医院门诊治疗，诊断为高血压、动脉硬化症、冠心病。心电图检查：无心肌梗死变化，服西药治疗。同年4月6日黎明5时左右发生心前区绞痛，经针刺膻中、内关后，持续行针30分钟，绞痛止，后送笔者医院住院治疗。诊断为：高血压，动脉硬化症，心肌前壁梗死。1986年4月，患者又因心绞痛住院治疗，用上方针刺治疗。同时服用胸痹灵汤剂，每天1剂，早晚各服1次，住院31天，诸症好转，出院后坚持服用胸痹灵胶囊，随访3年，病情稳定。

附：中药处方（胸痹灵）：黄芪、绞股蓝、金银花、玄参、川芎、丹参、降香、甘草。

气虚加力参；阳虚加附子、山萸肉；痰浊壅阻加葶苈子、地龙、山楂、泽泻；血瘀加水蛭、红花、失笑散。用法：上药汤剂，每天1剂早晚各服1次；胶囊每次4~6粒，早晚各服1次。

【按语】

中医学虽然没有冠心病这一疾病名的专门记载，但从历代中医文献中可以看到，中医学对这一疾病早有认识。《内经》就有关于该病一些症状的描述。如《素问·脏气法时论》云："心病者，胸中痛，胁支满胁下痛，膺背肩胛间痛，两臂内痛。"《灵枢·厥论》中有"厥心痛，与背相控，善瘛，如后触其心……痛如以锥刺其心""色苍苍如死状"，又称："真心痛，手足青至节，心痛甚，旦发夕死，夕发旦死。"这些症状的记述与现在的心绞痛、心肌梗死极为相似。其发病的原因，中医学也认为"过食肥甘"是本病的重要因素，《内经》还指出："心痹者，脉不通。"心主血脉，脉为血液运行之通路，气为血帅。如心气虚或心阳不足则血行失调，产生瘀血，导致心脉瘀塞而引起疼痛，以上论述与现代医学对冠心病致病因素的认识是不谋而合的。针灸治疗冠心病，在中医学文献中有详细的记载，如《针灸甲乙经》云：

"厥心痛，与背相引，善瘛，如从后触其心，身伛偻者，肾心痛也。先取京骨、昆仑，发针立已，不已取然谷。……厥心痛，如锥刺其心，心痛甚者，脾心痛也，取然谷、太溪。厥心痛，色苍苍如死状，终日不得太息者，肝心痛也，取行间、太冲。"《针灸大成》记载："胸痹：太渊。"又载："心胸痛：曲泽、内关、大陵。"从以上这些记载来看，我们的祖先用针灸治疗冠心病已经积累了可贵的经验。

针灸治疗冠心病在取穴方面各地报道大体上是一致的，一般都是以膻中、内关、心俞、厥阴俞、太渊、通里、巨阙、足三里、鸠尾、三阴交、太冲等穴为主。这是因为膻中为宗气所聚之处，能宽胸利气；内关为手厥阴之络，别走少阳三焦，能清心胸郁热而宣心阳；三阴交为肝脾肾三经之交会处，为血科之要穴，能清血中之热，搜血中之风；足三里能通胃宣阳，升清降浊，导痰行滞；心俞、巨阙、厥阴俞、膻中为心经和心包经的俞募配穴，能调两经的气血而化痰；通里、内关为两经之络穴，能通经活络止痛；诸穴相配能通阳散结、豁痰通腑、活血化瘀，故能达到治疗之目的。

胸痹灵方是笔者多年来在临床上总结出的有效验方，实践证明此方治疗冠心病疗效可靠，长期服用没有毒副作用，与针灸配合治疗，可提高疗效，缩短疗程。

大量有关临床实践和实验研究表明，针灸治疗冠心病、心肌缺血疗效肯定，针刺可以明显改善患者冠脉供血不足以及心肌急剧暂时性缺血缺氧所引起的心绞痛和心律不齐，可以改善心肌缺血引起的心电图 ST 段的改变。但由于冠心病发病凶险，死亡率较高及其他诸多原因，因此，在救治冠心病急性发作过程中，很少采用针灸治疗，使针灸在该病的治疗上难发挥作用，实为可惜。

第七节 心 绞 痛

心绞痛是冠心病的一个主要症状。系心肌急剧的、暂时的缺血与缺氧所引起的临床症状。本病多见于男性，多数患者年龄在40岁以上；劳累、情绪激动、饱食、受寒等为常见诱因。

【临床表现】

患者突然发生胸骨后（偏左侧）剧烈疼痛，可放射至颈部、左肩和左上臂内侧，并有胸前紧压感。每次发作3～5分钟。偶可持续15分钟。发作时患者面色苍白、出汗、表情焦虑。

【治疗】

方一

1. 取穴

膻中、内关。

2. 操作方法

膻中约15°角向下斜刺0.5～0.8寸，内关直刺0.5～1寸，捻转手法，持续捻转至绞痛缓解或消失为止。此法用于心绞痛发作时，有显著效果。

3. 病例

张某，男，47岁。1973年5月7日初诊。

自述于1968年开始血压高，且有时出现心慌、胸闷。1970年出现心绞痛，发作时胸骨后（偏左）剧烈疼痛，并放射至左侧肩背部，呼吸困难，面色苍白，大汗淋漓。县、省级医院均诊断为冠心病。经中西医治疗3年好转，但心绞痛仍有时发作，每次发作持续时间15～30分钟。此次因精神刺激而诱发，症状同上。治法：针膻中、内关，捻转手法，持续行针约5分钟绞痛即消失。

此后，每次发作均用此法而迅速止痛，至1975年绞痛停止

发作。1976 年 8 月 7 日复查：血压 130/85mmHg，胆固醇
180mg%、ST 下移恢复，心绞痛一直未发作。

一次笔者护送该患者去某医院检查途中在客车上心绞痛发
作，因车颠簸不宜针刺，随用两手拇指按压左右内关，亦收到止
痛效果。

方二

1. 取穴

主穴分为 2 组，即心俞、巨阙、郄门为 1 组；厥阴俞、膻中、
内关为 2 组。2 组交替使用，每组针 10 天（1 个疗程），疗程间
隔 3～5 天。配穴根据中医辨证分型选穴，阴虚型配三阴交或太
溪；阳虚型配关元或大椎；气虚型配气海或足三里；痰阻型配丰
隆或肺俞；血瘀型配膈俞或血海。

2. 操作方法

背部穴成 30°角向下或向脊柱斜刺 0.5～0.8 寸，勿穿透壁层
胸膜，以防造成气胸，捻转刮针手法；巨阙成 5°角向下斜刺
0.3～0.5 寸，针尖进入腹直肌即止，禁直刺、深刺，严防刺伤肝
脏，刮针手法；四肢穴一般直刺，提插捻转手法（心绞痛发作
时，内关、郄门用持续行针法）。均间歇行针 15～30 分钟，每
5～10 分钟行手法 1 次。

全国针刺治疗冠心病协作组用针刺（所拟方与本方基本相
同）治疗了 631 例冠心病患者，其中心绞痛者 506 例，取得显效
者 219 例，占 43.3%，改善者 242 例，占 47.81%，无效者 45
例，占 8.89%，总有效率为 91.11%。

【按语】

心绞痛是现代医学名称，虽在中医书籍中找不到这个名词，
但其临床表现如胸痛、胸闷、心悸、气短等症状，在《内经》中
早有记载。如《素问·脏气法时论》载："心病者，胸中痛，胁
支满，胁下痛，膺背肩胛间痛，两臂内痛。"又如《灵枢·厥论》
载："真心痛，手足青至节，心痛甚，旦发夕死，夕发旦死。"这

些症状的记述与现代医学所称的心绞痛、心肌梗死等极为相似。对其发病原因,中医学也认识到"过食肥甘""脉不通"是本病发病的重要因素。这与现代医学的认识是不谋而合的。

针灸治疗冠心病心绞痛,在中医学文献中也早有记载,如《针灸甲乙经》载:"厥心痛……先取京骨、昆仑,发针立已,不已取然谷。"《针灸大成》载:"心胸痛:曲泽、内关、大陵。"这与近代临床所取穴位大同小异。《内经》载:"心痹者,脉不通。"心主血脉,脉为血之运行通路. 气又为血帅,若心气虚或心阳不足则血行失调,产生瘀血,导致心脉瘀塞而引起疼痛。故取穴多用心俞、厥阴俞、膻中、内关、郄门等。心俞和厥阴俞为心经和心包经俞穴、能通阳散结膻中为宗气所聚之处,能宽胸利气;内关、郄门为心包经穴,能清心胸郁热而宣心阳;诸穴配伍可通阳散结、行气化瘀、活血通络,故治疗心绞痛有良好效果。

第八节　阵发性心动过速

阵发性心动过速是一种阵发性、有规则而迅速的异位心律,心率常在160~220次/分。根据其冲动发源部位可分为心室上性和心室性心动过速2种。前者比后者多见,预后一般良好,发作常可自行停止。

【临床表现】

室上性阵发性心动过速发作时,感觉强烈心悸、头晕和胸部压迫感,甚至恶心、呕吐或昏倒。听诊时,心律规则而快,心音短,第一音响亮,第二音较弱。

【治疗】

1. 取穴
内关、三阴交。

2. 操作方法

取仰卧位。先针三阴交，后针内关。三阴交向对侧直触 0.5~1 寸，进针后留针不动；内关向对侧刺 0.5~0.8 寸，捻转手法，左右两侧同时捻转，持续行针至心动减慢后，留针 15~30 分钟。一般针后 3~5 分钟即好转，针 3~5 次，心搏有的恢复正常。

3. 病例

刘某，男，44 岁。1978 年 10 月 7 日初诊。

患心动过速 3 年余，每年发作 1~2 次。此次发作半个月余，自觉心慌、心跳、失眠、疲乏、胸闷。检查：血压 130/85mmHg，心动快而规则，心率 165 次/分，X 线与心电图检查无器质性病变，苔黄厚，脉细数。诊断为阵发性心动过速。按上法针内关、三阴交。内关持续行针约 3 分钟，患者自觉症状好转，行针约 6 分钟，心率 110 次/分。每日针 1 次，共治疗 5 次，心率恢复正常。

【按语】

阵发性心动过速属于中医学"惊悸""怔忡"范畴。其有关症状的论述在《内经》中有记载，如《灵枢·经脉》载："心主手厥阴心包络之脉……是动则病手心热……甚则胸胁支满，心中澹澹大动。"其致病原因，中医学认为大多由于忧思过度，气血亏损。气不足则心不能自安，血不足则心失其所养。如《丹溪心法》载："怔忡者血虚，怔忡无时，血少者多，真觉心跳者血少。"若突受惊恐、阴虚火旺、痰火内动及心阳不振等亦能引起此症。

"心者君主之官，神明出焉。"心力不足，则神志不安，而易出现心动过速、失眠等症状。中医学认为本病主要与心经和心包经有关，故取穴以内关为主。内关为心包经络穴，主治心胸及血液循环系统的病证，有强心，镇静和安神的作用，如《针灸甲乙经》载："心澹澹而善惊恐，内关主之。"三阴交为足三阴经之会穴，肝藏血、脾统血，肾与心两经又有密切关系，若心肾不交，则惊惕不安，心跳加快，故针三阴交能活血养血、滋阴制火。因此，内关与三阴交配伍，为治疗本病之良方。

第九节　期前收缩

期前收缩又名早搏。是最常见的心律失常，是起源于异位兴奋灶而与基本节律相比在时间上过早发生的心脏搏动。因其引起搏动的冲动起源部位的不同，临床分为心房性、房室结节和室性，其中以室性最为多见。期前收缩可发生于健康人，可能与精神紧张、疲劳、消化不良和烟酒过度等。在神经症及各种心脏病患者中较为常见。亦可发生于心脏手术或心脏插管检查时。

【临床表现】

期前收缩多半并不伴有症状，有些患者有心悸和心前区不适感。如类似电梯快速升降的失重感或代偿间歇后有力的心脏搏动。室性期前收缩常见于冠心病、心肌病、风湿性心脏病与二尖瓣脱垂患者，可伴有这些心脏病的临床表现。

【治疗】

1. 取穴

内关、太渊。

2. 操作方法

内关直刺 0.5~1 寸，捻转刮针手法；太渊直刺 0.2~0.3 寸，捻转刮针手法，间歇行针 30 分钟，5~10 分钟行针 1 次，每日针 1 次，7 次为 1 个疗程，疗程间隔 1~2 天。内关、太渊 2 穴隔日交替针刺。

3. 病例

患者，男，52 岁，某国驻塞舌尔大使。1992 年 12 月 4 日初诊。

自述患高血压 15 年、冠心病 5 年，时有心悸和胸闷不适感，心电图示频发性室性期前收缩，呈二联律、三联律，每天发作数次。经用西药治疗，期前收缩没能控制，要求针灸观察治疗。按上法针刺内关、太渊穴，均用捻转刮针手法，间歇行针 30 分钟，10 分钟行针 1 次，针 7 天后休息 2 天，继续治疗。

针灸第 1 个疗程后室性期前收缩减至 3～4 次/分。有一次到门诊时正值期前收缩频发 5～6 次/分，自觉心悸、胸部不适，随即针刺内关、太渊，期前收缩即刻控制，共治疗 13 个疗程后，室性期前收缩偶发，1～2 个星期发作 1 次，症状很轻微，复查心电图正常。

【按语】

针灸治疗心律不齐的疗效已被临床实践证实，内关是治疗心律不齐的常用要穴。内关穴属于手厥阴心包经的络穴，循经上系心包络。《灵枢·经脉》云："心主手厥阴心包经之脉，起于胸中，出属心包络。"《灵枢·邪客》又云："诸邪之在于心者，皆在于心之包络。"表明心包经与心脏密切相关。故针刺内关穴，可以促使经脉之气血运行通畅，调整脏腑功能并维持内脏环境，达到阴平阳秘的作用。《难经·四十五难》云："脉会太渊。"盖太渊穴居气口（寸口），为脉之会，又是手太阴肺经之原穴，为手太阴肺经脉气所发。肺主宗气，朝会百脉。经云："气口独为五脏主。"太渊为脏腑诸气聚会之处，故针刺太渊可补益心气，调畅气血，使之阴阳平衡，精气乃至，心律自调。

第十节　病窦综合征

病窦综合征是病态窦房结综合征的简称，又称窦房结功能不全，是由于窦房结及其附近组织的功能性或器质性病变，如硬化与退化性病变、甲状腺功能减退和感染等，引起窦房结起搏功能和（或）窦房传导障碍，从而产生多种心律失常和临床症状。患者可在不同时间出现几种心律失常。病窦综合征经常同时合并心房自律性异常，部分患者可同时有房室传导功能障碍。

【临床表现】

心动过缓（50 次/分以下）时可出现与心、脑等脏器供血不足的症状，如发作性头晕、黑蒙、乏力、嗜睡等，严重者可发生晕厥。心动过速时，则可出现心悸、心绞痛等症状。

【治疗】

1. 取穴

主穴分 2 组，膻中、内关、足三里为 1 组；心俞、厥阴俞、太渊为 2 组。配穴为人中、涌泉。

2. 操作方法

针心俞穴时成 15°角向厥阴俞透刺，提插捻转手法，太渊穴直刺 0.3 寸，捻转刮针手法；人中向上 15°角斜刺 0.5～1 寸，一般用捻转刮针手法；涌泉向背面直刺 0.5～1 寸，一般用捻转刮针手法，余穴按常规针刺，间歇行针 30～60 分钟，10～15 分钟行针 1 次。

3. 病例

时某，女，44 岁。1995 年 5 月 4 日初诊。

自述有"心脏病"5～6 年，经常感觉胸闷、心跳、头晕、乏力，曾经某医院检查，诊断为病窦综合征，长期服西药（药名不详）治疗，症状仍时轻时重。故要求中医调治。正在说话间，患者突然晕厥，四肢厥冷，血压测不到，心电图呈一直线，病情危重。笔者急刺患者人中、涌泉、内关、膻中，提插捻转手法，持续行针，并行人工呼吸。持续行针约 3 分钟，心电图出现呈不规律之曲线，血压亦回升，病情已好转，持续行针约 30 分钟，患者神志转清，血压回升至 80/40mmHg，心率 30 次/分。又间歇行针 30 分钟，10 分钟行针 1 次，血压 90/50mmHg，心率 40 次/分左右，病情稳定而出针。

后按上法每天针1次,7天为1个疗程,并口服胸痹灵汤剂,每日1剂,分2次口服,治疗3个疗程后,心电图期前收缩偶见,房室传导阻滞二度,心率50次/分左右,血压100/60mmHg左右,头晕、乏力等诸症均明显减轻,共治疗13个疗程,心率65次/分左右,无心悸之感,快-慢综合征大有好转。但心电图仍示一度房室传导阻滞。出院后继续口服胸痹灵汤剂,3个月后复查,疗效稳定,能参加一般体力劳动。

注:在抢救该患者的过程中笔者的学生侯健曾口对口给患者吸痰,这种救死扶伤的人道主义精神,日照日报曾报道表扬。

【按语】

病窦综合征,临床并不罕见。目前对本病的治疗尚无特效药物。针灸治疗本病的报道并不少见。笔者先后治疗了7例病窦综合征病,获得了较好疗效。这7例患者均经医院检查确诊,其中5例经阿托品实验(2mg)均为阳性,2例为快-慢心率交替综合征。慢心率都在50次/分以下;快心率有的达130次/分以上。以上病例均经西药治疗而效果不明显。后经过5~10个疗程的治疗,心悸、头晕、乏力等症状均获减轻,有3例窦性心动过缓伴快速心律失常者,经治疗后心律稳定,期前收缩、停搏及快慢心率均有改善;其中1例治疗前二度房室传导阻滞。从上述治疗结果来看,针刺对病窦综合征的多种心律失常均有一定的疗效,说明针灸不仅能治疗功能性疾病,而且对某些器质性疾病所引起的症状,也有一定的治疗作用。

第十一节 脑血管疾病

脑血管疾病根据解剖上的分类,有脑实质内血管疾病和动脉环及脑膜血管疾病。前者,最常见的为卒中,临床方面包括脑出血、脑血栓形成、脑栓塞与脑血管痉挛,中医统称为中风。虽然中西医名称不同,然按其症状,推其病理,据其治法,确有雷同之处。

【临床表现】

1. 脑出血

起病甚急，立即昏迷，倾跌于地。瞳孔反射与角膜反射消失，四肢弛缓，大小便失禁。若血管破裂入脑室，两上肢则呈僵直状态，并可出现半身不遂、失语和精神失常等。

2. 脑血栓形成

起病较缓，可有头痛、头晕，麻木感等前驱症状。由于血流缓慢时最易发生，故多在醒来时发现半身不遂。昏迷仅在大动脉阻塞时才有。主要症状为眩晕、面肌麻痹、吞咽困难和同侧共济失调等。

3. 脑栓塞

起病急骤，昏迷、搐搦、半身不遂等为常见症状。

4. 脑血管痉挛

临床症状为突然半身不遂、失语或失明等神经功能障碍，但症状一般在24小时内自行缓解。反复发作易发生脑梗死。

【治疗】

方一

1. 取穴

主穴为百会、安眠2、风府。昏迷配人中、十宣、涌泉；脉微欲绝配内关；大小便失禁配气海、关元、足三里；四肢强直配后溪、阳陵泉；体温高配曲池、合谷、印堂。

2. 操作方法

昏迷时，先点刺十宣出血，再针百会、安眠2、风府、涌泉、人中。风府向下颌方向针0.5～0.8寸，刮针手法；安眠2针0.5～1.2寸，提插刮针手法；百会针0.5～1寸，捻转手法；刺人中时，医者左手先将鼻唇沟捏起，从鼻唇沟上1/3与下2/3交界处进针，针尖向鼻间隔方向斜刺0.3～0.5寸；涌泉直刺0.3～

0.5 寸。人中和涌泉均用提插捻转手法，持续行针至患者知觉恢复或苏醒后，再间歇行针 30~60 分钟，10~15 分钟捻针 1 次，余穴均同。人中和涌泉约持续行针 15~30 分钟，患者昏迷仍不见好转时，应采取其他措施抢救。关元、气海用灸法，艾条灸和隔姜灸均可；艾条灸 30~60 分钟，艾炷壮数视其大小而定，一般如雀卵大，每次灸 3~5 壮。足三里先针后灸或针灸（艾条灸）同时施治。

此方多用于中风昏迷患者。患者苏醒后，再用方二治疗其他症状。

3. 病例

李某，女，50 岁。1966 年 6 月 30 日初诊。

患者有高血压病史，经常头痛、头晕、右上肢麻木感已 3 年。于就诊当天中午起床时突然昏迷，失语而就诊。检查：眼闭、神昏、瞳孔对光反射消失，遗尿、体温 38℃、张口手撒，脉弦而缓。诊断为中风脱证（脑出血）。针安眠 2、百会、人中、涌泉、合谷、足三里；艾条灸关元、足三里。人中、涌泉持续行针 15 分钟，患者睁眼 1 次，行针约 30 分钟，头摇摆 2 次。

二诊（7 月 1 日）：昏睡，有时睁眼、摇头，右侧肢体偶尔抽动、左侧偏瘫。治法同上。针人中时，患者呼痛，右手摆动。

三诊（7 月 2 日）：精神好转，能说话，惟言语不利，体温 37℃。治法：去人中、涌泉，加左阳陵泉，手法及行针法同上，每日针灸 1 次。

四诊（7 月 5 日）：精神恢复，言语流畅，能翻身起坐，但左腿与左上肢活动不灵。针安眠 2、左曲池、外关、肩髃、环跳、阳陵；灸足三里（双），间日 1 次，5 次后换健侧同名穴。

又治疗 10 余次，诸症消失。1978 年随访，患者身体健康，血压稳定在正常范围。

方二

1. 取穴

主穴分 2 组，安眠 2、足运感区为 1 组；天柱、运动区为 2

组。麻木配感觉区；高血压、肢体浮肿配血管舒缩区；失语配语言一区或二区等。

2. 操作方法

2 组主穴交替使用，每组针 10 次。左右两侧交替使用，但以健侧为主，其针刺次数的比例为 5 : 3。进针 0.5 ~ 1.5 寸，留针 2 ~ 3 小时，每日 1 次。在针刺期间应加强肢体功能锻炼。

3. 病例

尚某，男，62 岁。1978 年 10 月 5 日初诊。

左侧偏瘫 1 年半。于 1977 年 4 月突然昏迷、偏瘫、失语。经中西医治疗病情逐渐好转，精神恢复，能说话，但不流畅，左侧上下肢不用。在当地经用体针、头针等多方治疗虽有好转，但恢复缓慢。于 1978 年 10 月 5 日从惠民转来就诊。检查：体胖，神志清，血压 140/100mmHg，左侧口角低下、流涎，心肺无异常，左上肢肌肉萎缩，前臂屈曲，不能伸直；肩臂下垂，不能上抬，左手可伸展，但不能完全伸直。扶拐且须他人搀扶方能走 20 ~ 30m，左侧生理反射亢进，巴宾斯基征（ + ），霍夫曼征（ + ），诊断为脑血栓形成后遗症。用上法治疗 10 次后，不用搀扶，自己扶拐能走 100m 左右；20 次后走路可不用拐杖；30 次后，上臂能抬高 90°左右，前臂可伸直，口已不流涎。

【按语】

脑血管疾病属于中医学"中风"的范畴。中风一名，首见《金匮要略》。唐宋以前有些医家把《难经》《伤寒论》中的中风与此混为一谈，认为本病系外受风邪所致。金元以后医家又把中风分为真中风（外风）和类中风（内风），既不否认外风的作用，而又同意内风的说法，这种模棱两可的提法，虽然仍未阐明"中风"的真正含意，但确提高了对该病病因的认识。

在《内经》中虽无中风之名，但对本病的病因、病机和症状等已做了简单朴素的描述，如《素问·调经论》载："血之与气，并走于上，则为大厥，厥则暴死，气复返则生，不返则死。"这与脑出血病的病因和症状是相符合的。又如《素问·生气通天论》载："阳气者，大怒则形气绝，而血菀于上，使人薄厥。"这说明古代医家早就认识到大怒是本病的发病诱因之一。《素问·通评虚实论》更进一步指出："仆击偏枯……肥贵人则高粱之疾也。"说明不从事体力劳动又食膏粱厚味的肥胖人易得此病。综上所述，血与气并走于上是本病的发病原因。盖人身气血，如环无端，周流不息，气行血行，气止血止，血随气上，上行极势必造成脑充血；大怒是其诱因，因怒气伤肝，肝阳上亢，夹气血升腾上冲于脑，故突然发病。因此，就《内经》论述分析，本病发病并非外风所致，从现代医学的观点来看更非外风。

鉴于以上对中风病因的认识，笔者倾向于将中风分为中经络、中脏腑两种类型。

中经络为中风症的较轻者，与现代医学的脑血栓形成相类似，其发病较缓，通常不出现意识障碍，而仅有肢体欠灵活、偏瘫、口眼歪斜及舌强言謇等症状。方二即为此而设。方二较之他方有3个特点：①头针与体针配合，以头针为主；头针疗法是在传统针灸疗法的基础上发展起来的，它是将针刺入大脑皮质相应的头皮投射区，进行刺激，这种刺激使神经发生冲动，传入大脑皮质相应部位，增强大脑皮质细胞的新陈代谢，改善脑血管挛缩，促进血液流量增加，使脑的血液供应情况改善，有利于瘫痪肢体的恢复，故治疗偏瘫有一定效果。笔者在实践中体会到，施头针的同时，若配安眠2或天柱等穴，效果比单用头针好。一病例，曾用头针治疗数月效果不显，配用体针后，获得了较好疗效。这可能是因头针疗法是根据大脑皮质功能定位的，在头皮相应的部位进行选区针刺，把大脑看成是个别功能中枢的机械组合，而没有把它看成各功能中枢是相互联系而又互相制约的一个整体，这种机械的选区针刺方法，势必带有局限性。而笔者应用神经生理学的观点，配合某些体穴进行治疗，加强了各功能中枢间的相互协调作用，故提高了疗效。②两侧交替针刺，以健侧为主；脑血管病引起的偏瘫，其原发病灶大都在对侧大脑皮质部位，故头针应以对侧选区为主；两侧交替针刺是为防止机体产生耐针性。③留针时间长，且不用其他手法。因为头皮肌层薄，用提插捻转等强刺激手法，容易产生恶性刺激，留针是良性刺激，适当的留针患者仅有胀、沉的感觉，消除了患者对刺痛所产生的恐惧心理，使针感较长时间地、不断地传入大脑皮质，有利于神经功能不断恢复和巩固。因此比强烈的刺激方法，更符合神经生理学状态。

中脏腑即为脑出血类。张仲景曾说："邪入于腑，即不识人，邪入于脏，舌即难言。口吐涎。"据临床所见，中脏、中腑多同时出现，故合为一型。然而中脏腑多兼中经络，而中经络不一定兼中脏腑。中医学又根据中风所表现的不同症状分为闭证和脱证，闭证表现为突然倒仆，不省人事，牙关紧闭，两手握固，痰涎壅盛，脉弦滑而数，或沉弦而缓。脱证表现为猝然昏仆，口开眼合，手撒遗尿，或四肢厥冷，汗出如油，脉浮大而弱。然而闭证和脱证在临床上不是截然分开的，有的以脱证为主，兼有闭证；有的以闭证为主，兼有脱证，故在治疗时应脉证兼顾，虚实分清，方可处方立法选穴治之，方一即为此而拟。

第十二节 椎-基底动脉供血不足

椎-基底动脉供血不足多见于中老年人。脑供血系统大体上分为颈内动脉系统和椎-基底动脉系统，椎-基底动脉是脑的重要供血动脉，正常双侧椎动脉血流量为200mL/min，相当于全脑血流量的1/5。当粥样硬化等各种原因致使椎-基底动脉明显狭窄时，其血流量下降到一定的程度，就可出现大脑半球后部、脑干、小脑等灌流区功能障碍而出现相应的症状。

【临床表现】

除头痛、眩晕、颈部不适等症状外，尚有对侧大脑半球供血不足的症状和体征，如轻瘫、感觉障碍、视力障碍和轻度共济失调等。

【治疗】

1. 取穴

风池、颈椎穴（六、七颈椎突之间旁开1.5寸）。

2. 操作方法

风池刺0.5~1寸（向对侧眼的方向刺）；颈椎穴直刺1.5~3寸。徐徐提插捻转手法，间歇行针30~60分钟，10~15分钟行针1次。亦可用G6805电疗机连续波通电30分钟，每日针1次，10次为1个疗程，疗程间隔2~3天。

3. 病例

患者，男，某国空军司令。2001年10月14日初诊。

自述左侧头痛、头晕、颈部酸沉4年，某院诊断为椎-基底动脉供血不足。一直口服阿司匹林肠溶片、消心痛、西比灵等西药，症状仍时轻时重。3天前，因工作劳累自觉头晕、头痛加重，有时视物黑蒙，伴耳鸣，左侧上下肢无力，经颅多普勒超声（TCD）检查：椎动脉、双侧基底动脉粥样硬化性狭窄。英国某院嘱其置放支架，但患者对放支架有顾虑。经人介绍邀笔者针灸治疗。取风池、颈椎两穴，风池针1寸，颈椎针2寸，均用徐徐提插捻转手法，间歇行针30分钟，10分钟行针1次，每日针1次，10次为1个疗程，疗程间隔2天。

针完第1个疗程，左侧上下肢无力症状消失，头痛发作次数减少；第3个疗程针后视物黑蒙症状消失，头晕亦好转，针灸治疗5个疗程后，有时起坐和头颈转动时偶有头晕感，头痛次数明显减少，头痛发作时症状亦很轻微，已正常上班，因工作繁忙，不能接受正规的疗程治疗，但坚持隔段时间治疗几次，疗效一直稳定。

【按语】

大量的临床实践证明，针灸可以改善脑供血不足患者的脑血流量，减轻因供血不足导致的神经功能损害，并能恢复已经受到损害的脑神经，这是针灸能有效治疗脑血管病的机制之一。有关实验研究也进一步证实，针刺对脑动脉硬化患者具有扩张脑血管改善脑血流的作用，表现为波幅增加、波形改善等。神经解剖证实，头部血管包括颅内血管主要受颈上神经节发出的交感神经节后纤维的支配。交感神经在正常状态下，以一定神经冲动维持血管紧张度，机体对脑血液供应的调节除体液因素外，交感神经对血管的舒缩控制起着重要的作用。近年来国内外研究证明，刺激交感神经可引起脑血流量明显下降，它具有收缩脑血管和保护脑血管张力的作用，从而表明针刺对脑血管的影响是通过颈交感神经传出而发生的。

风池穴为足少阳胆经经穴，为手足少阳、阳维之会，其经循行于头部；颈椎穴属足太阳膀胱经所过之处，该经并循行于头部。"经脉所过，主治所及"。故两穴对本病均具有良好的效果。针刺两穴可以改善大脑的缺血缺氧状况，增加脑血流量，提高脑部血液循环功能。通过微循环观察，针刺风池穴后在甲皱微循环中看到毛细血管的管径有明显的扩张作用。因此针刺风池后能改善脑血管循环障碍，由于脑血管的扩张，增加了脑血流量，减轻了脑组织损害，从而使症状得到缓解。

笔者从 2000 年患椎 – 基底动脉供血不足，经常头晕、偏头痛，经上方针灸治疗后诸症消失。

第十三节　精神病

巴甫洛夫的高级神经活动学说认为：精神是高度发展的物质——人脑对客观环境的反应；人类的精神生活与其他任何神经活动一样，其基础是一种反射过程。而精神病从机体整体性与统一性来看，则应认为是以大脑疾患为主的整个机体的疾病。

【临床表现】

精神病的种类很多，常见的有下列几种。

1. 精神分裂症

发病一般较缓慢。哭笑无常，自言自语，语无伦次，不易理解；多疑善惊，有幻觉或幻视；动作离奇。病情一般较长。

2. 反应性精神病

发病较急。一般在明显的精神因素影响下发生。基本症状是：①情感高涨（如急躁易怒，自高自大）或低落（抑郁寡言，悲观消极）；②思维敏捷（如音调高亢，随境转移）或迟缓（声调低微，应答缓慢）；③动作增加（如行动迅速而有始无终）或减少（行动倦怠缓慢）。本病患者的言行一般总是围绕着引起发病的精神刺激为主要内容。

3. 感染和中毒性精神病

某些有高热症状的急性传染病（如恶性疟疾、脑炎及流感等）和药物（如异烟肼、利血平等）都可引起精神失常，主要表现为意识模糊和精神错乱等。

【治疗】

方一

1. 取穴

左风池透右风池；腋前纹上 1 寸透腋后纹皮下；曲池透少海；合谷透后溪；屈膝成直角，股内侧纹头后上寸许透股外侧皮下；阳陵泉透阴陵泉；昆仑透太溪。简称"7 透"刺法。

2. 操作方法

均用提插捻转手法，短促行针或留针，每日针 1 次。并与中药配合治疗。

附：中药处方

方一：明矾 30 ~ 90g，白糖 30 ~ 90g。加水 300mL，煎至 150mL，清晨空腹时 1 次服下。服后 1 分钟左右，患者即可吐出大量黏性痰液，能间歇吐 7 ~ 8 小时。若患者呕吐太重，有脱水现象时，让患者吃点食物即可止住。在服药 6 小时以内，一般不应让患者吃东西，否则影响祛痰疗效。1 次不愈者，7 天后再服第二次。

方二：酒军 30～120g，郁金 9g，菖蒲 30g。水煎于清晨空腹 1 次服下（溃疡病、肠结核患者禁用），服后 30 分钟左右患者可觉轻微腹痛，继则腹泻，泻下夹有黏液之稀便。

明矾、酒军剂量均视年龄大小、体质状况及病情轻重而定，一般青壮年体质壮实及病情重者量宜大，反之宜少。

凡见狂躁，脉洪大弦实者，可用上两方中的任一方治疗，一般服药后，患者可由动转静。

服方一或方二后，患者多有空虚及惊恐之感，应让患者静养，严禁外来刺激，并继续配合针刺治疗。

方三：礞石滚痰丸（成药），每次服 3～9g，每日早、晚各 1 次。

方四：白金丸：白矾 270g，郁金 630g，共为细粉，水泛为丸（丸重 3g），每服 1 丸，每日服 3 次。

凡见抑郁、脉沉细滑数者，可用方三或方四治疗。

3. 病例

例一：刘某，女，31 岁。1976 年 10 月 18 日初诊。

患精神病 1 个月余。症见：越屋爬墙，弃衣奔走，哭笑无常。语无伦次，彻夜不眠，饮食无度，大便干燥，六脉洪大弦实。其亲属及本人既往无精神病史。患者 1 个月前因精神刺激而发病。诊断为反应性精神病。治法：针刺配合中药处方一治疗。服药后 1 分钟即开始呕吐，历时 3～5 分钟，吐出约 300mL 黄白色痰涎，后每 1～2 小时吐 1 次，共吐 4 次。吐后患者安静，随用上穴针刺，提插捻转手法，短促行针，每日 1 次。

二诊（10 月 19 日）：经治疗后，夜间睡眠 3 小时，神志亦较前清醒，能陈述病情，自觉心悸，惊恐。

按上法，又针 6 次，症状消失。

例二：秦某，女，24 岁。1970 年 10 月 5 日初诊。

患精神病已 3 年，曾发作 2 次均治愈。此次是第 3 次复发，在当地治疗 3 个月效果不显，故转来就诊。检查：患者自言自语，无故发笑，动作离奇变幻不定，有时暴饮暴食，有时因怀疑别人在饭里放了毒药而拒绝饮食，要么游走不停，要么一躺几天。苔薄黄，脉滑数。诊断为精神分裂症。用针刺和中药方四治疗。取穴同上，提插捻转手法，间歇行针30分钟，10分钟行针1次，每日针1次，7天为1个疗程，疗程间隔2天。白金丸，日服3次，每服1丸。

第1个疗程：睡眠好转，情绪较前稳定；第2个疗程：神志时清时昏，有时说话正常，不再拒绝饮食，第3个疗程：病情显著好转，已知自己患精神病，并能陈述病情，仍有痴呆，但时间缩短，2～3分钟即清醒；第4个疗程：症状基本消失，言语正常，惟行动较常人迟缓。停针，继续服白金丸，日服2次，每服1丸，续服30天以巩固疗效。随访3年未复发。

方二

1. 取穴

主穴为阳性反应部位。配穴分2组，即安眠2、内关、后溪为1组；百会、郄门、曲池、鸠尾为2组。2组交替使用，每组用1个疗程（7天）。

2. 操作方法

部分精神病患者在颈椎及胸椎上段两侧肩背部有酸胀、压痛感，有时患者用手捏压或捶打此部位。在该部位的治法有4种：①针刺，视反应部位面积大小，选4～8个针刺点（两侧）。颈椎两侧向下颌方向刺0.5～1寸；胸椎上段两侧向下成30°角刺1～1.5寸，两椎体之间左右各针1针。均提插捻转手法，间歇行针15～30分钟，5～10分钟行针1次，每日1次。②挑捏法，从哑门至第5胸椎为1行，其两侧（距中行1.5寸左右）各为1行，先挑中行，后挑两侧，间隔1寸左右挑1针，操作方法同"支气管炎"的挑治法，2～3日挑治1次。③拔火罐，在胸椎上段或其两侧拔火罐，每次拔10～15分钟，间日1次。④推法，患者取坐位，头微低，医者左手扶患者头顶部位，用右手掌面小指侧（赤白肉际处）推压（推压部位及操作顺序同挑捏法），每次推压

10 ~ 20 次。

以上 4 法可配合应用。但挑治或拔罐后，局部禁用推法。上方亦可用于无阳性反应患者。

配穴均用捻转手法，短促行针或留针，每日治疗 1 次，7 次为 1 个疗程，疗程间隔 2 天。此方主要用于精神分裂症患者，手法不宜太强。

3. 病例

张某，男，28 岁。1974 年 10 月 5 日初诊。

因拖拉机翻车，惊吓而患精神病 1 年余，经精神病院治疗 6 个月效果不显而转来针灸治疗。症见：如醉如痴，喜静嗜卧，行动迟缓，寡言，不知冷热、饮食、大小便不能自理，失眠，服氯丙嗪片 250mg（1 次量）方能睡 3 ~ 4 小时，一种姿势可以持续很长时间，表情呆板，形似木偶。检查：形体虚胖，苔白厚腻，脉沉细而滑。诊断为精神分裂症。治法：第 1 疗程针安眠 2、内关、后溪，加推法，每日 1 次，7 次为 1 个疗程。

针 5 次后，神志即好转，有时自己能吃饭、喝水。第 2 疗程，针百会、郄门、曲池、鸠尾，每日针 1 次，7 天为 1 个疗程，手法同上，短促行针；并按上法挑治，3 日 1 次。针至第 10 次，患者 1 年多来第 1 次叫了声爸爸，大小便已能自理，精神亦显著好转，针完第 2 个疗程，患者生活基本能自理，说话增多欠流畅，反应迟缓，自述后颈部有压重感。第 3 疗程，针颈椎两侧，每侧针 2 针向下颌 1 方向刺 1 寸，并针配穴 1 组，捻转手法，间日 1 次，又针治 11 次而精神恢复正常。随访 4 年未复发。

【按语】

精神病属于中医学"癫狂"病的范畴。如《难经》载："重阳者狂，重阴者癫。"顾名思义，癫者以言语颠倒、精神呆滞为主症；狂者以爬屋越墙，狂跳奔跑为特点。从临床实践来看，两症表现虽不同，但其病因、病机确是一致的。病因为五志（喜、怒、悲、思、恐）过极，病机为痰塞清窍，如《灵枢·癫狂》

载："癫疾始生，先不乐，头重痛，视举目赤，甚作极，已而烦心"。临床治疗常以泻火涤痰为主，兼以养心安神。中药处方一、二为泻火涤痰之峻剂，适用于脉洪大弦实、体质强壮之狂症患者；中药处方三、四为祛痰之缓剂，主要用于年老体弱及脉象沉细滑数之癫症患者。但是临床所见癫狂两症常交替出现，相互转化，或癫症与狂症错杂相兼，故治疗时，应以病选方，而不能以方施病，机械套用。

精神病为针灸疗法的适应证。笔者临床体会，狂症取穴多，刺激量宜大，因患者易躁动，故宜短促行针；癫症患者，取穴宜少，刺激量宜小，但须治疗时间长，可用留针法，但留针时间不宜太长。

有些精神病患者，针后症状有时反而加重，这可能与"痰动"有关，不能因此而停止针刺治疗，一般继续针治5~10天后，症状会逐渐好转。

精神创伤在本病的病因学上占有重要地位。中医学对此早有认识，如《素问》指出："精神不进，志意不治，故病不可愈。"因此，对精神病的治疗，除必要的针刺、药物等治疗外，发挥患者的积极性，求得和医护人员合作有着重要的现实意义。医护人员务必时刻注意观察病情，把握治疗上的主动权，了解患者不同时期的思想状况，尤其对恢复期患者更应解除其思想顾虑，增强治疗信心，对于精神病的恢复尤为重要。

第十四节　癔　症

癔症又名歇斯底里。是常见的神经症，发病较急，常以明显的精神创伤为诱因，且有特殊的性格特征。病程短，易复发，以女性患者较多。

【临床表现】

癔症的症状及其形式变化十分繁杂，可归纳为以下几种。

1. 运动障碍

表现为各式各样运动障碍，如痉挛性抽搐，震颤；各种麻痹，如截瘫、偏瘫或上、下肢单瘫，有时失语、沉默不语或失音口吃。以上麻痹现象不能发生器质性病变。

2. 感觉障碍

感觉过敏或丧失，但皮肤感觉障碍不符合解剖规律；有时失明，但瞳孔反射存在，听觉障碍，但可在睡眠中被叫醒。

3. 精神症状

阵发性意识不清及精神错乱。如哭笑无常、幻觉妄想等。可见两眼紧闭，吐白沫，四肢挺直。发作可持续数分钟。

【治疗】

1. 取穴

主穴为安眠2、内关。精神错乱、意识不清配人中、后溪；抽搐、震颤配大椎、后溪；耳聋、失语配翳风、涌泉；头痛配太阳、百会；呕吐、纳差配中脘；下肢瘫配阳陵泉；上肢瘫配曲池；失明配睛明。

2. 操作方法

精神错乱，意识不清时，主穴用提插捻转手法．持续行针至意识清醒；余穴一般均用捻转手法，短促行针。

3. 病例

张某，女，47 岁。1979 年 6 月 11 日初诊。

既往有神经症病史，经常失眠，头痛，头晕，于 8 天前在赶集的路上突然头晕、呕吐和下肢瘫痪而入院。经某医院多方面详细检查无器质性改变，住院 8 天治疗无效而就诊。检查：体质瘦弱，营养差。心肺正常，肝脾未触及，腹平软，无压痛，下肢不用，但无痛感，腱反射阴性，苔黄厚腻，脉弦细。患者 8 天不能饮食，食则呕吐，靠输液维持生命，6 天未排大便。兼有失眠、头痛、头晕、耳鸣等症状。诊断为癔症。针安眠2、百会、内关、中脘。针内关时对患者解释说："此穴治失眠、呕吐非常有效。

如果感觉酸麻感放射到手指或肘弯、胸前时，你的病就好了。"行针时患者果然陈述麻胀感放射到手指和胸前。当天下午即喝了一碗稀饭，夜间睡眠近 6 小时。每日针 1 次，针 6 次。睡眠即基本恢复正常，每顿能吃 2～3 两饭，头痛、耳鸣等症状亦显著好转。惟下肢不用，按上法针阳陵泉，针后患者即能站立并能扶拐走 3～5 步，针 5 次。能扶拐走 20～50m，针 10 次后，已基本如常。又改为间日 1 次，共针 20 余次。睡眠、走路等恢复正常，头痛、耳鸣等症状基本消失。

【按语】

癔症中医学称为脏躁症。其致病原因。多为心血虚损，或情志不遂，肝气郁结所致。这与现代医学对本病的认识是一致的。所以本病用精神疗法，解除其精神上的创伤，极为重要。

癔症症状复杂，变化万千。针灸取穴必须随症加减，不必拘泥于一方一穴。取穴不宜多，一般 1 次针 1～3 个穴即可。但手法宜强，刺激量宜大。只要针刺和精神疗法配合协调，本病是可以治愈的。

第十五节 神经衰弱

神经衰弱是最常见的一种神经症，它是神经活动的功能性障碍，而不是器质性损害。多发生于青年和中年人。本病与个人的神经类型有关，一般多见于弱而不均衡型。

【临床表现】

发病缓慢，症状多种多样。头昏、头痛、失眠、多梦、记忆力减退等，为本病多见而突出的表现。此外还有自主神经功能紊乱症状，如心跳、气喘、食欲不振及阳痿、遗精等。

【治疗】

方一

1. 取穴

主穴为安眠 2、内关。头痛配太阳、百会；头昏配头维、上星；心跳、气喘配膻中；食欲不振配中脘；遗精、阳痿配关元、三阴交等穴。

2. 操作方法

安眠 2 针 0.5～1 寸，捻转手法，将针单向捻转 3～5 下，患者可有强烈酸胀感，且可放射到前额，此时立感头脑清醒。间歇行针 30～60 分钟。10～15 分钟捻针 1 次。余穴均留针 30～60 分钟，1 日或间日针 1 次。不少患者在留针时即可入睡。

3. 病例

例一：刘某，男，28 岁。1967 年 11 月 6 日初诊。

失眠、眩晕 7 年余。近 1 年来病情加重，入睡困难。睡则多梦，有时连续 3～5 晚不能睡觉，头昏、心烦，胸闷如有物梗塞，食欲不振，精神萎靡，记忆力显著减退，偶有遗精。检查：面色枯黄，体质瘦弱，营养欠佳，血压 130/85mmHg，心肺正常，肝可触及，腹平软，苔黄厚腻，脉弦细。诊断为神经衰弱。针安眠 2、百会、内关、膻中、三阴交，手法同上，留针 1 小时，间日 1 次，5 次为 1 个疗程。

第 1 个疗程，针后即能睡 4 个小时，入睡较前快，现已有饿感。食欲增加。第 2 个疗程，能睡 5～6 小时，梦减少，饭量增加，针后未遗精。此疗程去膻中、三阴交，余穴及手法同上，间歇行针 30 分钟。10 分钟行针 1 次，间日 1 次。第 3 个疗程，睡眠基本恢复正常，胸闷、头晕、易烦等症状均消失。体重增加 7kg。随访 12 年体质健壮。

例二：韩某，女，56 岁。1975 年 6 月初诊。

1958 年患失眠症。经常头痛，头晕。病情时轻时重。就诊前 1 个月，因精神受刺激而症状加重。头昏，失眠，烦躁易怒，食

欲不振，脘腹饱胀，体倦乏力，动则心跳、气喘。检查：血压
120/75mmHg，肝脾未触及，苔薄白，脉迟细。诊断为神经衰弱。
针安眠2、百会、内关、膻中、中脘。手法同上。间歇行针1小
时，15分钟行针1次，每日针1次。

此病例每次留针时即入睡，共针11次睡眠恢复正常，余症
亦显著好转。于1976年、1978年又复发2次，仍用该方治疗而
症状消失。

方二

1. 取穴

阳性反应部位。

2. 操作方法

部分神经衰弱患者，在背部可产生如下阳性反应现象：①胸椎
上段两侧有冷、热、酸重或针刺感；②胸椎上段两侧有时可摸到条
索状结节。在此阳性反应部位针刺、拔火罐，挑捏或刮治均有效。

3. 病例

李某，男，49岁。1977年8月21日初诊。

患神经衰弱十多年，近2个月病情加重，连续40余夜失眠。
伴有头昏、乏力，易激动及纳食不香等症状。第3~5胸椎两侧
部位有冷感和针刺感。治法：视冷感区之大小，每次选2~4个
刺激点，成45°角向下斜刺0.8~1.2寸，捻转手法，短促行针，
起针后拔火罐15分钟，间日1次。

针拔2次即能入睡3~4小时，背部异感显著减轻，针4次
后，夜间能睡5~6小时，中午亦能睡半小时，背部异感消失，
余症均显著好转。随访半年疗效巩固。

方三

1. 取穴

安眠2。

2. 操作方法

于睡前30分钟，取仰卧位，下肢自然伸直，患者两手五指

分开抱头，两手拇指腹面分别按压两侧安眠2 10~20分钟。用力大小，以自觉局部有酸胀感为宜。按压毕患者再意守丹田，一吸一呼，使气注于丹田而又出自丹田，如此反复至入睡为止。

【按语】

神经衰弱是一个症候群，包括很多症状。中医学对其症状已有论述，如《内经》载："脑为髓海……髓海不足，则脑转耳鸣，胫酸眩冒，目无所见，懈怠安卧。"又载："正邪从外袭内，而未有定舍，反淫于藏，不得定处，与营卫俱行，而与魂魄飞扬，使人卧不得安而喜梦。"指出了髓海不足和正邪袭内是引起本病的主要原因。

中医学对本病不仅在理论上有一定的认识，而且在实践上也积累了宝贵的经验。兹综合介绍如下。

主穴：足三里、三阴交、合谷、内关、神门，配穴根据情况选取下穴：①失眠：通里、心俞、大陵等。②多梦：大椎、魂门、心俞、隐白等。③前头痛：头维、上星、印堂、太阳、列缺、照海等。④后头痛：风池、完骨、头窍阴、委中等。⑤偏头痛；丝竹空、行间等。⑥心悸：灸气海、膻中。⑦眩晕：百会、四神聪、上星、头临泣、丰隆、行间等。⑧纳呆：中脘；灸脾俞、胃俞。⑨腹泻：天枢、八髎、支沟、阳陵泉等。⑩便秘：天枢、支沟。⑪遗精早泄：关元、中极、曲骨；灸志室、八髎。⑫阳痿：针中极、关元；灸命门。

治疗神经衰弱的疗效与患者的精神状态，生活习惯和工作环境等都有直接关系。因此，在制订治疗方案时，有必要把这些因素考虑在内，尽量采取相应的措施，否则很难取得预期疗效。

第十六节 癫 痫

癫痫是常见病，发病原因很复杂，临床上分为原发性和继发性两类。前一类原因不明，为常见的一类，后一类原因很多，如各种脑炎、脑膜炎、高血压、脑外伤等。强烈的精神刺激、惊恐、过度疲劳常为其诱因。

【临床表现】

本病临床症状表现不一，常见的有下列四型。

1. 大发作

为最常见的一型。按其临床表现，一般可分 4 期。①先兆期：如幻觉、眩晕、麻木、恐惧等。②发作初期：意识丧失，患者突然尖叫一声，继则摔倒。③抽搐痉挛期：头转向一侧，眼球滞视，瞳孔大而无光反应，面唇青紫，四肢强直或弯曲，并有阵发性抽动。④昏迷期：上述症状持续数分钟后，继之熟睡数小时，醒后疲乏无力，头痛，肌肉酸痛，对发作情况无记忆。

2. 小发作

患者意识短暂丧失，两眼直视，面色苍白无表情，小儿可见鼓舌、点头等，数秒即恢复。无全身痉挛情况。

3. 精神运动性发作

精神突然异常，如抑郁、狂躁等。可持续数小时或数天后症状突然消失，患者对发作情况一无所知。

4. 局限性发作

多为继发性（脑局部损伤）。发作时意识一般不丧失，常有运动方面的症状，如肌肉抽搐，从肢体远端开始，例如从手指传至前臂、上臂、面部，然后至同侧下肢。若传至对侧，可发生意识丧失。症状起始部位，常表示大脑皮质病变的部位。

【治疗】

方一

1. 取穴

主穴印堂、脑户、风府、大椎。配穴应根据发作时的症状选取，头晕配百会，头维；头痛配太阳、安眠 2；痉挛抽搐配后溪；面唇青紫配内关、膻中；意识丧失配人中。主穴每次选 2 个，配穴对症取用。

2. 操作方法

正坐垂肩，头微低。印堂向下斜刺0.3~0.5寸；脑户沿皮向风府方向刺0.5~1寸；风府向下颌方向刺0.3~0.5寸；大椎针0.5~1寸。风府刮针手法，大椎徐徐提插手法，余穴均用捻转手法，间歇行针30~60分钟，10~15分钟行针1次，每日针1次，10天为1个疗程，疗程间隔3天。并配服中药方：川郁金、广术香、香附各9g，白矾、朱砂各4.5g。共为极细末，日服2次，每次3g。小儿酌减。

3. 病例

王某，女，11岁。1976年7月1日初诊。

4年前因惊恐而患癫痫，用单方治愈2年后，于1974年又复发，屡治无效，病情日趋加重，发作次数，由初病时3~5次/日增至10~15次/日，发作时尖叫一声，头转向一侧，两眼滞视，对光反射消失，继则摔倒，口吐白沫，四肢强直抽动，症状持续5分钟左右后熟睡，醒后诉说头痛，体乏无力，平时经常头晕，有时睡眠惊叫。某医院诊断为癫痫。采用针刺与中药配合治疗，针印堂、脑户、百会、安眠2、后溪，手法同上，每日针1次，间歇行针30分钟，10分钟行针1次，10次为1个疗程，疗程间隔3天。中药日服2次，每服2g。

第2个疗程：病情无变化，去印堂、脑户，针风府、大椎，余穴及针法同第1个疗程。第3疗程：症状略好转，发作次数减少至7~12次/日，针法同上。第4疗程：症状基本控制，3~5天发作1次，仅表现为扭头和意识暂时性丧失，1分钟左右即恢复。针刺百会、风府、安眠2、后溪，手法及行针法同上，间日1次。中药续服，又治疗10次，症状全部消失。随访3年未复发。

方二

1. 取穴

阳性反应部位。

2. 操作方法

常见的阳性反应现象，有如下几种：①有些患者，在发作时，长强或其附近部位出现滤泡，用三棱针挑破即可，挑刺后局部涂抹紫药水。以防感染；④局限性发作患者，发作时先在肢体远端（手指或足趾）发生麻木或抽搐，此部位可作为治疗部位，用三棱针在其指（趾）端点刺放血后再用艾炷（如黄豆大）隔蒜灸；灸至蒜片呈黄色为度。

3. 病例

例一：何某，女，7 岁。

癫痫大发作 5 年余，发作时声如猪叫，四肢抽搐，遗尿，口吐白沫，每日发作 2～3 次。后发觉在其抽搐痉挛时，长强部位出现一滤泡，按上法用三棱针挑破后 3 年未复发。后因精神刺激而诱发，呈精神运动性发作，发病后用菜刀将其姐姐砍伤，屡治无效，终因持续状态，全身极度衰竭而死亡。

此挑治法得于民间老人，据他讲，治愈者甚多，在此介绍，愿同道共同在实践中验证。

例二：武某，女，23 岁。1963 年 5 月 17 日初诊。

2 个月前因吵架而突然昏倒，口吐白沫，肢体强直，头转向一侧，继则四肢肌肉阵发性抽搐，持续 10 分钟左右即苏醒，此后每隔 3～5 天发作 1 次。患者自述，发病前感觉右足踇趾麻木感沿肢体上行头面后，意识即丧失。诊断为混合型癫病（大发作与局限性发作）。治法：右足踇趾端麻木部位用三棱针点刺放血后再用黄豆大艾炷灸之，间日 1 次，同时针百会、风府、后溪，针法同方一。

共挑、灸 5 次，针 11 次症状消失。8 年后追访未复发。

方三

1. 取穴

脊柱及其两侧部位（第 1 颈椎至第 4 骶椎）。

2. 操作方法

取俯卧位。用皮肤针先叩打脊柱部位后再叩打其两侧，由上而下，叩打至皮肤红润或微出血为度，间日 1 次。

3. 病例

王某，女，5 岁。1968 年 8 月 1 日初诊。

1967 年 6 月患乙脑，住院 35 天。在住院期间即发现患儿有时惊叫，四肢抽搐，口吐白沫。出院后此症状日趋加重。经某医院检查，诊断为继发性癫痫。按上法，用皮肤针叩打脊柱及其两侧，间日 1 次。

治疗 17 次，发作停止。随访 3 年未复发。

【按语】

癫痫，在中医文献中早有记载，如《素问·大奇论》载："心脉满大，痫瘛筋挛。肝脉小急，痫瘛筋挛。……二阴急为痫厥。"后世医家又根据本病发作时所发出的不同声音，分为牛、马、鸡、羊、猪五痫，因多数患者发出的声音似羊叫，故又统称"羊痫"。

针灸治疗癫痫，历代中医文献多有记载，但各有己见，取穴亦颇不统一，《内经》取穴以足手太阳、阳明、太阴六经为主；《针灸甲乙经》仍遵内经取穴规律；《针灸大成》取穴则以任、督两脉为主兼取他经。从有关文献记载来看，尽管各家取穴不一，但离不开此两家取穴原则。笔者认为本病的治疗应以督脉为纲，其他经脉为纪，《素问·骨空论》载："督脉为病，脊强反折。"因督脉循行起于会阴，上循脊柱，至风府而进入脑内，再上颠顶，沿额下行至鼻柱；又督脉总督六阳经，为诸阳之海，若督脉经气不通，势必造成阴阳平衡失调，故能出现颈项反折、四肢强直等一系列癫痫症状。印堂位于督脉所过之处为经外奇穴，有镇痉安神的作用；百会穴为督脉与手、足三阳之会穴，能平肝息风，健脑宁神；脑户为督脉与膀胱经之会穴，可治颈项反折，亦有明目醒神的作用，风府可疏风邪；大椎系手足三阳督脉之会，能通调诸阳之气而止抽搐。再配合其他有关经穴，主客协同，加强了机体的调节功能，促进疾病的转愈。故用上方治疗癫痫能获得一定效果。

第十七节 耳病性眩晕

耳病性眩晕又称梅尼埃病。本病原因尚不清楚，可能和钠盐代谢障碍及内耳积水有关。

【临床表现】

患者常因突然感到天旋地转而卧倒，不敢转头，睁眼，伴有恶心、呕吐、耳鸣和听力减退等。起病是阵发性的，发作时间持续数小时或数日不等，间隔时间亦无定时，两次发作之间无其他症状出现。

【治疗】

方一

1. 取穴

主穴为风池、百会、头维透额厌、足临泣。恶心、呕吐配内关；耳鸣、听力减退配翳风；头痛配太阳。

2. 操作方法

捻转手法，持续行针 5～10 分钟，重者每日针 2 次，一般每日 1 次。

3. 病例

庄某，女，78 岁。

患眩晕病 10 余年，每年发病 2～3 次，发作时突然眩晕，呕吐，不敢转身、睁眼，睁眼时，视物都在转动，症状持续 5～6 天方能逐渐缓解。经某医院诊断为耳病性眩晕。此次发作已 2 天，检查：体温、血压均正常，心肺正常，苔薄黄，脉弦细。诊断为眩晕。针风池、百会、头维透额厌、内关，捻转手法，持续行针 10 分钟后眩晕即好转，已能睁眼。

次日又针 1 次，诸症消失而愈。后随访 2 年未复发。

方二

1. 取穴

主穴为耳穴神门、内分泌，内耳、脑干、皮质下。呕吐配体针内关。

2. 操作方法

局部常规消毒后，用0.5寸长消毒毫针，垂直刺入上述耳穴内1~2分，快速（2~3次/秒）捻转手法，间歇行针10~20分钟，5~10分钟行针1次。

3. 病例

李某，女，30岁。1969年12月21日初诊。

当日清晨起床时，突然天旋地转，恶心呕吐。经某医院诊断为耳病性眩晕。服药、输液后病情仍不见好转，要求针灸治疗。针神门，内分泌、脑干、皮质下、内关，手法及行针法均同上。针约10分钟，呕吐止，可睁眼，并能慢慢翻身，30分钟后患者入睡。

二诊（12月22日）：眩晕显著好转，从昨天针后未再呕吐，但仍不能起床活动，又按上方治疗1次而愈。

【按语】

耳病性眩晕为常见病、多发病。其致病原因，中医学认为痰湿内壅，或肾水不足、肝风内动，或命门火衰、虚阳上浮，皆能导致本病。

眩晕病至今尚未有理想药物治疗。然而用针灸治疗确能获良好效果，多数患者针后能感眩晕立时减轻，头目清醒。在取穴方面，可以局部穴为主，兼取有关远端穴位。风池系胆经，三焦经与阳维脉之会穴，能调和气血，清头明目；足临泣为胆经输穴，又系八脉交会穴之一，能平肝泻胆而治眩晕；百会、头维能疏散头部邪热，可清头明目；内关宽胸利气，祛痰止吐。

第十八节　头　痛

头痛是最常见的临床症状之一，其原因非常复杂，不易鉴别。常见的头痛原因为：①局部疾病，如颅内脑实质、脑血管、脑膜等疾病；颅腔邻近器官如眼部、耳部、鼻部等疾病，②感染中毒性疾病，如流感，伤寒及一氧化碳中毒等，③心血管系统疾病，如高血压、动脉硬化症等；④功能性疾病，如神经衰弱、癔症等。

【临床表现】

根据头痛程度，临床可分为极重型、重型、较重型和轻型。

1. 极重型

疼痛剧烈而难以忍受，有欲死之状。患者可出现抱头翻滚、砸墙、呼叫等动作，如血管痉挛性头痛等。

2. 重型

疼痛剧烈但尚能忍耐，不出现上述动作。如恶性疟疾、流感等引起的某些头痛。

3. 较重型

轻于重型，常表现为钝痛，如脑震荡、高血压等引起的头痛。

4. 轻型

仅有轻微头痛，头昏，如神经衰弱、癫痫等引起的头痛。

【治疗】

方一

1. 取穴

主穴为安眠 2、太阳。配穴主要根据头痛部位选取，前头痛配印堂、上星或阳白，偏头痛配头维透额厌；头顶痛配百会或四神聪；枕部痛配脑户、风池。

2. 操作方法

极重型与重型患者，取仰卧位，提插捻转手法，持续行针10~20分钟，若仍无效或效果不显者，采用 G6805 治疗仪，高频率连续波 3000~5000 次/分，针至患者疼痛减轻或消失甚或入睡为止。较重型和轻型患者，一般取坐位，提插刮针手法或捻转手法，间歇行针 30~60 分钟，10~15 分钟行针 1 次，每日针 1 次。

3. 病例

例一：吕某，女，46 岁。

偏头痛反复发作 10 多年，每年发作 2~3 次，多因劳累、失眠或心情不舒畅而诱发，症状逐年加重，近 2 年发作呈剧烈头痛，疼痛时抱头翻滚、呼叫、颈项强直，持续 1~2 小时方能缓解。经省某医院诊断为血管痉挛性头痛，多方治疗效果不显，后采用针灸治疗。于发作时，针安眠 2、太阳、头维透额厌（患侧，若两侧均痛针双侧），采用 G 6805 治疗仪，高频连续波 5000 次/分针 20 分钟左右，疼痛开始减轻，针约 40 分钟，患者入睡，醒后疼痛消失，惟感头痛部位有木胀感，每日 1 次，治疗 4 次，症状全部消失。治愈后几十年未复发。

例二：张某，男，24 岁。

因 3 夜未睡觉，于就诊日中午，突然头剧烈疼痛，痛如刀割兼有胀沉感。检查：体温 36.5℃，血压 120/85mmHg，余均无异常。诊断为重型头痛。针安眠 2、太阳、百会、头维透额厌、印堂，提插捻转手法，持续行针 10 分钟，症状即减轻，行针约 30 分钟疼痛消失患者入睡，又留针观察 1 小时，未发作，1 次而愈。

方二

1. 取穴

阳性反应部位。

2. 操作方法

有些患者可出现下列阳性反应：①常在头顶、前额等部位出现压痛点，用拇指爪甲切压后疼痛可即时减轻或消失，头昏时可立时清醒。此法用于轻型头痛、头昏患者。②在疼痛部位可出现扁平结节，多见于前头痛患者。可用毫针刺其结节，捻转手法，间歇行针 10~20 分钟，每日 1 次，结节消失后，头痛随之减轻或消失。③有些头痛患者，在太阳穴、鬓角及委中穴等部位出现静脉瘀血现象，局部常规消毒后，可用三棱针点刺出血，出血后疼痛即减轻或消失。

3. 病例

例一：高某，男，29 岁。1967 年 9 月 12 日初诊。

前额疼痛半个月余，症状时轻时重，痛重时羞明、流泪，睡眠后则痛减。患者自述在前额左攒竹直上、发际边缘有如花生米大结节，推之能动，压之微痛，皮色不变，呈扁平形，按压后头痛即减轻。治疗：针此结节，捻转手法，间歇行针 20 分钟，5 分钟行针 1 次，间日 1 次，针 3 次后结节消失，头痛亦愈。

例二：张某，男，38 岁。1963 年 10 月 7 日初诊。

头痛、头昏 3 年，两太阳穴部位痛重，自觉有发热感，痛剧时恶心，有时失眠，伴有口渴、大便干、纳呆等症状。检查：血压 125/78mmHg，心肺正常，苔黄厚腻，脉弦滑，太阳及委中部位可见静脉瘀血，刺委中、太阳出血后，头痛立愈。

【按语】

中医学对头痛一症的病因、症状及治疗等已有较详细的记载，如《医学心悟》载："头为诸阳之会，清阳不升，则邪气乘之，致令头痛。然有内伤外感之异，外感风寒者宜散之……热邪传入胃腑，热气上攻者宜清之……寒气上逼者宜温之。"可见对头痛的复杂性已经有了一定的认识。

针灸治疗头痛，历代中医文献多有论述，已经积累了丰富的经验。兹将有关记载摘要如下。

《内经》："头风颈项痛，刺风府。""头痛身重恶寒，治在风府。""邪客予足太阳之络，令人头项肩痛，刺足小趾爪甲上与肉交者各一病立已（至阴）；不已，刺外踝下三痏，左取右，右取左，如食顷已（金门）。"

《针灸甲乙经》："头痛项先痛，先取天柱，后取足太阳。""头痛，目窗及天冲、风池主之。""厥头痛，面肿起，商丘主之。"

《千金要方》："寒热头痛喘渴，目不可视，神庭、水沟。""头痛如裂，目痛如脱，头维，大陵。""头痛锥刺，不可以动，窍阴、二间。""偏头痛，前顶、后顶、颔厌。"

《伤寒论》："太阳病，头痛……针足阳明（三里）。""头项强痛……当刺大椎第一间、肺俞、肝俞。"

《类经图翼》："伤寒头痛身热，针二间、合谷，神道、风池、期门，间使、足三里。"

《医学纲目》："正头痛，百会、上星、神庭，太阳、合谷。""痰厥头痛取丰隆。"

《歌赋》百症赋载："悬颅、颔厌之中，偏头痛止。"标幽赋载："头风头痛，刺申脉与金门。"席弘赋载："列缺头痛及偏正，重泻太渊无不应。"玉龙赋载："攒竹、头维，治目疾头痛。"肘后歌载："顶心头痛眼不开，涌泉下针足安泰。"

实践证明，针灸治疗非器质性疾病引起的头痛效果良好远期疗效亦比较满意。对器质性疾病引起的头痛，有一定的止痛作用，但止痛是暂时的。因此对于针刺后仅有临时止痛作用的患者，应做其他方面的检查，笔者曾诊治 7 例此类头痛患者，其中 4 例是因脑瘤引起的，故应引以为鉴。

第十九节　面神经麻痹

面神经麻痹是由于面神经受各种病因的损害而产生的一种症状，最常见的原因是面神经风湿性损害和耳内疾病。

【临床表现】

发病时可先有耳下或耳后部疼痛。继则出现口眼歪邪，患侧眼睑不能闭合，流泪，不能皱眉，前额皱纹消失，面肌松弛，鼻唇沟浅平，说话"漏风"，流口水。

【治疗】

方一

1. 取穴

下关、阳白。

2. 操作方法

取侧卧位，患侧在上。下关针1～1.2寸，提插捻针手法，阳白沿皮向下刺0.3～0.5寸，捻转手法。均短促行针，起针后再用下方外敷。

附：中药处方：全蝎、蝉蜕各9g，蜈蚣2条，僵蚕9g，巴豆1.5g。将上药晒干，研极细末。鲜姜1斤捣烂如泥，取其姜汁调上药如稀糊状，分摊于阳白和下关部位，2～3cm厚，阳白部位分摊面积2～3 cm^2，下关部位约3～5cm^2，上盖纱布即可。外敷8～11小时，敷药过程应不断将姜汁洒其上，使药糊始终保持原状，以便充分发挥药物的作用。敷后可见局部起疱肿胀，仅用紫药水涂搽，不需做其他处理。

外敷时严禁药水流入眼及耳内；敷后避受风寒7～10天。一般按上法治疗1次即愈。此方适用于风湿性面瘫患者。

3. 病例

许某，男，41岁。1972年11月22日初诊。

左侧面瘫40余天，经青岛某医院、济南某医院检查，均诊断为左侧面神经麻痹（风湿性）。多方治疗未愈，故来就诊。检查：左侧眼裂扩大，前额无皱纹，闭眼时眼裂不能闭合，眼球转向上方，露出白色巩膜，流泪，嘴角向对侧歪斜，不能鼓腮，口角流水，左侧不能咀嚼食物。诊断为面神经麻痹。采用上法治疗，针后敷药，敷药10小时。局部肿胀起疱，外涂紫药水，避受风寒。5天后水疱消失，症状显著好转，功能基本恢复；10天后除口型微斜外，余症均消失。

方二

1. 取穴

下关、翳风。

2. 操作方法

取侧卧位,患侧在上,患者将头放平。翳风、下关均针0.5～1寸,提插刮针手法,产生酸胀感后留针于体内1寸左右,医者用酒精灯烧其针柄,至针柄烧红后去灯火,候针身冷后起针,此时针孔处可出现一白色小疱,但患者无不适之感。隔2～3日针1次,再针时应避开原来的针孔。

此方治疗面瘫初起及耳内疾病引起的面神经麻痹有良好效果。

3. 病例

秦某,男,13岁。1965年11月4日初诊。

患者于当日早饭时,发觉右腮不能鼓起,右侧不能咀嚼食物,右眼睑不能闭合,用力闭则露白睛,眼流泪,口角流水。发病前2天,右耳后有疼感。检查:前额右侧无皱纹,眼裂扩大,口角下垂,右腮不能鼓气,鼓则漏气,既往无此病史,3年前右耳得过中耳炎,现无异常发现。诊断为右侧面神经麻痹。采用上方治疗,针2次即显效,眼裂缩小,上额微动,口角流水消失,隔3日1次,共针4次症状消失。

方三

1. 取穴

患侧腮内膜咬合线。

2. 操作方法

患者先用盐水漱口以清洁口腔,并尽量将口张大。医者左手拇、食二指用纱布拿住患侧口角,该手余指按压腮部,使其内侧面向口方向翻转,右手持消毒三棱针由内向外点刺咬合线使其微出血,间隔0.5寸左右挑1针,挑至口角内侧即毕。挑治后避受风寒,可热敷患部,5～7天挑1次。此法在民间流传甚广,用于面瘫较轻的患者有一定疗效。

【按语】

面神经麻痹中医学称为"口眼㖞斜"或"口僻"。认为由风邪入内，经络为风寒阻塞所致。历代中医文献。大都把它列入中风门中，为中风四大症候之一的"中络"，如《金匮要略》载："㖞斜不遂，邪在于络"。故在治疗方面应以祛风散寒，活血通络为治则，方一和方二即根据此治疗原则，在临床实践中总结和拟订的。方一是笔者在民间验方的基础上总结出来的，通过 37 例的临床观察（29 例痊愈，3 例显著好转，2 例好转，3 例中断治疗），此方收效快，疗程短，在痊愈病例中，多数在治疗的第 2 天即好转，治愈时间最短者 3 天，最长 17 天，平均 6.9 天。方二是属于温针的治疗方法，通过针体将热直接传入体内，如此可以同时发挥针、热的双重治疗作用，从而达到温经散寒、活血通络等治疗目的，故有利于疾病的迅速转愈。

对于经久不愈须做较长时间针灸治疗的患者，在取穴方面应以患侧为主，与健侧交替轮换针刺。笔者在实践中体会到，如在患侧针刺时间太长，可产生"耐针"性而使疗效降低或不再见效，亦有少数病例似有向相反方向歪斜之倾向。

第二十节 面肌痉挛

面肌痉挛是一侧面肌出现的阵发性、不规则的抽搐。其病因尚无定论。分原发性和继发性（如面神经麻痹）2 种，多见于成人。

【临床表现】

开始仅有眼轮匝肌或口轮匝肌间歇性轻微抽搐，之后逐渐发展至面部其他肌肉，抽搐次数增多，一般无痛感。

【治疗】

方一

1. 取穴

阿是穴、合谷。

2. 操作方法

在局部沿皮刺 1~2 针，进针深度视痉挛部位具体情况而定，一般针 0.3~1 寸。病程短，症状轻者可不留针，反之则间歇行针 1~2 小时，15~30 分钟行针 1 次或皮下埋针 2~3 天，合谷直刺 0.5~1 寸，捻转手法，短促行针，每日 1 次，6 次为 1 个疗程，疗程间隔 2~3 天。

3. 病例

例一：陈某，男，30 岁。1972 年 11 月 3 日初诊。

口轮肌左下部位及左侧下唇方肌频繁而不规则的痉挛半个月，要求针灸试治。按上法，从地仓向下唇方肌部位沿皮透刺，刮针手法，合谷直刺 1 寸，捻转手法，均短促行针，每日 1 次。针 3 次后，痉挛次数显著减少，症状明显减轻，共针 5 次，症状消失。随访 5 年未复发。

例二：刘某，男，成年。1969 年 7 月 16 日初诊。

左侧上后方肌、颧肌等不规则的阵发性痉挛 3 个月余，无痛感。按上法，从颧髎沿皮向四白透刺 1 针，又从迎香向四白方向透刺 1 针，均用刮针手法，间歇行针 2 小时，30 分钟行针 1 次，每日针 1 次，合谷取双侧，直刺 1 寸，捻转手法，行针法与上穴同。每日针 1 次，共针 8 次而愈。

例三：王某，女，65 岁。1977 年 8 月 17 日初诊。

右侧面肌痉挛近 3 年，开始仅有下眼睑肌肉颤动，继则发展至上唇方肌、颧肌、口轮匝肌等左侧面部所有肌肉，痉挛呈阵发性、无痛感，约 3~5 分钟即发作 1 次，发作时局部肌肉明显抽搐，口角被拉向患侧，眼裂变小。症状轻重似与情绪有关，入睡后痉挛停止，自觉患侧有紧张感。患者有哮喘病史，余均正常。

诊断为面肌痉挛。按上法，针颊车透地仓，四白沿皮下透迎香，颧髎沿皮透下关，刮针手法，合谷针双侧，直刺 1 寸，捻转手法，上穴均间歇行针 2 小时，30 分钟行针 1 次，每日针 1 次，6 次为 1 个疗程，疗程间隔 2 天。

治疗 6 个疗程后，发作次数减少，症状减轻，后因事中断。1979 年 5 月 7 日，因病情加重，又来门诊治疗，仍按原方针刺 5 个疗程无效而停止治疗。

方二

1. 取穴

阿是穴、曲池、合谷。

2. 操作方法

根据患病部位面积大小，每次在局部选 1～2 个治疗点，曲池、合谷两穴交替使用。取维生素 B_{12} 100μg（1 支）、维生素 B_1 2mL（1 支）配成 1 次注射液。分 3～4 个点注射，面部每个点 1 次注入 0.2～0.5mL，合谷、曲池 1 次注入 0.5～1mL，用 5 号半消毒注射针头，面部注入肌层与皮层之间，曲池、合谷注入肌层，中速推注，间日 1 次。

治疗时应注意：①无菌操作；②避开血管；③同一点不宜重复注射，④注射部位可有剧痛感，预防患者晕针。

3. 病例

张某，男，43 岁。1916 年 8 月 27 日初诊。

下眼轮匝肌、上唇方肌、颧肌等肌肉痉挛半年余，每日发作 10～20 次，发作时肌肉频繁颤动，劳累、心情不舒时症状加重，无痛感，经某医院诊断为面肌痉挛。因服药无效而转来针灸治疗。采用水针疗法，按上法治疗 5 次，痉挛即好转，11 次症状消失。1977 年 5 月 7 日因复发而第 2 次求治，仍按原方治疗 13 次而愈。随访 2 年未复发。

【按语】

面肌痉挛一症，临床并不罕见，但尚无特效药物治疗。针灸治疗有一定效果，但经验亦不成熟，有人认为局部不宜用强刺激手法，有人则主张与此相反。然而这两种不同的针刺手法，都有治愈的病例，如上述方一中的例一，采用弱刺激手法，而方二中的张某，采用穴位注射强刺激（因产生剧痛感）手法，均获得良好效果。因此，笔者认为手法的轻重应根据病之虚实等具体情况灵活应用，并体会到，其疗效与病程成反比，病程越长，疗效越差，方一中的 3 例即可说明这一问题，所以早期治疗是非常必要的。

第二十一节　多发性神经炎

多发性神经炎又名周围神经炎或末梢神经炎，多由全身性感染、代谢障碍和外毒性等原因所引发。

【临床表现】

各种不同病因的多发性神经炎有其共同的临床特征。神经症状为两侧对称，肢体远端症状比近端明显。起病多缓慢。四肢呈手套形和短袜形的发麻、发胀，疼痛或似虫行感，严重的可产生腕下垂、足下垂、四肢软弱和肌肉萎缩等。

【治疗】

1. 取穴

上肢分 2 组，八邪、曲池为 1 组；十二井、外关为 2 组，2 组间日交替使用。下肢亦分 2 组，八风、足三里、悬钟为 1 组；十趾端、昆仑、解溪、阳陵泉为 2 组，2 组亦间日交替使用。

2. 操作方法

十二井、十趾端均用三棱针点刺出血；足三里、阳陵泉均针 1.5～3 寸，提插捻转手法，使针感放射到足踝；八邪、八风均针 0.3～0.5 寸，捻转刮针手法；悬钟、外关均透刺至对侧皮下，昆仑向太溪透刺，上 3 穴均用捻转刮针手法。各穴均间歇行针 15～30 分钟，5～10 分钟行针 1 次。行针期间并用艾条灸外关、足三里和悬钟，每穴灸 5 ~ 10 分钟。每天 1 次，7 天为 1 个疗程，疗程间隔 2 天。

3. 病例

王某，女，30 岁。1970 年 2 月 20 日初诊。

因肾盂肾炎服痢特灵后出现手足麻木，有蚁行感，呈手套和袜形分布感觉障碍，足不敢着地，手不能握物。某医院诊断为外毒性末梢神经炎。按上法针灸治疗，第 1 疗程针后即显著好转，麻感减轻，手已能拿东西；第 2 疗程治疗后，症状基本消失，惟感手足仍无力。又针足三里、曲池，间日 1 次，针后每穴灸 10 分钟，针刺手法及行针法同上，治疗 5 次而诸症消失.

【按语】

本病表现症状比较复杂，似应属于中医学"痹证"和"痿证"的范畴。其致病原因不出内因和外因两方面，外因为风寒湿邪乘虚侵入体内，流窜经络所致；内因多由脏腑瘀热，灼伤津液，或因湿热阻于阳明，胃津不足，致使皮毛、肌肉、筋骨无以所养，遂成此病。故刺十二井、十趾端出血，以泻脏腑瘀热；针八风、八邪祛风通络；足三里为强壮要穴，能调理脾胃，消化水谷，增加营养是治其本；曲池、外关、阳陵泉、悬钟等能疏散风邪，通经活络，更借助艾灸以加强温散寒邪和疏通经络的作用。

第二十二节 三叉神经痛

三叉神经痛是一种原因尚未明了的疾患。临床上分为继发性和原发性 2 种，目前对原发性三叉神经痛的病因尚无统一认识，或曰在中枢部，或曰在周围部，大部分认为病变在周围部；继发性三叉神经痛多由于三叉神经根或半月节部位的肿瘤、蛛网膜炎等引起。

【临床表现】

本病为突然发作的闪电式短暂而剧烈的疼痛，可发生于三叉神经任何一支的分布区域，常因洗脸、吃饭、刷牙等而触发，发作时间数秒或数分钟不等，间歇期无痛感。该病可有缓解，但自愈机会很少。

【治疗】

1. 取穴

主穴为下关（患侧）、合谷（双）。第1支配太阳、阳白。

2. 操作方法

下关直刺 0.5~1 寸，太阳成 30°角向下关方向刺 0.8~1.2寸，阳白向下沿皮刺 0.3~0.5 寸，上穴均留针 1~2 小时，进针与留针期间不用任何其他手法；合谷针 0.5~1 寸，间歇行针 1~2小时，捻转手法，10~20 分钟行针 1 次，每日针 1 次，7 天为 1个疗程，疗程间隔 2 天。

3. 病例

例一：张某，男，44 岁。1977 年 7 月 2 日初诊。

右腮阵发性剧烈疼痛 6 个月，某医院诊断为三叉神经痛（Ⅰ、Ⅱ支），在某医院拔去 1 个白齿，服中、西药半年均未显效，转来针灸治疗。症见：痛苦表情，右面颊皮肤粗糙、肌肉反射性抽搐，疼痛呈刀割样闪电式发作，持续 1 分钟左右，每天发作 3~5 次，多因吃饭、喝水、说话等动作而诱发。诊断为三叉神经痛。下关、合谷各针 1 寸，阳白针 0.5 寸，留针 2 小时，合谷用捻转手法，20 分钟行针 1 次，每日针 1 次。针 4 次后发作次数减至 1~2 次/日，针 7 次完全控制发作。又按上法间日 1 次，共针 5 次以巩固疗效。随访 2 年未发作。

例二：李某，女，69 岁。1965 年 12 月 19 日初诊。

左侧上额及太阳穴部位阵发性火烧样剧烈疼痛已 3 年。某医院诊断为三叉神经痛（Ⅰ支）。针下关、太阳、阳白、合谷，手

法及针法同上，留针 2 小时。合谷用捻转手法，20 分钟行针 1
次，每日针 1 次，7 天为 1 个疗程，疗程间隔 2 天。共针 11 次，
停止发作。

【按语】

据有关报道，针灸治疗三叉神经痛在取穴与手法等方面存有
一定分歧，分歧表现在以下几点：①取穴：有人主张在四肢远端
循经取穴，局部禁针，有人主张应取局部穴位，不需远端取穴；
还有人主张以局部取穴为主，兼取远端穴位。②手法：有人认为
所有治疗三叉神经痛的穴位都应用强刺激手法；有人认为强刺激
手法只适用于远端穴位，局部不宜强刺激，强刺激则痛剧。为了
统一对手法的认识，弄清"强刺激"这一词的概念是非常必要
的，一般多认为大幅度提插捻转或通电刺激即为强刺激手法，而
笔者认为手法的强弱应以机体的需要为标准，不能脱离开机体的
功能状态而独立谈手法，任何一种针刺手法作用于机体后都产生
一定的刺激量，当刺激量超过机体的需要后就转化为恶性刺激。
因此，用短促而强烈的针刺手法作用于三叉神经痛部位时，有时
反而引起疼痛加剧。笔者在这方面是有教训的，后来采用局部针
刺适当留针的方法（长时间的留针也是强刺激手法，随着留针时
间的延长，刺激量亦随之增加），既杜绝了以上不良现象的发生，
又达到了治疗目的，在取穴方面，笔者倾向予以局部取穴为主，
兼取远端穴位的看法。

针灸治疗原发性三叉神经痛，一般效果比较好，但有的病例
易复发，复发后可继续针灸治疗。个别病例效果不明显，原因有
待进一步研究，可能与患病时间长有关。

第二十三节　扭转痉挛综合征

扭转痉挛又称畸形性肌张力不全，是一种较少见而难治的锥
体外系疾病，其病因比较复杂，一般认为与脑部感染、一氧化

碳中毒、脑血液循环障碍、脑外伤等有关。

【临床表现】

以肢体及躯干出现特殊的扭转运动为特征。有些原因不明而逐渐发展者，称为特发性扭转痉挛，亦有些扭转痉挛其扭转动作仅呈现于局部肌肉如颈部，称为局限性扭转痉挛，痉挛性斜颈即为其中之一。

【治疗】

方一

1. 取穴

主穴为人中、大椎，后溪。头颈配天柱、大杼、百会；上肢配肩髃、外关；下肢配环跳、阳陵泉；躯干配委中、命门；面口配合谷、下关。

2. 操作方法

人中成 15°角向上刺 0.3~0.5 寸，后溪向内劳宫透刺，外关向内关透刺，合谷向内劳宫透刺，均用捻转手法，大椎刺 0.5~1.0 寸，肩髃向腋窝方向深刺 1.5~3 寸（上臂抬高与肩平），阳陵泉向阴陵泉方向透刺，命门直刺 0.5~1 寸，此 4 穴均用提插刮针手法；天柱直刺 1~1.5 寸，委中直刺 0.5~1.0 寸，该 2 穴用提插捻转手法；百会向前沿皮刺 0.5~1 寸，刮针手法；大杼向风门透刺，分段提插捻转手法。以上各穴，均间歇行针 30~60分钟，10~20 分钟行针 1 次，每日针 1 次，6 次为 1 个疗程，疗程间隔 2~3 天。

3. 病例

张某，男，29 岁。1970 年 1 月 27 日初诊。

头不自主摆动 3 天，伴有听力减退，有时右眼视物不清。检查：血压 120/83mmHg，体温 36.7℃，心肺正常，肝脾未触及，内耳及眼底均无异常发现；头颈不自主的摆动、震颤，颈项略有强硬感，面部肌肉痉挛，右眼上睑痉挛尤甚。余均正常，既往无慢性病史。诊断为局限性扭转痉挛。按上法，针人中、百会、天柱、大椎、后溪、合谷，手法同上，间歇行针 60 分钟，20 分钟行针 1 次，每日针 1 次，6 次为 1 个疗程，疗程间隔 3 天。第 1 疗程后，症状即明显减轻，共治疗 2 个疗程，症状消失。随访 1 年未复发。

方二

1. 取穴

主穴分 2 组，即舞蹈震颤控制区、运动区为 1 组；足运感区、平衡区为 2 组。上肢配颈椎区（颈椎两侧体表部位，沿皮刺 1.5~2 寸）；下肢配腰椎区（腰椎两侧体表部位，沿皮刺 1.5~2 寸）。

2. 操作方法

2 组间日交替使用，均刺双侧，进针 0.5~2 寸，留针 2 小时，进针及留针时不用其他手法，每日针 1 次，6 次为 1 个疗程，疗程间隔 2~3 天。

【按语】

扭转痉挛综合征是现代医学病名，在中医学中似应属"风证"的范畴，如"痉挛性斜颈"俗称"摆头风"。其致病原因，《素问·至真要大论》载："诸暴强直，皆属于风。""诸风掉眩，皆属于肝。"肝脉上至颠顶，风气通于肝，肝属木又主筋，风动则筋挛木摇，故出现头颈不自主的摆头震颤之症状。治疗当以息风镇痉，活血通络为主。百会、大椎、人中、后溪能息风镇痉；环跳、阳陵泉（筋之会穴）可平肝息风而通经络；委中、天柱、大杼为膀胱经穴，膀胱经循颈过头至前额，故能祛头颈风邪，肩髃、外关能活血通络，命门可培元补肾、壮阳补气，为强壮腰脊之要穴，故躯干扭转患者可取此穴治之。

本病缠绵难愈，药物治疗殊难获效。而近代不少用针灸治疗收到了一定效果的报道，惟须坚持较长时期的针治，方能达到治疗目的。

第二十四节 竞技综合征

竞技综合征，包括了考场综合征和运动综合征，在运动员和学生中较为常见。

【临床表现】

在考场和比赛之前及过程中，出现头晕、头痛、心悸、烦躁、多汗、口干、恶心、呕吐、腹痛、腹泻、记忆力下降、视物模糊等症状，血压可升高，有的甚至晕厥。

【治疗】

方一

1. 取穴

脑干、神门、交感。

2. 操作方法

局部清洁并消毒后，用胶布将王不留行籽贴在上述耳穴上，用手指轻轻按摩，有酸麻、沉胀感为度，每天按摩 2~3 次，每 3~5 天换贴 1 次，与考试或比赛前，7~5 天开始治疗至考试或比赛结束为止，每次贴压一侧，两侧交替使用。

3. 病例

患者，男，21 岁，肯尼亚人。

自述因准备参加某运动会比赛，心情一直处于紧张状态，近 1 周来，经常感觉头晕、恶心，食欲不振，睡眠欠佳，某医院诊断为神经衰弱，服药 5 天未见好转，予以上法耳穴贴压 3 次，共 15 天，症状消失，顺利地完成了比赛。

方二

1. 取穴

百会。

2. 操作方法

沿皮向前顶穴透刺，考试或比赛前针刺，留针至考试或比赛结束，在考试和比赛期间，当出现症状时，患者可自行用刮针手法行针，症状可立即消失。

【按语】

本病临床常见，多因精神紧张，忧愁思虑过度而发病。中医学认为"恐伤肾，怒伤肝，思伤脾"，进一步说明了本病的发生与情志有关。《灵枢》云："耳为宗脉之所聚"，"心气通于耳"，"肾气通于耳"。说明耳与脏腑、经络有着密切的关系，临床发现当机体患病时，会在耳郭相应部位出现各种反应点，在这些反应点针刺按压、刮痧等可疏通经络，调节脏腑，达到治病的目的。实践证明，耳穴贴压治疗本病，简单易行，安全可靠，无副作用，且疗效迅速，是治疗本病较为理想的方法之一，在学校和运动员中可大量推广应用。

第二十五节　慢性疲劳综合征

慢性疲劳综合征（CFS），是以持续疲劳、失眠、思维不集中以及自觉发热身痛等全身疲劳表现为特征的疾病。此病的病因病机尚不十分清楚，它的产生涉及体力、脑力活动的长期过度紧张，精神情志过度劳累，导致人体神经、免疫内分泌等多系统调节失常，因而出现以疲劳为主的多种组织器官、脏腑功能紊乱的症状。

【临床表现】

主症为疲乏无力和活动后疲劳加重持续 6 个月以上，兼证：①头晕、头沉、记忆力减退、思维不集中。②失眠、多梦或嗜睡而醒后疲倦更甚。③心慌、气短、胸闷憋气。④易紧张、易激动、烦躁、抑郁或恐惧不能自制，或悲伤欲哭。⑤自觉发热，伴有头痛、关节疼痛、肌肉酸痛，淋巴结肿大。⑥腹胀、胁肋胀痛、食欲不振。⑦平素抵抗力低、易感冒及尿路感染等疾病。

【治疗】

方一

1. 取穴

主穴为心俞、肾俞、脾俞、百会、曲池、足三里、三阴交。头痛、头晕、失眠，配太阳、安眠 2；心悸、气短、胸闷憋气，配内关、膻中；心烦易怒配胆俞、神门、太冲；食欲不振、腹胀配中脘、足三里、阴陵泉；易感冒、发热配大椎、肺俞、合谷等。

2. 操作方法

按常规针刺，捻转或刮针手法，间歇行针 30 分钟，10 分钟行针 1 次，每日针 1 次，7 ~ 10 天为 1 个疗程，疗程间隔 2 ~ 3 天，用艾条灸气海、关元与针同步进行。

3. 病例

时某，男，42 岁。2008 年 8 月 20 日初诊。

全身疲劳、乏力近 2 年，兼头疼、头晕、失眠、健忘、心烦、易怒、纳差、腹泻等多种症状，曾到北京某医院检查，诊断为慢性疲劳综合征，服多种保健品年余，均未见好转，要求针灸治疗，检查症如上述，面色萎黄，无苔，舌质淡，脉细弱，证属气血亏虚，脾胃两虚。予以上方针灸治疗，主穴每次必用，配穴为中脘、阴陵泉、内关、安眠 2、太冲、神门，用捻转手法，间歇行针 30 分钟，10 分钟行针 1 次，7 天为 1 个疗程，并用艾条灸气海、关元 30 分钟，与针同步进行。针灸第 1 疗程后，自觉症状明显好转，睡眠明显改善，已无头痛、头晕，共治疗 3 个疗程，诸症消失而愈。

方二

1. 取穴

神门、交感、内分泌、皮质下、脑、脾肾。

2. 操作方法

用王不留行籽贴压上述耳穴，每次按压 3～5 分钟，每天 2～3 次，每次贴压单侧耳穴，两侧耳穴 5～7 天轮换使用 1 次。

【按语】

慢性疲劳综合征为近代临床常见病，但无特效的针对性治疗方法，而针灸擅长于调节整体功能，在临床治疗上有独特的优势。实践证明，针灸在慢性疲劳综合征的治疗中有良好的治疗前景，值得推广应用。

慢性疲劳综合征根据其临床表现，中医认为本病多为气血亏虚、阴阳失调所致，故补益气血、调理阴阳为其治疗大法，取穴多以背部俞穴为主，并根据辨证配用其他相关穴位。五脏俞穴为五脏之气转输之所，可通调五脏之气机，五脏气机条达则气血运行正常，四肢百骸得到营养濡润则疲劳可祛。百会、安眠 2、太阳、内关、神门等穴共奏醒脑开窍之功，起到健脑醒神的作用；内关、膻中宽胸利气；气海、关元、足三里、三阴交诸穴，可调理一身之气机，从而达到补益气血、调节阴阳之目的。

第二十六节　不安腿综合征

不安腿综合征在临床上较为常见，女性多于男性，多见于青年女性，其病因目前认为尚不一致。多数认为与神经、精神障碍有关，内分泌失常也可引发此症状。常见于神经症或癔症患者，亦有报道与缺铁性贫血有关。

【临床表现】

患者于晚间入睡前或睡觉时出现小腿深部难以忍受，难以叙述，非疼痛性的不适之感。症状轻者，经局部拍打、按摩或活动后可以缓解。严重者则反复发作，彻夜难眠，情绪焦躁，要服大量安眠药后方能入睡。常规检查无异常发现。X 线胸透、CT、心电、脑血流图及神经系统检查均正常。

【治疗】

方一

1. 取穴

主穴为足三里。失眠配安眠2；烦躁易怒配太冲。

2. 操作方法

患者取坐位或仰卧位。足三里直刺1.5~3寸；徐徐提插刮针捻转手法，强刺激，使针感放射到整个下肢。太冲直刺0.5~1寸，捻转刮针手法，间歇行针30~60分钟，10~15分钟行针1次，发作时针刺治疗。

3. 病例

侯某，女，30岁。

自述入睡前两下肢有难以忍受的"木乱"感觉，不定期的发作，发作时心情烦乱，难以入睡，发作多与情绪和劳累有关。多次全面体检均无异常发现，按上方针刺治疗，针刺后症状即消失，共治疗7次痊愈，至今未复发。

方二

1. 取穴

耳穴神门、交感、内分泌、脑。

2. 操作方法

局部擦洗干净并常规消毒，后用王不留行籽贴压以上耳穴，每次贴压单侧，两侧3~5天交换贴压1次。贴压后每天轻轻按摩贴压耳穴2~3次，每次按摩2~3分钟，发作时随时按摩。

【按语】

针灸治疗不安腿综合征效果显著，笔者诊治了17例该病患者均治愈。其中有14例为女性，3例为男性。有6例发作与月经有关，4例有神经症病史，2例患者有抑郁症，13例为"A"型性格，争强好胜，情绪易激动，因此笔者认为，该病病因与肝失疏泄、气血逆乱有关。太冲为肝经之原穴，能舒肝利气、平肝宁心；足三里为足阳明胃经合穴，阳明经多气多血，故能调理气血，通经活络。因此，针刺以上两穴可收到显著的疗效。

第二十七节 手 颤

手颤是临床常见的症状，有原发的也有继发的（如帕金森病），其病因不一，本节仅指原发性的手颤。多因情绪波动而诱发，类似于现代医学所称的癔症。

【临床表现】

一侧或双侧手不自主的颤动，重者不能持物。

【治疗】

1. 取穴

曲池透尺泽、外关透内关、合谷透后溪。

2. 操作方法

捻转刮针手法，间歇行针 30 ~ 60 分钟，10 ~ 15 分钟行针 1次，每日 1 次，7 ~ 10 天为 1 个疗程。

3. 病例

例一：陈某，男，39 岁。2008 年 5 月 4 日初诊。

因昨天突然暴怒后自觉心跳，口、眼肌肉瞤动，两手震颤。按上方针刺治疗，间歇行针 60 分钟，15 分钟行针 1 次。针刺 30分钟左右，手颤即明显减轻，又行针 30 分钟后手颤停止。

例二：李某，女，38 岁。

因家庭纠纷过度激动，自己强力抑制，先感觉手掌发麻，继则发生手颤，迄今已经 2 个月，睡眠差，易生气烦躁不安。检查：心肺（－），血压 120/80mmHg，舌苔薄黄，脉细数。诊断为心气虚、肝风内动所致。按上方治疗，间歇行针 60 分钟，15

分钟行针 1 次，每日针 1 次，7～10 次为 1 个疗程。共治疗 11 次，诸症消失。

【按语】

手颤症，笔者认为是心气虚、肝风内动所致。虽无运动障碍，但长期不自主的震颤，给患者带来很大的思想负担。《灵枢·邪客》载："……心有邪，其气留于两肘，……"四肢为诸阳之本，阴阳互根，阴不足而阳有余，阳动而阴静，故能出现手颤的现象。上方诸穴可养血安神、补益心气及平肝息风，又有调节阴阳的作用，故治疗情绪波动而引起的手颤有良好的效果。

第二十八节　舞蹈症

舞蹈症常为风湿病之并发症，不少病例伴风湿热、风湿性心脏病和扁桃体炎，其他如猩红热、白喉、脑炎等疾病也可引致本症。主要病理变化为纹状体，黑质与视丘下核等处之神经节细胞变性，多见于 5～15 岁儿童，女性较多，可自愈但复发者并不少见。

【临床表现】

起病缓慢，但也有受惊而急起者。主要症状为舞蹈样动作，系一种极快的、不规则的，无意义的不自主运动。初期常限于上肢，逐渐扩展到下肢，再蔓延至对侧。若仅限于一侧者，称半身舞蹈症。颜面表情举凡耸额、皱眉、努嘴、吐舌、霎眼等变幻不已。上肢各关节屈曲、伸展、扭转等动作交替而出，颇似一有目的动作，分成若干节。下肢以足部为最严重，躯体也可绕脊椎而卷曲与扭转。呼吸可因肌肤之不随意运动而不规则。此种现象可随情绪兴奋或自主动作而加剧，睡眠时完全消失，自主动作轻性病例影响不大，但协调动作十分明显，且冲动而出，非常不自然。重性病例则四肢运动发生障碍且有语言、咀嚼及吞咽困难。

肌力大多屡弱，肌张力降低，各关节可过度伸直，情绪大多不稳，易兴奋而致失眠，体温可升高，一般为低热。

【治疗】

1. 取穴

主穴分2组。百会、大椎、筋缩、命门为1组；曲池、足三里、太冲、阳陵泉为2组。颜面部症状明显者配迎香、合谷；头颈部配风池、天柱；上肢配肩髃、肩髎、外关；下肢配环跳、委中。

2. 操作方法

取1组穴时，患者取俯卧位，大椎、筋缩、命门均直刺0.5~1寸，徐徐提插刮针手法，百会向前约5°角斜刺0.5~0.8寸，捻转刮针手法。取2组穴时，取仰卧位，曲池向尺泽穴透刺，合谷向后溪透刺，阳陵泉向阴陵泉透刺，足三里直刺1.5~3寸；太冲直刺0.5~1寸，外关向内关透刺，迎香向承泣透刺，肩髃、肩髎向下刺1.0~3寸。均用捻转或提插手法。间歇行针30~60分钟，10~15分钟行针1次，每日针1次，7~10天为1个疗程，疗程间隔2~3天，2组主穴隔日交替使用。

3. 病例

例一：刘某，女，10岁。

其母代述：患儿于1994年12月10日，因突然受到惊吓后而引起右侧上肢不自主的活动，后发展到右下肢及对侧上肢各关节扭转，挤眉眨眼，努嘴。曾入某医院诊断为舞蹈症，药物治疗1个多月，效果不明显，转来针灸治疗。症见：体温37.3℃，神志清、营养可，右侧上、下肢不自主运动，关节快速的不规则扭转，表情奇异，口齿发紧，语言不流畅，苔薄黄，质淡红，脉细数。予以上方针灸治疗4个疗程，诸症消失，随访2年来未复发。

例二：王某，男，15岁。

患者于1983年8月7日过河时被大水冲倒，被他人捞起。当时无任何不适，后逐渐发现两上肢不自主运动，且症状日趋加重，后发展到双手持物困难，躯干、头颈、四肢均呈现不自主运动；扭转、行走困难，于 10 月 1 日来诊。症见：体温 37℃，神志清，营养可。心肺听诊（－），肝、脾未叩及，头、颈、躯干、四肢呈快速不规则、无意义的扭转运动，神经系统未发现异常。化验结果：白细胞 $8.2 \times 10^9/L$，中性粒细胞 60%，淋巴细胞 30%，酸性粒细胞 4%，血沉 4mm/h，抗"O"350U，诊断为舞蹈症。予以上方针灸治疗 7 次，症状即明显好转，共治疗 3 个疗程，诸症消失。停止治疗后 3 个月，病情又有反复，但症状较前轻，仍按上方针灸治疗 2 个疗程而愈，随访 1 年未复发。

【按语】

舞蹈症是现代医学病名，根据临床表现，属于中医学的"瘛疭"等病的范畴。针灸治疗本病，在中医学文献中早有记载。如《针灸甲乙经》载："暴拘挛，痫眩，足不任身，取天柱主之。腋拘挛，暴脉急，引胁而痛，内引心肺，噫嘻主之。从项至脊，自脊以下至十二椎，应手刺之，立已。转筋者，立而取之，可令遂已；痿厥者，张而引之，可令立快矣。"《针灸大成》载："手指拘挛筋紧：曲池、阳谷、合谷。""两手拘挛……筋缓手臂无力……曲池（先泻后补），肩髃、手三里。""足挛：肾俞、阳陵泉、阳辅、绝骨。""中风、痫、瘛疭等症，印堂"。从这些记载来看，我们的祖先对本病的症状和治疗已经有了一定认识。

针灸治疗舞蹈症，近代文献不乏报道，疗效可靠。在取穴方面，多以督脉经穴为主，因督脉统督诸阳又与统督诸阴的任脉相通，故针刺该经经穴可平衡阴阳，调和气血，阴平阳秘，精神乃至，百病可祛。笔者认为该病病位在肝，因肝统血，肝主筋，临床所见，本病发生多与情志及心理因素有关，怒气伤肝，惊恐伤肾，肝、肾又同源，故怒气、惊恐皆可引起肝疏泄失常，失去统血的功能，肝血不足，血虚生风，风动肢摇，出现肢体不自主运动等异常病理表现。曲池、合谷、足三里均为阳明经经穴，阳明经多气多血，此三穴均有益气养血的功能，治风先治血，血行风自灭。太冲为肝经原穴，可镇肝息风而止痉；阳陵泉为筋之会穴，可疏肝养筋而控拘挛。以上诸穴配伍，相得益彰，故可收到良好效果。

第二十九节　发作性睡病

发作性睡病是一种阵发性、难以控制而非正常睡眠的病理现象，本病临床少见，病因不明，可能与心理障碍有关。因睡眠无规律的突然发作，故可影响工作或造成意外伤害。

【临床表现】

睡意突如其来，不能自控，呈阵发性，无规律，别无其他异常。

【治疗】

1. 取穴

心俞、神门、安眠 2。

2. 操作方法

心俞穴 30°角向下斜刺，神门穴约 5°角向少府方向斜刺 0.5~1 寸，安眠 2 直刺 0.5~1 寸，均用捻转刮针手法，间歇行针 30~60 分钟，10~15 分钟行针 1 次，每日针 1 次，7~10 天为 1 个疗程，疗程间隔 2~3 天。

3. 病例

例一：来某，女，27 岁。

患者自述，于 1983 年 5 月上旬，突然出现阵发性困睡，每有睡意，周身乏力，急不可待，常不择时间、地点坐卧而睡。有次在路上行走时，突然睡倒，险出事故。曾多处检查未见异常。均诊为"发作性睡病"，中、西药治疗未见好转，要求针灸治疗。按上方治疗 1 个疗程后，睡意减轻，发作次数减少，共治疗 3 个疗程，症状消失，随诊 1 年未复发。

例二：朱某，男，47 岁。1997 年 8 月 5 日初诊。

10 天前因工作劳累，心情也不愉快，经常失眠，睡则多梦。近 3 天突然睡意频发，突如其来难以控制，发作前先感周身疲乏，随即不择地点睡倒，经神经科检查，脑电图等均正常，诊断为发作性睡病。按上方针灸治疗 15 次症状消失。

【按语】

"心主神明"，中医认为人的大脑活动与心有关，忧、愁、思、虑、惊、恐、劳累均可扰乱神明，使神不守舍，如《素问·六节藏象论》指出"心者，生之本，神之变也"。故可出现异常的困睡现象。针刺心俞穴可养血安神，又"心主神志"，神门者神之门户也，此穴有益智醒神之功用；安眠 2 有兴奋抑制双向调节作用，为调理脑活动功能之要穴。因此上述三穴配合应用，治疗该病有良好的效果。

第三十节　口噤症

口噤是一个症状，其病因复杂，好多病都可有此症状，如疟疾、关节炎、牙部疾患、中风、破伤风、脑膜炎等。

【临床表现】

牙关拘紧，口张不能，张口时疼痛或无痛，或伴有红肿。

【治疗】

方一

1. 取穴

主穴为下关、合谷。配穴为颊车、翳风、听宫、曲池、足三里。

2. 操作方法

下关直刺 0.5~1 寸，合谷向后溪透刺。均用提插捻转手法，间歇行针 30 ~ 60 分钟，10 ~ 15 分钟行针 1 次，每日针 1 次。

3. 病例

刘某，男，50 岁。2005 年 4 月 5 日初诊。

右侧下牙疼痛，张口困难 3 天而就诊。检查：张口困难，口张疼痛，患侧下颌智齿牙龈红肿，同侧下颌角处的软组织肿胀，同侧颌下淋巴结肿大压痛，口臭，舌苔腻黄，脉弦数。诊断为口噤症（冠周炎），予以上方治疗，取穴为下关、颊车、翳风、合谷、曲池、足三里。均用提插捻转手法，间歇行针 60 分钟，15 分钟行针 1 次，每日针 1 次。

二诊（4 月 6 日）：诸症明显好转，仍按上方治疗 3 次而愈。

方二

1. 取穴

下关。

2. 操作方法

患者正坐，下关直刺 0.5 ~ 1 寸，提插捻转手法，有酸胀感后留针，再用酒精灯烧针柄，针柄烧至发红为度。每天治疗一侧，两侧下关穴轮换使用。

3. 病例

李某，男，45 岁。1995 年 7 月 2 日初诊。

自述：颌关节发紧，张口困难 10 天。曾口服中、西药治疗，效果不明显，要求针灸治疗。症见：张口困难，张口时，颌关节有响声，无肿胀，无牙痛，牙龈正常，血压 130/80mmg，体温 36.7℃，心肺正常。既往有风湿性关节炎病史，游走性，症状轻重与天气变化有关，近几天因连续下雨，关节疼痛加重，余无异常。诊断为口噤症（颌关节关）予以上方火针治疗 7 天，口噤症状消失。

【按语】

方一口噤症，属于中医学"牙痛"范畴，因胃肠积热，郁于阳明化火，火邪循经上炎所致。故取穴以手阳明大肠经的曲池、合谷和足阳明经的足三里为主，以清热泻火。下关、颊车、翳风为局部取穴，可通经络，消肿止痛。本方治疗牙痛效果显著，但要掌握以下几点：①取穴宜多，手法宜重；②间歇行针时间宜长，一般至少 30~60 分钟，否则疗效不稳定，容易反跳；③症状严重者，可每日针 2~3 次。

方二口噤症，属于中医学的"痹证"范畴，痹者，痹塞不通，"风、寒、湿三气杂至合而为痹"，风寒湿邪痹阻经络，造成关节不利，为其主要病机。因此，温经散寒、通利关节为其治疗大法。火针疗法可温阳行气，活血通络，祛风化湿，通利关节，故可收到良好疗效。

口噤一症，病因复杂，风、寒、湿、热均可致病，针灸治疗均有一定疗效。但有些口噤症患者最好结合原发病症的治疗，"审因论治"会获得更好的疗效。

第三十一节　舌伸不缩症

舌伸不缩症是指舌体突然伸出口腔外，不能随意缩回。此症临床少见，病因不明，可能是癔症的一个症状，与心理障碍有关。

【临床表现】

舌体不明原因的突然伸出，缩回不能，舌体不红、不肿、无器质性改变，亦无全身其他症状。

【治疗】

1. 取穴
神门（双侧）。

2. 操作方法
患者取仰卧位，两臂伸直，手掌向上，五指并拢伸直，从神门穴向少府穴透刺 0.5~1 寸。捻转手法，持续行针。

3. 病例

宋某，女，23 岁。1984 年 9 月 16 日初诊。

当日中午，因舌体突然伸出口外，不能回收而就诊。症见：舌体不红、不肿、无器质性改变，其他查体均正常，既往体格健康，无任何慢性病史，问其发病过程。自述发病前一天曾与丈夫吵架，心情不好，昨夜失眠，今天中午吃饭时突然舌体伸出，回收不能。诊断为癔症。予以上方针刺，治疗前告诉患者，若针刺时感觉酸胀时，说明舌体即能收回了。果如其言，当捻转行针 1 分钟时，患者突然叫了一声"痛"，舌体随即缩回，伸缩自如而愈。

【按语】

癔症属心理障碍性疾病，中医认为与"神"有关，其病在心。经云"心者，君主之官也，神明出焉"。神门穴为手少阴心经之原穴。《采艾编》云："神门、神明之官，此其门路也。"《孔穴命名的浅说》云："神门，因其治神志病，又有人神出入门户之义。"因此针刺神门穴加上暗示的作用，收到了立竿见影的效果。

第三十二节 失 音 症

失音是临床上常见的一个症状，其病因复杂。既有原发的，如疟病、舌下神经麻痹等；也有继发的，如继发于脑出血、脑血栓形成、炎症、结核（喉头结核）等。

【临床表现】

主要表现为突然失语或说话发音障碍、听觉可正常。

【治疗】

方一

1. 取穴

涌泉。

2. 操作方法

向对侧直刺 0.5~1 寸，提插捻转手法，持续行针，以感觉胀沉疼痛为度。针前告诉患者，有此感觉时，即能说话。

3. 病例

马某，女，38 岁。1981 年 5 月 9 日初诊。

家人代述：5 天前因恼怒，突然不会说话，听力正常，身体尚健，别无其他症状，饮食、起居、劳动均如常。检查：体格中等，营养良好，表情自然，体温 36.5℃，血压 120/80mmHg，心、肺正常，诊断为癔症性失语，予以上方针刺涌泉穴，提插捻转数下后，患者立即喊痛，随即开始说话。

方二

1. 取穴

主穴为哑门、金津、玉液、廉泉、人迎、合谷、涌泉。配穴：天柱、大椎、天突、曲池、神门。

2. 操作方法

哑门直刺 0.5~1 寸，捻转刮针手法；金津、玉液点刺出血，余穴按常规针刺。间歇行针 30~60 分钟，10~15 分钟行针 1 次，每日针 1 次，7~10 天为 1 个疗程，疗程间隔 2~3 天。主穴每次必用，配穴根据情况，每次选 2~3 个。

注：方二主要治疗炎症或麻痹而致的失音症，笔者曾先后治疗 5 例因声带感染引起的失音症，均治愈。3 例为舌下神经麻痹引起的失音症，2 例好转，1 例无效。2 例为软腭麻痹，1 例治愈，1 例无效。

【按语】

失音症又名暴瘖、音暗。其病因、症状和针灸治疗方法，在中医文献中早有较详细的记载。如《灵枢·忧恚无言》云："人之猝然忧恚而言无音者……寒气客于厌，则厌不能发，发不能下至，其开阖不致，故无音。"又《内经》云：足少阴，上系于舌，络于横骨，终于会厌，而泻其血脉，浊气乃辟。会厌之脉，上络任脉，取之天突，其厌乃发也。如《针灸甲乙经》云："暴瘖气梗，刺扶突与舌本出血。""暴瘖不能言，喉嗌痛，刺风府""暴瘖气哽，喉痹咽痛，不得息，食饮不下，天鼎主之。"这些经验至今仍有一定的应用价值。

失音一症，其病因为外感和内伤两大因素，与肝、肺、肾三脏关系密切。《内经》云"肺开窍于鼻""肺主皮毛"。外感六淫之邪，首先犯肺，肺失宣降，肺主音为声之门，肺气无力，故不能发音。肾为声之本，"肾之脉……从肾上贯肝膈入胸中，循喉咙，挟舌本。"肾水亏虚，肾精不能上承，故可失音。临床所见，失音一症可为情志所伤，肝主疏泄，怒气伤肝，疏泄失常，可致脏腑气机逆乱而致失音。故疏肝、润肺补肾为其治疗大法，方一和方二即据此而立，涌泉穴属足少阴肾经。《灵枢·经脉》云："肾足少阴之脉，起于小趾之下，斜走足心（涌泉穴）……贯脊属肾……其直者从肾上贯肝膈，入肺中，循喉咙，挟舌本，其支者，从肺出，络心注胸中。"故针刺涌泉穴可疏肝调气，润肺补肾，以利发音；哑门穴又名音门，为督脉、阳维脉之会穴，入系舌本，能通窍络，宁神志，主舌急不语，为治哑要穴；廉泉、人迎、天突为局部取穴，可利咽喉；大椎乃手足三阳、督脉之会，能通阳解表，宁神利咽；合谷为手阳明大肠经原穴，肺与大肠相表里，故针刺合谷，可补肺气润咽喉以助发音。

第三十三节　慢性浅表性胃炎

慢性浅表性胃炎是一种常见病、多发病。可由急性胃炎转化而来，常因过食生冷、过热、煎炸、辛辣、饮酒等饮食不节及长期服用对胃有刺激性的药物等所致。慢性浅表性胃炎失治日久，会持续损害胃黏膜腺体，转化为萎缩性胃炎、甚至恶变。中医认为，"脾胃为后天之本""人老胃先衰"。因此，无论年龄大小都应重视该病的防治。

【临床表现】

常有上腹饱胀不适，进食后为甚，时有隐痛、嗳气、反酸、烧灼感、纳呆、恶心、呕吐、便秘或溏稀等，甚或伴有呕血、黑便、消瘦、头晕、肢体麻木等症。

【治疗】

方一

1. 取穴

主穴分2组。中脘、内关、足三里为1组；肝俞、胃俞、脾俞、背部阳性反应点，公孙为2组。脾胃虚寒者加章门、天枢；脾胃湿热者加阳陵泉、内庭；肝胃不和者加期门、太冲；胃阴不足者加阴陵泉、三阴交。

2. 操作方法

2组主穴交替使用，每组用1个疗程10次，每日针1次，疗程间隔3~5天。脘腹部穴刮针或震颤手法，余穴捻转提插手法，间歇行针30分钟，10分钟行针1次。中脘穴或背部阳性反应点针后加灸30~60分钟。背部腧穴和中脘穴针后均可拔火罐10~15分钟。

3. 病例

王某，女，45岁。1981年9月10日初诊。

胃脘闷痛，食后饱胀，嘈杂嗳气，口干喜饮，大便时干，手足烦热已3年。1980年12月3日经胃镜检查，诊断为胃窦部浅表糜烂性胃炎。舌质胖嫩淡红，无苔，脉细数，证属胃阴不足兼夹湿热。服药2年余，病情仍时轻时重，今求针灸治疗。检查发现，至阳、中枢、筋缩部位有明显压痛反应。按上法针刺压痛点及肝俞、脾俞、胃俞、公孙、三阴交等穴，提插捻转手法，间歇行针30分钟，10分钟行针1次。肝俞、脾俞、胃俞及上述压痛点针刺后拔火罐10分钟，每次拔2个穴位，上穴间隔轮换使用，每日针刺拔火罐1次，10次1个疗程。

第 1 个疗程结束后，胃脘痛减轻，饮食好转。休息 3 天用第二组穴位，进行第 2 个疗程治疗。6 个疗程后，诸症基本消失，胃镜检查示原有糜烂面全部愈合。7 年后随访，无复发。

方二

1. 取穴

耳穴取穴分 2 组。胃、肝、交感、十二指肠为 1 组；神门、脾、皮质下、心为 2 组。

2. 操作方法

上述 2 组耳穴交替轮换使用，每个疗程用 1 组，7 天 1 个疗程。耳穴部位清洁消毒，用耳穴探测针按压上述耳穴部位，寻找压痛敏感点，将王不留行籽贴按在敏感点处，每天按压 3~5 次，每个点每次按压 1 分钟，7 天后换帖第 2 组穴位。

3. 病例

林某，女，44 岁，澳大利亚籍。1989 年 3 月 1 日初诊。

胃脘痛 5 年，1986 年 7 月 4 日在悉尼某院胃镜检查诊断为慢性浅表性胃炎、糜烂性十二指肠球炎。长期服用西药，症状日趋加重。专程针灸治疗。症见：胃脘灼痛，烧心泛酸，呕恶嗳气，口干口臭，大便时干时稀，舌质淡红，苔黄腻，脉弦滑。证属脾胃湿热。按上法用耳穴压豆治疗，共治疗 10 个疗程，症状明显减轻，胃痛次数减少，已无口臭，大便基本正常。胃镜检查糜烂面愈合，仅胃窦部黏膜红白相间，以红为主。

方三

1. 取穴

胃俞透脾俞（双侧），上脘透中脘，足三里透上巨虚。

2. 操作方法

局部常规消毒，依法植入羊肠线。

3. 病例

胡某，女，54 岁。1984 年 10 月 7 日初诊。

胃脘胀痛 3 年余，攻撑胸胁，饭后饱胀，嘈杂嗳气，每因情志不舒病情加重，大便时干时稀，排便不爽，苔白腻，脉弦滑。证属肝胃不和。胃镜检查：胃窦部水肿，胃小弯侧黏膜呈麻疹样点状充血，诊断为慢性浅表性胃炎。按方三穴位埋线法治疗 3 次，症状显著好转，偶有饱胀感，胃痛消失。

方四

1. 取穴

背部阳性反应点、脾俞、胃俞为 1 组；中脘、足三里为 2 组。

2. 药物

川椒 150g，炮姜 100g，生附子 100g，檀香 100g，苍术 200g，鸡内金 100g。

3. 操作方法

将上药共研细末备用。每次取药 30g，用生姜汁调和成糊状，贴敷上述穴位上，用纱布盖好胶布固定，每天换帖 1 次，2 组穴交替使用，连续贴 7 天。主治浅表性胃炎虚寒型。

笔者用该法治疗浅表性胃炎 12 例，治疗 4 个疗程，症状消失者 5 例，好转者 6 例，无效者 1 例。

【按语】

慢性浅表性胃炎是临床常见病，病情常迁延或反复，不易治愈。部分浅表性胃炎病例可转化为萎缩性胃炎。药物对胃的不良刺激常常是患者难以坚持治疗的重要原因。而针灸对该病的疗效明显且稳定。

该病属中医"胃脘痛"范畴。伏其所主，必先其因。笔者认为该病病因主要有二：一是情志因素。由于情志不遂导致肝气郁结，肝气疏发不及，脾胃升降失调，气机不利，或肝气太过，横逆脾胃，胃失和降，导致胃脘痛等系列不适病证。二是饮食因素。常因饥饱失常或嗜酒等过食肥甘、辛辣、生冷致伤脾胃，或脾胃阳虚，寒湿内生或脾胃气机壅滞，湿热内蕴，脾胃气机不利所致。临床常见情志与饮食因素互为夹杂。肝气之疏泄有赖脾胃升降而顺达，若饮食损伤脾胃，妨碍肝气之升散、胆火之下降，可导致肝气失调，即土壅木郁或土虚木贼，肝火反可乘土犯胃。

该病病位虽在胃，但与肝的关系至为密切，肝胃之气本相通，一荣俱荣，一伤俱伤，在生理上相互为用，在病理上相互影响。治疗以调理肝胃气机为关键，应以顾护脾胃为先，节饮食、调肝气，清里滞，以顺脾胃升降之功。据此取穴肝俞、章门、太冲、内关、阳陵泉、三阴交等以疏肝解郁，理气通降；胃俞、脾俞、中脘、足三里、阴陵泉、内庭等以健养脾胃，调和中气。

方二耳穴疗法采用中医取类比象法则，人耳酷似腹中倒立的胎儿，由内而外与脏腑部位相对应，会聚人体初元之气。当机体发生病变时，耳郭相应部位可有色泽、形态、低电阻等变化。按照脏腑辨证取穴，在肝、脾、胃等对应部位反应点采用压豆、针刺等方法治疗，可调养脏腑真元之气，激发机体自我平衡向愈修复能力。

慢性浅表性胃炎病程日久，多见面黄肌瘦、体倦乏力、精神萎靡等虚弱现象。根据《灵枢》"阴阳皆虚，火自当之"的治疗原则，常可用灸疗配合。

现代医学研究证实，胃黏膜发生慢性炎症改变主要与黏膜屏障破坏有关。胃黏膜屏障主要包括黏膜上皮的脂蛋白层与覆盖的黏液层。脂蛋白被破坏时，胃酸弥散于黏膜下，刺激固有神经和胃主细胞分泌胃蛋白酶原和肥大细胞颗粒释放组胺、溶酶体等物质，引起毛细血管通透性增加，血管扩张、水肿，发生炎性反应。慢性浅表性胃炎可伴有不同程度的肠上皮化生，尤其是大肠上皮组织化生可能与胃黏膜细胞癌变有一定关联。在针灸治疗的部分病例中发现，在炎症病理改善的同时，肠上皮化生亦消失。其病理组织学的好转，说明针灸治疗该病所取得的疗效是有其物质基础的，可有效修复胃黏膜屏障功能，疗效是可靠的。

第三十四节　慢性萎缩性胃炎

慢性萎缩性胃炎（CAG）是常见而难治的消化系统疾病之一。该病是以胃黏膜的非特异性慢性炎症为主要病理变化的慢性胃病，因其是胃黏膜固有腺体减少的一种退行性改变，故西医认为萎缩病变形成后便不可逆转。病因尚不十分清楚，可能与幽门螺杆菌感染、饮食、环境因素、自身免疫等有关。

【临床表现】

大多数患者可有上腹部灼痛、胀痛、钝痛或胀满、痞闷，尤以食后为甚，食欲不振，恶心，嗳气，便秘或腹泻等症状。严重者可有消瘦、贫血、脆甲、舌炎或舌乳头萎缩，少数胃黏膜糜烂者可伴有上消化道出血。有些慢性萎缩性胃炎患者可无明显症状，其临床表现不仅缺乏特异性，而且与病变程度并不完全一致。

【治疗】

方一

1. 取穴

主穴分3组。脾俞、中脘、足三里为1组；胃俞、上脘、梁丘为2组；背部阳性反应部位、下脘、上巨虚为3组。食欲差、腹泻明显者加章门、天枢；胀满明显者，加期门、内关、太冲；排便不爽者，加阳陵泉、内关；胃部灼热感明显者，加三阴交、阴陵泉。

2. 操作方法

腹部穴用刮针或震颤手法，余穴捻转提插手法，间歇行针20~30分钟，10分钟行针1次。3组主穴交替使用，每组穴用10次，每日针1次，10次为1个疗程，疗程间隔3~5天。背部、腹部腧穴，针后均用艾条灸30~60分钟，或拔火罐10~15分钟。

3. 病例

法利，男，47岁，西萨摩亚国阿皮亚人。1988年12月27日初诊。

患者不规律胃痛、饱胀不适已8年，近2年症状加重，每日胃脘痛2~3次，食欲差，脘腹胀满，嘈杂嗳气，恶心欲吐，善太息，后背疼痛，面黄肌瘦，体倦乏力，口渴咽干，大便稀，每日1~2次。1个月前在澳大利亚某医院经胃镜及病理学检查诊断为慢性萎缩性胃炎。长期服用西药效果不显，要求针灸治疗。按上方治疗1个疗程，自觉胃痛减轻，疼痛次数减少，食欲增加，体重增长2kg。共治疗5个疗程，症状消失，胃镜及病理学复检示胃黏膜腺体萎缩由重度转为浅表。

方二

1. 取穴

主穴分3组。脾俞、膈俞、足三里为1组；肝俞、胃俞、梁丘为2组；中脘、内关、公孙为3组。配穴参考方一。

2. 操作方法

患者取仰卧或俯卧位，穴位常规消毒，医者右手持火针针柄，左手持点燃的酒精灯，将针尖至针体1寸左右放灯火上烧红至白亮后，迅速将针刺入穴内0.3~0.5寸，遂立即敏捷出针，用消毒干棉球按压针孔。隔日治疗1次，每次换1组穴，10次为1个疗程，疗程间隔5~7天。

3. 病例

朱某，男，37岁。1980年2月7日初诊。

胃痛5年，病情时轻时重。1978年3月在某院做胃镜检查诊断为浅表性萎缩性胃炎，曾服西药数年，中药100多剂，症状有所好转。近3个月来，因工作劳累，情绪不佳，病情加重。自觉上腹饱胀，胃脘部有时隐痛，饭后明显，嗳气，食欲减退，疲乏倦怠，大便稀，胃脘部喜温喜按。胃镜及病理学检查为慢性萎缩性胃炎伴轻度不典型增生和肠上皮化生。按方二用火针治疗2个疗程，症状明显好转，疼痛消失，饱胀感减轻，食欲增加。继续治疗 4 个疗程，自觉仍无饥饿感，但不饱胀，余症状均消失。复查胃镜结果为胃窦部轻度浅表性胃炎。

方三

1. 取穴

主穴分 2 组。胃俞、足三里为 1 组；背部脊柱两侧阳性反应点、梁丘为 2 组。配穴参考方一。

2. 操作方法

用 10mL 注射器、5 号针头，抽取黄芪注射液 4mL/ + 复方当归注射液 4mL/ + 复方丹参注射液 2mL + 维生素 $B_{12}100\mu g$，穴位局部常规消毒后，注入上述腧穴内。背部腧穴刺入深度一般不超过 0.5 寸，足三里、梁丘不超过 1 寸。进针后无回血，即轻轻捻转或提插，有针感后再把药液注入穴位。背部腧穴每次注入 0.5 ~ 1mL，足三里等肢体腧穴每次注入 1 ~ 1.5mL，每日 1 次，2 组穴交替使用。3 个月为 1 个疗程，疗程间隔 10 天。一般需治疗 2 ~ 3 个疗程。第 1 次治疗后，部分患者注药部位可出现酸胀不适感，或有低热等现象，但以后多无反应。

【按语】

慢性萎缩性胃炎属于中医学"胃脘痛"范畴，其病机多为素体虚弱，复因肝郁、湿热、饮食不节等导致脾胃升降之气失调，气血运行受阻，日久使胃脉络失养所致。病位在胃，与肝、脾密切相关。脾胃为后天之本，中焦之气受损，受纳腐熟水谷及精气化生功能失司，日久致气血不足，脏腑失养，病情缠绵难愈。中医认为，有诸内必形诸外，胃腑病变除了胃脘部不适及功能失职表现外，常可反映到脊柱两侧其背俞穴附近体表，可探有阳性结节及触痛敏感部位，且与病情及病程相关。脾胃气机失调是该病基本病机，治疗则以调和脏腑气血为根本大法。

方一为针灸治疗 CAG 的主方，胃俞、肝俞、脾俞为胃腑及肝、脾经气输注的部位，可疏肝健脾和胃；中脘为胃之募穴，配胃之合穴足三里，可疏通胃气、导滞散瘀，且有健运脾胃、补益中州，以资气血生化之源的功用；梁丘为胃经郄穴行气活血止痛；内关、公孙为八脉交会穴，能宽胸解郁；期门、太冲疏肝理气；章门健运脾气；三阴交益胃养阴。方二属火针疗法，是针和灸的结合应用，具有良性双向调节作用。方三以穴位注射为主，针药结合，调气活血作用温和持久。笔者体会，以上三方对该病均有较好疗效。

CAG 是难治的慢性疾病，西医至今尚无满意的治疗方法，而用针灸和中药治疗此病确有独特的疗效。这已被大量的临床实践和实验研究所证实。笔者曾患 CAG，用针灸和中药已治愈 40 多年，胃镜复查，胃黏膜完全修复。在针灸治疗的同时，也要注意调理好饮食，禁食烟酒、辛辣等刺激性食物，宜食易消化的食物。注意解除患者对该病的恐惧心理，加强身体锻炼，心情舒畅、劳逸结合，以利疾病康复。

第三十五节　胃神经症

胃神经症是消化系统的常见病之一。它是以胃功能障碍为主的一种胃的功能性疾病，在病理解剖方面则未见器质性病变。发病多与精神因素有关。多见于青壮年人，女性多于男性，症状轻重不已，病程多经年累月，根据其证候表现，中医临床辩证，一般可分为肝胃不和、心脾两虚和脾胃虚寒三型。

【临床表现】

1. 肝气犯胃型
其证候表现见"慢性萎缩性胃炎"一节。

2. 心脾两虚型
胃脘胀痛，嗳气反酸，呕吐或恶心，肠鸣便溏，健忘心悸，面色萎黄，体乏无力，舌淡苔白，脉细弱。

3. 脾胃虚寒型
其证候表现见"慢性萎缩性胃炎"一节。

【治疗】

1. 取穴

主穴为内关、足三里。肝气犯胃加章门、期门、太冲；心脾两虚加脾俞、胃俞、三阴交；脾胃虚寒加中脘、梁丘。

2. 操作方法

中脘直刺 1.5～3 寸，徐徐提插刮针手法；太冲直刺 0.5～1.2 寸，捻转刮针手法；期门沿肋骨横刺，捻转手法；余穴常规针刺，均用提插捻转手法。胃痛剧烈时，持续行针至症状消失后；一般再间歇行针 30 分钟，10 分钟行针 1 次，每日针 1 次。中脘可针加艾条灸，或出针后拔火罐。

3. 病例

王某，女，42 岁。1987 年 4 月 7 日初诊。

因胃脘剧烈疼痛而就诊，有胃痛史已 5 年，每因生气或心情不舒畅而发作。患者睡眠不佳，经常失眠，睡则多梦，食欲不振，胃脘胀闷不适，疼痛攻撑胁肋，嗳气乏酸，四肢乏力，精神萎靡，曾在某医院检查诊断为胃神经症，服谷维素、维生素 B_1、利眠宁、脑灵素等，仍反复发作。检查：胃脘压痛、腹平软、肝脾未触及、心肺正常、苔薄黄、脉弦细，证属肝气犯胃。用上法针刺治疗，取穴为内关、足三里、章门、期门、太冲，持续行针约 5 分钟，胃脘痛即减轻，15 分钟疼痛消失。后间歇行针 30 分钟，10 分钟行针 1 次，每日针 1 次。主穴每次必取，配穴原方加三阴交、中脘，每次用 1～2 个，几个配穴转换交替使用，共治疗 18 次，诸症基本消失，随访 3 年，胃痛未发作。

方二

1. 取穴

脊柱压痛点。

2. 操作方法

患者取俯卧位，胸部略垫高，头部放低，使脊柱微成弓形。医者用拇指腹面，用力大小一致的，从第 2 胸椎依次按压至第 12

胸椎，压痛敏感点处是穴。直刺 0.5~1.2 寸，徐徐提插刮针手法，胃痛时持续行针至疼痛消失或减轻。一般间歇行针 30~60 分钟，每日针 1 次。

3. 病例

崔某，男，48 岁。1967 年 10 月 3 日初诊。

有胃痛史 7 年多，胃脘部经常有痞满胀痛的感觉，每因心情不舒或紧张时症状加重，伴有嗳气、恶心、头晕、失眠等症状。X 线钡餐造影胃黏膜未发现病理性改变，诊断为胃神经症。检查发现第 6、7、10、11 胸椎棘突间隙明显压痛。按方二针刺，间歇行针 60 分钟，15~20 分钟行针 1 次，每日针 1 次。患者反映行针时，胃脘部有蠕动感，此时胀痛顿时减轻。第 1 次针后，症状即减轻，治疗 17 次而愈，至今（24 年）未复发。

方三

1. 取穴

耳穴神门、心、交感、皮质下、胃、肝。

2. 操作方法

用耳穴压豆法，贴压方法详见"竞技综合征"一节。每次贴压一侧耳穴，7 天后更换另一侧，两侧交替使用。

【按语】

胃神经症是西医病名，属于中医的"胃脘痛"范畴。因本病往往反复发作，经年累月不愈，而给患者带来很大痛苦，其对人体的危害性不亚于某些器质性疾病，故因引起医生的注意。

本病的致病因素，中西医认识基本一致。中医学认为本病的发生主要在于一个"气"字，因肝主疏泄，性喜条达，若忧思恼怒，情志失调，可引起肝气横逆而犯脾胃，导致脾胃阳虚及中焦虚寒等一系列的病理变化。故治疗应以理气通降为主。主穴内关，能理气宽胸；足三里为阳明经合穴，能疏调脾胃气机，升清而降浊。配穴章门为脾之募穴，期门为肝之募穴，太冲为肝经原穴，故此三穴有疏肝健脾、理气止痛的作用。脾俞、胃俞、中脘、三阴交均有调理脾胃、温运中州之功能。因此用方一治疗本病，有显著疗效。

针刺脊柱压痛敏感点，不仅治疗胃神经症有显著效果，对其他原因引起的胃脘痛亦有良好的止痛作用。其镇痛效果，可胜过度冷丁等止痛药的功用。此为笔者通过临床实践所得，屡用屡验。

第三十六节　胃神经痛

胃神经痛又称神经性胃痛。是临床上常见的由其他胃部疾患引起的一种病证，抑或因肝、胆、脾、子宫等脏器病变的反射，以及中枢神经疾患、神经衰弱、烟酒或食物中毒所引起。根据其证候表现、中医临床辨证，一般可分为肝气郁滞和寒邪犯胃两型。

【临床表现】

1. 肝气郁滞型
胃脘疼痛如绞，胃痛彻背，攻撑胁肋，汗出肢冷，面色苍白，伴恶心呕吐，胸闷嗳气，苔黄腻，脉弦。

2. 寒邪犯胃型
胃脘剧烈疼痛，喜温喜按，恶心呕吐，形寒肢冷，大便稀薄，口干无味，苔薄白，脉沉细。

【治疗】

方一

1. 取穴
主穴为中脘、内关、足三里。肝气郁滞加期门、太冲；寒邪犯胃加阴陵泉、气海。

2. 操作方法
中脘、气海直刺 1.5～3 寸，徐徐提插刮针手法，气海的针感可放射到胃脘部；足三里直刺 1.5~3 寸，阴陵泉向阳陵泉透刺 1.5~3 寸，提插捻转手法；余穴常规针刺、捻转或提插捻转手法。持续行针至疼痛消失或减轻后，再间歇行针 30~60 分钟，10~20 分钟行针 1 次。中脘、气海可针加艾条灸 30~60 分钟。

3. 病例

朱某，男，39 岁。1987 年 10 月 3 日初诊。

于当天中午 12 点左右，与人吵嘴生气后，突然胃痛如绞，翻身床笫，汗出如雨淋，面色苍白，邀笔者针灸治疗。检查：无胃痛史，腹部较软，肝、脾未触及，轻微压痛，胃痛彻背，牵连胁肋，苔黄，脉弦。证属肝气郁滞型胃痛，按上法针灸治疗，取穴为中脘、内关、足三里、太冲，持续行针 30 分钟左右，胃痛消失，又间歇行针约 30 分钟，患者安然入睡，诸症消失而愈。

方二

1. 取穴

中枢。

2. 操作方法

患者取俯卧位，直刺 0.5~1.2 寸，徐徐提插刮针手法，持续行针至疼痛消失或减轻后，再间歇行针 30~60 分钟，10~20 分钟行针 1 次。

3. 病例

张某，男，61 岁。1988 年 3 月 11 日初诊。

患者自述胃痛十几年，1~2 年发作 1 次，均因生气及心情不舒畅而诱发。发作时胃脘绞痛，攻撑胸胁，欲呕欲泻，发作过后，偶有嗳气泛酸，别无不适，曾在北京某医院检查，诊断为胃神经痛。这次发作亦因生气而诱发，症状同上述。按方二，取中枢穴，直刺 1.2 寸，徐徐提插刮针手法，持续行针约 5 分钟，胃痛即减轻，约 20 分钟症状消失。

【按语】

胃神经痛是临床上常见的胃病之一，属于中医学"胃脘痛"

范畴。以胃脘绞痛为主症，多因情志不遂，肝气郁滞；或寒邪犯胃，胃失和降而发病。本病病因，病机虽与胃痉挛痛有别，但二者往往同时发生，西医认为与迷走神经兴奋有关。针灸治疗本病效果卓著，方二为笔者临床验方，治疗本病疗效显著。

第三十七节　贲门失弛缓症

贲门失弛缓症是指食管肌肉功能障碍所引起的食管下端括约肌不能弛缓，食管张力和蠕动减低及食管扩张。其病因可能为食管壁神经节的变性，引起自主神经功能失调，与交感神经占优势有关。本病临床并不罕见，常见于 20～50 岁的中青年人。根据其证候表现，中医辨证一般可分脾胃虚寒和脾肾阳虚型。

【临床表现】

1. 脾胃虚寒型

脘腹胀痛，饮食梗塞不畅，吐出为快，吐物完谷不化，神倦乏力，面色少华，舌淡苔薄，脉沉细无力。

2. 脾肾阳虚性

食后脘腹胀满，朝食暮吐，暮食朝吐，面色苍白，行寒肢冷，舌淡白，脉沉细。

【治疗】

1. 取穴

主穴分 2 组。胃俞、脾俞、中魁为 1 组；中脘、内关、足三里为 2 组。脾肾阳虚加气海、太溪；脾胃虚寒，胃脘痛加阴陵泉、公孙。

2. 操作方法

2 组主穴交替使用，每组用 1 个疗程，疗程间隔 3～5 天。中魁在手中指二节骨尖上，艾柱灸 3～5 壮，脾俞、胃俞向下或脊柱方向斜刺 0.5～1.2 寸，捻转刮针手法。中脘、气海向下斜刺

1.5～3 寸，刮针手法；余穴常规针刺。均间歇行针 30 分钟，10 分钟行针 1 次，每日针 1 次。中脘、气海针加艾条灸 30 分钟。10 天为 1 个疗程。

3. 病例

公某，女，31 岁。1984 年 7 月 11 日初诊。

饮食梗塞不畅 3 年余，起初仅感进食胸膈不适，后渐感吞咽梗塞不畅，胃脘疼痛常在伴哽噎感时而发作，近年来出现饭后 10 小时左右呕吐，呕吐物为所进食物或清水。曾在某医院 X 线钡餐造影诊断为食管贲门失弛缓症。因服中西药后，效果不显，而要求针灸治疗。症见：吞咽梗塞不畅，进食后脘腹胀满，饮食过程剑突下常有痛感，饭后胀闷不适，吐出为快，身倦乏力，形寒肢冷，面色㿠白，身体瘦弱，苔薄少，脉沉细弱，证属脾肾阳虚。按上方治疗，先针第 1 组主穴，2 组主穴交替使用，每组用 10 天，疗程间隔 5 天，配穴为气海及太溪。中脘、气海针后 加艾条灸 30 分钟。治疗 2 个疗程后，脘腹胀痛显著减轻，吞咽梗阻感亦好转，呕吐次数减少，仅在进食快或过量时出现呕吐。共治疗 5 个疗程，诸症消失而愈。

【按语】

贲门失弛缓症，属于中国医学"胃脘痛""反胃"的范畴。以吞咽困难、胃脘疼痛及呕吐为主症。本症多因饮食不当、饥饱无常，或嗜食生冷，损及脾胃，伤及脾阳，以致脾肾阳虚或脾胃虚寒，不能纳食消谷，饮食停留，终至吐出为快。正如《圣济总录》所云："食久反出，是无火也"。又如《临证指南医案·噎膈反胃》云："夫反胃乃胃中无阳，不能容受食物，命门火衰，不能熏脾土，以致饮食入胃，不能运化，而为朝食暮吐，暮食朝吐"。并指出"治以益火之源，以消阴翳，补土通阳以温脾胃"的治疗原则。故取脾俞、胃俞和胃健脾，疏调脾胃气机；中脘、足三里温中健脾，理气宽中降逆。气海、太溪能稳固下元，培补元阳，益火之源，以消阴翳。又中脘、气海针后加灸，温运中焦，理气降逆之力而更增，故此顽疾，可获治愈。

针灸治疗贲门失弛缓症（反胃），中医学文献早有记载，并积有丰富经验。如《针灸大成》云："呕食不化：太白。反胃：先取下脘，后取三里（泻）、胃俞、膈俞（百壮）、中脘、脾俞。反胃吐食：中脘、脾俞、中魁、三里。"又如《针灸大成》云："吐食不化：取上脘、中脘、下脘、反胃神效，膏肓俞灸百壮，膻中、三里各灸七壮；又取劳宫、中魁、腕骨、心俞、中脘。"另外，《针灸甲乙经》《神应经》《针灸大全》等亦均有记述。其取穴大同小异，从而也可以看出，针灸治疗该病的疗效是可靠的。

本病应与噎膈、关格鉴别。该病的病位主要在胃，进食后有食物反流或呕吐（无论流质或干食），并可间歇反复发作，其特点是有时水不能咽下，而吞咽固体食物反而容易，此点与噎膈、关格（食管器质性病变）所表现的吞咽困难有明显区别。我们的祖先对此早有认识，如赵献可《医贯·噎膈论》云："噎膈者，饮欲得食，但膈塞迎逆于咽喉胃膈之间，在胃口之上，未曾入胃……。反胃者，饮食倍常，尽入于胃矣，但朝食暮吐，暮食朝吐……关格者，粒米不欲食，渴喜茶水饮之，少倾即吐出，关者下不得出也，格者上不得入也。"这与现代的认识是不谋而合的。

第三十八节　特发性食管扩张症

特发性食管扩张症，又称食管贲门痉挛，多见于 30~45 岁的患者，其病因迄今尚不明了。本病发病多为渐进性，往往与情绪有关，症状可时轻时重。

【临床表现】

吞咽困难、吞咽时咽喉疼痛或背痛、呕吐、食物反流。因经常呕吐和食物反流可造成患者营养不良，消瘦或精神萎靡。

【治疗】

1. 取穴

主穴分2组。胸椎夹脊1、3、5、7、9、10为1组,胸椎夹脊2、4、6、8、10、12为2组。咽喉疼痛配内关、合谷、天突、膻中;呕吐反流配中脘、足三里、天突;肩、背疼痛配阿是穴(疼痛反应区)。

2. 操作方法

患者取俯卧位,两手臂前屈抱头,胸部稍稍垫高,夹脊穴直刺1~1.3寸,徐徐提插刮针手法,间歇行针30~60分钟,10~15分钟行针1次,每日针1次。7~10天为1个疗程,疗程间隔2~3天,余穴按常规针刺,2组主穴隔日交替使用。

3. 病例

刘某,男,39岁,干部。

吞咽食物时咽喉疼痛,呈刀割样痛,并反射到背部及饭后反流3个多月。X线诊断:食管贲门痉挛。中、西药物治疗2个多月,未见好转,特转针灸科治疗。症见:每次饭后都反流,饮食时喉部呈刀割样痛,放射到肩背部,饭后则痛减。患者消瘦、体弱、营养欠佳,精神不振,心肺无异常,肝、脾未扪及,血、尿常规检查均正常,舌苔薄白、质淡红、脉细沉。按上方针灸治疗,主穴同上。配穴为内关、膻中、中脘、足三里、肩背部疼痛反应区。每次取配穴2~3个。针法同上。共治疗3个疗程,反流止。饮食时喉部仅感微痛,食欲增加,精神旺盛,X线复查,食管贲门痉挛显著好转。

【按语】

特发性食管扩张症临床少见,药物很难收效,针灸治疗有一定优势。笔者曾治疗3例,均收到良好效果。

第三十九节　膈肌痉挛

膈肌痉挛仅是一个症状，引起该症的原因很多，如胃部疾病、心脏病及胸膜病变等。在临床上常见的多为精神因素或某些药物刺激引起的反射性膈肌痉挛。

【临床表现】

发作性呃逆，俗称"打嗝"，轻者不治自愈，重者可持续数日或数月。

【治疗】

方一

1. 取穴

内关。

2. 操作方法

左右两侧进针后同时捻转，持续行针至呃逆停止后，留针15～30分钟。

3. 病例

类某，男，43岁。1966年8月1日初诊。

呃逆连声，屡治无效，影响吃饭、睡眠。就诊时已2夜未能入睡，余均正常。针内关，持续捻针约5分钟，呃逆即止，又留针15分钟以巩固疗效，1次即愈。

方二

1. 取穴

人中。

2. 操作方法

向鼻间隔方向针刺0.5寸，提插捻转手法，持续行针至呃逆停止后，留针30～60分钟。针内关无效时，可针此穴而愈。

3. 病例

孙某，男，46 岁。1979 年 6 月 11 日初诊。

因上感滴注四环素后而发生呃逆，呃逆连声，有时将食物呃出，并有胃脘部饱胀感，既往无此病史。针内关后，呃逆即时停止。

二诊（6 月 12 日）：昨天针后 2 小时，呃逆又发作，仍针内关，持续行针约 10 分钟无好转，改针人中，行针约 5 分钟，呃逆停止。

三诊（6 月 13 日）：症状消失。

方三

1. 取穴

主穴为膻中。配穴为人中、内关。

2. 操作方法

膻中沿皮向下斜刺 0.5 ~ 0.8 寸，快速捻转手法，持续行针至呃逆停止后，留针 30 ~ 60 分钟，在留针期间若呃逆复发时，再按上法行针至呃逆停止，如此反复针至不再发作为止。针膻中效果不佳者配人中、内关。每日针 1 次，7 天为 1 个疗程，疗程间隔 1 ~ 2 天。此方用于顽固性呃逆患者。

3. 病例

许某，男，51 岁。1967 年 10 月 10 日初诊。

膈肌痉挛反复发作近 2 年。此次发作 20 余天，要求针灸治疗。检查：心肺正常，腹部平软，无压痛，有时食欲不振，睡眠欠佳，多梦，脉弦细，苔微黄。诊断为膈肌痉挛。按上法先针膻中，快速捻转手法，间歇行针 60 分钟，20 分钟行针 1 次，针后呃逆即止，但起针后约 1 小时又发作，连续治疗 3 天皆如此。

二诊（10 月 13 日）：针膻中、人中、内关，手法及行针法同上。

三诊（10 月 14 日）：昨日针后 6 小时又发作，但次数减少，治疗同上，每日 1 次。

四诊（10 月 19 日）：症状基本控制，有时欲呃，但呃不出声，上穴去人中，手法及行针法同上，又针 5 次，症状全部消失。随访 1 年未复发。

【按语】

膈肌痉挛《内经》称为"哕"，后世一般称为呃逆，本病为针灸疗法的适应证。一般针 1~2 次即愈。但少数病例，反复发作，缠绵难治，遇此病例时，应慎重而周密的进行检查，是否有原发病，有原发病者应对其兼治，方能获得预期的疗效。

在临床上有些呃逆患者，针后并不一定立即停止发作，一般须针 3~5 次后始能见效，故在治疗时应向患者讲明，使其树立信心，坚持治疗，始能获效。若危重患者，突发此症时，多属危候，宜慎重。顽固性呃逆患者，有的久治不愈，后笔者发现针刺其脊椎压痛反应点疗效显著，其针刺方法见"胃神经症"一节。

第四十节　胃　扩　张

胃扩张是胃蠕动功能虚弱，饮食积滞而导致胃持续性扩张的一种疾病。多由于慢性胃炎、幽门痉挛、幽门及其周围肿瘤等压迫引起。临床有急性胃扩张和慢性胃扩张 2 类。根据证候表现可分实证和虚证。

【临床表现】

1. 实证
胃脘胀满，拒按。嗳气酸臭，恶心呕吐，吐物酸腐或完谷不化，便秘或下痢腥臭，舌苔厚腻，脉弦数。多见于急性胃扩张。

2. 虚证
胃脘胀满，喜温喜按，不能进食，进食即吐，伴眩晕、心悸，舌淡苔少，脉细弱。多见于慢性胃扩张。

【治疗】

1. 取穴

主穴为胃俞、中脘、足三里。实证加梁门、内关、梁丘；虚证加气海、三阴交。

2. 操作方法

中脘、气海两穴，向下斜刺 1~3 寸，徐徐提插刮针手法；梁门直刺 0.5~1 寸，捻转刮针手法，余穴按常规针刺。急性胃扩张，持续行针至症状消失后，即可出针；慢性胃扩张，间歇行针 30 分钟，10 分钟行针 1 次，每日针 1 次。虚证中脘、气海可针加艾条灸 30~60 分钟。实证和虚证，中脘穴出针后，均可拔火罐 10~15 分钟。

3. 病例

姜某，男，49 岁。1967 年 3 月 7 日初诊。

进食后胃脘有胀满感，已有 3 个月，昨天中午进食时，因突感胀满加重而停食，随后上腹部胀感持续加剧，2 小时左右波及满腹，拒按，伴有阵发性呕吐，吐物酸腐难嗅。经钡餐造影，发现胃位置低、张力低、排空慢，胃大弯深达骨盆腔，呈冬瓜形，诊断为急性胃扩张。因服药后，效果不显而要求针灸治疗。检查：脘腹胀满，大便下痢腥臭，上腹拒按，舌苔厚腻，脉弦细，证属实证。按上法针刺治疗，取穴为胃俞、中脘、内关、足三里、梁丘。中脘、气海向下斜刺 2 寸，徐徐提插刮针手法，余穴均用提插捻转手法，持续行针约 10 分钟，患者自觉胀满减轻，行针 30 分钟出针，出针后中脘拔火罐 10 分钟。

二诊（3 月 8 日）：昨日针后，排软便 1 次，呕吐停止，腹胀显著减轻，晚间安睡。遵上方又针 2 次而愈。

【按语】

胃扩张一症，临床并不罕见，中医认为乃脾胃气虚所致，针灸治疗效果显著。取穴以胃俞、中脘、足三里为主，上述三穴均有旺盛脾胃功能、调节脾胃气机的作用。配穴三阴交,为肝、脾、肾三经交会之处,既能疏肝理气,又能补肾健脾,更佐以气海,培补元阳。因脾肾关系密切,脾之运化须赖以肾精、肾阳的资助,故取三阴交、气海,能健运脾土,调胃和中,促进脾胃运化功能,使机体阴阳协调。因此治疗脾胃虚弱之胃扩张,有良好效果。食积不化和肝郁气滞,多为胃扩张之实证的诱发原因。故取梁门消食化积;取内关舒肝解郁,宽胸理气;又梁丘为胃经郄穴,"郄为气血聚,主治脏腑疾",针之能疏调脾胃气机。脾胃健旺,食消积化,诸症自除。

第四十一节 胃 扭 转

胃扭转在临床上分急性和慢性2类。急性胃扭转发病突然,扭转程度较重,主要表现为脘腹部剧烈疼痛及呕吐等,临床上确属少见。慢性胃扭转,多为消化性溃疡、慢性胃炎,或胃下垂等症状所掩盖,仅在上消化道钡餐时发现,因之常误诊为其他疾病,实际临床上并不罕见。其发病原因多因忧思恼怒、气郁伤肝,肝气郁结横犯脾胃,或饮食不慎,损伤脾胃,以致脾气不升,胃气不降,气血逆乱而成。根据其证候表现,临床辨证一般可分气滞血瘀、胃腑郁热、脾胃虚寒和肝气犯胃四型。

【临床表现】

1. 气滞血瘀型

胃脘剧痛,拒按,嗳气,呕恶,腹胀满或有包快,舌质紫暗或边缘有瘀斑,脉弦细或涩缓。

2. 胃腑郁热型

胃脘部胀气疼痛,口干,饥饿饮食,食后则恶心呕吐,大便秘结,舌燥苔黄,脉弦细数。

3. 脾胃虚寒型

胃脘胀闷隐痛,畏寒喜暖,形态消瘦,体倦乏力,精神萎靡，不欲食，恶心，呕吐，大便稀软，舌淡，苔薄白，脉沉细。

4. 肝气犯胃型

胃脘剧痛，攻撑背部及胁肋，腹胀呕吐，频频嗳气，不欲饮食，轻度压痛，舌淡苔薄少，脉弦。

【治疗】

方一

1. 取穴

中脘、足三里为主。气滞血瘀加膈俞、内关；胃腑郁热加内庭、梁丘、腘窝、肘弯；脾胃虚寒加胃俞、脾俞、公孙；肝气犯胃加期门、章门、阴陵泉。

2. 操作方法

中脘穴直刺 1.5～3 寸，徐徐提插刮针手法；期门沿肋骨方向横刺 0.5～1 寸，捻转手法。余穴按常规针刺，提插捻转手法。急性胃扭转，持续行针至症状消失或减轻后，再间歇行针 30～60 分钟，10～15 分钟行针 1 次，每日针 2 次，隔 6～8 小时针 1 次。慢性胃扭转，间歇行针 30 分钟，10 分钟行针 1 次，每日针 1 次。脾胃虚寒型，中脘针加艾条灸 30～60 分钟，每日灸 1 次；胃腑郁热型，腘窝、肘弯静脉点刺出血，隔日 1 次。中脘、胃俞、脾俞，出针后，均可拔火罐 10～15 分钟。

3. 病例

例一：公某，男，30 岁。1984 年 6 月 7 日初诊。

因胃脘部突然疼痛，频频呕吐而入院。有胃病史，2 天前因饮凉食而胃痛发作，饭后加重，恶心、呕吐，吐出为快，腹胀，便溏。检查：上腹畏寒喜暖，轻度压痛，舌淡苔白，脉沉细。证属脾胃虚寒型胃脘痛。X 线钡餐结果：①胃扭转（器官轴型）；②慢性胃炎。按上法针灸治疗，取穴为中脘、足三里、胃俞、脾俞、公孙。中脘针加艾条灸，余穴按上述针刺，持续行针约 40 分钟，肠鸣音出现，疼痛及腹胀减轻，呕吐消失。又间歇行针 30 分钟，10 分钟行针 1 次，每日针 2 次。

二诊（6月8日）：上腹部微有痛感，饭后有恶心等反应，余症均消失，取穴为中脘、足三里。间歇行针30分钟，10分钟行针1次，中脘针加艾条灸30分钟，每日针灸1次。

6月18日再行钡餐造影，胃扭转已复位，后继续治疗慢性胃炎，随访5年，胃扭转无复发。

例二：赵某，女，37岁。1976年3月8日初诊。

因胃脘胀痛，伴嗳气1个月，加重5天，服药无效，而入院要求针灸治疗。1个月前，因家务事与丈夫吵架后，胃脘疼痛，腹胀，嗳气，恶心，呕吐，进食后加重。近几天症状加重，胃痛攻撑胁肋，连及后背、胸部，胃脘满闷不适，频频嗳气，腹胀如鼓，剑突下轻度压痛，呕吐物无胆汁，舌质红，苔薄少，脉弦涩，证属肝气犯胃。钡餐造影发现胃位升高，胃体翻转，诊断为胃扭转。取穴为中脘、足三里、章门、期门、阴陵泉。针法如上述，间歇行针30分钟，10分钟行针1次，每日针1次，10次为1个疗程。中脘针后拔火罐15分钟。第1次针后约15分钟，肠鸣音即出现，连得矢气10余次，腹胀顿时消退，胃痛亦减轻。第1个疗程治疗后，诸症基本消失，食欲大增。共治疗2个疗程，3月29日再行钡餐造影，胃扭转已复位。

方二

1. 取穴

脊椎胸段两侧压痛点。

2. 操作方法

患者取俯卧位，胸部稍稍垫高，头放低，两臂做圆形，双手抱头。医者用拇指腹轻重一致的力度，从第6胸椎两侧0.5寸处依次按压至第12胸椎两侧0.5寸处，压痛敏感点是穴。针尖向脊柱方向斜刺0.5~1寸，提插捻转手法，持续行针至腹部有灼热感或有肠鸣音时（此时胃痛、腹胀等症状即开始缓解），再间歇行针30~60分钟，10~15分钟行针1次，每日针1次。

3. 病例

王某，女，52岁。1983年8月2日初诊。

　　患者 3 个月前精神刺激而出现胃痛、饱胀、呕吐。X 线钡餐造影检查，诊断为胃扭转。近几天症状加重，口干欲饮，大便秘结，苔黄腻，脉细数，证属胃腑郁热。检查发现，在胸椎 6、8、9、12 棘突两侧 0.5 寸处明显压痛。按上法针刺，持续行针约 20 分钟，肠鸣音亢进，矢气连得，随之疼痛减轻，再间歇行针 30 分钟，10 分钟行针 1 次，每日针 1 次，并于腘窝、肘窝处静脉点刺放血，压痛部位，针后拔火罐 15 分钟。治疗至第 6 次，疼痛、呕吐消失，余症亦减轻，共治疗 15 次诸症消失而停针。8 月 19 日线钡餐造影结果：十二指肠球部溃疡，胃扭转已复位。

【按语】

　　胃扭转是现代医学病名，属于中医学"胃脘痛"范畴，其主要症状为胃脘疼痛、胀满，或痛近心窝，故又称心腹痛或心痛（切勿与真心痛相混）。其发病原因多为肝气犯胃、脾胃虚寒和饮食不节等。在治疗方面，西医主张手术治疗。自 1976 年黄德洲首次报道，针灸治疗胃扭转 2 例之后，国内相继不断有报道这方面的文章，无论用针刺、电针、穴位埋线还是耳针等不同的针灸治疗方法，都获得了比较满意的疗效。表明针灸是本病有前途的非手术疗法，为该病的治疗开辟了一条新的途径。

　　胃扭转就其病机而言，属于脾胃气机郁滞，升降失司，胃失和顺。故取穴以中脘、足三里为主。中脘为胃之募穴，能调胃和中；足三里为阳明经之合穴，合治内腑，能疏通经络、和中理气、健运脾土，引胃气下行。两穴伍用，能疏通气机，使清气升，胃气降，浊滞导，脾胃健，故诸症得消，胃体复常。

　　笔者在实践中体会到，针灸治疗胃扭转，手法宜重，刺激量宜大，针刺时间宜长，尤其是急性胃扭转，更应如此。此即所谓泻法。这与先人的经验是相当吻合的，如吴樊先云："卫气逆于空部中，则为鼓胀，著于募原，而传送液道阻塞，则为胃肠之胀……故泻足三里。"又如《灵枢·胀论》云："三里而泻，近者一下，远者三下，无问虚实，工在即泻。"说明针灸治胀（胀为胃扭转的主要症状之一）应以泻法为主。

急性胃扭转为急腹症之一，病情变化多端，在针刺治疗过程，应严密观察患者的情况，不断用听诊器听取胃肠蠕动声音，防止意外发生。一般针后约 1 小时，病情即会好转，无好转者速转外科手术治疗。

在针灸治疗胃扭转的过程中，对其病因治疗亦应重视，如上消化道出血、感染等症，应采取相应的治疗措施及时处理。对于原发病，如溃疡病、胃炎等，待胃扭转复位后，仍需继续治疗。

引起胃扭转的原因很多，对于先天性畸形、缺损或解剖结构上的异常，而造成的急性和慢性胃扭转者，针灸治疗是否有效，尚待今后临床实践观察。

第四十二节　　胃黏膜脱垂

胃黏膜脱垂是临床常见疾病。系胃窦部黏膜松弛，时而脱入幽门管所致，常与十二指肠球部溃疡合并发生，故其症状亦常为溃疡病症状所掩盖。本病可引起腹痛、出血、阻塞等。根据其证候表现，中医临床辨证，一般可分为实证和虚证。

【临床表现】

1. 实证

胃脘胀痛，拒按，恶心呕吐，或呕血，剑突下有异物感，嗳气泛酸，嘈杂，苔厚或黄腻，脉弦或滑实。

2. 虚证

胃脘不规则间歇痛，喜温喜按，腹胀，纳差，嗳气吞酸，形寒肢冷，体倦乏力，精神萎靡，大便溏泻，苔薄白，脉细弱。

【治疗】

1. 取穴

主穴为中脘、足三里、公孙。实证加内关、脊背压痛敏感点、梁丘；虚证加胃俞、气海、三阴交。

2. 操作方法

中脘、气海直刺 1.5～3 寸，徐徐提插刮针手法；余穴常规针刺。间歇行针 30～60 分钟，10～20 分钟行针 1 次，7～10 天为 1 个疗程，疗程间隔 3 天。脊背压痛敏感点，是指在脊柱胸段及其两侧部位的阳性反应部位及在脊柱上的压痛点。一般直刺 0.5～1.2 寸，徐徐提插刮针手法；脊柱两侧之压痛点，向下或向脊柱方向斜刺 0.5～1 寸，捻转刮针手法。敏感压痛点针后，拔火罐 10～15 分钟。无论实证或虚证，中脘穴出针后均拔火罐 10～15 分钟；虚证气海、中脘针加艾条灸 30～60 分钟。

3. 病例

孙某，男，39 岁。1981 年 7 月 4 日初诊。

胃脘不规则疼痛 5 年，服中、西药效果不显，要求针灸治疗。症见：不规则间歇痛、腹胀，多因着凉而胃痛发作，胃脘部喜暖喜按，剑突下有异物感，嗳气吞酸，形寒肢冷，体倦乏力，大便溏稀不爽，苔薄白，脉濡细。证属脾胃虚寒。X 线钡餐造影：幽门管增厚，球底部呈现残缺阴影，球部呈"香蕈状"变形。诊断为胃黏膜脱垂，按上方治疗，取穴为中脘、足三里、公孙、胃俞、气海、三阴交。中脘、气海直刺 2 寸，徐徐提插刮针手法，行针时患者有胀沉升提感，余穴捻转刮针手法，间歇行针 30 分钟，10 分钟行针 1 次。中脘、气海加艾条灸 30 分钟，每日针灸 1 次，10 次为 1 个疗程，疗程间隔 3 天。第 3 个疗程治疗后，胃痛次数减少，饮食增加，余症亦好转。共治疗 6 个疗程，仅偶有嗳气吞酸，余症均消失。X 线钡餐造影复查病变消失治愈。

【按语】

胃黏膜脱垂虽常与十二指肠球部溃疡合并发生，但其症状表现与十二指肠球部溃疡有别。如本病常见的症状为上腹不规则间歇疼痛，其部位、性质与球部溃疡有相似之处，但常无规律性，进食或碱性药物亦不能缓解疼痛，且饭后多疼痛加重。左侧卧位常可使疼痛减轻或缓解，右侧卧位常使疼痛加剧。上方主要治疗胃黏膜脱垂症。本病合并溃疡病或慢性胃炎时，二者应兼顾治疗。针灸治疗胃黏膜脱垂症效果良好，但遇到下列情况时应慎重，或转外科手术治疗：①严重及反复发作的上消化道出血，在针灸1个疗程内病情无改善者。②幽门阻塞伴有持续性呕吐，经针灸或其他方法治疗无效者。③剧烈的胃脘部疼痛，针灸治疗1~2次无效者。

本病在治疗过程，应尽可能避免右侧卧位。针灸若配服中药治疗，则效果更佳。

附：中药处方：黄芪30g，党参10g，升麻10g，柴胡10g，细辛5g，蒲公英10g，枳实10g，肉桂10g，红花12g，蒲黄10、川芎15g，丹参30g，三棱10g，莪术10g，牡丹皮10g，甘草6g。水煎服，每日1剂，分2次服。用法：合并消化性溃疡者，加白及12g，白芷10g，延胡索8g，儿茶10g；伴有肥厚性胃炎或疣状胃炎者加炮山甲8g，王不留行12g；合并有萎缩性胃炎或肠化生者加水蛭5g或加土鳖虫10g。

第四十三节　胃及十二指肠球部溃疡

胃及十二指肠球部溃疡是最常见的胃肠病之一，发病率比较高，患者年龄多在20~50岁，男性多于女性。该病病因尚不十分明确，临床多见患者胃酸和胃蛋白酶增高，精神紧张、忧郁的人容易患此病。

【临床表现】

秋冬或冬春多发，病情多迁延，反复发作。轻者仅为上腹隐痛不适，伴胀满、厌食、嗳气、反酸等症状。一般为上腹疼痛，可为钝痛、灼痛、胀痛或剧痛，饭前疼痛明显，进食后可减轻。重者可出现上腹剧烈疼痛、拒按、呕血、黑便。

【治疗】

方一

1. 取穴

主穴分 2 组，脊柱压痛点及脊柱两侧阳性反应部位为 1 组；中脘、内关、足三里为 2 组。肝胃不和者加期门、肝俞；脾胃虚寒者加脾俞、胃俞、三阴交；郁热内扰者加大肠俞、合谷、公孙；气滞血瘀者加膈俞、梁丘、期门。

2. 操作方法

取背部腧穴时，患者取俯卧位，胸腹部稍垫高，使脊柱略前屈。医者用拇指沿脊柱第 1 胸椎至 12 胸椎用力大小一致按压，探测压痛点，同法在脊柱第 1、2 侧线，由上至下寻找压痛点等阳性反应物。在背部与溃疡病灶对应部位常有以下阳性反应现象：局部压痛，压痛点多在肝俞、胃俞、脾俞等穴部位；或自觉背部有胀沉或酸重感，可触到条索状结节。有压痛点者，压痛点即为针刺部位；背部酸沉反应者，可在其反应部位任选 1~3 点针刺治疗；有条索结节反应物者，在条索物两端和中央各刺 1 针。脊柱压痛点，一般针 0.5~1.2 寸，用徐徐提插刮针手法；其他阳性反应部位，均成 30°角向下斜刺 0.5~1.5 寸，提插捻转手法。以上针刺部位，出针后均拔火罐 10~15 分钟。中脘、大肠俞直刺 1~2 寸，中脘穴禁止深刺，禁用提插捻转手法；四肢穴按常规针刺，均用提插捻转手法，间歇行针 30~60 分钟，10~15 分钟行针 1 次，10 次为 1 个疗程，疗程间休 2~3 天。胃痛剧烈发作时，持续行针至症状消失后，再间歇行针 30 分钟。中脘及背部阳性反应部位针刺后可加艾条灸 30~60 分钟。2 组主穴交替使用，每组用 1 个疗程。

笔者曾观察治疗 52 例胃及十二指肠患者。均经胃镜检查确诊，其中胃溃疡 19 例，十二指肠球部溃疡 27 例，复合型溃疡 6 例。用上方经 4~6 个疗程治疗，痊愈者 27 例，占 52%；显著好转者 22 例，占 42%；好转者 3 例，占 5.9%。52 例全部有效，胃镜检查溃疡消失者 47 例，占 90.9%。症状在 1 个疗程内都有不同程度改善，其中胃脘痛减轻者 31 例，占 59.6%；疼痛消失者 17 例，占 32.7%。

方二

1. 取穴

分 2 组，中脘、足三里、胃俞为 1 组，上脘、梁丘、胃仓为 2 组。

2. 药物

维生素 B_1 100mg/mL、B_{12} 250μg/mL、甲氰米胍注射液 0.2g/2mL。

3. 操作方法

用 5 号针头抽取上述药品各 1 支，穴位局部消毒，将注射器刺入上述穴位，徐徐提插捻转，待有针感后回抽无回血，将药缓慢注入，每穴 0.5mL，每天 1 次，10 次 1 个疗程，2 组穴位隔日交替使用。

4. 病例

王某，男，37 岁。1983 年 7 月 4 日初诊。

胃脘痛、泛酸反复发作 7 年。经胃镜检查（胃窦部有 0.5cm × 0.6cm 溃疡面），诊断为"胃溃疡"。用上方治疗 1 个疗程后，胃痛即减轻，食欲增加，大便潜血（++）变为（+）。共治疗 6 个疗程，症状全部消失，胃镜检查溃疡面愈合。随访 10 年未复发。

方三

1. 取穴

胃脘部或背部阳性反应点。

2. 药物

荜茇、干姜各 15g，甘松、山柰、细辛、肉桂、吴茱萸、白芷各 10g，大茴香 6g，艾叶 30g。根据病情辨证加减：脾胃气虚加党参、黄芪各 30g；气滞血瘀加制香附、佛手、炒枳壳各 15g，红花、当归、川芎各 10g；湿热壅阻加淡竹叶 30g，焦白术、黄连各 10g；肝胃不和加陈皮、青皮、木香各 10g。

3. 操作方法

上药共研细末，用柔软的棉布折成 20cm 左右的兜肚形状，内层铺少许棉花，将药末均匀撒上，外层加薄膜，然后用线缝好防止药末堆积或漏出，日夜兜于胃脘部，1.5 个月为 1 个疗程。如未痊愈，需更换新药续治 1 个疗程。

4. 病例

王某，男，52 岁。1985 年 10 月 7 日初诊。

胃脘胀痛反复发作 11 年，喜温喜按，嗳气泛酸，形体黄瘦，空腹时痛重，得食则减，苔薄白，脉沉弦，证属脾胃虚寒型胃脘痛。胃镜检查诊断为十二指球球部溃疡，大便潜血阴性，一直服用西药，症状时轻时重。用上方治疗 1 个疗程，胃痛消失，食欲增加，体重增加了 4kg，共治疗 2 个疗程，胃镜检查溃疡面愈合，诸症均消失。

方四

1. 取穴

背部脊柱两侧阳性反应点（按寻方法参照方一）。多见于胃俞、脾俞、肝俞、胆俞、胃仓、意舍等穴处；腹部胃小弯溃疡的压痛点，以鸠尾穴处最常见，巨阙、上脘、中脘、下脘、建里、水分间或有之；胃体部溃疡压痛点多在右商曲与右肓俞之间；十二指肠球部溃疡压痛点多在右商曲与右肓俞之间、右太乙和右滑肉门处；下肢压痛点多在巨髎、梁丘、足三里等穴处。

2. 操作方法

局部常规消毒，依法植入羊肠线。待埋线局部无硬结等反应后（一般在 20～30 天可吸收），间隔 1 个月后进行第 2 次埋线。5 次为 1 个疗程。

【按语】

近年来对消化性溃疡的发病机制研究，主要集中在胃酸和胃蛋白酶分泌异常、胃肠道激素调节变化、胃黏膜屏障损害、遗传因素等方面。对于局部黏膜血液供应在维持黏膜正常功能与调节胃酸分泌以及在胃溃疡发病中所占的重要位置也引起了重视。

笔者在临床实践中发现，约80%以上的消化性溃疡患者在脊柱胸椎段可找到压痛点，在与病灶相对应的背、腹部浅表组织有阳性反应，用针灸、拔罐等治疗方法有良好的临床疗效。本文中方一、方四即据此而立，其作用机制为：人体是一个统一的整体，各个部位之间都存在一定的规律性的联系，人体一定部位与内脏不仅有内在的共同性联系和普遍规律，而且还有特殊联系。有研究表明，这种特殊联系可能是通过自主神经的功能活动实现的。上述压痛反应点的解剖位置多属 7～12 胸髓节段神经分布区，而支配胃的交感神经节前纤维来自 6～10 脊髓胸段的侧角。根据脊神经阶段性分布原理，来自内脏的冲动可投射到本节段对应体表上。同时，有人测定发现内脏病变在相近体表易出现敏感点，这与临床观察的情况相吻合。方四利用可吸收羊肠线通过分解吸收的过程对腧穴产生一种持久的非特异性刺激冲动，一部分经传入神经到脊髓后角后内传，直达脏腑发挥调节作用；另一部分经脊髓后角上传丘脑及大脑皮质，在皮质中产生一种持久的良性兴奋灶，按优势法则使病灶相应皮质神经活动被抑制，再通过上丘脑－自主神经－内脏途径，来调整脏器的功能状态，增强自我修复机制，从而达到治疗疾病目的。

第四十四节　胃及十二指肠急性穿孔

胃及十二指肠急性穿孔是消化性溃疡病严重并发症之一。其发病原因很多，最常见的有精神因素、寒温不适、饮食不节及过度劳累等，使生理功能发生紊乱，溃疡病变不断地向深层发展，最后形成急性穿孔。

【临床表现】

胃及十二指肠急性穿孔前几天，多有胃病发作史，继之突然出现刀割样上腹部持续性疼痛，由上腹迅速波及右下腹及全腹，部分患者向右肩及腰背放射，多数患者恶心呕吐。全腹压痛及反跳痛，由以上腹及右下腹为重，腹壁肌肉紧张，抑或呈板状强直，用手触摸时坚硬。患者翻滚不安或出冷汗，甚则休克。

【治疗】

方一

1. 取穴

主穴为阿是穴、内关、足三里；腹痛、腹胀加中脘、天枢、梁丘、公孙；呕吐加巨阙、阴陵泉；休克加人中、十宣。

2. 操作方法

先取俯卧位，用刮治法刮脊柱两侧，刮至局部紫红为度，后取仰卧位，针脘腹部及四肢腧穴。腹部压痛及反跳痛部位即为阿是穴，视其范围之大小，决定针刺点的多少，一般针 10～15 针，针刺疏密不必强求一致，均针 0.5～0.8 寸深，针尖进入肌层为度，提插捻转手法，四肢腧穴按常规针刺深度进针，手法同上。持续行针至症状消失或缓解后，再间歇行针 1～2 小时，10～15 分钟行针 1 次。一般按上法治疗后，症状即明显好转，腹肌紧张及压痛不同程度的局限和减轻，部分患者症状可即时消失。每日针 1～2 次，连续针治 5～7 天，多数患者可获治愈。

3. 病例

吴某，男，47 岁。1984 年 10 月 2 日初诊。

患十二指肠球部溃疡十多年，胃脘痛时常发作，经常嗳气泛酸，伴烧灼感。今天工作不太顺心，心情不舒畅，午饭后约 3 小时，突然上腹部刀割样剧烈胀痛，继之波及全腹，呕吐恶心，吐出胃内容物，未大便，不排气。检查：全腹压痛，腹胀如鼓，呈板状强直，血压 105/60mmHg，体温 39.1℃，白细胞 $24.6 \times 10^9/L$，舌质紫红，苔黄厚腻，脉细数。患者辗转床第，呻吟不止，汗流浃背。诊断为急性胃穿孔。按上方治疗，持续行针 1 小时左右，疼痛明显减轻，压痛局限在胃脘部，肠鸣音恢复，又间歇行针约 80 分钟，诸症缓解，患者安然入睡。

二诊（10 月 3 日）：腹肌变软，压痛消失，血压 117/78mmHg，体温 37.7℃，自觉脘部有胀闷感。取穴：中脘、内关、曲池、足三里，间歇行针 60 分钟，10 分钟行针 1 次。每日针 1 次，共住院 7 天痊愈出院。

方二

1. 取穴

中脘、天枢、足三里、内关。

2. 操作方法

患者取仰卧位，采用低频电脉冲治疗仪。频率 180～200 次/分。每次选 2～4 个。腹部为阳极（有效极），四肢为阴极。腹部穴一般用斜刺或横刺，四肢穴用直刺，连接脉冲仪，持续通电 1～2 小时。疼痛未止者，可间隔 4～6 小时再遵上法治疗。

据有关资料报道，低频电脉冲治疗急性胃穿孔，止痛效果明显，随之穿孔部位自行修复。据 40 例临床观察，一般在治疗后 30 分钟腹痛减轻，2～4 小时腹痛大部消失，腹肌变软，腹膜炎症随之逐渐消失，体温开始转入正常，白细胞亦逐渐减少。提示穿孔修复，感染已被控制。

【按语】

胃及十二指肠急性穿孔是溃疡病严重并发症之一。自 1880 年 Mikulicz 创用缝合术，1899 年 Keetly 用胃切除术和 1919 年 Haberer 用非手术疗法治疗溃疡病穿孔之后，如溃疡穿孔用何种疗法最妥，会有不同认识。至今，胃部分切除术和穿孔缝合术仍广泛用于治疗溃疡穿孔，其手术死亡率国外为 1.5%～12.6%，国内报道缝合术为 6.87%，切除术为 2.6%。切除术多能一次解决溃疡问题，但要有一定的设备和经验，必须按病情决定手术，且有一定的并发症。缝合术较简单易行，但多用于病情重或不宜做切除术者，由于未彻底治疗溃疡，故术后复发率高，占 37%～81%。说明缝合术治疗溃疡穿孔的疗效仍不够满意，且还有再穿孔和其他并发症的可能。

为寻求更简便有效的疗法，国内从 20 世纪 60 年代开始，不少医疗机构采用以针刺为主的中西医结合治疗方法治疗急性胃穿孔，收到了满意效果。如 1975 年在天津召开的全国中西医结合治疗急腹症会议上，报告溃疡穿孔 2234 例，用针灸非手术治疗占 50%~80%，中转手术 5%；1979 年在广州召开的全国中西医结合治疗溃疡穿孔经验交流会上，报告溃疡穿孔 9415 例，非手术治疗（以针灸为主）占 62.88%，治愈率为 92.4%，死亡率为 0.8%，中转手术 6.69%，手术治疗占 37.215，死亡率为 1.3%，连同中转手术总死亡率为 2.2%。说明针灸治疗溃疡穿孔的近期疗效是确实的。其远期疗效如何呢？据国内统计，远期疗效良好和尚好的占 72.6%~87.1%，如中山医学院第二附属医院统计的 96 例为 78.7%，本组 652 例随访结果为 83.4%，其结果均较接近，其中良好无症状者均占半数以上，可见其远期疗效仍属满意。与手术治疗相反，针灸治疗对机体无创伤，不伤正气，有利于维护患者的抵抗力。根据临床与实验观察，绝大多数患者经针刺后，腹痛立即减轻或消失，腹肌逐渐松弛，有些患者还能安然入睡，同时肠鸣音恢复也较快。从呼吸运动曲线和腹直肌肌电的描记可以看出，在针刺后随着病情的逐渐缓解，可见呼吸运动曲线显著改善，肌电发放逐渐消失。通过临床症状、体征和化验及胃镜等检查，发现一些溃疡病穿孔患者，经针灸治疗后，溃疡病灶亦获得痊愈。

针刺治疗溃疡病穿孔的机制，可能主要在于缓急止痛，使大网膜向病灶转移，促进穿孔粘连闭合，加快腹腔渗液的吸收。通过动物试验及临床观察表明，针刺可调整胃肠运动功能，使胃蠕动波速加快，波频增加，波幅变大，幽门开放时间变短，排空时间加快，使胃内容物进入小肠，减少向腹腔渗出，减少胃酸、胃液量及胃蛋白酶的分泌。针刺并可调整核酸和环核苷酸含量，改善胃肠道血循环，增加白细胞吞噬功能及增加腹腔抗感染能力，提高了机体特异和非特异免疫作用。

由于溃疡病急性穿孔发病急、变化快，如处理不当，可因腹膜炎危及生命，故治疗开始后应严密观察 6~8 小时，如症状无好转，出现以下情况宜考虑中转手术：①经治疗 6 小时后，症状无改善，腹痛、压痛、反跳痛加剧；②腹胀满、转移性浊音明显，腹腔穿刺容易抽出液体，或呈浑浊化脓者；③脉搏 100 次/分以上，呼吸 30 次/分以上，体温持续在 39℃以上，白细胞明显增加，血压不稳，有中毒性休克症状者。

第四十五节　食　管　癌

食管癌是消化道中常见的癌肿，多发生在 40 岁以上的男性。此癌属于鳞状上皮癌，由食管黏膜直接浸润到管壁，因扩张到周围组织，亦可由淋巴转移到颈部、胸内或腹腔内淋巴结。

【临床表现】

逐渐加重的吞咽困难为其主要表现，患者最初只能吃软食如面条等，继则只能吃流质，最后饮水也很困难。另有的患者，吞咽并不感觉十分困难，但有胸痛或背痛，可有呕吐，呕吐物为食物、唾液和癌的恶臭分泌物。有时由于癌侵犯到喉返神经，而发生嘶哑，此时患者消瘦、衰弱，全身情况很快恶化。

【治疗】

1. 取穴

主穴分 2 组。1 组为病变相应部位的夹脊部位。上段癌肿取颈 6 至胸 2 夹脊；中段癌肿取胸 3 至胸 6 夹脊；下段癌肿取胸 7 至胸 10 夹脊。2 组为病变相应部位的胸部穴位。上段癌肿取天突、璇机、华盖；中段癌肿取紫宫、玉堂、膻中；下段癌肿取中庭、鸠尾、巨阙。发热配大椎、曲池、合谷；呕吐配中脘、内关；胸胁痛配阳陵泉、公孙、阿是穴；食欲不振、消瘦配足三里、阴陵泉；背痛配阿是穴、委中。

2. 操作方法

夹脊穴直刺 1～1.2 村，捻转刮针手法，胸部任脉经穴向下沿皮斜刺，余穴按常规针刺，均用刮针或捻转手法，间歇行针 30～60 分钟，10～20 分钟行针 1 次，每日针 1 次，7～10 天为 1 个疗程，疗程间隔 2～3 天，前后主穴隔日轮流针刺。2 组主穴在针刺留针期间均用艾条灸 30～60 分钟，阿是穴出针后拔火罐20～30 分钟。

3. 病例

公某，男，74 岁。1986 年 10 月 4 日初诊。

患者于 3 个月前，吞咽食物时有噎感，但能吞下，吃软质食物时感觉不明显。近 1 个月来症状加重，吃流质食物也感觉不通畅。X 线片证实，食管下段 3～4cm 狭窄，黏膜破坏，上段扩张，诊断为食管下段癌。因年高体弱不宜手术，又不愿放、化疗，动员采取针灸治疗。当时患者精神萎靡，形体消瘦，经常有呕吐、恶心，体温 37.6℃，食欲不振，苔薄白，质暗，脉濡细。主穴同上，配穴为大椎、曲池、内关、中脘、足三里，操作方法同上，10 天为 1 个疗程，针完 3 个疗程后，体温 36.8℃，食欲增加，吞咽食物时较前流畅，针完 9 个疗程时，症状明显好转，吃流质食物时已无感觉，食欲恢复如常，免疫功能测定 C 300.45U/me，E 玫瑰花环形成率37％，（初诊时：C 300.26U/me，E 玫瑰花环形成率为26％），免疫功能逐渐提高，X 线片示食管下段 1～3cm 狭窄。癌肿缩小，后因突发心梗，不久此患者死于心脏病。

【按语】

针灸治疗癌症，近代文献有不少报道，大量的临床实践证明有一些疗效。几十年来笔者不断地对各种癌进行了观察治疗，收到了一些效果。据现代有关研究表明。有些晚期癌症患者接受放化疗的患者，平均存活期不及 1 年，手术治疗者大部分在术后 2 年内死亡，而有不少用针灸中药治疗癌症的个案报道，存活期超过了 2 年以上。笔者曾治疗 1 例脑部角质瘤患者，存活了 25 个月。1 例小细胞未分化癌为Ⅳ期患者存活了 18 个月。2 例食管癌晚期患者存活了 14 个月。1 例胃癌患者存活了 8 年。大连市中医院肿瘤科用针灸和穴位注射观察治疗 34 例晚期原发性肝癌患者，有 2 例占位性病变消失，回到了工作岗位。一个已存活 50 个月，另一个已存活 39 个月，1 例带病生存了 54 个月，1 例带病生存了 26 个月，1 例带病生存了 9 个月，这几例患者毫无症状，正常工作劳动。34 例治疗后平均生存期为 7.84 个月，全部病例经治疗后疼痛症状明显缓解。对照组（放化疗组）10 例，无 1 例存活，其治疗后平均生存期仅 1.58 个月。针灸治疗组其疗效显著优于对照组。中国中医研究院（现称"中国中医科学院"，下同）马淑英等用电热缇针气至病所治疗了 14 例肺癌患者，其中显效 4 例，好转 7 例，无效 3 例，总有效率 78.6%，有的已存活 3 年之久。治疗后患者心电图改善，免疫功能增强，食欲增加，睡眠改善，体能增强，减轻了患者痛苦，延长了生命。

针灸治疗癌症的疗效已经引起医学界的广泛关注和重视。并进行了大量的有关实验研究。机体对肿瘤的免疫，主要是由 T 淋巴细胞完成的，功能免疫反应能力的降低，对肿瘤的发生、发展有很大的影响。当人患恶性肿瘤时，可见到 T 淋巴细胞功能和数量都下降，其下降程度与病情的轻重有相应的关系。因此，测定肿瘤患者 T 淋巴细胞的数量及其功能状态，对于了解病情和患者免疫状态是很重要的客观指标。中国中医研究院和北京市肿瘤研究所等单位对 59 例肿瘤患者同时进行了细胞免疫学（ERFC）和体液免疫的测定（IgG、IgA、IgM），以便观察针刺对人体功能的作用。实验结果表明，肿瘤患者的 ERFC 值普遍低于正常值，经放射治疗后，甚至有所下降。而针刺治疗后，ERFC 值明显提高，几乎达到正常人水平。中医研究院针灸研究所又对针刺提高免疫功能的途径进一步进行了研究。迄今已知淋巴细胞表面含有脑啡肽和内啡肽的受体，通过这些受体可以调控细胞的免疫功能，诸如抗体的形成、淋巴细胞的转化、NK 细胞的细胞毒活性等。这些受体又与 CAMP 有联系。因此当受体功能缺陷，可以表现出免疫功能的失常和病变。内源性阿片样肽分布在中枢或外周，针灸刺激后可释放。从而进一步作用于免疫系统，通过免疫系统进一步又可引起免疫反应释放 ACTH、内啡肽、TSH 或淋巴细胞素等。如此继续作用于神经内分泌系统，这样的连锁反应式的作用，加强了机体的免疫功能。这就是针灸治疗肿瘤有一定疗效的原因，其机制很可能就是通过针刺调整了机体的免疫功能，达到了"扶正祛邪"的目的。

附：抗癌药物性静脉炎的针灸治疗

因药物渗漏引起的注射部位的疼痛、肿胀、皮温升高，疼痛呈持续性，可沿静脉走向放射至同侧的腋窝。取穴：曲池、合谷。曲池直刺 1～1.5 村；合谷向劳宫穴透刺。均用捻转手法，间歇行针 60 分钟，20 分钟行针 1 次，针刺的同时，加用艾条灸疼痛部位。

病例：

王某，女，60 岁，乌干达人。

患恶性淋巴癌，在某院化疗，COPP 方案，静脉注射 VCR。药物注射过程中，患者即感觉局部疼痛，几小时后手腕及前臂出现肿胀，且疼痛难忍，服止痛药（具体药名不详）效果不显，要求针灸治疗。予上法针灸约 30 分钟疼痛即减轻。第二天复诊仅感微痛。肿胀也基本消失，共针治 3 次而愈。

笔者用此方治疗 4 例，针灸 2～3 次症状即消失，此法亦可用静脉注射其他药物引起的静脉炎患者。

第四十六节 胃 癌

胃癌是临床常见癌肿之一，男女均可患病，男性及中年以上的人群发病率高。其病因至今虽未完全阐明，但在胃溃疡、慢性萎缩性胃炎、残胃炎等人群中高发。其发展过程分早、中、晚3 期。

【临床表现】

胃癌早期症状常不明显，可出现上腹部不适、隐痛、嗳气、泛酸、食欲减退、轻度贫血等，部分类似胃十二指肠溃疡或慢性胃炎症状。进展期可出现持续疼痛，或伴有其他部位转移表现、伴癌综合征等。

【治疗】

1. 取穴

主穴分2组。肝俞、胆俞、脾俞、胃俞、脊柱或椎旁压痛点为1组；中脘、足三里为2组。脾虚湿聚加章门、梁门、公孙；肝胃不和加期门、太冲；气滞血瘀加膈俞、血海；气血虚衰加三阴交、气海；发热加曲池、外关；吐血加内关或郄门。

2. 操作方法

压痛点的寻找方法及针刺方法，见"慢性萎缩性胃炎"和"胃神经症"。肝俞、胆俞、脾俞、胃俞向下或向脊柱方向斜刺0.5~1寸，捻转刮针手法，中脘、气海直刺1~1.5寸，刮针手法；余穴常规针刺。间歇行针30分钟，10分钟行针1次，每日针1次，10次为1个疗程，疗程间隔3~5天。中脘、气海、足三里，针后加灸30~60分钟。

3. 病例

黄某，男，69岁。1968年7月8日初诊。

患者有胃病史12年，加重1年，胃脘胀痛，疼痛牵连肩背，拒按，饭后尤重，食欲大减，呕恶泛酸，嗳气频作，消瘦乏力，大便稀多干少，苔黄厚腻，脉弦细。证属气滞血瘀。西医胃镜及病理检查，诊断为胃癌（幽门部）。C3 0.42U/mL，E玫瑰花环形成率16%。按上法针灸治疗，先针1组穴肝俞、胆俞、脾俞、胃俞、胸椎8、10、12棘突旁压痛点；次针第2组穴，取穴为中脘、足三里、期门、太冲、三阴交等。2组交替使用，每组用1个疗程，间歇3天后续针下一疗程。每次间歇行针30分钟，10分钟行针 1 次，每日针 1 次。治疗 3 个疗程后，腹胀好转，食欲增强，进食量增加。免疫功能测定：C3 0.49U/mL，E 玫瑰花环形成率 34%。治疗 15 个疗程后，胃镜检查，病灶较前缩小，余症均显著好转。后中断治疗，1980 年 7 月 4 日随访家人，患者于 1973 年 3 月死亡，带癌存活了 5 年。

【按语】

胃癌属于中医学的"胃脘痛""癥瘕"等范畴。其病理改变分为四个阶段。胃癌前期多无症状，或症状轻微，仅感乏力或胃脘部偶有不适，多被忽视；初期多由情志不遂、肝气不舒或饮食不节，损伤脾胃，致使升降失调，水湿运化失常，痰热结滞，故症见胃脘堵闷不适，纳谷不香，疲乏无力等。或致肝胃不和、脾胃气滞，出现胃脘胀满，时时隐痛，攻窜两胁及嗳气吞酸等症状；继则肝气郁滞，脾胃功能进一步损伤，运化失常，气机失宣，痰浊内生，阻于血络，血滞成瘀，痰瘀互结，日渐成积，此属中期。中期胃气已虚，体弱乏力，每见虚中夹实，虚多实少，症见胃脘胀痛、堵闷不适，纳谷大减、呃逆频作。这一阶段临床表现突出，但诊断并非都很明确。因失治误治，病情迁延，久则气血耗损，脾胃衰败，气血生化无源，新血不生，恶血不去，气血双亏，病属晚期。此期既有痰瘀癥积等邪实的一面，又有气血大亏、脾胃虚衰的一面，本虚标实。症见胃脘胀痛、不能进食，或朝食暮吐，或食入经久复吐，或吐痰涎清水，伴形寒肢冷、大便溏稀、贫血、浮肿、便血呕血等。

针灸治疗胃癌，国内不乏报道，临床实践证明，针灸有减轻症状和延长患者生命的作用，在治疗过程中，应注意病情轻重、病期早晚及患者的体质强弱等。据此辨证取穴、施术，采取相应治疗措施。初期患者全身情况良好，应以祛邪为主，扶正为辅。以针刺治疗为主，少灸或不灸，治宜疏肝健脾、调理脾胃。中期患者病情加重，肿瘤较大，脾气已虚。治宜攻补兼施，扶正祛邪并举，针法、灸法并用；晚期患者因身体虚衰，肿瘤广泛转移，多有气血双亏，治宜扶正为主，祛邪为辅，并需随时注意调理脾胃，以增进食欲，增强体质。治疗应以灸法为主，针刺手法宜轻，取穴宜少。

脾胃属后天之本，从上述可见，胃癌的发生、发展与转归无不与脾胃气虚有关，故取穴背部以脊柱压痛点及肝俞、胆俞、脾俞、胃俞等穴为主。盖脊柱为督脉循行部位，督脉为阳脉之海，其络脉夹脊而上，左右别而络膀胱，故古人有"太阳与督脉之相通也""五腑之俞，皆本于太阳而应于督脉""五腑居于腹中，其气皆出背之足太阳经"等说法。因此针灸背部相应俞穴，可温运脾阳，调节脾胃气机，培补后天之本。中脘为胃之募穴，足三里为阳明经合穴，能和胃健脾、滋阴补血、升清降浊，且能疏通阳明腑气。再根据胃癌病理变化的不同阶段，先取内关、三阴交、气海、膈俞、章门、期门、公孙、太冲等穴，既能温运脾湿，活血化瘀；又能培补元阳、鼓舞正气，从而增强机体免疫力和调节躯体内脏功能，达到抗癌扶正，化瘀散结之目的。

针灸配合练气功治疗胃癌，效果更佳。

针灸治疗胃癌的作用亦被有关实验证实。实验结果表明，胃癌患者的特异性和非特异性免疫均受到损害，表现为 E 玫瑰花环形成率和血清补体 C3 含量低下，并且免疫功能的异常与病情变化有密切关系。恶化期患者的 E 玫瑰花环形成率和血清补体 C3 含量较稳定期及正常组明显降低，而稳定期患者血清补体 C3 含量恢复到正常，E 玫瑰花环形成率也逐渐上升。所以从实验结果表明，针灸治疗胃癌是有效的。随着症状好转，免疫指标也改善，二者是一致的。大量的临床实践和实验研究资料均表明，针灸能提高胃癌患者的免疫功能，因此进一步探索针灸治疗胃癌这一方法，是有前途的一项重大研究课题。

第四十七节　化疗胃肠反应

化疗和放疗均为恶性肿瘤的主要治疗方法，但在治疗中患者常出现不同程度的胃肠道反应，轻者影响体质的恢复，重者不得不中断治疗。目前，抗化疗胃肠道反应的特效方法尚不多见，且胃肠道反应患者又不宜用内服药物的方法治疗，而用针灸治疗能收到满意的疗效。

【临床表现】

患者放化疗后出现胃脘胀痛、恶心、呕吐、口苦厌食、头晕乏力等症状。

【治疗】

方一

1. 取穴

主穴为内关、足三里。胃脘胀满加中脘；眩晕加百会。

2. 操作方法

捻转刮针手法，间歇行针 30 分钟，10 分钟行针 1 次，每日针 1~2 次。

3. 病例

李某，男，61 岁。1986 年 10 月 4 日初诊。

患者因患"胃癌"而入某院接受化疗。第 7 次化疗后，出现剧烈呕吐、恶心等胃肠道反应，经多次注射胃复安等药物仍呕吐不止，而求针灸治疗。按上方，针刺内关、足三里，捻转刮针手法，间歇行针 30 分钟，10 分钟行针 1 次，每日针 1 次。第 1 次针后，呕吐减少，针灸 3 次后症状消失。

方二

1. 取穴

耳穴胃、口、神门、肾上腺、脑、枕。

2. 操作方法

见"竞技综合征"一节。

3. 病例

马某，男，41 岁。

因患恶性淋巴瘤行 DFV 联合化疗，用药后即感恶心欲吐、头晕乏力，次日症状加重出现呕吐、胃脘胀满，不能进食。应患者要求，予耳穴压豆疗法，取神门、胃、脑、肾上腺。每天按揉 3~5 次，呕吐发作时随时按压。贴压当晚，呕吐即大减，余症亦好转。贴压至第 3 天，诸症消失，后续化疗，未再出现胃肠反应。

【按语】

化疗中的胃肠反应是因化学药物损伤脾胃，导致脾胃虚弱，中焦运化传导功能失调。取足三里和胃健脾，升清降浊；配内关安胃降逆，宽胸理气，以止呕吐。耳穴胃、口能调和脾胃，理气降逆；肾上腺能益肾补气，提高机体免疫功能，拮抗药物的毒副作用；脑、枕能安神定志，缓解焦虑；神门能镇静安神，有助缓解胃肠痉挛。上述诸穴伍用，无论对胃肠反应的症状，还是对患者的精神，均有良好的调整作用。在患者呕吐发作时，针刺或按压上穴，可有迅速降逆气、止呕恶的效果。

临床实践证明，方一和方二不仅对胃肠道反应有良好的调节作用，对因使用化学药物引起的发热亦有治疗作用，且其疗效与化疗疗程及疾病的种类无关。此法痛苦小、见效快、简便无副作用，有助于癌症化、放疗等综合治疗，适于推广。

第四十八节　胃　下　垂

胃下垂是临床常见上消化道疾病，胃小弯最低点在双髂嵴连线以下 0.5~1.5cm 为 1 度；1.6~4.5cm 为 2 度；4.6cm 以上者为 3 度。本病为由于胃膈韧带、肝胃韧带及腹肌松弛无力，不能使胃固托于原来的位置上，而引起的一种内脏下垂疾病。

【临床表现】

常为厌食，胃脘部多有闷痛、隐痛，顽固性腹胀，以食后症状突出，经常嗳气不止，或恶心、呕吐，左腹有下坠感和压迫感，且于食后或行走时加重，平卧时减轻。时有便秘或腹泻，或腹泻便秘交替出现。病程日久逐渐消瘦，可伴有眩晕、乏力、心悸、失眠、多梦等症状。

【治疗】

方一

1. 取穴

主穴分2组，肝俞、胃俞、脾俞为1组；中脘、内关、足三里为2组。中气不足配百会、气海或关元；胃中虚寒中脘加艾条灸30～60分钟。

2. 操作方法

治疗时间于饭后2～3小时。取第1组穴位时，患者取俯卧位。用30号1.5寸毫针，针尖斜向椎间孔方向进针1～1.5寸，双侧同时行捻转手法，以患者感胃脘部有紧缩感效果为佳，间歇行针30～60分钟，10～15分钟行针1次。取第2组穴时，患者取仰卧位，中脘、气海向下斜刺1.5～3寸，徐徐提插刮针手法，行针时患者有胃脘部紧缩感为佳；百会向前或向后平刺0.5～1寸，捻转手法；内关针0.5～1寸，足三里针1～1.5寸，均用捻转刮针手法，间歇行针30～60分钟，10～15分钟行针1次。中脘穴出针后拔火罐10～15分钟，2组主穴间日交替使用，每日针1次，10次1个疗程。疗程间休5～7天。治疗期间少食多餐，饭后休息30分钟，平时练习仰卧起坐以加强腹肌锻炼。

3. 病例

例一：王某，女，47岁。1987年5月8日初诊。

因胃脘胀痛3年，服中、西药治疗症状时轻时重，而求针灸治疗。患者自1985年春天开始感觉胃脘痛，坠胀不适，饭后更甚，食欲不佳，身体逐渐消瘦，常有嗳气吞酸等不适。1986年12月21日X线检查：胃小弯在髂嵴连线以下3.5cm，诊断为"胃下垂"。患者脘腹痛得温痛减，遇寒加重，舌苔薄白，脉沉细而缓，证属脾胃虚寒。按上法治疗，中脘穴针后加艾条灸 60 分钟，2 组主穴间日交替针刺，每日针 1 次，10 次 1 个疗程。治疗 1 个疗程后，脘腹疼痛显著好转，余症亦减轻，食欲增加。治疗 3 个疗程后，仅时有轻微泛酸，余症消失，体重增加 3kg。行钡餐检查，胃小弯已平齐髂嵴连线。1990 年 10 月 4 日随访，情况良好，病情未复发。

例二：彭某，男，57 岁。1970 年 4 月 4 日初诊。

患者半年来胃脘坠胀不适，走路时腹部坠痛，饭后加重，饮食逐渐减少，现饭量 1 天 200g 左右，肠鸣便稀，体倦乏力，头晕心悸，舌淡苔薄少，脉濡细，证属中气不足。X 线检查示胃小弯在髂嵴连线下 1.5cm，诊断为"胃下垂"。按上方取穴，先针第 1 组，次日针第 2 组，2 组穴位交替使用。第二组穴加百会、气海，间歇行针 30 分钟，10 分钟行针 1 次；中脘针后拔火罐 15 分钟。10 次为 1 个疗程，疗程间休 5 天，针至第 1 疗程第 6 天时，患者即感走路腹痛基本消失，大便成形；针完第 2 疗程，头晕心悸消失，饭量增加。共治疗 4 个疗程，X 线钡餐检查，胃小弯在髂嵴连线上 2cm，胃位正常，临床治愈。

方二

1. 取穴

百会、中脘。

2. 药物

蓖麻子仁 9.8g，五倍子末 2g。

3. 操作方法

把五倍子壳内外杂屑刷干净，研成细末过筛，同时选用饱满洁白的蓖麻仁，按上述比例混合捣烂成糊状，制成直径约 3cm、厚 1cm 薄饼。将百会穴处头发剃除药饼大小，放置药饼，上方覆盖薄膜，周边用硬纸折叠缠绕，后用绷带固定，以防止药饼散落移动。贴后每日早、中、晚用热水袋置药饼上热敷 15 分钟，以温热不烫为度。每 2~3 天换 1 次药饼，连续贴 6 天为 1 个疗程。疗程间隔 2 天。治疗期间应放松衣带，热敷时取仰卧位，可同法热敷中脘穴。

【按语】

胃下垂针灸治疗方法，有毫针常规针刺法、长针透穴刺法、穴位注射法、穴位敷贴法、电针法、耳针法、埋线法、灸法、拔罐法等，临床常相机选择综合应用。毫针治疗取穴多用胃俞、脾俞、中脘、足三里、天枢、气海等，胃俞、脾俞为背腧穴，中脘是胃募穴，功能调节胃腑之气机；足三里是胃经合穴，能补中益气，温中散寒；天枢是大肠募穴，能通调大肠传导功能，大肠不通则胃满，大肠畅通有利于脾胃功能的恢复；气海能益气培元，补肾固本；百会为督脉经穴位于颠顶，有升提举陷之功，治疗胃下垂有良好效果。长针刺法有一针多经、多穴、多补的作用，动物实验证明，长针刺法可提高胃肠平滑肌张力，使胃体收缩，增强蠕动和消化功能。百会穴位蓖麻仁贴敷法是古籍记载和临床证实的有效验方，配合五倍子增强收敛之功，对内脏下垂性疾病有较好疗效。其疗效与年龄大小、病情轻重及病程长短关系不大，但与贴敷次数及治疗时机有关。

第四十九节　肝　硬　化

肝硬化不是一个独立的疾病，而是各种肝脏病的末期。引致肝硬化的原因很多，但以急性肝炎演变为慢性肝炎而成肝硬化者为常见。

【临床表现】

本病多发生于男性，年龄以 30~50 岁为多，一般分为腹水前期、腹水期和恶病质期三期。

1. 腹水前期

症状多属于消化性的，如食欲不振、恶心、呕吐及腹泻等，主要体征是肝大。

2. 腹水期

此期主要症状为腹胀，食后更甚，食量减少。大量腹水时、行动时有心悸气急之感。

3. 恶病质期

肝硬化进入晚期，可发生肝性脑病，最后死亡。

【治疗】

方一

1. 取穴

大椎、筋缩、腰俞。

2. 操作方法

取俯卧位。用大蒜 250～500g，捣烂与白面（30～60g）调匀如泥状。自大椎至腰俞铺敷蒜泥一层，约 2 分厚，宽 2 同身寸，在大椎、筋缩及腰俞上各置艾炷 1 壮（如圆锥形，艾炷底面直径约 0.5～1 同身寸），同时点燃，灸至患者口鼻有蒜味时止，7～10 天灸 1 次。

方二

1. 取穴

神阙，中脘、关元、大横。

2. 操作方法

取仰卧位，医者手持点燃之艾条，平行移动法，以神阙为中心，先上（中脘）下（关元），后左（左大横）右（右大横）各灸 30 分钟（可让患者自己操作）。每日 1 次，10 次为 1 个疗程，疗程间隔 3～5 天。

方三

1. 取穴

主穴分为 2 组，即肝俞、水分、足三里为 1 组；脾俞、章门、三阴交为 2 组。腹胀、纳差配中脘、梁门；腹泻配天枢、大肠俞；小便不利配中极；胁痛配阳陵泉；心悸气急配内关、膻中。

2. 操作方法

2 组主穴轮换使用，每组针 10 次，脘腹部穴用刮针手法，背部及四肢穴用捻转手法，均短促行针；配穴根据临床表现灵活选取。10 次为 1 个疗程，疗程间隔 3～5 天。

本病宜针、灸配合治疗，方一和方二两种灸法可交替应用。

3. 病例

张某，男，49 岁。1964 年 7 月 9 日初诊。

1958 年患急性黄疸型肝炎，1959 年、1962 年 2 次出现腹水，服中药治疗好转，1964 年 3 月再度腹水，经中西医治疗无效由沂南县转来针灸治疗。就诊时腹大肢肿，脐凸而满平，腹上青筋显露，小便量少色黄，大便时干时稀，纳差，口干，心悸气短，苔少而黄，质红绛，脉沉细而滑数，诊断为肝硬化腹水。治法：方二、方三配合应用，先针后灸；2 组主穴轮换使用，配穴随症而取，手法及行针法均同上。治疗 10 个疗程，腹水消失，食欲增加，小便量增多，余症亦好转。13 年后随访，未再腹水，并能参加农业劳动。

【按语】

肝硬化属于中医学"鼓胀"的范畴，如《灵枢·水胀》载："鼓胀何如？岐伯曰：腹胀身皆大……色苍黄，腹筋起，此其候也。"又如《金匮要略·水气病脉证并治》载："肝水者，其腹大，不能自转侧，胁下腹痛。"从以上论述可以看出，古代医家对肝硬化早有认识。

针灸治疗肝硬化，在《内经》《针灸甲乙经》和《针灸大成》等古代医学文献中早有记载，如《针灸甲乙经》载："水肿，人中尽满，水沟主之。水肿大脐平，灸脐中……水胀，水气行皮下，阴交主之。……腹中气盛，腹胀逆，不得卧，阴陵泉主之。"几千年前治疗肝硬化就积累了如此丰富的经验，确是难能可贵的，这些经验至今仍有其宝贵的临床实用价值。

中医学认为，肝硬化的成因在于肝、脾，肾三脏功能失调。

由肝郁脾虚而致气滞湿阻，水湿逗留，从而影响到肾，使命门火衰无以温养脾土，而表现出邪盛正虚之候。其邪盛（水实）实由正虚（肝肾阴虚）所致，故在治疗时应本着以补为主，补泻兼施的原则选穴施以手法。以上 3 方即为此而设，通过较长时期的针、灸治疗，能疏通经络，活血祛瘀，加强肝脏的藏血能力，旺盛肾脏的排泄功能及脾的运化作用，从而达到了补肾、健脾、调气柔肝、利水之目的。

第五十节　呕　吐

　　呕吐是一种反射性动作，借以将胃中的内容物从口腔中排出。呕吐的原因很复杂，临床上可分为中枢性、周围性和反射性呕吐 3 种。

【临床表现】

1. 中枢性呕吐

常突然发生，呕吐前没有恶心的先兆，呕吐后并不感到轻松。胃神经症、脑膜炎和疟疾等容易引起中枢性呕吐。

2. 周围性呕吐

呕吐伴有恶心为其特征，呕吐后恶心能得到暂时缓解，这种呕吐是由于迷走神经末梢受到刺激的缘故。常见于药物刺激和消化道阻塞等。

3. 反射性呕吐

为腹腔内脏器炎症反射所引起的症状，如急性胃炎、肝炎、胆囊炎等。

【治疗】

方一

1. 取穴

主穴为中脘、内关。配穴应根据呕吐的病因对症选穴，如疟疾引起的呕吐，参照"疟疾"的治法选穴等。

2. 操作方法

中脘针 1.5~2.5 寸，刮针手法，内关捻转手法，均持续行针至呕吐停止后起针。

3. 病例

朱某，男，28 岁。1964 年 11 月 4 日初诊。

反复发作性呕吐近 2 年，伴有腹胀、嗳气、反酸等症状，省某医院诊断为胃神经症，用上法治疗 3 次而愈。随访 3 年未复发。

方二

1. 取穴

颈椎及其两侧。

2. 操作方法

正坐低头，先挑捏颈椎部位，从哑门开始，间隔 1 寸左右挑 1 针，依次挑至大椎。然后在颈椎两侧之膀胱经循行部位处挑刺，挑捏法同上。

此系民间所传验方。笔者将该方用于临床治疗功能性疾病引起的呕吐确有一定效果。

【按语】

针灸治疗功能性疾病引起的呕吐效果良好，对器质性疾病引起的呕吐效果较差或无效。曾治 1 例 52 岁女性患者，呕吐频繁，朝食暮吐，用上法治疗 5 次无效，后经西医检查为幽门狭窄。对某些急性传染病（如脑膜炎）引起的呕吐，应配合其他方法治疗。

第五十一节　腹　泻

腹泻是一个症状，主要是指排便次数比正常人增多，粪便稀薄、水样或脓血样。引起腹泻的原因很多，如急慢性胃肠炎、肠消化不良、结肠过敏等都能引起腹泻。

【临床表现】

便稀和大便次数增多是腹泻的主要表现，并有腹痛、腹胀及肠鸣等兼症。

【治疗】

方一

1. 取穴

主穴为天枢、足三里、神阙。腹胀配中脘、气海；腹痛配公孙，水样便配八髎或大肠俞。

2. 操作方法

一般用短促行针法。腹痛时，间歇行针 15～30 分钟，5～10分钟行针 1 次。针后可用艾条雀啄灸神阙 15～30 分钟，每日灸 1 次。

3. 病例

李某，男，41 岁。1979 年 5 月 6 日初诊。

腹胀腹泻 3 天，5～6 次/日，大便稀且带黏液，无脓血，脐周微痛，食欲不振，大便培养（－），无腹泻史。针天枢、中脘、气海、足三里、公孙，间歇行针 30 分钟，10 分钟行针 1 次。针后艾条灸神阙 20 分钟。

二诊（5 月 7 日）：腹痛消失，大便次数减少，继续按上法治疗。

三诊（5 月 8 日）：腹已不胀，大便 2 次/日，微稀。又按上法治疗 1 次而愈。

方二

1. 取穴

长强。

2. 操作方法

取蹲卧位，用 26 号 1.5 寸长毫针，放酒精灯上烧红后，迅速刺入长强 1 寸左右，将针快速捻转数下即出针。

3. 病例

边某，男，50 岁。

腹痛、腹泻 20 余天，5～7 次/日，服合霉素、土霉素、颠茄酊等，腹痛虽减轻，但腹泻仍如前，便稀，微有里急后重感。用火针治疗 1 次即愈。

【按语】

中医学认为腹泻一症与脾、大肠和小肠有关。脾主运化，运化不健可致湿胜，湿胜则泻；又小肠主受盛化物，分别清浊，大肠主传导变化，输送糟粕，故大小肠功能失常，亦能引起腹泻。本病治疗一般以理气健脾、化湿消食为主。然而临床所见，多寒热虚实错杂相兼，因此治疗不可拘执一端，夹寒者宜温，有热者则清，虚者应补，积滞当消，滑脱者需固涩。所以针灸治疗必须根据以上不同情况灵活选穴运用手法．

一般慢性腹泻多属虚属寒，治疗可针灸并用；急性腹泻多属实、属热，治疗以针为主；若腹泻严重，有脱水现象时，是由实转虚，亦当灸之，以回阳固脱。取穴多用中脘、天枢、气海、大肠俞、八髎、足三里等。中脘、天枢能升清降浊，分化水谷，且能温中化湿；大肠俞、八髎、气海能清肠胃之瘀热，调气机之不畅而止泻；足三里燥湿健脾，为调理肠胃功能之要穴；长强为督脉之络穴，又系足少阴肾经和足少阳胆经之会穴，可滋阴固脱，故对久泻之症有良效。

第五十二节 便 秘

粪便在肠腔内滞留过久，以致粪质过于干燥坚硬，正常的排便频率消失，称为便秘。便秘的原因颇多，如腹肌、肛提肌衰弱，肠黏膜应激力减弱及神经精神紊乱等都可引起便秘。

【临床表现】

大便硬结，排便不畅，甚至 3 ~ 5 天排便 1 次。由于粪块在乙状结肠与直肠内过度壅滞，患者左下腹可有微痛或胀压感，伴有里急后重及欲便不畅等症状。少数病例臀部、大腿后侧有隐痛与酸胀感。

【治疗】

1. 取穴

大肠俞、小肠俞、足三里及阳性反应部位。

2. 操作方法

左下腹、臀部及大腿后侧阳性反应部位拔火罐 10 ~ 15 分钟；大、小肠俞针 1.5 ~ 2 寸，提插刮针手法，足三里针 1.5 寸，捻转手法。均间歇行针 15 ~ 30 分钟，5 ~ 10 分钟捻针 1 次，每日治疗 1 次。

3. 病例

例一：李某，男，46 岁。1979 年 7 月 2 日初诊。

于就诊前 3 日因胃痛而钡餐造影，至今未大便，今下午 6 时有便意，但排便困难，患者脘腹胀闷，烦躁不安。随按上法治疗，针后约 1 小时粪便排出，粪质干燥坚硬。

例二：田某，女，67 岁。

习惯性便秘已 5 年，2 ~ 3 天大便 1 次，伴有头晕、恶心、纳差等症状。就诊时已 4 天未排便，今晨起床后有便意，但排不出，且左下腹有胀压感。检查：营养良好，体胖，腹壁柔软，乙状结肠部位可扪及索状粪块。采用针、拔治疗。左下腹拔火罐 15 分钟，针大、小肠俞和足三里，间歇行针 20 分钟，5 分钟行针 1 次。针后 30 分钟即排出干硬之粪便。

【按语】

便秘为针灸疗法的适应证，历代文献都有记载，如《医学纲目》载："大便秘涩，照海五分，补二呼泻六吸，立通；支沟半寸，泻三吸。"《扁鹊玉龙歌》亦载："大便秘结不能通，照海分明在足中，更把支沟来泻动，方知妙穴有神功。"均说明用针灸可以治疗本病。笔者体会，用大、小肠俞和足三里及阳性反应部位治疗本病似较支沟、照海疗效好。因大、小肠俞能直接调理大、小肠腑气而润燥通便，足三里可祛胃肠郁热而散结通便；在阳性反应部位拔火罐，能旺盛腹腔器官的功能，以加强排便的作用。

第五十三节 便 血

血液自肛门排出，称为便血，是消化道病变的特殊症状，常见原因：肠道血液循环障碍，肠壁静脉充血破裂，如痔疮、脱肛、肛门裂和肠套迭；胃肠道溃疡或炎症，如细菌性痢疾、阿米巴痢疾、血吸虫病、肠伤寒、胃或十二指肠溃疡等；血液病，如白血病、紫癜等；维生素 C 和 K 缺乏；食管静脉曲张破裂等。

【临床表现】

便出的血色鲜红或暗红，量多少不一，并腹痛、腹泻或便秘、纳差、乏力等。有些便血患者除便血外，其他症状不明显。

【治疗】

方一

1. 取穴

主穴为八髎、大肠俞、秩边。腹痛、腹泻配天枢、足三里、阴陵泉；纳差配中脘。

2. 操作方法

八髎穴局部常规消毒后，用消毒三棱针挑刺出血，并拔火罐15 ~ 30分钟，拔出血液0.5mL左右。隔日挑刺拔火罐1次，大肠俞、秩边均直刺2 ~ 3寸，徐徐提插刮针手法，间歇行针30 ~ 60

分钟，10~15 分钟行针 1 次，余穴按常规针刺。日针 1 次，7~10 天为 1 个疗程，疗程间隔 2~3 天。

3. 病例

高某，男，18 岁，学生。

大便下血半年多，大便时干时稀，便时腹痛，便后痛减，自觉乏力，饮食不佳，脘腹部胀闷不舒。省某医院检查诊断为慢性乙状结肠炎，曾服中、西药治疗，效果不佳，经人介绍来诊。症见：面色萎黄，精神不振，左下腹压痛，舌苔腻黄，舌质淡，脉细滑，大便化验潜血阳性。按上方主穴配中脘、天枢、足三里、阴陵泉。八髎隔日挑刺、拔罐，每日针 1 次，10 天为 1 个疗程，疗程间隔 2 天。针完第 1 个疗程，自觉症状减轻，食欲增加，乏力好转，大便色由黑变黄，大便化验潜血阴性，共诊疗 4 个疗程，大便无出血，诸症消失。

【按语】

便血是一个病因复杂的症状。我们的祖先把它分为肠风和脏毒 2 种类型。如《东垣十书》载："邪无从外而入，惟坐卧风湿、醉、饱、房劳、生冷停寒、酒后积热，以致荣血失道，渗入大肠……夹热下血，清而色鲜，腹中有痛为肠风，夹冷下血浊，而色暗，腹中略痛为脏毒。先便而后血，其来远，先血而后便，其来近。"这些认识与现代医学对便血的认识颇为相似。所谓肠风即现代医学所说的由脱肛、痔疮、肛裂及肠套迭等原因引发的便血；脏毒即由胃及十二指肠溃疡、菌痢、紫癜、肠伤寒及血吸虫病等原因引发的便血。在治疗方面我们的祖先也积累了丰富的经验，如《医学纲目》载："肠风下血，配三间、商阳、大陵、内关、命门、承扶。"又云："下血灸命门，与脐对灸七壮，即止。"还云："下血灸脊中第二十椎下（腰俞上一寸），随年壮。"《古今医统》载："百劳灸二十壮，断根不发，下血，脉虚涩，非肠风，脏毒也，灸中脘、气海二穴。凡脱血、面色白、脉濡、手足冷，饭食少思，强食即呕，宜灸之，效好神。"明代高武著《针灸聚英》载："刺长强与承山，善主肠风新下血。"这些经验至今仍有应用价值。

本节所介绍的治疗便血的方法，是笔者的经验方。经长期的实践证明，该方对脱肛、痔疮、肛裂、肛瘘、胃及十二指肠溃疡、结肠炎等引起的便血有肯定的疗效。

第五十四节　肾盂肾炎

肾盂肾炎是由致病菌感染所引致的肾及肾盂的炎症改变，临床上分急性和慢性 2 种。急性者如能获得及时治疗则易于恢复，慢性者多由急性转变而来，往往反复发作，缠绵不愈，甚则导致慢性肾衰竭，严重影响人们的身体健康。

【临床表现】

急性肾盂肾炎发病急，见恶寒或寒战，体温可达 39℃ 以上，同时伴有明显的尿路刺激症状，如尿频等。尿常规检查及细菌培养均呈阳性；慢性肾盂肾炎患者多有急性肾盂肾炎病史，少腹部胀痛及尿路刺激症状时起时伏，反复发作，尿常规检查及细菌培养均呈阳性。

【治疗】

1. 取穴
肾区压痛部位。

2. 操作方法
取俯卧位。本病患者在脊柱两侧、肾区有明显压痛反应，压痛部位即为治疗部位。视压痛区域之大小选 2～3 个针刺点（脊柱两侧共 4～6 个），成 30°角向后正中线刺 0.8～1.2 寸，提插捻转手法，间歇行针 30～60 分钟，10～15 分钟行针 1 次。针刺期间加 TDP 灯照射 30～60 分钟。急性患者每日治疗 1 次，慢性患者可隔日治疗 1 次，症状缓解后，隔 2～3 天治疗 1 次，继续治疗

3~5 次，以巩固疗效。

治疗时应注意：①禁深刺、直刺，以防刺伤肾脏；②TDP 灯照射时以患者温暖舒适为度，时间最长不宜超过 60 分钟，避免皮肤灼伤；③注意休息，低盐饮食。

3. 病例

例一：郑某，女，44 岁。1970 年 1 月 1 日初诊。

因寒战、尿频、尿痛 1 天就诊。检查：体温 39℃，心肺正常，肝脾未触及，腹部平软无压痛，双肾区压痛叩击痛明显。尿液检查：尿蛋白少许，白细胞（+++），脓细胞（++），上皮细胞（+++），红细胞很少。诊断为急性肾盂肾炎。因患者对青霉素及磺胺药过敏而采用针灸治疗，针后症状立即缓解，体温降至38℃，尿路刺激症状亦好转。每日治疗 1 次。

二诊（1 月 2 日）：体温 37℃，症状基本消失。继续治疗 3日后，症状完全消失，尿常规检查正常。继以隔日针 1 次，共针3 次，以巩固疗效。

例二：龚某，女，32 岁。1972 年 10 月 5 日初诊。

患者于 1963 年患急性肾盂肾炎，经用抗生素治疗临床治愈。后反复发作，甚则 1 年发作 3 次。此次发作近 2 个月，经中西药物治疗 40 余天，症状仍时轻时重。药敏试验对多种抗生素耐药，改用针灸治疗。症见：尿频、尿痛、腰痛及恶心等。检查：双肾区压痛叩击痛。尿液检查：尿蛋白（+），白细胞（+++），脓细胞（+），红细胞（+）。诊断为慢性肾盂肾炎。按上法压痛区针刺加 TDP 灯照射，隔日 1 次。治疗 7 次后症状消失，尿检正常。续隔日 1 次，又治疗 5 次巩固疗效，随访 6 年未复发。

【按语】

慢性泌尿道感染几乎普遍耐药。因此，在细菌对抗生素产生耐药性及过敏反应日趋增多的情况下，从针灸等其他方面探索新的治疗措施，具有重要的现实意义。

肾盂肾炎属于中医学"淋证""癃闭"等的范畴。针灸治疗本病，在中医文献中有类似的记载，如《针灸甲乙经》载："溺难，痛、白浊……行间主之。"《针灸大成》载："寒热气淋：阴陵泉。"又载："小便黄赤：阴谷、太溪、肾俞、气海、膀胱俞、关元。"

针灸治疗肾盂肾炎的经验，近代却很少有人报道。笔者在临床上以针灸为主加红外线照射观察治疗50例，其中21例为急性肾盂肾炎，29例为慢性患者。在慢性病例中17例经药敏试验对某种或全部抗生素产生耐药性；3例对青、链霉素有过敏反应，2例对磺胺类药物有过敏反应。本组50例均经尿常规检查和细菌培养，并有典型的临床表现。经上方治疗，43例痊愈［症状全部消失，尿常规检查（-），1年以上未复发者］，4例显效（症状显著好转，或治愈后1年以内又发作者）；2例中断治疗，1例无效（伴有尿道结石）。一般治疗1~2次即好转，3~5次显著好转，在治愈病例中平均7天症状消失。

第五十五节　肾小球肾炎

肾小球肾炎，简称肾炎。多发生于青年人与儿童。是一个全身性疾病，主要病变在肾脏，原发于肾小球。病因一般认为和身体其他部分的溶血性链球菌感染有关，如上呼吸道感染、猩红热等。但并非由于细菌直接感染肾脏，而是链球菌感染后所产生的变态反应（过敏反应）；寒冷和潮湿常诱发本病。根据病情的缓急和临床表现的特点，肾炎可分为急性和慢性2种。

【临床表现】

1. 急性肾炎

多见于儿童和青年，部分患者先有咽炎、扁桃体炎、上呼吸道或皮肤的感染，在感染恢复期或痊愈期（一般在感染后的1~3周）突然出现血尿，尿可呈鲜红色浓茶样，血尿也可轻微而被忽视。同时或1~2日后，晨起发现眼睑或面部水肿，午后水肿出现于下肢，以后慢慢蔓延到全身，并可有血压升高，尿内有蛋白质，显微镜检查尿中有红细胞、白细胞及管型，患者常有面色苍白，全身软弱，胃口不好，恶心、呕吐、头昏、腰痛等症状。

2. 慢性肾炎

慢性肾炎的主要临床表现为尿的变化、水肿、高血压、肾功能减退和尿毒症。肾功能减退和尿毒症是肾炎的晚期表现，随着病情的逐渐加重，患者小便量逐渐减少，水肿蔓延到全身，下半身更明显，下肢及阴部的皮肤发亮，半透明，最严重的时候可以出现水疱，如破裂就流水不止。水肿处一般松软，加压后即凹陷，水肿可随体位变化而转移，常有腹水和胸水。此时尿检查有大量蛋白质、颗粒管型、白细胞和小量红细胞，水肿时发时愈，时轻时重，可持续几年。绝大部分患者进入肾功能减退期，最后出现尿毒症，在出现尿毒症以前，往往小便量增加，水肿也随之消失。出现尿毒症时，患者感头痛、食欲减退、恶心、呕吐、精神不振、嗜睡，最后昏迷而死亡。部分患者在病变逐渐加重的过程中，可有血压升高，并可影响心脏，最后出现心力衰竭或并发脑出血而死亡。

【治疗】

方一

1. 取穴

主穴分2组，肺俞，脾俞、胃俞、三焦俞、肾俞、命门、三阴交为1组；天枢、关元、水分、足三里、解溪为2组。咽喉痛、发热配曲池、合谷、少商；血压高配太冲、内关；腰痛配委中、大肠俞；呕吐、恶心纳差配中脘；头痛配太阳、安眠2。

2. 操作方法

背部穴用提插捻转手法，腹部穴徐徐提插刮针手法，其他穴用捻转或提插捻转手法。间歇行针30分钟，10分钟行针1次，每日针1次，7~10天为1个疗程，疗程间隔2天，肾俞、关元针加艾条灸30分钟。

急性肾炎用 1 组穴为主。慢性肾炎用 2 组穴为主。可与 1 组穴轮换交替使用，一般按疗程交换使用。

3. 病例

高某，男，18 岁。1995 年 3 月 4 日初诊。

1 周前发热、咽喉痛，入院诊断为急性扁桃体炎，经口服土霉素治疗 5 天，病情好转，3 天前突然出现下眼睑和下肢浮肿，伴尿少、乏力、头痛、腰痛、恶心、而来门诊邀笔者治疗。检查：体温 37.2℃，心率 80 次/分，血压 120/80mmHg，尿检：蛋白（++），红细胞（++），颗粒管型（+），血沉 50mm/h，咽部红肿，下肢浮肿，按之凹陷，舌质红，苔薄，脉细数。诊断为急性肾炎，中医辨证属阳水，为风热毒邪由表入里，客于肺肾，伤及血络所致。取穴为肺俞、三焦俞、肾俞、委中、曲池、合谷、少商。少商点刺出血，余穴均用提插捻转手法，间歇行针 30 分钟，10 分钟行针 1 次，每日针 1 次，7 天为 1 个疗程。第 1 个疗程结束后诸症好转，体温 37.2℃，无咽痛，尿常规复查，蛋白（+），红细胞（+）。第 2 个疗程上方去曲池、合谷、少商加关元、足三里、太溪。关元、肾俞针加艾条灸 30 分钟，共治疗 3 个疗程，诸症消失，连续复查 3 次尿常规均无异常，随访 6 个月无复发。

方二

1. 取穴

三焦俞、肾俞、肺俞、曲池、足三里。

2. 操作方法

上述穴位常规消毒，用 5 号针头，根据不同穴位深度，刺入 0.5～1 寸后，将 20% 的当归注射液，注入 0.5～1.0mL，先将针左右捻转数次，有酸、麻、胀感后，再将药液注入，注入速度越快，针感越明显，疗效越好。每天穴注 1 次，5～7 天为 1 个疗程，随着病情的逐渐好转，注射穴位可随之减少。

注：用上法观察治疗 5 例，3 例治愈（症状消失，尿常规检查无异常），2 例显著好转（症状明显减轻，尿常规检查轻度异

常）。

【按语】

肾小球肾炎是现代医学病名，属于中医学"水肿"病范畴，其病位急性期在肾，其病机为外感湿热，热毒内蕴，伤及肺、脾，至成"清浊相混，遂成胀满"。临床表现为起病急，尿短赤，上半身水肿明显，舌苔黄，脉浮或浮散，一派阳性征象，故称"阳水"。慢性肾炎病位在脾、肾，脾肾虚衰，浊毒瘀结虚实夹杂，为其病机。症见尿浊、尿血，面色无华，神倦肢软，胃纳欠佳，时有恶心，小便清利但少尿，舌质淡红，舌苔白或薄，脉浮缓或沉缓，一派阴性征象，故称"阴水"。有关研究提示，肾炎主要病理变化是肾小球基底膜及邻近组织的炎症，肾小球局部血管内凝血和血小板凝集而形成微循环障碍，形成血瘀，伤及脉络。活血化瘀，可扩张血管，改善微循环，解除肾血管痉挛，增加肾血流量，抑制血缺氧，调整组胺，抑制或减轻变态反应性损害，降低毛细血管通透性及抑制抗体产生，从而达治本之目的。笔者认为"活血化瘀"应贯穿本病治疗的始终。急性期清热解毒，宣肺利水，活血化瘀。慢性期健脾补肾，活血化瘀。这样才能使三焦湿热清泻，肺脾肾三脏的"通调""传输"和"气化"等功能得以恢复。以便于水湿外泄、利水消肿。

针灸治疗本病，即根据以上病因病机的认识辩证取穴施术。针灸治疗水肿中医历史文献早有记载，已经积累了丰富的临床经验。如《针灸甲乙经》云："风水膝肿，巨虚上廉主之。面胕肿，上星主之，先取谚谍，后取天牖、风池。……风水面胕肿，颜黑，解溪主之。"《针灸大成》云："水肿……针胃仓、合谷、石门、水沟、三里、复溜、曲泉、四满。"又"四肢浮肿，中都、合谷、曲池、中渚、液门"笔者取穴多以曲池、合谷、少商、肺俞、脾俞、三焦俞、肾俞、命门、关元、复溜、足三里、水分等穴为主。曲池、合谷、足三里为阳明经穴，阳明经多气多血，故可活血化瘀。足三里且有调理脾胃，提高机体免疫力和化湿解毒功用。曲池、合谷、少商可清肺热，宣肺利水。肺俞、脾俞、三焦俞、肾俞调理脏腑气血，以活血化瘀，扶正祛邪；肾俞、关元、水分针后加灸，针灸并用，可温中逐寒，通阳利水而消肿。以上诸穴依据病情辩证选取，灵活运用。急性肾小球肾炎，以针为主，慢性患者针灸并用，只要坚持治疗，定能收到预期效果。

第五十六节　肾 下 垂

肾下垂是指肾脏移动度增大，站立时，可下降到下腰部或骨盆内，俯卧时又可恢复到正常位置，多见于 20 ~ 40 岁的女性。一般常发生在右肾，双侧肾脏亦可同时下垂。

【临床表现】

腰部疼痛或酸胀感为其主要临床表现，疼痛常在站立、劳动或步行时发生。下垂严重的可使输尿管曲折而发生梗阻，造成肾积水，有时可有血尿，少数患者可无任何症状。

【治疗】

1. 取穴
肾俞、膀胱俞、委中。

2. 操作方法
肾俞穴向膀胱俞透刺，提插捻转手法，余穴按常规针刺，提插捻转手法，间歇行针 30 分钟，10 分钟行针 1 次，10 次为 1 个疗程，疗程间隔 2 ~ 3 天。一侧肾下垂配同侧肾俞、膀胱俞，双侧肾下垂配双侧。

3. 病例
王某，女，45 岁。

腰部酸胀痛 1 个月余，口服中、西药均未见效。后经 B 超检查，发现肾活动度增大，降至第 4 腰椎，诊为右肾下垂Ⅱ度，按上方针灸治疗，取右侧肾俞、膀胱俞，双侧委中，手法同上。每日针1次，10为1个疗程，共治疗2个疗程，腰痛症状消失，B超复查右肾活动度正常。

【按语】

肾下垂一病临床并不多见，笔者行医50年仅治疗2例，均收到显著疗效。该病药物治疗效果不佳，实践证明针灸治疗效果显著，值得推广。

在治疗过程中，要配合腹肌锻炼，注意营养，增强抵抗力，也可使用紧束弹性宽腰带或肾托。

第五十七节　尿潴留

膀胱为尿液充胀而不能排出时，称为尿潴留。因中枢神经疾病或神经损伤而引起的，称为神经性尿潴留；因尿道、前列腺或肛门处疼痛或淋病引起的，称为反射性尿潴留，因尿道狭窄、结石或前列腺肥大、尿道周围脓肿引起的，称为机械性尿潴留。

【临床表现】

下腹中部明显隆起，有强烈尿意，但不能排出或仅排出点滴尿液，并可有阵发性收缩疼痛。患者惊惶不安，辗转呻吟，或用手挤压下腹中部。若膀胱肌麻痹或中枢神经损伤时，患者可没有或有轻度自觉症状。

【治疗】

方一

1. 取穴

中极透曲骨。

2. 操作方法

取仰卧位。用3寸长针直刺中极1.5~2寸，针下觉有空洞感时，将针徐徐提插几下，酸胀之针感可放射到生殖器或会阴部，再将针提至皮下，针向曲骨深部刺入，至曲骨时同样将针徐徐提插。如此反复提插 3～5 次，患者即可有尿意。若无尿意时，留针 5～10 分钟，再用上法行针。

3. 病例

蒋某，女，77 岁。1973 年 11 月 15 日初诊。

患者因小便不通 8 天，当地治疗无效，笔者应邀出诊。患者自述，10 年前患急性肾盂肾炎，后转成慢性肾盂肾炎，曾复发 4 次。1964 年小便不通 2 天，经中、西医治疗而愈。此次发作初期为滴尿，3 天后点滴不通，服中西药均未显效，间日导尿 1 次。检查：面黄肌瘦，体温 36℃，血压 140/90mmHg，肾区无压痛和反跳痛，尿常规检查（－），下腹中部隆起，拒按，大便正常，纳呆，脉沉细。诊断为尿潴留。用上方针治，第 1 次即有尿意，能滴尿，每日 1 次，治疗 3 次，小便恢复正常。3 年后随访，未复发。

方二

1. 取穴

神阙与曲骨之中点。

2. 操作方法

取仰卧位，下肢屈曲。医者右手拇指伸直，其余 4 指卷曲如握拳状，拇指腹面对准神阙与曲骨之中点，向深部徐徐按压，按压至一定深度后，即旋转揉按数下，再慢慢提至水平位置，如此上下反复按压，直至有尿液排出为止。

3. 病例

例一：谭某，男，5 岁。1961 年 5 月 11 日初诊。

尿闭 11 个小时，下腹中部膨胀，小便点滴不出，患儿烦躁不安，啼哭不止。用上法按压后，在 30 分钟内排尿约 200mL。

二诊（5 月 12 日）：小便恢复正常。

例二：刘某，男，1 岁。1978 年 12 月 29 日初诊。

小便突然不通 1 天半，患儿哭闹不止，昼夜不眠。检查：体温 37℃，心肺正常，肝大 0.5cm，脾未触及，下腹中部膨胀隆起。诊断为尿潴留。用上法按压，操作未完尿即排出。

次日追访，小便恢复正常。

【按语】

尿潴留是现代医学病名，中医学称癃闭，如《素问·宣明五气》载："膀胱不利为癃。"中医学文献有关针灸治疗尿闭的记载也很多，如《针灸甲乙经》载："小便难，水胀满，出少，转胞不得溺，曲骨主之。"《针灸大成》载："转胞不溺，淋漓，关元。"从以上所述可以看出，古代医家针灸治疗本病，已经积累了丰富的临床经验，所取穴位多以任脉经为主，与近代取穴基本相同。任脉主一身之阴，纵贯膀胱之前，故取其局部腧穴以补肾虚，益中气而利小便。

第五十八节　前列腺炎

前列腺炎为男科常见病，占泌尿外科门诊患者的 8% ~ 25%。多见于成年男性，50 岁以下的成年男性患病率最高。前列腺炎的发病机制、病理生理改变尚不十分清楚，多数学者认为其不是一个单独的疾病，而是前列腺炎综合征。根据其病因和预后，临床上主要分为急性前列腺炎和慢性前列腺炎。急性前列腺炎大多由尿道上行感染所致，致病菌多为革兰阴性杆菌或假单胞菌，也有葡萄球菌、链球菌、淋球菌及衣原体、支原体等。慢性前列腺炎又分细菌性和非细菌性。慢性细菌性前列腺炎主要由大肠杆菌、变行杆菌等经尿道逆行感染所致；慢性非细菌性前列腺炎其致病原因复杂多样，除少数病例有感染性因素外，绝大多数是由不良的生活方式所致、如夫妻长期分居、忍精不射、长期酗酒、嗜食辛辣或久坐冷处，或长途骑车、骑马挤压等诸多因素均可致病。

【临床表现】

急性前列腺炎发病突然、高热寒战，尿急、尿频和尿痛。腰骶或会阴部胀痛，可发生排尿困难，甚则发生尿潴留。慢性前列腺炎常以严重的腰骶部、会阴部疼痛为主要症状，亦可出现小腹、耻骨、阴囊、肛周、睾丸等刺痛。排尿改变及尿道分泌物，有时尿痛、尿急、尿频，排尿时尿道不适，或有排尿后常有白色分泌物从尿道口流出，俗称"滴白"。还可伴有头昏、乏力、失眠等神经衰弱等症。

【治疗】

方一

1. 取穴

主穴为腰骶部疼痛反应区、大肠俞、秩边。发热配大椎、曲池、合谷；排尿困难配关元；小腹及会阴部疼痛配足三里、阴陵泉。

2. 操作方法

在腰骶部，视疼痛反应区的大小，针 4～8 针，直刺 3～0.5 寸，捻转手法，出针后拔火罐 15～30 分钟，大肠俞直刺 2～3 寸，秩边直刺 3～4 寸，大肠俞和秩边均先用提插捻转术，使针感传到小腹及会阴部，或再用 G6805 电疗机断续波，通电 30～60 分钟，余穴按常规针刺，急性前列腺炎日针 2 次，慢性前列腺炎日针 1 次，7～10 天为 1 个疗程，疗程间隔 2 天。

3. 病例

陈某，男，32 岁。1985 年 8 月 5 日初诊。

感冒咽喉痛 2 天，昨天因长途出车，感觉非常疲劳，晚上 10 点左右，突然发高热、寒战，继则尿痛、尿急、尿频，排尿困难，腰骶及会阴部疼痛，检查：体温 39.5℃，直肠指检前列腺肿胀，压痛，尿沉渣检查白细胞培养及尿细菌培养阳性，诊断为急性前列腺炎。

按上法，腰骶疼痛反应处针 6 针，直刺 0.3～0.5 寸，捻转刮针手法，间歇行针 30～60 分钟，10～15 分钟行针 1 次，出针后拔火罐 15～30 分钟，大肠俞、秩边均直刺 3 寸，提插捻转手法，有酸胀感传到会阴部，后用 G6805 电疗机断续波通电 30 分钟，大椎直刺 1.2 寸，徐徐提插刮针手法，间歇行针 30 ~ 60 分钟，10 ~ 15 分钟行针 1 次，每日针 2 次。次日复诊，体温 38℃，余症均明显减轻，共治疗 7 天，诸症消失。

方二

1. 取穴

主穴为关元、曲骨、太冲。小腹及会阴部疼痛配足三里、阴陵泉、会阴穴；头晕、失眠配百会、安眠 2、三阴交。

2. 操作方法

关元、曲骨直刺 1.5 ~ 2 寸，徐徐提插刮针手法，针感直达会阴部为佳，太冲直刺 0.5 ~ 1 寸，捻转刮针手法，余穴按常规针刺，间歇行针 30 分钟，10 分钟行针 1 次。关元针加艾条灸 30 分钟，每日针灸 1 次，7 ~ 10 天为 1 个疗程，疗程间隔 2 ~ 3 天。

3. 病例

杜某，男，42 岁，塞舌尔人。1993 年 10 月 4 日初诊。

自述患慢性前列腺炎 6 年，曾用多种抗生素治疗，症状时轻重，反反复复。5 天前症状加重，口服阿奇霉素 3 天，效果不显，经人介绍，前来要求针灸治疗。症见：腰骶、会阴部胀痛不适，伴有尿频、尿急、排尿不畅、有滴白现象，在某医院查尿常规及前列腺液常规均未发现异常。指检：前列腺饱满，质稍硬，压痛，中央沟存在。舌苔腻黄，关脉细滑。诊断为慢性前列腺炎，属中医的湿热下注兼血瘀。

第 1 个疗程先按方一的主穴配穴治疗，操作方法同方二，每日针 1 次，7 天为 1 个疗程，休息 2 天再按方二的取穴和操作方法治疗第 2 个疗程，如此 2 组交替使用。第 1 个疗程后症状明显好转，小便较畅，腰骶及会阴部疼痛减轻，共治疗 4 个疗程，尿频、尿急等症消失，小便通畅如常，惟有时腰骶隐隐痛感，舌苔薄白，关脉徐缓，说明湿热已祛，血瘀已通。

【按语】

慢性前列腺炎中医学无此病名，就其症状，病因、病机和转归来看，应属于中医学的"淋证""白浊""清浊"及"癃闭"等的范畴。急性前列腺炎高热寒战，病在太阳，寒邪束表为其主要病机，治则当解表清热为主，大椎为三阳交会之处，为解表清热主要穴，曲池、合谷为阳明经穴，其穴轻清走散，善清解阳经之邪毒，降温效果明显。慢性前列腺炎根据其临床表现为气滞血瘀，湿热下注和肾气虚衰，而气滞血瘀是其基本病机，贯穿于本病的发生、发展与转归的全过程，血瘀即是慢性前列腺炎的病理产物，又是引起慢性前列腺的致病因素，同时瘀也是慢性前列腺炎反复发作缠绵难愈的主要原因。

湿热阻滞下行，是该病的另一重要病机，湿邪黏滞，长期瘀阻经络，亦可引起气滞血瘀。久病多虚，若未及时治疗或久治不愈，病情可由实转虚，引起脏腑机制失调，造成肾阴阳俱虚。临床实践证明，上述证型并非单一存在，血瘀、湿热和肾虚多兼而有之或互相转化，界限难分，临床治疗时，务必抓住疾病的本质才能收到好的疗效。方二和方一中的主穴就是根据此情况而选取的。因精室、精道瘀阻不通，前列腺炎在腰骶及会阴部有胀痛反应，针刺会阴及腰骶部阳性反应部位，可活血化瘀，通络止痛，关元为任脉经穴，针刺加灸既可温补肾阳，又可通利小便；曲骨清利湿热，主治小便不利，小腹疼痛，遗精早泄；太冲为足厥阴肝经穴，该经循阴器，抵小腹，为循经取穴，可舒肝利胆，清利湿热，调畅气机，通经活络。阴陵泉、三阴交可健脾利湿，足三里为强壮要穴，可填补后天精气，强壮机体，增加抗病能力。以上诸穴，辨证选用标本兼治，可有活血化瘀、通经活络、利湿通淋、温补肾阳等功用。

在治疗前列腺炎的过程中，还应注意以下几点：①预防感冒；②避免久坐或长途骑车或骑马；③多饮水以适当增加排尿量；④保持外阴部清洁干燥；⑤注意保暖，避免着凉；⑥保持心情乐观舒畅,学会减压;⑦性生活有规律,避免忍精不射。

第五十九节　附睾睾丸炎

附睾睾丸炎包括附睾炎和睾丸炎两个病。急性附睾炎多系泌尿生殖系统的并发症,如尿道炎、前列腺炎等,睾丸炎多为腮腺炎、流感等传染病的病原体经血行转移而引起,或由附睾炎的蔓延所致。

【临床表现】

附睾睾丸炎在急性病例中常有发热和突然出现的附睾和睾丸肿胀、疼痛,疼痛可放射到腹股沟;局部皮肤紧张、发红。有时有继发性睾丸鞘膜水囊肿,炎症消退后,囊肿也就随之消退。

【治疗】

方一

1. 取穴

主穴为腹股沟胀痛处之冲门,三阴交。发热配曲池、足三里。

2. 操作方法

腹股沟胀痛部位之穴,针1~1.5寸,成30°向会阴方向斜刺(避开动脉血管),提插刮针手法,余穴常规刺,间歇行针30~60分钟,15~20分钟行针1次,每日针1次,腹股沟部位的穴位应徐徐针刺,当针尖触及动脉管时(针随脉动或医者感觉针下有阻力),应改变针刺方向或将针提至皮下,改变进针角度后继续针刺。此方主要用于急性附睾睾丸炎患者。

3. 病例

董某,男,47岁。1964年11月7日初诊。

6日下午突然畏寒,睾丸肿胀、坠痛,疼痛反射到腹股沟。检查:体温38℃,右睾丸比左睾丸大5倍,坚硬,触痛,阴囊皮

肤紧张红润有光泽。诊断为急性睾丸炎。按上法针刺，间歇行针
1 小时，10 分钟行针 1 次。

二诊（11 月 8 日）：体温 36.8℃，胀痛略减，睾丸肿大亦见
缩小，去曲池、足三里，手法及行针法同上，每日 1 次。

三诊（11 月 10 日）：肿大睾丸缩小 2/3，质较软，阴囊皮肤
皱纹增多，皮色恢复如常。又按上法治疗 2 次而愈。

方二

1. 取穴

三角灸、大敦。

2. 操作方法

先取仰卧位。三角灸，艾炷如豌豆大，隔蒜片灸，灸至蒜片
呈土黄色为止；大敦灸对侧，即左睾丸肿大灸右大敦，右睾丸肿
大，灸左大敦，灸法同上。灸后若起疱者，隔 7～10 天，灸第 2
次。灸 2 次无效时，应改其他方治疗；无起疱者，可间日灸 1 次，
灸 3～5 次无效后，亦应停用本法治疗。

3. 病例

张某，男，43 岁。

2 个睾丸肿大、坠痛已 2 年，疼痛放射到腰骶部。检查：睾
丸肿大如鹅卵，触痛，皮肤紧张无光泽，无其他阳性特征。诊断
为慢性睾丸炎 用上法灸 4 次睾丸缩小 3/5，触痛及腰痛症状消失。

【按语】

附睾睾丸炎属于中医学"疝气"的范畴。《素问·骨空论》
载："任脉为病，男子内结七疝。"后世医家又根据疝气的病因、
症状等，提出了奔豚疝、食积疝、瘀血疝……其名目繁多，不胜
枚举。在辨证论治上，见解亦颇不统一，或主张其治在肝，或主
张治在血分、气分，亦有从寒治或从热治的，意见纷纭，各执一
端。但针灸治疗本病，只要根据对症取穴和循经取穴的原则，就
能收到一定效果，不必拘泥于以上分歧意见。如明·张仲景云：
"前小腹之间，乃足三阴、阳明、冲、任、督诸脉之所聚，而不

以厥阴一经概括之。肝主筋，其病在筋，各经之疝均夹肝邪为病。"这就明确的指出本病的治疗不独在肝，足三阴、阳明及任督两脉等都有关系，原则性地提出了针灸取穴的规律。在针灸取穴方面，《素问·长刺节论》更具体地指出："病在少腹……病名曰疝，刺少腹两股间，刺腰髁骨间，利而多之，尽炅病已。"本节中的方一和方二即根据这个原则而取穴配伍的。

第六十节　甲状腺功能亢进

甲状腺功能亢进，简称甲亢，是指甲状腺腺体本身产生甲状腺激素过多而引起的甲状腺毒症，致使机体的各种组织氧化速度加快和代谢率增高。引起甲状腺分泌过多的原因，目前尚未完全明了，一般认为和精神因素有密切关系，其他因素如经期、妊娠、感染等亦可诱发本病。

【临床表现】

主要临床表现为双手震颤、眼球突出、甲状腺肿大、心率加快和基础代谢率增加 5 大主症，双手五指快而细微的颤动，尤其在五指伸直张开时更为明显。伴有患者神经过敏、发脾气等精神神经症状。眼球突出，为本病常见症状之一。一般一侧比较明显，另一侧较轻；甲状腺普通增大，质软，随吞咽而上下移动；患者常有心悸和劳动时气促，脉搏每分钟可达 100～150 次；患者喜冷怕热，手掌易出汗，消谷善饥，但体重日减，严重者可出现脉搏增快，体温增高，剧烈呕吐，腹泻，尿少，烦躁不安或谵妄，甚或昏迷或周围循环衰竭而死亡。

【治疗】

1. 取穴

主穴分 2 组，人迎、曲池、内关、足三里、太溪为 1 组，水突、合谷、间使、三阴交、太冲为 2 组，甲状腺肿配阿是穴，眼球突出配睛明、风池、天柱。

2. 操作方法

人迎、水突均直刺 0.3 ~ 0.5 寸，捻转手法，视甲状腺肿大小，在其腺肿上散刺 3 ~ 5 针，针尖均刺向腺肿中心（针刺时避开血管），捻转刮针手法，天柱穴直刺 1.5 ~ 2 寸，徐徐进针捻转刮针手法，余穴按常规针刺，间歇行针 30 ~ 60 分钟，10 ~ 20 分钟行针 1 次，每日针 1 次，7 ~ 10 天为 1 个疗程，疗程间隔 2 ~ 3 天，2 组主穴隔日交换使用。

3. 病例

例一：杜某，女，45 岁，华侨。1992 年 11 月 5 日初诊。

两手震颤，怕热多汗，心悸，食欲旺盛，但日渐消瘦半年多，维多利亚国家医院检查诊断为甲亢，因服西药（药名不详），效果不佳，邀笔者针灸治疗。症见：舌红苔薄，脉细数，心音亢进，心尖区听到 3 级收缩期吹风样杂音，颈动脉搏动明显增强，心电图报告右心室肥大，血压 140/90mmHg，体重 55kg，某医院检验报告：基础代谢 +40%，血浆蛋白结合碘 8.15%，放射性吸 ^{131} 碘试验 24 小时为 52.1%，颈围 35cm，颈右侧肿块 6cm × 4.5cm。予以上方针刺治疗，取穴同上，间歇行针 60 分钟，20 分钟行针 1 次，每日针 1 次，10 天为 1 个疗程，疗程间隔 3 天。第 1 疗程针后，自觉颈部较前舒适，冷热多汗症状亦减轻，3 个疗程后诸症减轻，肿块 4cm × 3.5cm，体重 60kg，共治疗 9 个疗程，诸症明显好转，血压 130/85mmHg，体重 65kg，基础代谢为 +7%，血浆蛋白结合碘 5%。

例二：刘某，女，48 岁。1985 年 6 月 8 日初诊。

颈肿眼突，食欲旺盛，但形体消瘦 1 年多。经某医院放射性 ^{131} I 检查，诊断为甲状腺功能亢进，内分泌性突眼症。经服硫脲类药物控制，但症状未见好转，而转针灸科治疗。症见：心悸气短，烦热汗出，手颤，睡眠差，舌红少苔，脉细数。予以上方针刺治疗，主穴同上，配穴为太阳、翳风、风池、天柱，手法同上，每日针 1 次，间歇行针 30 分钟，10 分钟行针 1 次，7 天为 1

个疗程，疗程间隔 2 天，共治疗 5 个疗程，眼突平复，其余症状亦消失，随访 1 年病未复发。

【按语】

甲亢是现代医学病名，根据其临床表现应属于中医学的"食疫""中消"和"瘿瘤"范畴。该病虽然多表现为阴虚火旺和气阴两虚的证候，然就其病机而言与肝密切相关，盖肝善疏泄喜条达，若情志抑郁，疏泄失职，致气滞血瘀，结成瘿瘤或眼突，且肝郁易化火，耗损津液，故上则引动君火，心悸不寐；中则暗伤胃气，能食善饥；下则累及肾阴，水亏无以涵木，腰酸头晕，目蒙耳鸣。而且肝的本经自病，虚风内扰，经脉拘急，烘热震颤。因此育阴潜阳，疏肝养心益肾，应为本病的治疗大法，治病必求其本，标本兼治，以求万全，虚者补之，结者散之，因此消瘿软坚化瘀治标之法亦不能忽视。故取阿是穴及邻近穴位以疏导经气，软坚化瘀，以治其标，实践证明，该法在缩小甲状腺肿方面有明显的作用，但此治法仅能缩小甲状腺肿，而不能治其本。故根据审因论治的原则，针对其病机特点取内关、间使清心火平肝木；三阴交、太溪滋补肾阴，以壮水之主，济水涵木；足三里补中益气，健脾祛湿化痰瘀；太冲平肝潜阳，皆在调整机体内在的脏腑功能，平复阴阳虚实，以治其本。

有关实验研究证明，针刺治疗甲亢不仅能控制临床表现，降低 BMR，还能有效的纠正亢进的甲状腺功能，使血清总 T_4、T_3 含量向正常恢复，针刺对甲亢患者血浆 CAMP 含量、尿 17 – OHCS 排量，自主神经功能异常可予以纠正，无异常者则变化不明显。

第六十一节　甲状腺功能减退

甲状腺功能减退简称甲减，是由各种原因导致的低甲状腺激素血症或甲状腺激素抵抗而引起的全身性低代谢综合征。其病理特点是黏多糖在组织和皮肤堆积，表现为黏液性水肿。原发性甲减症占成人甲减的 90%～95%。自身免疫损伤、甲状腺破坏、碘过量和抗甲状腺药物反应等为其主要致病因素。

【临床表现】

其临床表现复杂多样，一般表现为体重增加，记忆力减退，怕冷，易疲劳，嗜睡，精神抑郁，便秘，月经不调，心动过缓，贫血，厌食，腹胀，肌肉与关节痉挛，疼痛，面色苍白，皮肤干燥发凉，颜面、眼睑和手皮肤浮肿，由于高胡萝卜素血症，手脚皮肤呈姜黄色。

【治疗】

1. 取穴

主穴为肾俞、脾俞、足三里、三阴交。月经不调配天枢、关元；厌食、腹胀配中脘、阴陵泉；心动过缓配内关；精神抑郁配百会、风池、神门；肌肉乏力、痉挛、疼痛配曲池、合谷、阳陵泉等。

2. 操作方法

上述穴位按常规针刺，一般用刮针手法，间歇行针 30 分钟，10 分钟行针 1 次，每日针 1 次，7 天为 1 个疗程，疗程间隔 2～3 天。肾俞、脾俞、关元、足三里，针加艾条灸，每次灸 1～2 穴，每次灸 15～30 分钟，每日灸 1 次，疗程与针灸相同。

3. 病例

王某，女，33 岁。2001 年 1 月 14 日初诊。

患者眼睑、颜面及手皮肤浮肿，心悸，纳差，腹胀，便秘，畏寒易疲劳，皮肤干燥，手脚皮肤呈姜黄色。某医院诊断为原发性甲状腺功能减退症，服甲状腺素片 2 年，效果不显，要求针灸治疗。检查：舌红无苔，舌体胖，脉濡细，证属脾肾阳虚。予以上方针灸治疗，共治疗 14 个疗程，诸症明显好转，实验室检查：血清总 T_3、T_4 含量均在正常范畴。

【按语】

根据甲状腺功能减退的临床表现，应属于中医学的"阳虚证"，而以脾肾阳虚为主。近代中医病理学研究证实，临床阳虚患者在组织学上存在垂体、甲状腺多个内分泌腺较为明确的退行性病变。一般认为代谢障碍、产热不足是阳虚出现虚寒证候的共同病理基础，其中约50%患者血中甲状腺激素水平低于正常。实验表明阳虚组血清 T_3、T_4 含量明显降低，氧耗量、直肠温度、心率亦减少。又据报道阳虚者尿 17 – 羟值低，半数以上肾上腺储备功能低下，下丘脑 – 垂体 – 肾上腺皮质轴功能障碍作为阳虚证又一共同的病理基础亦已得到广泛承认。因此温补脾肾为中医治疗本病之大法。上述针灸处方，能扶正培元，温经散寒，疏通经络，调和气血，故治疗甲状腺功能减退收到良好效果。

目前西医认为本病一般不能治愈，需要终生替代治疗，而且治疗本病的西药毒副作用很大，一般患者很难坚持。但中医治疗本病已有不少报道，效果良好，为本病的治疗提供了一条新的途径，值得进一步研究推广。

第六十二节　高脂血症

高脂血症是由于脂质代谢运动异常，使血浆中一种或几种脂质高于正常的代谢疾病。表现为 TC 和（或）TG 水平升高，LDL – C的升高及 HDL – C 水平过低。是动脉粥样硬化、心脑血管疾病和脂肪肝发病的重要原因。血脂的来源有二：一为外源性，即从食物中摄取的脂类经消化进入血液；二是内源性，是由肝、脂肪细胞以及其他组织合成后释放入血。血脂含量受膳食、年龄、性别、职业及代谢的影响，故波动范围较大。大量的流行性病学资料证明，本病的发病率在老年人中为多见，并随年龄的增长而升高，60 岁达到高峰。

【临床表现】

高脂血症分为原发性（与遗传有关）和继发性2种。按照世界卫生组织（WHO）标准，可将两者分为5型。各型的临床表现不一。其中的Ⅳ型是我国最常见的一种高脂血症。可无症状，但此型45岁以上者易患冠心病，可偶见周围血管病、黄瘤及黄斑病。其他型可见上腹痛、肝脾大、脂性视网膜，臀、腰、膝、肘部皮肤出现发疹性黄瘤，或患者肥胖、高尿酸血症、糖耐量异常等。

【治疗】

1. 取穴

主穴为足三里、阴陵泉；高血压配曲池、太冲；冠心病配内关；糖尿病配脾俞、胃俞、肾俞；脘腹痛配公孙。

2. 操作方法

足三里直刺1.5~3寸，徐徐提插刮针手法，有针感即止；阴陵泉向阳陵泉方向透刺1.5~3寸，手法同足三里；公孙穴向对侧（足外侧）针刺1~1.5寸，余穴按常规针刺。每日针1次，7~10天为1个疗程，疗程间隔2~3天。

附：中药处方（降脂灵）：黄芪、绞股蓝、山楂、泽泻、水蛭、首乌、葛根、草决明、大黄。

用法：水煎2次，将2次药液合在一起（共约为600mL），分2次口服，亦可制成胶囊，长期服用。

3. 病例

孙某，男，64岁。2003年10月16日初诊。

患冠心病6年，高血脂8年，就诊时TC 6.9mmol/L，（正常值2.90~6.00mmol/L），TG 3.32mmol/L（正常值0.28~1.77mmol/L），HDL-C 0.83mmol/L（正常值0.91~1.94mmol/L），LDL-C 2.46mmol/L（正常值1.88~3.6mmol/L），伴有心悸、头晕等症状，血压115/70mmHg，心肺正常，肝脾未扪及。选穴：足三里、阳陵泉、内关。按上方10天为1个疗程，疗程间隔2

天，治疗 6 个疗程后，TC 为 4.69mmol/L，TG 为 2.41mmol/L，HDL－C 1.09mmol/L，LDL－C 2.18mmol/L，心悸、头晕等症状均好转。此后该患者一直间断性坚持针灸和口服降脂灵 4 年余，2008 年 1 月 25 日血脂化验结果：TC 为 4.5 mmol/L，TG 为 1.85mmol/L，HDL－C 1.36mmol/L，LDL－C 2.18mmol/L，冠心病一直比较稳定，血脂各项指标大都在正常范围以内。

该患者针灸治疗前，首先服立平脂 3 个月，降脂效果不明显，后服辛伐他汀 3 个月，效果仍不明显，又以立平脂和辛伐他汀联合用药，降脂作用较明显，但用药后因引起的肌痛症而停用。

【按语】

高脂血症一般是在体检或其他疾病诊治过程中发现，从高脂血症的临床表现及发病机制来看，应属于中医的"痰浊""浊阻"和"瘀血"的范畴，多由禀赋不足，或饮食不节、过食膏粱厚味，或七情内伤，损伤脾胃，导致脾胃气虚，水谷精微失于输布，聚湿成痰。现代研究进一步发现，脂质代谢紊乱是"痰浊"的物质基础，血液流变学异常是"痰瘀痹阻"的客观指征。研究发现总胆固醇（TC）、三酰甘油（TG）及低密度脂蛋白的胆固醇（LDL－C）的升高是高脂血症痰浊的主要特征和生化物质基础。动脉粥样硬化的发生发展以动脉壁内皮细胞为始动因素，血小板黏附聚集、释放生物活性物质和平滑肌细胞增殖为主要环节，脂质侵入动脉壁弹性纤维破坏，引起动脉管腔狭窄的病理结果，属于"瘀血"的范畴，因此本病的治疗，应以健脾化痰、通经活络为治则。足三里为足阳明胃经合穴，能健脾和胃，除湿消滞，补中益气，扶正培元。现代研究证实，足三里不仅能调整胃肠功能，而且还有降压、扩冠等治疗作用；阴陵泉为脾经合穴，"合治内腑"，实践证明，有健脾除湿的作用，为健脾之要穴。通过上述病例的治疗，足以说明针灸有降脂的作用。

第六十三节 糖 尿 病

糖尿病是临床常见病，是一种全身慢性进行性内分泌代谢疾病。是胰岛素分泌绝对或相对不足，以及靶细胞对胰岛素敏感性降低而引发的综合征，以高血糖为特征，它可导致蛋白质、碳水化合物、脂肪和水、电解质代谢紊乱。新的糖尿病分类方法将糖尿病分为 4 大类型，即 1 型糖尿病、2 型糖尿病、其他特殊性和妊娠期糖尿病。临床上以 2 型糖尿病为多见，占据本病群体至95%。此型患者常见于中老年人。

【临床表现】

多食、多饮、多尿是糖尿病患者的典型症状。但有一部分糖尿病患者可无此典型症状，特别是相当一部分的老年人，因年老肾糖阈较年轻人高（12～13mmol/L），口渴中枢不如年轻人敏感等原因，故老年人无自觉症状者高达5%～75%。

【治疗】

1. 取穴

分2组，胰俞（第八椎体下旁开1.5寸）、肝俞、胆俞、脾俞、胃俞、肾俞为1组；足三里、阴陵泉、三阴交为2组。

2. 操作方法

用三寸针以5°角从胰俞穴向肾俞穴方向透刺，捻转刮针手法；三阴交向悬钟（绝骨）方向透刺，捻转刮针手法；余穴按常规针刺。每日针1次，7～10天为1个疗程，疗程间隔2～3天，2组穴隔日轮换针刺，亦可按疗程交替使用。

3. 病例

王某，女，42岁。1987年10月8日初诊。

口渴、多饮、多食善饥7天，体重下降了3kg，并无体倦乏力之感。检查：苔黄厚腻，脉细数，化验结果：空腹血糖

370mg%，尿糖（++++），诊断为糖尿病（消渴病）。遵上法针刺，第一天取 1 组穴，第二天取 2 组穴，2 组穴隔日交替针刺，7 天为 1 个疗程，疗程间隔 2 天。针完第 1 个疗程，空腹血糖 300mg%，尿糖（+++），口渴、善饥等症状均减轻。第 2 个疗程后，空腹血糖 280mg%，尿糖（+），体重上升了 2kg，其他症状明显减轻，共针 5 个疗程，血糖 125mg%，尿糖阴性，多饮、多食等诸症消失。嘱其继续控制饮食，多年随访未复发。

【按语】

糖尿病属于中医"消渴""消瘅"的范畴。中医学对此早就认识，两千多年前的《内经》中就有消渴病名之记载，早于西方一千多年。在《内经》一书中，不仅对糖尿病的症状有较详细的描述，对其病因也有了正确的认识。如《素问·奇病论》云："甘美肥胖，易患消渴。"又如《灵枢·五变》云："情绪紧张，引致消瘅"。其后历代医家对本病之临床表现、病因病机、并发症及治疗方法，都有详细记载和阐述。如：汉代张仲景在《金匮要略》一书中云："男子消渴，小便反多，饮一斗，小便亦一斗。"唐王涛在《外台秘要》中云："消渴者原其发病，此则肾虚所至，每发则小便至甜。""虽能食多，小便多，渐消瘦。"《古今灵验》更进一步指出："消渴病有三：一、渴而饮水多，小便数……似麦片甜者，皆是消渴病也；二、吃食多，不甚渴，小便少，似有油而数者，此是消中病也；三、渴饮水，不能多，但腿肿，脚先瘦小，阴萎弱，数小便者，此是肾消毒也。"古人对糖尿病的并发症也有了一定的认识，如《千金方》云："消渴之人，愈与未愈，常须虑患大痈。"在治疗方面也认识到，禁酒，控制饮食以及精神修养等方面的重要性。如《外台秘要》中云："才不逮而强思之，伤也，悲哀憔悴，伤也。"

针灸治疗糖尿病，历代中医文献均有记载，近代更不乏报道。有关研究表明，针灸能降低糖尿病患者的血糖和尿糖，并使胰岛素的含量得到调整。胰岛素是体内能降低血糖的一种激素，血糖的高低与胰岛素含量多少有密切关系。通过针灸治疗使胰岛素的含量得到调整，加强了胰岛素对糖的合成、酵解和被组织利用的功能，从而起到降低血糖的作用。研究表明，针灸能使 T_3、T_4 下降，使血液中甲状腺素含量降低，减少了对糖代谢的影响，有利于血糖的下降；另外针灸使 CAMP 降低，CAMP 上升的作用提示环核苷酸含量有了改变，使机体的阴阳失调现象得到调整，这对提高机体的免疫功能，改善临床症状有着重要的意义。临床实践也进一步证明，用西药降糖药加针灸治疗糖尿病，可提高疗效，缩短疗程。特别对并发症的控制和治疗，针灸有其独特的疗效。从上述病例也可以看出，糖尿病早期单用针灸治疗，也可收到显著效果。

第六十四节　糖尿病足

糖尿病足是糖尿病的常见并发症之一。是下肢远端神经异常和不同程度的周围血管病变相关的足部感染、溃疡或深层组织破坏，是截肢、致残的主要原因，由于神经营养不良和外伤的共同作用，可引起与神经病变相关的骨关节成骨的非感染性破坏，好发于膝关节以下和足部。一般先发于一侧、后侧及他侧，两侧同时发病的较为少见。

【临床表现】

根据其发病前后不同阶段的临床表现，可分为 3 期。一期主要的临床表现为：轻度间歇性跛行，腓肠肌疼痛，足趾发凉，颜色改变，足背或小腿有麻木感。此时的脉沉细缓，苔薄黄。二期可见发凉加重，足趾或足背暗红，患肢抬高时则现苍白、剧烈疼痛，站立行走困难，有时影响睡眠，趺阳脉（足背部）微弱或消失。三期即坏足期，肢端或足底出现溃疡，变黑溃烂，或见腐骨，更加剧痛，彻夜不眠，舌质绛，脉沉细数。

【治疗】

方一

1. 取穴

主穴分 2 组。足三里、三阴交为 1 组；委中、昆仑为 2 组。走路跛行，腓肠肌疼痛配阳陵泉、承山；足背、趾端暗红疼痛配太冲、八风。

2. 操作方法

委中直刺 0.5 ~ 1.5 寸，捻转手法，昆仑向太溪方向透刺，捻转手法；承山向委中穴方向刺 1.5 ~ 3 寸，刮针手法；太冲直刺 0.5 ~ 1 寸，捻转手法；八风直刺 0.5 ~ 1 寸，捻转手法；余穴按常规针刺，间歇行针 1 ~ 2 小时，15 ~ 30 分钟行针 1 次，每天针 1 次，10 天为 1 个疗程，疗程间隔 2 ~ 3 天。2 组主穴按疗程交替使用，配穴每次选 1 ~ 2 个。

方二

1. 取穴

足背部。

2. 操作方法

用艾条灸治。每次灸 1 ~ 2 个小时，每日灸 1 ~ 2 次。灸之皮肤紫红为度。糖尿病患者皮肤破溃后容易感染，感染后容易溃烂且不易收口，故灸治时一定注意温度，预防烧伤或起疱。若起疱或烧伤时，将水疱消毒后挑破并流尽液体，再用京万红软膏（药店有售）涂敷局部即可。

附：中药处方

四妙勇安汤加味：金银花 30g，玄参 30g，当归 30g，川芎 20g，降香 15g，甘草 30g，地龙 20g，黄芪 60g。用法：水煎，分 2 次服，早晚各 1 次。

三黄一白散：黄连、黄芩、黄柏、磺胺结晶粉各等份。用法：上药共研为极细粉，局部常规消毒清疮后，将药撒在溃疡或疮口溃烂处，勿包扎。3～5天换药1次，此药用于湿性疮口。

京万红软膏用法：溃烂疮常规消毒清疮后，将药膏涂敷在疮口上，2～3次/日。此药用于干性疮口。

四虫胶囊：全蝎、僵蚕、蜈蚣、地龙。用法：上药等份焙干后研为极细粉，装胶囊内，每粒3g重，每次服3～5粒，早晚各1次。

3. 病例

患者，男，76岁。2001年12月26日初诊。

自述患高血压15年，糖尿病10年，右下肢麻木，走路时跛行，小腿后侧胀痛，右足发凉3年，近3个月症状加重，右下肢肿胀，足凉且有疼痛感，足底溃疡处1.5cm×2cm左右大小，疮口溃烂，常有脓液渗出，臭味难闻，曾经多种方法处理，均未好转。曾到英国、美国诊治，均嘱其手术治疗，因惧怕手术，经我国驻某国使馆介绍邀笔者治疗。治疗方案如下：①按方一和方二针灸治疗，日针灸1次，间歇行针60分钟，20分钟行针1次；灸足底疮口，每日灸2次，每次灸30分钟，10天为1个疗程，疗程间隔2天，2组主穴交替使用，每次用1个疗程；②口服上述中药汤剂，每日服1剂，早晚各1次；③口服四虫胶囊，每次3粒，早晚各1次；④三黄一白散，撒在疮口溃烂处，3天换药1次。按上述方案治疗1个疗程后，溃疡面好转，已无脓液流出，2个疗程后，疮口开始长出新的肉芽，3个疗程疮口全部收口，共治疗9个疗程，下肢肿胀及诸症消失而愈，随访4年未复发。

【按语】

糖尿病足致残及手术率极高，严重危及患者的健康，西医尚未有理想的方法治疗，其术后往往后果亦很难预料。但中医治疗本病，可获得良好效果，已被大量临床实践证明，其疗效已经达到了国外领先水平，这是无可否认的事实，笔者先后治疗糖尿病足患者30余例，均获良好效果，无1例手术。

糖尿病足属于中医学"寒痹""脱疽"等病的范畴。多因痰浊瘀阻于经络，或气滞血瘀，气血不能流通贯注，瘀而化热，热胜则毒聚，终致肉腐骨烂，而形成坏死。现代研究表明，糖尿病人群中动脉粥样硬化的患病率较高。胰岛素、高血糖、血管内皮功能紊乱、血小板功能异常等直接或间接参与动脉粥样硬化的发生、发展。内源性高胰岛素血症可通过促进脂质合成及刺激动脉内膜平滑内细胞增殖，胰岛素不足可通过减低脂质清除及降低血管壁溶酶体脂肪酶系活性而加速动脉粥样硬化的发生、发展。大、中动脉粥样硬化可侵犯肢体外周动脉等。引起肢体外周动脉狭窄，而出现下肢麻木、疼痛、间歇性跛行，严重供血不足时可导致肢体坏疽。现代有关实验研究表明，针灸治疗能降低人的血糖和尿糖，并使胰岛素的含量得到调整。另外糖尿病由于脂质代谢紊乱，血脂增高而形成微量因素循环障碍，防止血栓形成，有着重要意义。

在治疗糖尿病足的过程中，应注意：①戒烟、限酒；②防寒保暖；③保护下肢皮肤，防止破损及感染；④以上几种方法联合治疗；⑤不能停服降糖药物；⑥禁食辛辣刺激性食物及控制饮食。

第六十五节　糖尿病胃

糖尿病胃又称糖尿病胃轻瘫，是糖尿病的消化道并发症。本病是一种在发病学上与糖尿病相关的胃动力障碍而且不伴有器质性疾病，包括胃排空的极度延缓及与胃排空延迟有关的胃动力障碍。其发病机制主要与自主神经病变、胃肠激素异常、糖尿病微血管病变使胃肠道局部缺血及高血糖使胃排空延迟有密切关系。

【临床表现】

胃脘部饱满、胀气、纳呆、嗳气、恶心、呕吐等为其常见临床表现。

【治疗】

1. 取穴

中脘、足三里、阴陵泉。

2. 操作方法

中脘穴针刺 1.5 ~ 3 寸，徐徐提插刮针手法；足三里、阴陵泉常规针刺，间歇行针 30 分钟，10 分钟行针 1 次，每日针 1 次。出针后中脘拔火罐 15 ~ 30 分钟。

3. 病例

患者，男，51 岁，澳大利亚籍。

患 2 型糖尿病 12 年，肌内注射胰岛素控制血糖 8 年，目前血糖水平尚可，糖尿病并发冠心病 5 年，口服西药治疗，具体药名不详。自述胃脘饱胀、恶心，便秘 1 个月，食欲大减，食量由原来的 500g/d，减至 200g/d 左右，无饥饿感，先后口服吗丁啉、莫沙比利等药疗效不满意，要求针灸治疗。检查：胃脘部轻度压痛，叩之如鼓声，舌苔黄厚腻，脉滑涩，诊为"痞满"。予上方针刺和拔火罐治疗，针后 10 分钟左右，肠鸣出现，顿感饱满症状减轻，治疗 5 天后食欲增至 300g/d，无便秘、恶心，有时有饥饿感。共治疗 11 次，诸症消失，随访半年无复发。

【按语】

中医学无"糖尿病胃"之名，根据其临床表现应属于中医的"痞满""胃脘痛""呕吐"等范畴。其基本病机应以中气虚弱、脾胃升降失常为主，脾气虚弱，运化无力为本，气滞、食积或血瘀为标，为虚实夹杂之证。治疗上应以健脾和胃、升清降浊为基本原则。足三里为足阳明胃经之合穴，"合治内腑"，为和胃之主穴，主降；阴陵泉为足太阴脾经之合穴，为健脾之主穴，主升；中脘穴能补中益气，消食化滞，和胃降逆，此穴针后拔火罐，更加强了该穴的主治作用。故本方治疗糖尿病胃，可收到显著的疗效。

第六十六节　糖尿病膀胱

糖尿病膀胱又称糖尿病性膀胱病变，是糖尿病泌尿系统常见的并发症。其发病原因据有关报道，在糖尿病性膀胱病变内发现末端的神经轴突和膀胱内壁的神经纤维有形态学异常。说明可能由于长期高血糖、糖代谢发生紊乱，导致支配膀胱的神经末梢水肿变性，致使膀胱逼尿肌收缩无力，呈低压膀胱甚至无张力膀胱，感觉减退甚至消失，而括约肌收缩相对增强，出现逼尿肌、括约肌功能协调失常，引起排尿功能障碍。

【临床表现】

排尿时间延长，排尿费力，小便后余沥不尽。早期膀胱内可有少量残余尿；晚期可有大量残余尿，可继发尿路感染，甚至肾积水和尿毒症等。常伴有便秘或便秘与腹泻交替出现，会阴部感觉减退或消失，及四肢麻木、疼痛等糖尿病周围神经病变症状。

【治疗】

方一

1. 取穴

关元、足三里、照海。

2. 操作方法

关元直刺 1、5~3 寸，徐徐针刺（或出针）刮针手法；足三里直刺 1.5~3 寸，徐徐提插刮针手法；照海直刺 0.5~1 寸，捻转刮针手法。间歇行针 30~60 分钟，15 分钟行针 1 次，每日针 1 次，7 天为 1 个疗程。

方二

1. 取穴

气海、关元。

2. 操作方法

用艾条灸，每次灸 30~60 分钟，灸之腹内有温热感为佳，每日灸 1 次。

可与方一同时进行治疗。

3. 病例

阿某，女，64 岁，华侨，西萨摩亚籍。1989 年 2 月 4 日初诊。

有糖尿病史 11 年，现服二甲双胍控制血糖，血糖水平尚可。伴高血压及四肢麻木、疼痛等糖尿病周围神经病变。近 1 个月出现排尿功能障碍，排尿时费力且时间延长，小便后余沥未尽。1 个星期前又感觉小便时尿痛、尿灼、尿黄。小腹胀满，腰膝厥冷，神倦体乏。服药后未见好转，要求针灸治疗。检查：血糖 165mg%，残余尿 60mL，面色㿠白，下肢浮肿，脉沉细，舌体胖大，质淡红，苔黄腻，诊为癃证，证属肾阳虚损，下焦湿热。予方一和方二同时治疗，针时加灸。间歇行针 60 分钟，15 分钟行针 1 次，每日针 1 次，7 天为 1 个疗程。针灸治疗 3 次后，尿痛、尿灼、尿黄等症状即减轻，7 天后此症状消失。共治疗 3 个疗程，排尿顺利通畅，可一次小便尽，无滴沥现象出现，超声波检查残余尿阴性。

【按语】

糖尿病性膀胱病变，属于中医学的"癃闭"范畴。癃是指小便不利，点滴而下，病势较缓，是该病的早期症状；"闭"是指小便不通，欲溲不下，病势较急，类似于糖尿病膀胱的晚期症状。因二者病位同在膀胱，在病机上又可相互转化，只是时间的早晚和病机的轻重而已，故合称为"癃闭"。本病系糖尿病所致。早期属虚证，由真阴亏损，耗伤精气，精不化气导致小便传送乏力；或因肺肾气虚，因肺主气，为水之上源，肾主水为水之下源，气之根。消渴往往由于上焦气化失司，水液不得输布周身而下注膀胱；或阴损及阳，肾阳不足，膀胱气化无力，而致"癃证"。后期为肾阳虚极，命门火衰而不能温煦膀胱，或因中气不足，膀胱传递无力而导致"闭证"，故治疗本病关键在于温肾补气，以达到通利下焦的作用。

针灸治疗本病疗效可靠，中医学早有记载。如《素问·宣明五气》云："膀胱不利为癃"。《针灸甲乙经》云："小便难，水胀满，出少，转胞不得溺，曲骨主之。"《针灸大成》云："转胞不溺，淋漓，关元。"说明我们的祖先对此病病因、病机和治疗早有充分的认识，其配穴经验至今仍有指导意义。针灸气海、关元可温补元气，增加膀胱的气化功能；足三里为强壮要穴，可调补中气，振奋阳气；照海为足少阴肾经穴，阴跷脉起点，既可补肾阴又可温肾阳。

现代有关实验研究进一步证实，针灸治疗本病有确切疗效。如膀胱内压测定表示膀胱充盈时内压与容量的关系，反映逼尿肌弹性状况，从而间接了解支配膀胱神经受损情况，是诊断膀胱病变的主要指标。有人通过 30 例膀胱内压测定发现，大多属于感觉麻痹型神经源性膀胱，膀胱容量明显增大，感觉减退甚至丧失。针灸治疗前逼尿肌收缩无力，而针灸治疗后，大多恢复正常曲线，说明针灸能促使逼尿肌收缩，使膀胱内压增高，容量缩小，从而残余尿减少甚至消失。

第六十七节 糖尿病周围神经病变

糖尿病周围神经病变，是糖尿病最常见的并发症之一，约 8% 的糖尿病患者可有此症。糖尿病性周围神经病变主要由微血管病变及山梨醇旁路代谢增强以致山梨醇增多所至，以感觉神经病变为常见，通常为对称性下肢较上肢为严重，病情进展缓慢，是导致足溃疡、感染及坏疽的主要危险因素之一。

【临床表现】

常见的临床表现为肢体麻木或疼痛。先出现肢端感觉异常，分布如袜子或手套状，麻木呈针刺、灼热或棉垫感。有时伴痛觉过敏。随后有肢痛，呈隐痛、刺痛或烧灼样痛，感受寒冷时加重，后期可出现肌张力减弱，以致肌萎缩，甚或瘫痪。肌萎缩多见于手足小肌肉和大腿肌肉，检查发现早期腱反射亢进，后期减弱或消失，触觉和温觉亦有不同程度降低。

【治疗】

1. 取穴

分2组。肺俞、心俞、肝俞、肾俞、环跳、委中、外关为1组；曲池、足三里、阴陵泉、三阴交、太冲为2组。

2. 操作方法

肺俞穴向心俞穴透刺，肝俞穴向肾俞穴透刺，均用捻转刮针手法。环跳直刺2～3寸，提插捻转手法，使针感放射到足部。委中直刺0、5～1寸，捻转刮针手法；外关透内关，捻转刮针手法；曲池透少泽，捻转刮针手法；足三里直刺1.5～3寸，徐徐提插刮针手法，针感放射到足部为佳；阴陵泉透阳陵泉，捻转刮针手法；太冲直刺0.5～1寸，刮针手法，针此穴时应避开动脉。间歇行针30～60分钟，10～15分钟行针1次，每日针1次，7～10天为1个疗程，疗程间隔2～3天，2组穴按疗程轮换交替使用。

附：中药处方（七妙勇安汤加减）：黄芪、金银花、玄参、当归、川芎、降香、甘草。气阴两虚加太子参、生地黄、石斛、人参；气滞血瘀加赤芍、桃仁、绞股蓝、鸡血藤；痰瘀阻络加陈皮、半夏、山药、白芥子。用法：每日服1剂，水煎，分2次服，早晚各服1次。

3. 病例

周某，男，72岁。

有2型糖尿病史7年，使用胰岛素控制血糖3年，1年前出现身痒、手足麻木、刺痛，以下肢为重。麻木、刺痛感逐渐向上发展。近2个月出现腰背麻木、灼痛，且痛、麻症状逐渐加重，两大腿肌肉已经开始萎缩，走路甚感困难。检查：趺阳脉似有似无，寸口脉沉细，舌体胖大，舌质淡红，舌苔薄而微黄，纳可，睡眠欠佳，大便秘结，小便可。诊为痹证（气阴两虚型），予上方针灸并口服七妙勇安汤加味：黄芪 60g，金银花 30g，玄参 30g，当归 30g，川芎 20g，降香 15g，甘草 30g，太子参 30g，生地黄 15g，人参 6g，水煎服，每日服 1 剂，早晚各 1 次。针灸 1 个疗程及口服 10 剂药后，诸症即感减轻。针灸 2 个疗程后，全身痒感消失，走路已不用拐杖，共治疗 5 个疗程，麻木、痛感均消失。

【按语】

糖尿病周围神经病变，属于中医学"痹证""痿证"的范畴。并对其临床表现早有认识及论述。如《丹溪心法》云："肾虚受之，腿膝枯细，骨节酸痛。"《普济方》云："肾消口干，眼涩阴痿，手足烦痛。"《王旭高医案》进一步指出："消渴日久，但见手足麻木，肢冷如冰。"又如在《证治要诀》中更准确地论述到："三消久之，精血既亏，或目无所见或手足偏废如风疾，非风也。"现代医家根据本病出现的四肢麻木、疼痛、肌肉萎缩及肢体痿废不用等临床表现，认为其发病是因消渴日久，气阴两伤，气滞血瘀、痰瘀阻络所致，病机属本虚标实。而且笔者认为"瘀"在本病的发生、发展与转归中起着重要的作用。因此针灸和中药处方始终离不开"活血化瘀"这一原则，上方即为此而言。大量的实践证明，中医治疗该病与西医治疗相比，具有综合调节的优势，其疗效优于西医治疗。特别是针灸和中药配合治疗，其效果远比单一针灸或单用中药治疗为好。通过针刺治疗糖尿病的血液流变学的实验观察也证实了这一点。有关实验研究表明，血液流变性改变与血液中凝血系统和纤维蛋白原降解系统间动态平衡有关，即血凝←→纤溶动态平衡。血浆纤维蛋白原和凝血酶原是反应血液凝固性和纤溶活性的 2 个重要指标。单纯针刺组虽治疗前后上述 2 种参数均有所改善，但经统计学处理并无显

著差异，而针药合治组治疗前后比较却有统计学意义（*P* <
0.05）。此提示针药合治组促进纤溶活性增加和（或）凝血活性
抑制的作用较单纯针刺组为强。

第六十八节　真红细胞增多症

真红细胞增多症是一种以克隆性红细胞增多为主的骨髓增生
性疾病，其具体病因和发病机制尚不明确。患者多为中年或老
年，男性多于女性，起病缓慢可在病变若干年后才出现症状。有
的在偶然查血时才被发现。因血流量增多血液黏滞度增多，可导
致全身各脏器血流缓慢和组织缺血。如无严重并发症，病程发展
缓慢，患者可生存 10 ~ 15 年以上。

【临床表现】

早期可出现头痛、眩晕、疲乏、眼花、耳鸣和健忘等症状。
继则出现肢端刺痛或麻木、多汗、皮肤瘙痒、视力障碍及消化性
溃疡等，约半数病例有高血压。当血流缓慢，伴血小板增多时，
可有血栓形成或梗死，严重者出现偏瘫或冠状动脉供血不足。患
者皮肤黏膜显著红紫，尤以面颊、唇、舌、耳、鼻尖、颈部和肢
（趾）端为甚。患者大多有较明显的脾大，肝大多为轻度，并可
发生继发性痛风、肾结石及肾功能损害。

【治疗】

1. 取穴

主穴为曲池、合谷、足三里、阴陵泉。头痛、头晕取百会、
太阳、安眠 2；四肢麻木、刺痛配外关、八邪、阳陵泉、三阴交、
八风；皮肤瘙痒配肺俞、肝俞、委中；胃痛配中脘，胸闷或胸痛
配内关、膻中；偏瘫配头针运动区、足运感区。

2. 操作方法

取仰卧位，患者两前臂屈曲约成90°，两手半握拳放于腹部，

双下肢并拢伸直，曲池向尺泽穴方向透刺，合谷向后溪穴方向透刺，足三里直刺 2~3 寸，阴陵泉向阳陵泉方向透刺，以上穴位均用徐徐提插或刮针手法。余穴按常规针刺。均间歇行针 30~60 分钟，10~15 分钟行针 1 次，每日针 1 次，7~10 天为 1 个疗程，疗程间隔 2~3 天，曲池、足三里针后加艾条灸 20~30 分钟。

附：中药处方：黄芪 60g，绞股蓝 30g，金银花 30g，玄参 30g，当归 30g，川芎 2g，红花 15g，赤芍 15g，降香 15g，地龙 20g，葛根 30g，水蛭 9g（后下），草决明 30g，甘草 30g。头痛、头晕加天麻、蔓荆子、白芷，高血压加夏枯草、煅龙骨、菊花，多汗加麻黄根、山萸肉、延胡索，胃痛、胃酸加乌贼骨、白及、延胡索等。偏瘫加僵蚕、全蝎、蜈蚣等。水煎服，早晚各 1 剂，每日服 1 剂。

3. 病例

李某，男，62 岁。2008 年 1 月 12 日初诊。

患者面、头及颈部发红，周身酸痛反复发作 6 年。某医院诊断为真红细胞增多症，曾行静脉放血疗法，症状加重时每隔 2~3 天放血 200~400mL，症状减轻后每隔 1~2 个月放血 1 次。曾先后口服羟基脲、烷化剂及放射性核素磷（^{32}P）治疗，但效果均不理想，近 2 个月来，头痛、头晕逐渐加重，2 天前出现偏瘫，左侧上下肢活动不利并麻木，遂来就诊。检查：血压 180/110mmHg，血红蛋白 230g/L。鼻尖、面部、颈部红紫，左侧肢体活动不灵，上肢不能抬举，手不能握物，下肢不能行走肌力为 0 级，CT 片示脑梗死，心电图示心肌缺血，言语尚清，偶有心慌、胸闷，纳眠尚可，大便干，舌紫暗，苔薄脉弦细，证属气虚血瘀，肝风内动。遵上方针灸治疗，每日针 1 次，10 天为 1 个疗程，并口服上方中药，每日 1 剂，早晚各 1 次。

二诊（11 月 20 日），诸症缓解，血压 150/95mmHg，血红蛋白 178g/L，肌力 2 级，可在他人扶助下行走，上肢能抬举 30° 左右。

三诊（11 月 30 日）：血压 140/95mmHg，血红蛋白 152g/L，

肌力 2 级，肢体功能明显好转，手已能握物，下肢已能独立行走。

共用上方治疗 4 个月后，2009 年 3 月 11 日复查：血压 140/90mmHg，血红蛋白 140g/L，心电图大致正常，面部、颈部颜色正常，周身酸痛麻木等症状消失，仍时有轻度头痛、头晕，可自主行走 1000m 左右，用上方治疗过程停用西药，未再行放血疗法，血红蛋白一直在正常范围，病情稳定，且逐渐好转。

【按语】

真红细胞增多症是西医病名，根据其临床表现，可归属于中医的"瘀证""血证"和"中风"的范畴。该病西医尚无特效疗法，放血疗法只能暂时缓解症状，但放血后有引起红细胞及血小板反跳性增多的可能，反复放血又加重缺铁倾向，特别是对老年及有心血管病者，放血后有诱发血栓形成的可能。西药治疗毒副作用亦很大，如烷化剂可引起白血病，^{32}P 也有可能使患者转化为白血病的危险，故近年已很少使用。

针灸、中药治疗真红细胞增多症，文献资料报道少见。笔者曾诊治 3 例均获得较好效果。根据脉诊合参，笔者认为该病可辨证分型为气虚血瘀、痰壅阻络和肝风内动，而气虚血瘀在本病的发展与转归中起着决定性的作用，因此活血化瘀为其治疗大法。上述针灸和中药治疗方法皆本此而立，并在临床上获得了较好效果。曲池、合谷、足三里均为阳明经经穴，阳明经多气多血，故这些穴位有调理气血、活血通络之作用。阴陵泉为脾经合穴，"合治内腑"，又脾主统血，故取阴陵泉既可健脾祛湿化痰，又可统摄血液。黄芪为补气之要药，气为血帅，气行则血行，气滞则血瘀，临床实践证明，黄芪用量宜大，一般一次用量为 50～100g，绞股蓝、当归、川芎、红花、赤芍均为行血之要药，大量的临床实践及有关实验研究均证明此行血功用；地龙、水蛭既能行血又能化瘀；玄参、金银花、葛根可滋补肝阴，清泻血中之热毒，有防治肝风内动之妙，针灸和中药同时治疗，相得益彰，有协同作用，更提高了治疗效果。

第六十九节　贫　血

贫血是一种常见的病理现象，当血液内红细胞数目或血红蛋白的含量低于正常时即为贫血。造血原料不足，骨髓造血功能降低，红细胞损失或破坏过多等，均可引起贫血。临床上常见的贫血有缺铁性贫血、再生障碍性贫血和溶血性贫血。以缺铁性贫血最为常见，多因食物中内含铁过少及慢性出血（如胃肠道出血，月经过多或痔疮出血等）引起。

【临床表现】

一般症状为甲床、手掌、口唇和面色苍白，自觉头晕、乏力、耳鸣、目花，可见头发稀疏、皮肤干燥和指甲凹陷等。心悸、气促、恶心、呕吐、腹泻、腹胀、食欲不振等也较为常见，其他还有低热、妇女月经不调等。可有舌面光滑、舌乳头萎缩、舌质淡、脉濡细或细数。

【治疗】

方一

1. 配穴

主穴分为 2 组，膏肓、肝俞、四花穴、三阴交为 1 组，脾俞、胃俞、肾俞、气海、足三里、阴陵泉为 2 组。心悸、气短配内关、膻中；纳减、腹胀、嗳气、呕恶配中脘；腹泻配天枢、大肠俞；头晕、耳鸣配百会、风池；发热配大椎、曲池；月经不调配天枢、关元。

2. 操作方法

背部俞穴约 30°角向下斜刺 1～1.5 寸，余穴按常规针刺，均用捻转刮针手法，间歇行针 30 分钟，10 分钟行针 1 次；背部俞穴、气海、足三里针加艾条灸 30 分钟，每日针 1 次，10 次为 1

个疗程，疗程间隔2天。2组主穴按疗程轮换交替使用。

3. 病例

例一：相某，男，30岁，华侨，塞舌尔籍。1993年5月8日初诊。

自述2年前患疟疾后，出现头晕、乏力，食欲减少，面色㿠白，低热，腹胀腹泻，塞舌尔国家医院检查诊断为再生障碍性贫血，先后住院2次，治疗情况不详，但病情仍未明显好转。近日头晕、腹胀等症状加重，经人介绍邀笔者诊治。检查：甲床、手掌、面色苍白，头发稀疏，舌面光滑，质淡红，脉濡细，体温37.2℃，血红蛋白45g/L，红细胞13.9×10^{12}/L，血小板70×10^9/L，白细胞1.2×10^9/L。诊为虚劳，属脾肾两虚。按上方治疗2个疗程后，食欲增加，腹泻减轻，面色转华，头晕乏力等均好转。效不更方，继续遵上方治疗。共治疗6个疗程，食欲正常，腹胀、腹泻已除，其他症状均明显好转，体温36.8℃，血红蛋白120g/L，红细胞35×10^{12}/L，血小板82×10^9/L，白细胞9.4×10^9/L。随访1年病情稳定，已能上班。

例二：胡某，女，23岁。

每次月经来潮，淋漓不断4天左右，伴小腹痛，腰骶胀沉，纳差，头晕、眼花、乏力、精神不振，心悸、气短、烦躁易怒。入院妇科检查诊断：①慢性盆腔炎；②失血性贫血。曾中、西药治疗，病情未明显好转，要求针灸治疗。症见：面色无华、甲床、手掌、口唇血色苍白、毛发干枯、脱落。皮肤干燥、舌苔光滑、质淡，脉沉细。化验结果：MCV<80fl，mcH<27pg，McHc<32%，呈小细胞低色素性贫血。中医诊断：月经不调，气血双亏。按上方治疗，2组主穴交替使用，每组使用1个疗程，配穴为天枢、关元、腰骶疼痛反应部位。中脘、内关、百会、风池、腰骶疼痛反应部位。用散刺的方法刺3~5针，深度视针刺部位而定，一般0.3~0.5寸，起针后再拔火罐15~30分钟，余穴按常规针刺，每日针1次，10次为1个疗程，针完第1个疗程后饮食好转，体力有所恢复，睡眠可。针完第2个疗程后，月经

来潮，经期7天，其他症状亦好转。共治疗5个疗程，经期已基本正常，面色转华，头发光泽，体力精力恢复如常，血象化验结果都在正常范围。

方二

1. 取穴

膏肓、四花穴、脾俞、肾俞、命门、关元、足三里。

2. 操作方法

用圆锥形艾炷隔姜片（约2mm厚）放在穴位上，点燃施灸，燃尽后再换一壮，每穴每次灸3~5壮，每次灸1~2穴，上述穴位轮转施灸，灸之局部起疱为佳，愈后可结一黑瘢，故名瘢痕灸。艾炷不宜太大，一般如大花生米大即可。

注：①小孩禁用；②血小板减少，皮肤出血者禁用；③患者极度虚弱，骨瘦如柴慎用。

【按语】

在中医文献中无贫血病名记载，根据其临床表现，应属于中医学"虚劳""虚损"和"血证"的范畴。其病在肝、脾、肾。中医认为："肝藏血""脾统血""肾藏精"和"肾主骨，生髓"。说明血液的生成和肝脾肾的功能密切相关，尤其是和脾肾的关系更为重要。"脾肾分主气血"，因为"肾为先天之根，脾为后天之本"。造成造血机制障碍，有先天不足，也有后天失调。先天不足主要是肾气不足，"血为精血生化"，肾不藏精，骨不生髓，髓海空虚，不能生化血液。后天不足，主要是脾虚，脾失健运，饮食减少，血液来源不足，正如文献载："中焦受气取汁，变化而赤，是谓血。"古人云"人之虚，非气即血，五脏六腑莫能外焉。而血之源头在乎肾，气之源头在乎脾"。因此本病的主要病因病机是脾肾虚衰，气血两亏。"损者益之""劳者温之"和"形不足温之以气，精不足者补之以味"，是其治疗大法，而调补脾肾又是治疗本病的关键所在。上述方一、方二即本此而立。膏肓、四花穴是中医古代文献记载的治疗"虚劳""虚损"的经验取穴。

肝俞、脾俞、肾俞能疏肝、健脾、补肾，三阴交为肝脾肾三经交汇穴，能调节肝脾肾的气机，阴陵泉为脾经合穴，合治内腑，能健运脾土，增强"统血""化生血液"的功能。足三里为强壮要穴，能改善胃肠系统的生理状态，旺盛其消化吸收的功能，既能补气又能生血。以上穴相互配合，作用于机体后，能够调整肝脾肾的生理功能，改善其生理状态，从而达到补肾健脾、化生血液的目的。针灸治疗贫血，近代不乏报道。实践证明针灸治疗本病有一定的效果，特别是用于治疗缺铁性、失血性和维生素 B_{12} 缺乏所致的单纯营养不足贫血效果更明显。

在治疗贫血的过程中，应尽可能地去除导致其致病的原因，如婴幼儿、青少年和妊娠妇女营养不良引起的贫血，应改善饮食；妇女月经不调引起的，应调理月经；寄生虫感染者应驱虫治疗；胃肠道溃疡出血引起的应积极治疗溃疡等。

第七十节　脾　大

正常人的脾脏位于胸部左侧第 9～11 肋间，宽度 4～7cm。因此正常脾脏触及不到，触及到即为脾大。如脾脏刚刚可触及表示脾脏已比原来肿大 3 倍，脾大的原因复杂多样，如急性疟疾可引起的感染性肿大、脾静脉或门静脉血栓形成而致的充血性肿大、血小板减少性紫癜和脾机制亢进等血液病的脾大，及赘生性脾大等。

【临床表现】

脾大，有的脾大可至脐下，腹胀纳差，有时腹泻，面黄肌瘦，皮肤甲错，精神萎靡，毛发焦枯，舌苔花剥，舌质暗，脉濡细或细数。

【治疗】

1. 取穴

主穴分 2 组，期门、章门、中脘、脾脏肋下部分在腰部皮肤的投射区，足三里为 1 组；脾俞、胃俞、三阴交为 2 组。腹泻配天枢、大肠俞。

2. 操作方法

期门 5°角沿肋骨向前刺，肋下部分视在体表投射区的大小，散针 5~8 针，深度 0.5~1 寸（勿刺伤脾脏）；脾俞 15°角向胃俞透刺，中脘、天枢均针 0.5~1 寸（勿刺伤脾脏），余穴按常规针刺。均用捻转刮针手法，间歇行针 30 分钟，10 分钟行针 1 次，每日针 1 次，5~7 天为 1 个疗程，疗程间隔 1~2 天。2 组主穴隔日交替针 1 次，中脘、天枢、脾俞、胃俞针加艾条灸 15~30 分钟。脾脏肋下部分在体表的投射区，出针后可拔火罐 15~30 分钟。

3. 病例

例一：张某，男，11 岁。

其父代述：1 年前曾患疟疾、疟疾治愈后逐渐出现腹部胀大，食欲不振，大便腹泻 3~5 次/日。检查：腹大如鼓，触诊脾大（重度）肋下至脐水平线下，面黄肌瘦，毛发焦枯，精神萎靡，气短懒言。舌苔花剥，舌质暗，脉清细。诊断为脾大。按上方治疗，先针 1 组穴，与 2 组穴隔日交替使用，配穴为天枢、大肠俞，此两穴亦隔日交替针刺。每日针 1 次，7 天为 1 个疗程。针完第 1 个疗程后，腹泻即减轻，2~3 次/日，便质较前黏稠，食欲增加，共针灸治疗 5 个疗程，体重增加 3kg，诸症减轻好转，脾脏缩小至脐水平线以上（中度）。

例二：刘某，女，6 岁。

其母代述：患儿食欲不振，有时腹泻，身体逐渐消瘦半年余。曾用多种方法治疗，效果均不明显，要求针灸治疗。检查：腹胀大如鼓，面黄肌瘦，四肢略显浮肿，脾脏可触及，稍硬、微痛、舌苔厚腻、质暗、脉细数。按上方以主穴 2 组为主，取穴：期门、章门、中脘、天枢、足三里、阴陵泉、期门 5°角沿肋骨方向斜刺 0.5 寸，章门向对侧直刺 0.5 寸，足三里、阴陵泉直刺 0.3~0.5 寸；均用捻转刮针手法，不留针，每日针 1 次，7 天为

1个疗程，疗程间隔2天。中脘、天枢针后加灸15～20分钟。共治疗3个疗程，患儿食欲大增，已无腹泻，体重增加2kg，脾脏未触及。

【按语】

　　脾大症，古代中医文献无此病名，根据临床表现应属于"痞块""痞积""疳积"等范畴。民间谷称"痞子"。笔者认为其病位在脾胃，其病机为脾虚胃衰，瘀阻脾络，本虚标实。温阳补气，调畅脾胃，软坚化痞，为其治疗大法。新中国成立前和成立初期因疟疾、黑热病等流行，该病临床多见，尤其多见于儿童。上述2例是笔者在农村联合诊所行医时诊治的，鉴于医疗条件所限，未能进行其他有关方面的检查，从西医的观点看其具体致病因素尚属不明，但脾大是不争的事实，且用上方针灸治疗后收到比较好的疗效。这是因为脾俞、胃俞为足太阳膀胱经俞穴，为脾肾两脏经气转输之处，能调畅脾胃经气而升清降浊；足三里为胃经合穴，阴陵泉为脾经合穴，"合治内腑"能健脾益胃，消积化痞；章门为脾之募穴，中脘可健胃消食，天枢为大肠经之募穴，可分理糟粕而治腹泻。实践证明，针刺脾脏肋下肿大部分在体表的投射区，有软坚化痞消肿的功用。艾灸可温阳补气，调畅脾胃气机而达到软坚化痞的目的。

　　脾大仅是一个症状，其病因复杂，西医除手术外，西药治疗效果亦不甚理想，况且手术后易感染，机体免疫功能削弱，血栓形成等并发症给患者带来很大的痛苦。实践证明针灸治疗脾大有一定疗效，有进一步研究的价值。

第七十一节　原发性血小板减少性紫癜

　　原发性血小板减少性紫癜临床较常见。多发生于青年人，女性较多，其病因至今尚未完全明确。

【临床表现】

主要为皮肤和黏膜的多发性出血，表现为出血点、紫癜或瘀斑，以下肢较多，开始时为鲜红色，很快变为紫色，最后可成为黄色，同时可出现鼻、牙龈、子宫、消化道的出血，黏膜出血不易止住，内脏出血时可危及性命，长期出血可出现贫血症状，患者感觉乏力、纳差、精神不振等。

【治疗】

方一

1. 取穴

取穴分2组，膈俞、肝俞、脾俞、胃俞、肾俞、委中、三阴交为1组；曲池、外关、合谷、足三里、阴陵泉、中脘、关元为2组。

2. 操作方法

2组穴隔日交替使用，7~10天为1个疗程，疗程间隔2~3天，均用刮针捻转手法，间隙行针30分钟，10分钟行针1次。

附：中药处方（益气健脾止血汤）：黄芪30g，太子参30g，灵芝15g，炒白术30g，生地黄20 g，白芍10g，赤芍10g，山药50g，云苓15g，白茅根15g，陈皮15g，玄参40g，生甘草10g，茜草根15g，蝉蜕10g，仙鹤草30g，三七粉3g（冲服）。加减：肾虚者加淫羊藿、枸杞子、菟丝子；阴虚火旺者加麦冬、栀子；贫血者加阿胶、当归；纳差者加鸡内金、炒麦芽。用法：水煎2次，合在一起，早晚各服1次，饭后半小时服。

3. 病例

李某，男，15岁。2010年6月4日初诊。

其父代述：肌肤散在瘀点、瘀斑4个月，以胸、背、颈及两下肢为重，曾在某医院确诊为原发性血小板减少性紫癜。一直用激素等药物治疗，仍不断有新瘀斑出现，经人介绍求诊于笔者。症见：新瘀斑以双下肢股外侧为重，斑点呈红、黄相间，以红为主，背、胸及颈部以黄为主，神清，面色无华，纳差，脘胀，睡眠可，小便正常，大便稀，舌苔薄白，舌根苔略黄，舌质暗红，脉细滑，血小板 30×10^9/L，白细胞 7.42×10^9/L，红细胞 6.57×10^9/L，血红蛋白 175g/L。诊断为原发性血小板减少性紫癜。予以上方针灸加中药联合治疗。每日针 1 次，中药 1 剂，10 天为 1 个疗程，疗程间隔 2 天。激素仍按原量口服（2 片/日）。

二诊（6 月 14 日）：肌肤未见新生瘀点和斑点，仍感乏力，纳差，脘胀，血小板 70×10^9/L，脉、症同前，针灸同前，中药加鸡内金 30g，炒麦芽 30g，嘱其激素减半片，但患者自行减 1 片。

三诊（6 月 28 日）：脉、症同上一疗程，血小板 40×10^9/L，可能与激素减量多有关。治疗方法同 6 月 14 日，激素减为 1 片/日。

四诊（7 月 1 日）：胸、背、颈部红色瘀点全部转黄，部分消失，双腿股外侧红瘀点明显减少，食欲好转，苔薄白，质淡红，脉细，血小板 107×10^9/L，白细胞 5.19×10^9/L，红细胞 5.09×10^{12}/L，血红蛋白 134g/L。中药、针灸效不更方，激素全停。

五诊（7 月 13 日）：疹、斑全部消退，无脘胀，食欲正常，无乏力感，血小板 184×10^9/L，停止针灸，中药上方减鸡内金、炒麦芽，灵芝。继续服用 10 剂以巩固疗效。随访半年，未复发。

方二

1. 取穴

取穴分 2 组，膈俞、肝俞、脾俞、胃俞为 1 组；足三里、三阴交为 2 组。

2. 操作方法

用艾条施灸上述穴位。从膈俞至胃俞用平行移动法，灸 15 ~ 30 分钟；足三里、三阴交用雀啄法，每穴灸 10 ~ 20 分钟，每日灸 1 次，7 ~ 10 天为 1 个疗程。2 组穴隔日交替使用。

【按语】

原发性血小板减少性紫癜，是一种自身免疫性综合征。现代有关研究表明，主要是由于血小板表面带有 IgG 抗体或补体 C3，当这种致敏的血小板流注脾脏和肝脏时，易被网状巨噬细胞阻留、吞噬和破坏，而引起血小板减少。根据本病的临床表现，属于中医学"血证""肌衄""葡萄疫"的范畴。中医学文献早有记载，如《医宗金鉴·杂病心法要诀》云："九窍一齐出血，名大衄，鼻出血曰鼻衄……皮肤出血曰肌衄。"《医宗金鉴·外科》云："状若葡萄，发于遍体，惟腿胫居多。"又如《外科正宗》论葡萄疫云："感受四时不正之气，郁于皮肤不散，结成大小青紫斑点，色若葡萄，发于遍体。"其主要病机为脾气虚弱，运化无力，统摄失司，以致血不循经，溢于脉络之外，渗于皮肤之间。长期血溢于皮肤之间，既可引起血疫，又可致成血瘀气滞，久瘀还可化热。因此，益气健脾、凉血止血为其治疗大法。故针灸取穴多以足太阳膀胱经的腧穴及阳明经和脾经的穴为主，背俞穴可调节相关脏腑的气机，疏通气血，活血凉血；曲池、合谷为手阳明大肠经穴，阳明经多气多血，可活血化瘀，"瘀血不去，新血不生"，故又有补血的功用；足三里、阴陵泉分别为胃经和脾经的合穴，"合治内腑"，能调节脾胃的功能，益气健脾而治本。益气健脾止血汤是笔者临床经验效方，有健脾、益气、活血、凉血、止血的功效。实践证明，该方与针灸配合治疗，能提高疗效，缩短疗程。

血小板减少性紫癜是一种难治疾病，西药激素疗法在急性发作期有时颇有效，但停药后易复发，皮疹仍可反复出现，且因较长期服用激素，产生一系列的毒副反应，损伤机体。脾脏摘除术也是西医治疗该病的一种方法，虽有一定疗效，但有其局限性，如骨髓象中无巨核细胞，则为手术禁忌。针灸和中药治疗原发性血小板板减少性紫癜，中医学文献早有记载：如《外科正宗》云："羚羊角散治葡萄疫……初起宜服之。""脾胃汤治葡萄疫，久则宜滋益其内。"近代也有不少文献报道。大量的临床实践证明，针灸、中药治疗该病疗效可靠，无毒副作用，且远期效果好，其效果优于西医治疗。笔者用上方治疗多例，均治愈。

第四章　外科疾病

第一节　脑震荡与脑挫伤

头部受到撞击或跌倒后所引起的大脑过度震荡，称为脑震荡。受伤的脑组织有破裂、出血和水肿时称为脑挫伤，脑挫伤损伤的程度比脑震荡严重，意识丧失的时间长，其恢复也较慢。

【临床表现】

较轻的脑震荡患者在受伤后，常有短时间的意识丧失，清醒后可有头晕、头痛等症状。严重的脑震荡，意识丧失的时间较长，瞳孔放大，对光反射不灵敏，呼吸深而慢，并常有呕吐或排尿困难，意识恢复后，头晕、头痛的症状较严重。脑挫伤的临床表现和较严重的脑震荡相似。较严重的脑震荡和脑挫伤都可留有头晕、头痛等后遗症。由于脑挫伤的患者脑组织破裂而形成的瘢痕，常可留有对侧上肢或下肢麻木和瘫痪。

【治疗】

1. 取穴

主穴为人中、百会、太阳、风池。呕吐配内关、中脘；排尿困难配关元、三阴交；上下肢麻木或瘫痪配头针运动区、足运感区及患侧曲池、足三里。

2. 操作方法

太阳穴30°角向下斜刺0.5～1寸，风池向对侧眼部针刺0.5～1寸，百会约5°角向前斜刺0.5～1寸，均为提插捻转手法。头针运动区和足运感区向下沿皮刺 1 ~ 1.5 寸，捻转刮针手法，余穴按常规针刺。间歇行针 30 ~ 60 分钟，10 ~ 15 分钟行针 1 次，每日针 1 次，7 ~ 10 天为 1 个疗程，疗程间隔 2 ~ 3 天。

3. 病例

例一：林某，男，42 岁。2006 年 8 月 1 日初诊。

3 个月前因车祸头部被撞击后昏迷，苏醒后即感觉头晕、头痛，症状时轻时重，至今未愈。按上法针灸治疗 15 次而愈。

例二：患者，男，46 岁，塞舌尔人。1994 年 1 月 4 日初诊。

患者 1 年前因车祸脑部挫伤，昏迷 10 多小时，曾在某医院住院行颅内血肿清除术，术后出现头晕、头痛，右侧上、下肢活动障碍，右手不能握物，右下肢行走困难。曾到过英国、印度等多家医院就诊，效果均不明显，经人介绍邀笔者针灸治疗。检查：右侧肌力 3 级，肌张力增强，右侧锥体束征阳性，诊断为脑挫伤后遗症。按上方针灸治疗 3 个疗程后，症状开始好转，右手能拿东西，下肢不用拐杖可行走 10 几步。共治疗 11 个疗程，病情明显好转，肌力提高到 4 级，生活基本能自理。

【按语】

脑震荡和脑挫伤临床常见，其在创伤中所占比例大，残死率高，已成为威胁人类安全的一大公害，为发达国家青少年伤病致死的首位病因。西医对颅脑损伤及继发性损害的治疗，缺乏特异性的药物，很多外源性的药物很难通过血脑屏障。大量资料表明，针灸对脑损伤有独特的疗效。有关研究发现，针刺能缓解创伤性脑血管痉挛，改善大脑皮质的血液循环和脑组织的摄氧能力，加速损伤脑组织的修复，促进新的功能联系的形成，防治 TBI 后脑组织缺血缺氧导致的继发性脑损伤。被认为是颅脑损伤后长期昏迷患者的催醒手段之一。

本病中医学文献尚未记载，根据临床表现，应属于中医学"头痛""晕厥""偏瘫"等范畴。其病位在颅脑。脑络壅阻、气滞血瘀为其病机，活血通络为本病治疗大法。人中醒神开窍，为急救要穴，现代研究表明，针刺人中、百会可兴奋神经元，使中枢神经系统发生整合作用，另一方面可明显促进脑组织血液循环，增加脑灌注量，为脑细胞的功能恢复提供能量。实验研究证实，人中对脑损后意识障碍及脑电图的改善优于其他穴位。百会为诸阳之会，能兴奋大脑，清头明目，为治疗脑病要穴，现代研究表明，针刺百会可提高人及动物的记忆力。风池和太阳能活血通络、镇静安神，对不同病因之头痛，都有明显的止痛作用，为笔者临床常用之经验效穴。

第二节　颞颌关节功能紊乱症

颞颌关节功能紊乱症，多见于青壮年男性，多因寒冷刺激、过度劳累或不良咀嚼习惯而诱发。多发生在单侧，两侧同时发病者临床较为少见。

【临床表现】

颞颌关节弹响，疼痛，开口运动受限为主要临床表现。

【治疗】

方一

1. 取穴

主穴为下关、翳风。配穴为曲池、合谷。

2. 操作方法

下关、翳风均直刺 0.5～1 寸，捻转刮针手法；曲池、合谷均直刺 1～1.5 寸，捻转刮针手法，间歇行针 30～40 分钟，10～15 分钟行针 1 次，每日针 1 次。

3. 病例

单某，45 岁，男，华侨。

颞颌下关节处疼痛，弹响，张口闭口活动受限，特别张口时疼痛加剧，只能开口 5mm 左右，吃饭喝水都感到困难。发病已 2

个月，多次经口腔科检查治疗，局部封闭、理疗等均未显效，要求针灸治疗。予以上方针刺 6 次疼痛即减轻，共治疗 15 次，诸症消失。

方二

1. 取穴

压痛点。

2. 操作方法

在耳屏处耳软骨弯曲部的外缘，即耳穴对屏尖穴区有压痛点，用王不留行籽贴压。一般贴压患侧，两侧同时发病时，贴压两侧，用拇指徐徐按压 5～10 分钟，以微微胀痛感为度，每日按压 1～2 次，3～5 天换贴 1 次。

3. 病例

刘某，男，24 岁。

5 天前，因大笑后颞颌关节双侧疼痛弹响，不能张口。检查发现在耳屏处耳软骨弯曲部位的外缘突起处有一压痛点，用上法贴压 1 次即愈。

【按语】

针灸治疗颞颌关节功能紊乱症效果显著，且治愈后一般不复发。该病越早期治疗效果越快，疗效越高。其压痛点不仅有治疗意义，也有临床诊断价值，在治疗过程中要避风寒、适劳逸，尽量减少张口活动，还要纠正不良咀嚼习惯。

第三节　落　枕

落枕是临床上常见病之一，多因睡眠时颈部位置不当或局都受风寒所致。

【临床表现】

患者于起床后突然感到颈部及一侧背部酸痛不适，不能回转，头倾向一侧。

【治疗】

1. 取穴

落枕穴。

2. 操作方法

针 0.5～0.8 寸，捻转手法，持续行针至症状减轻或消失后起针。颈不能左转者，取右侧穴；不能右转者，取左侧穴。双侧亦可同时针刺。

3. 病例

张某，男，26 岁。1965 年 7 月 1 日初诊。

昨夜睡觉时没关窗子，枕头又高，今晨起床后即觉颈部酸痛，不能回转，疼痛放射至右侧背部，头颈向左侧倾斜。针左侧落枕穴 0.8 寸，捻转手法，持续行针约 5 分钟，疼痛即感减轻，颈项回转基本自如。行针时患者感觉酸胀感上达颈部。

【按语】

落枕一病，中医学对本病的病因、症状及治疗等已有论述，如《灵枢·经筋》载："足少阳之筋……颈维筋急。"又《灵枢·杂病》载："项痛不可俛仰，刺足太阳，不可以顾，刺手太阳也。"

针灸治疗落枕效果显著，一般 1～3 次即愈。

第四节　肩关节周围炎

肩关节周围炎简称肩周炎，是肩关节囊广泛创伤性退行病变，引起关节囊和关节周围组织的慢性炎症反应。好发于 40～50岁，女性多于男性。

【临床表现】

肩关节酸痛，活动受限，尤以外展、外旋及后伸为甚，日久关节活动可完全丧失或肌肉萎缩。在肱二头肌长头肌腱沟部，三角肌前后缘或冈上肌附着处有不同程度的压痛点。

【治疗】

方一

1. 取穴

对侧外关。

2. 操作方法

取坐位。外关针 0.5～0.8 寸，捻转手法，持续行针，边捻针（2～3 次/秒）边嘱患者活动患肢肩关节，活动量逐渐加大，至最大限度为止，活动方式分前后摇摆及肩关节旋转。每日治疗1 次。

3. 病例

宋某，女，47 岁。

右肩关节酸痛半个月余，夜间痛重，外展、外旋、高抬均受限制，得温则轻，得寒则剧。用上法针后疼痛即减轻，前后摇摆幅度增大，共治疗 4 次而愈。

方二

1. 取穴

三角肌前后缘压痛点。

2. 操作方法

正坐垂肩，医者先在三角肌前后缘按压寻找压痛点。压痛点处成 45°角向下斜刺 1～1.5 寸，提插捻转手法，短促行针、起针后视局部具体情况，选用口径适当之火罐拔 10～15 分钟，每日治疗 1 次。

3. 病例

阚某，男，36 岁。

右肩背疼痛 5 ~ 6 年，经针灸、理疗等治疗而愈。就诊半个月前因受凉而复发，右肩关节酸痛并放射到右背，夜间重，有时影响睡眠，肩关节活动受限。按上法针拔 5 次而愈。

方三

1. 取穴

压痛点、肩髃、肩髎、肩贞、巨骨、天宗、曲垣。

2. 操作方法

正坐垂肩。肩髃、肩髎向下针 1.5 ~ 2 寸，肩贞向肩髃方向针 1 ~ 1.5 寸，巨骨针 0.3 ~ 0.5 寸，天宗、曲垣成 15°角向下斜刺 0.5 ~ 0.8 寸，压痛点针刺方法根据痛点部位的具体情况而定，一般向下斜刺 0.5 ~ 1 寸。上穴每次取 2 ~ 3 个，捻转手法，产生酸麻沉胀后留针，再用酒精灯烧其针柄上端，烧至针红为度，候针凉后起针。以上穴位交替轮换使用，每日治疗 1 次，7 次为 1 个疗程，疗程间隔 2 天。

3. 病例

王某，女，48 岁。1978 年 6 月 4 日初诊。

右肩关节疼痛已 5 年，活动完全受限，肌肉已见萎缩，穿衣、脱衣相当困难，阴天、劳累及夜间疼痛加重。曾用多种方法治疗效果不显。采用上法治疗，第 1 个疗程针肩髃、曲垣、三角肌前缘压痛点，每日 1 次，7 天为 1 个疗程，第 1 个疗程针后，症状变化不明显。第 2 个疗程针肩髎、天宗、冈上肌压痛点，治疗方法同上，第 2 个疗程针后疼痛减轻，肩关节已能微动。第 3 个疗程针巨骨、肩贞，余法同上。治疗后疼痛显著减轻，肩关节活动幅度增大，上臂能高抬 45°左右。此例按上法治疗 6 个疗程，肩关节功能恢复如常。

【按语】

肩周炎，中医学称"漏肩风"或"冻结肩"。其致病原因分外感和内伤两种，外感者系因年老体弱，气血亏损，风、寒、湿邪乘虚而入客于肩部，致使营卫失和，筋脉拘紧，肩关节重滞疼痛；内伤者系因伤后瘀血凝滞不化或劳伤筋脉，气血不荣，关节失于滋养而渐致。本病为针灸法的适应证，轻者数次可愈，重者缠绵难治，务须坚持较长时间的治疗方能获得预期疗效。

方一和方二主要用于肩周炎初期及症状较轻的患者，方三用于病程较长或症状较重的患者。

第五节　皮神经炎

皮神经炎是临床常见病。其病因系神经受到寒冷、潮湿或过强的压迫刺激后，造成神经内在性的功能改变，使神经功能活动长期处在抑制优势状态，从而引起局部感觉减退。

【临床表现】

主要症状表现为皮神经分布区麻木、疼痛和感觉障碍，但皮肤无红肿等病理改变。

【治疗】

1. 取穴
阿是穴。

2. 操作方法
局部常规消毒后，用皮肤针叩打。先从异感区与正常感觉区交界处开始，由外向内旋转式叩打至异感区中心为止，如此反复至皮肤红润并微出血为度，再用艾条灸 30 ~ 60 分钟，间日治疗1 次。

3. 病例
石某，男，16 岁。1974 年 6 月 27 日初诊。

患股外侧皮神经炎 2 年。左腿股外侧麻木、酸胀，知觉减退，左腿沉重，不能走远路，受寒或劳累后症状加重。按上法，皮肤针叩打后再用艾条灸烤60分钟，间日1次。治疗5次，麻木感即减轻，左腿走路较前有力。共治疗13次症状消失。

【按语】

皮神经炎属中医学"著痹"的范畴，如《景岳全书》载："湿气胜者为著痹，以血气受湿则濡滞，濡滞则肢体沉重而疼痛、麻木、留着不移，是为著痹。"皮肤针叩打和艾灸后可使处在抑制优势状态的神经转化为兴奋优势状态，从而促进局部的血液循环，有利于正常功能的恢复。此法治疗皮神经炎效果显著，一般3~5次可愈。

第六节 急性软组织损伤

急性软组织损伤是针灸科门诊常见病，俗称"闪腰"或"闪挫伤"。病在关节运动部位，病因多为体位不当，劳动用力过度或扭压关节运动部位突然过重，当关节活动超过正常限度时，关节的韧带、关节囊，以及附着其上的肌肉、筋膜等软组织被撕裂损伤所致，损伤后受伤组织开始产生充血、水肿，甚至出血，是为创伤性炎症过程。以后组织逐渐修复，形成粘连性瘢痕，失去弹性，在关节活动时，不能伸缩而产生症状。急性软组织损伤在临床上以腰部及踝关节和腕关节为多见。

【临床表现】

急性软组织损伤以局部疼痛为主要临床表现。多表现为刀割样剧痛、钝性酸痛，关节活动严重受限。腰部急性扭伤后，腰部脊柱各方向活动，均引起疼痛，腰部活动严重受限，抑或有下肢麻木感。棘突之间或棘突旁的肌肉深部近脊柱横突处，有明显的压痛点，腰部脊柱旁的肌肉可出现痉挛。踝关节扭伤后，受伤关节处疼痛，起初还能勉强跛行，继则踝下部位可出现肿胀触痛。如侧韧带损伤，手足内翻时，疼痛可加剧。一般在受伤的第二天肿胀最厉害，有时还会出现皮下瘀血，胸胁闪挫伤时，胸胁刺痛或钝痛，呼吸时症状加重，上半身活动受限。

【治疗】

方一

1. 取穴

主穴为后溪、人中。胸胁闪挫伤取内关；腰部扭伤配委中。

2. 操作方法

患者取正坐位，半握拳取后溪穴，向合谷穴透刺 1.5～2 寸，人中 30°向上斜刺，均用提插捻转手法强刺激，持续行针 5～10 分钟。边行针边嘱患者活动胸腰部。内关向外关透刺捻转刮针手法；委中穴局部常规消毒后，用三棱针点刺放血，若腘窝部位有静脉瘀者，用三棱针挑刺放尽瘀血。

3. 病例

黄某，男，40 岁。

自述今天早晨搬运东西后，右侧胸胁突然钝痛，不敢深呼吸，不敢转腰。诊断为右胸胁闪挫伤。用上法针刺 3 分钟，疼痛大减，能深呼吸。持续行针 5 分钟，症状全部消失。

方二

1. 取穴

主穴为局部压痛点。腕关节配外关、合谷；踝关节配悬钟、丘墟；腰部配委中；胸胁部位配内关。

2. 操作方法

腕关节压痛点一般直刺 0.3～0.5 寸，踝关节压痛点针 0.5～1 寸。腰部若压痛点在棘突间，约 75°角向上斜刺 1～1.5 寸；压痛点在棘突旁夹脊处，可直刺 1.5～3 寸。胸部压痛点，沿肋骨斜刺（15°）0.5～1 寸。外关透内关；悬钟透三阴交，丘墟透照海；内关、委中刺法同方一。均提插捻转强刺激，持续行针 5～10 分钟，出针后拔火罐 15～30 分钟，每日针 1 次或 2 次。

3. 病例

患者，男，40 岁。1994 年 3 月 7 日初诊。

自述 3 天前因锻炼身体不慎将腰部扭伤，腰痛如针刺放射到臀部，右下肢有麻木感，不敢弯腰转侧，坐卧行走均困难，经他方治疗无效，要求针灸治疗，检查所见：14/5 棘旁、棘间左侧压痛明显，腰肌痉挛，触及僵硬，双侧腘窝部有静脉瘀出现。遵方二，压痛点直刺 3 寸，提插捻转手法，强刺激，持续行针 10 分钟，出针后拔火罐 20 分钟；委中穴局部常规消毒后，三棱针挑刺静脉瘀出血，每天治疗 1 次，共治疗 3 次而愈。

方三

1. 取穴

阿是穴（压痛点处）。

2. 操作方法

用地塞米松 2mL 于压痛点穴位注射，注射深度视具体情况而定，腰部压痛点可直刺 0.5～1 寸；其他关节部位的压痛点，注射于皮下即可，注射时避开血管、筋腱，局部常规消毒，隔日 1 次。

方四

1. 取穴

阳性反应部位（压痛点及肿胀、痉挛处）。

2. 操作方法

阳性反应部位常规消毒后，用皮肤针由外及里的旋转式叩刺，以微微出血为度；或用三棱针点刺出血，再用艾条灸 30～60 分钟，隔日 1 次，以痊愈为度。

3. 病例

牛某，女，65 岁。

昨天晚上走路时，不慎将右脚踝关节扭伤，当时仅感踝关节微痛，还能勉强走路，今晨起床后疼痛加剧，脚背肿胀，并有烧灼感，脚不敢着地，走路十分困难。遵方四，局部常规消毒后，用皮肤针叩刺微微出血，并用艾条灸 60 分钟。

二诊（次日）：疼痛减轻，脚背面青紫，但肿胀已减轻，隔日1次，治疗3次而愈。

【按语】

针灸治疗急性软组织损伤，疗效显著，一般治疗3～5天即愈。以上四方既可单独应用，也可配合应用。针刺、拔罐、叩刺、放血、穴注等诸法治疗急性软组织损伤，可各显其长，相互为用。

针灸治疗急性软组织损伤，中医学早有记载，并积累了丰富的经验，如《玉龙歌》云："强痛脊膂泻人中，挫闪腰酸亦可攻，更有委中之一穴，腰间诸疾任君攻。"这一取穴经验，至今仍被临床广泛应用，实践证明疗效属实。急性腰扭伤，多伤在督脉及脊背、腰骶，气滞血瘀，"不通则痛"，因督脉总督一身之阳，故人中既可通调督脉经气，又可通调全身之气，气行则血行，因此方一可治疗腰部及其他关节的疼痛。《四总穴歌》云："腰背委中求。"委中是治疗腰背部位疼痛的经验效穴，笔者在临床上发现独取委中放血，治疗腰部急性软组织损伤亦有显著的效果。后溪为手太阳小肠经输穴，八脉交会之一，通于督脉；外关为手少阳之络穴，与阳维脉相通。阳维有维系、联络诸阳经之作用。《金元针灸学》云："外关者，阳经络脉……为主治头肢、躯干疾患之要穴。"悬钟为八脉交会穴之一，髓会绝骨，故以上穴有温阳行气、活血通络、舒利关节的功用，为治软组织损伤的常用穴。

皮肤针叩刺、拔火罐和艾灸等治法，对于气滞血瘀之急性软组织损伤均有其独特的疗效。《灵枢·刺节真邪》云："脉中之血，凝而留止，弗之火调，弗能取之。"

第七节　伤科内伤

伤科内伤是一种体表上无破裂出血，也无显著伤痕，而患者又感到十分痛苦的疾患。可因跌仆、压榨、撞伤、殴击，或闪、挫、扭伤等，造成气血阻滞，致内部炎症、肿痛。

【临床表现】

受伤处内部疼痛或胀沉或皮下瘀血。

【治疗】

1. 取穴

①患部压痛点，痛点反应处是穴；②患部经脉所属的该经原穴或合穴。

2. 操作手法

压痛点处挑刺后可拔火罐，并令其出血。隔日治疗1次。患处经脉所属的原穴或合穴，用毫针针刺，提插捻转手法，短促行针，每日针1次。

3. 病例

例一：徐某，男，44岁。1976年8月1日初诊。

3天前，被石块压伤左胁，局部疼痛，翻转困难，影响呼吸，X线示肋骨未骨折。按压时发现右大包之处压痛明显。按上方挑刺大包穴并拔罐出血，同时针脾经原穴太白，提插捻转手法，行针1~2分钟出针，隔日治疗1次，3次后症状消失。

例二：陈某，男，24岁，1968年11月7日初诊。

2天前腰部扭挫伤，疼痛难受，不能转动，勉强侧弯身体走路。检查发现，右侧大肠俞压痛明显，按上法挑刺痛处并拔火罐出血，同时针膀胱经合穴委中，提插捻转手法，持续行针1~2分钟出针，出针后疼痛即明显缓解，共治疗2次而愈。

【按语】

经云："五脏有疾也，应出十二原。十二原各有所出，明知其原，见其应，而知五脏之害矣。"又云："合治内腑。"原穴和合穴是本经精气汇聚之所，内脏发生病变，在所属的经脉原穴和合穴上会出现阳性反应。因此在此处予适当治疗，可以收到良好治疗效果。

第八节　网　球　肘

网球肘又称肱骨外上髁炎，多见于经常使用臂力的劳动者及网球运动员。网球肘是腕伸肌起点的劳损，腕伸肌起点在肱骨外上髁及其附近。

【临床表现】

肱骨外上髁疼痛是其主要症状。疼痛可沿腕伸肌向前臂及腕部放射，甚或向上沿肱三头肌向上臂及肩部放射。将腕关节掌屈尺偏，肘关节被动伸直时，疼痛加重，局部压痛明显。

【治疗】

方一

1. 取穴

主穴为阿是穴。前臂疼痛配外关；上臂及肩部疼痛配肩髎。

2. 操作方法

局部常规消毒后，沿疼痛部位的周边向其中心沿皮透刺 0.5~1.0 寸，视疼痛区域大小，每次刺 3~5 针，捻转刮针手法；曲池直刺 1~1.5 寸，提插捻转手法；外关直刺 0.5~1.0 寸，捻转刮针手法；肩髎穴向曲池方向刺 1.5~3 寸，提插捻转手法；间歇行针 30~60 分钟，10~15 分钟行针 1 次，每日针 1 次，7 次为 1 个疗程，一般治疗 1 个疗程即愈。

3. 病例

宋某，男，25 岁。

自述右肘关节酸痛 2 个月，手麻，上下臂均痛，右手不能提重物，身不能卧向患侧，白天痛重。检查：肱骨外上髁拒按，余均正常，诊为网球肘。遵上方针刺治疗 7 次，症状消失。

方二

1. 取穴

阿是穴。

2. 操作方法

视局部疼痛面积大小，将生姜切成 2～3mm 厚的姜片，放置在肱骨外上髁之痛点上。再将艾炷（艾炷大小视姜片大小而定）放在姜片上点燃施灸，每次灸 5～7 壮，每日 1 次。在施灸过程中，若患者感觉灼痛难忍，可用镊子将生姜片轻轻抬起，稍候几分钟再灸。

3. 病例

徐某，女，50 岁。

右肘外侧疼痛 1 个月余，局部压痛，手不能提物，不能扫地，活动时疼痛加剧，某医院诊断为网球肘，曾局部封闭 3 次，封闭后仍疼痛不减。用上法施灸 7 次，症状全部消失，随访半年未恢复。

【按语】

网球肘是临床常见病之一，针灸治疗该病效果显著。该病属于中医学"痹证"范畴。多因寒湿之邪阻于经络，气血凝滞，脉道痹阻，致使关节不利，不通则痛。曲池为阳明经合穴，其性走而不守，肩髎为活血通络之要穴，外关为手少阳三焦经穴，该经循腕过肘，可通利关节。故针刺后可起到舒筋通络、活血镇痛之作用。"中寒主乎温散"，实践证明，网球肘之疼痛，以寒邪为主，故用温经散寒之灸法，能收到宣痹镇痛的良好效果。

第九节　腱　鞘　炎

腱鞘炎又名弹响指或创伤性腱鞘炎，其发病多与职业有关，为常见职业病的一种，如钢琴家、打字员、包装工等，长时间用手从事迅速细小且同一动作而引起的腱鞘和肌腱的水肿、增厚，及障碍肌腱的滑动所致，少数患者可因先天性或胶原性疾病而致。临床上可分指屈肌腱腱鞘炎和桡骨茎突腱鞘炎，前者常见于女性，好发于拇、中、环三指。

【临床表现】

局部有疼痛和压痛，并可扪及硬结，患指屈伸活动障碍，以晨间为重，活动后疼痛加重，有时有弹响。

【治疗】

方一

1. 取穴

主穴为阿是穴（疼痛部位）。患病指为拇指者配合谷、列缺；其他指配穴为外关、中渚、外劳宫。

2. 操作方法

阿是穴局部常规消毒后用梅花针轻轻叩刺，每次叩刺 3 ~ 5 分钟，以微微出血为度，间日 1 次，以愈为止。余穴按常规针刺，捻转刮针手法，间歇行针 30 分钟，10 分钟行针 1 次，间日 1 次。

3. 病例

患者，女，38 岁，肯尼亚人。

右手中指、环指疼痛，屈伸活动时症状加重 3 个月，曾口服西药（药名不详）效果不明显，要求针灸治疗。症见：患病处压痛，微肿，皮色不变，屈伸活动障碍，偶有弹响，余无异常，诊断为腱鞘炎，用上方治疗 11 次而愈。

方二

1. 取穴

阿是穴。

2. 操作方法

将醋酸氢化可的松（HCA）注入疼痛处腱鞘内，每周 1 ~ 2

次，每次 0.5mL。

注：①为减少注射时疼痛，可与 1% 普鲁卡因 0.5mL 混合后注入；②约进针 0.5mm 或遇到骨头时退回少许即可；③注入药物局部有胀沉感，而且能看到药物在鞘内向周边扩散。这说明药物正注入鞘内。

3. 病例

胡某，女，40 岁。

右手拇指疼痛，屈伸动作受限，活动后疼痛加重 1 个月，外科检查诊断为腱鞘炎。曾服中、西药，并采用按摩等方法治疗，效果均不明显，转针灸科治疗，用方二穴位注射 3 次而愈。

【按语】

腱鞘炎临床常见，属于中医"痹证"的范畴，因劳伤过度，又感受风、寒、湿邪，经络痹阻所致。此病虽小，但药物治疗殊难获效。实践证明，针灸治疗可收到显著的效果。

第十节　腱鞘囊肿

腱鞘囊肿多发生在腕关节及四肢其他关节背面或腱鞘附近。多见于青壮年。

【临床表现】

呈圆形，有结缔组织包膜，囊肿内含胶状黏液；一般不痛，和皮肤无粘连；如囊肿内充满液体而张力很大时，则显得坚硬。

【治疗】

1. 取穴

阿是穴。

2. 操作方法

局部常规消毒后，视囊肿大小在囊肿处散刺 3～5 针。用捣针、摇针或捻转等手法，使其针孔尽量扩大，持续行针1分钟左右，快速出针后，医者随即用拇指腹面轻轻按揉囊肿，囊内液体可随之从针孔外溢，囊肿可即时见消，每日1次，一般2~3次即愈。

3. 病例

宋某，女，40岁。

右足背外上侧生一腱鞘囊肿如雀卵大，呈圆形，与皮肤无粘连，质软，无压痛。用上方针刺2次而愈。

【按语】

腱鞘囊肿针刺治疗效果良好。惟部分患者治愈后可复发，复发后可仍按此法治疗，如此反复针几次，即可彻底根治。

第十一节　鸡　眼

鸡眼主要是由于局部长期受压和摩擦，使皮肤角质层增厚所致。

【临床表现】

鸡眼硬结高出于皮肤面，结的中心为一圆锥形的角化物质，尖端向下并压迫真皮乳头层内的感觉神经末梢而产生疼痛。多发生于趾缘和足底等处。

【治疗】

1. 取穴

阿是穴。

2. 操作方法

取俯卧位，足背伸直，足底向上。局部常规消毒后，先将硬结削去一层皮，医者右手持1寸长毫针，在鸡眼中心刺入，并透过鸡眼至健康肌层，捻转刮针手法，持续行针1分钟左右，起针后随用艾炷着肤灸之，艾炷着肤面积略小于鸡眼，每次灸 1 ~ 2 壮。1 次不愈时，3 ~ 5 天后治疗第 2 次。

3. 病例

孙某，男，37 岁。

右足底第 2 跖趾关节底面生一鸡眼如伍分硬币大，坚硬，突出于表皮，步行时局部疼痛，按上法，灸后局部呈黑色，10 天后黑色硬结坏死，组织脱落而愈。

【按语】

鸡眼为常见病，往往因步行困难给患者带来很大痛苦。此方治疗鸡眼有一定疗效，且操作简单，易于推广应用。治疗后 3 ~ 5 天，不宜长途步行。

第十二节 颈 椎 病

颈椎病又称颈椎综合征，常见于中、老年人，多因颈椎间盘退行性改变，导致椎体失衡或椎体骨质增生而发生。年轻患者可因外伤或长期工作姿势不当所引发，如长期伏案写作的知识分子容易得此病。根据临床表现，可分为神经根型、椎动脉型、脊髓型和混合型 4 种。

【临床表现】

颈椎病受累部位较多，不同的受累部位出现的症状不同，如神经根型主要表现为上肢麻木或疼痛；椎动脉型主要表现为偏头痛、头晕、耳鸣等；脊髓型一般可出现胸闷、心悸、及其他脊髓受累症状与四肢功能障碍和感觉障碍等。

颈椎病患者局部可有压痛点、肌肉僵硬、经筋挛紧，甚或软组织萎缩；皮下可出现扁平、圆形、带状或条索状等反应物，这些反应物的存在既可作为诊断的依据又可作为治疗的基础，还是判断疗效的重要指标。

【治疗】

方一

1. 取穴

主穴为安眠2、颈椎穴（6、7颈椎之间旁开1.5寸）。神经根型配天柱；椎动脉型和脊髓型配夹脊（选1~2个颈椎夹脊）。

2. 操作方法

安眠2，向对侧鼻孔方向刺0.5~1寸，余穴直刺1~1.3寸（与椎体平行）。徐徐提插捻转手法，间歇行针30分钟，每10分钟行针1次，每日针1次，7~10天为1个疗程，疗程间隔1~3天。

方二

1. 取穴

局部压痛点或阳性反应物。

2. 操作方法

天麻素注射液或地塞米松注射液2mL（1次量）局部常规消毒后，用5号针头垂直刺入0.5~1寸，提插或捻转针头，待酸麻沉胀针感产生后将药液徐徐注入，隔日1次。急性发作患者，一般3~5次症状即消失。

3. 病例

赵某，女，45岁。2003年9月14日初诊。

自述患颈椎病3年，肩背部经常酸痛，左上肢麻本，症状时轻时重，近几天颈部酸痛难忍，活动受限，入夜辗转不安。检查所见，C5/6棘突间左侧压痛明显，僵硬且有条索状阳性反应物，颈部强直，活动时疼痛加重。X线片未见骨质增生，诊断为颈肩综合征。用方二天麻素穴位注射压痛点，隔日治疗1次，第一次治疗后症状即明显减轻，共治疗3次，症状全部消失。

附：运动疗法：运动方法为正坐垂肩或两腿站立与肩齐，两手自然下垂，头尽力做前伸后收动作为动作1；先低头后仰头为动作 2；头先由左侧向右侧转动数次后由右侧向左侧转动数次为动作 3；3 个动作按顺序依次连续活动，活动次数由少到多，活动量由小到大，活动时间由短到长。一般一次活动时间 5~10 分钟即可，每天可活动数次。

【按语】

颈椎病以疼痛、麻木为主要症状，属于中医学"痹证"范畴。《素问·痹论》云："风、寒、湿三气杂至合而为痹也。"痛则不通，通则不痛，风寒湿邪阻滞经脉，气血运行不畅故痛，三邪入内，营卫不畅，致使经脉空虚，气血不足，肌肤失荣故麻木不仁。该病多见于中、老年人。因随着年龄的增长，气血逐渐衰败，骨质逐渐退化所致。但青壮年患此病者亦不鲜见，多因局部外伤劳损或感受风寒湿邪，造成经脉凝滞，气血不通而痛。临床实践证明，在颈椎病患者中，中、老年骨质增生者居多，年轻者骨质增生少见。有些年轻患者 X 线片显示没有骨质增生，同样可出现颈椎病综合征症状。因此诊断颈椎病不能以骨质增生为唯一依据，没有骨质增生而患颈椎病者并不少见，故临床上应既注重中、老年人常见的骨质增生症状，又不可忽视无骨质增生的青、壮年颈椎病患者。

关于颈椎病的治疗，临床上有很多方法，如针灸、按摩、理疗、牵引、颈托、封闭、穴位注射、膏药贴敷及内服中药等都有一定的疗效。笔者几十年来用以上三方辨证应用于临床，治疗多例颈椎病患者，都收到了显著疗效。

关于针灸取穴问题，多数医家采用局部和循经选穴的方法，而笔者单取局部穴位治疗在临床上取得了明显效果。现代解剖学证实，脊柱邻近的穴位均有相应脊神经后支伴行，也就是说神经纤维所支配的范围覆盖了穴位部位，根据神经解剖学的研究，交感神经纤维通过交通支与脊神经联系，并随脊神经分部到周围组织器官，针刺这些穴位后能引起针感传导反应，通过神经体液调节作用，影响到交感神经末梢释放的化学介质，如

β-内啡肽、缓激肽等，以疏通经络气血，达到阴阳相平的治疗目的。

穴位注射不但是机械的刺激，同时还有化学的药理作用，在临床治疗中，具有双重意义。通过穴位注射，既能活血化瘀、舒筋通络，又能镇痛消炎，从而达到标本兼治的目的。特别是颈椎病急性发作期，其临床效果极为明显。笔者因长期伏案写作，40岁左右得了颈椎综合征，颈部时常酸痛，不能辗转，左上肢麻木，每次发作均用方二治疗而愈。

长期的临床实践证明，通过适当的运动可以调动患者机体防治疾病的积极性。能使颈、腰部的韧带肌肉等软组织进行自身"牵引"和"按摩"以缓解、松弛受限的关节活动功能，改善软组织的供血状况，加强组织的物质代谢，增强了肌肉、韧带的功能和支撑力，同时还可以提高神经、韧带对骨质增生等病变的适应和耐受能力，从而达到治疗颈椎病的目的。

第十三节 截 瘫

截瘫在临床上并不罕见，其病因复杂，外伤、肿瘤、炎症、神经和精神障碍等都可造成截瘫，根据其发病原因，临床上可分为器质性和功能性2种。

【临床表现】

截瘫患者病因不同，症状不一，但肢体（下肢多见）功能失用，不能站立行走是共有的主要临床表现。脊髓压迫引起的截瘫，是常见的器质性截瘫之一，产生脊髓压迫的患者可分为脊椎性、脊膜性和脊髓性3类。脊椎疾病中当以外伤和脊椎结核为最常见的病因，其次为肿瘤、颈椎病、腰椎病、强直性脊柱炎、急性脊髓炎的水肿等造成。当脊髓受压时就逐渐出现运动与感觉功能的障碍，下肢软弱，继则下肢伸直、肌张力增加、腱反射亢进及阳性锥体系征（伸直性截瘫），当压迫继续加重时，下肢呈屈曲性截瘫，受损部位以下的感觉障碍以深感觉及触觉的受损较早，感觉丧失常自下肢远端逐渐上升，延至受压的节段，在病灶部位常有一感觉过敏带，可出现大小便失禁及压疮等。精神障碍、手术（如绝育术）、躯体疾病、药物注射或中毒及劳累受凉等原因所致的截瘫，为功能性截瘫。功能性截瘫，其伴随症状，主要表现为肢体浅感觉减退或消失、视听语言障碍、癔症性精神障碍，及头痛、头晕、失眠等。

癔症性和周期性瘫痪是临床上较为常见的功能性弛缓性瘫痪，癔症性瘫痪和周期性瘫痪，均可突然发病。但癔症性瘫痪可与精神创伤有关，腱反射仍然存在；而周期性瘫痪可无明显原因的突然发病，发作呈短暂性和周期性，其腱反射及瘫痪肌电刺激反应均完全消失。

【治疗】

方一

1. 取穴

病灶在颈椎段取穴，主穴同颈椎病方一；病灶在腰椎段取穴，主穴同腰椎病方一。上肢瘫配环跳、足三里、太溪。

2. 操作方法

主穴针刺方法同颈椎病方一和腰椎病方一。肾俞穴向大肠俞透刺，捻转刮针手法，环跳直刺3寸，提插捻转手法；足三里直刺1.5~3寸，捻转刮针手法；太溪向昆仑穴透刺，捻转刮针手法。出针后可在局部拔火罐15~30分钟。

3. 病例

刘某，男，42岁，塞舌尔籍。1993年8月4日初诊。

3个月前因车祸致使腰部损伤，第1、2腰椎横断骨折并第1腰椎向后脱位，行椎板切除术后，仍下肢截瘫，损害平面以下感觉完全丧失，双下肢肌力2级，肌肉萎缩，小便失禁，便秘。参照腰椎病方一取穴，配穴为足三里、太溪，加用G6805电疗机高频连续波通电30分钟，每日针1次，10次为1个疗程，疗程间隔 3 天，第 1 个疗程后，小便失禁好转，有便意并能基本自控，下肢感觉开始恢复，治疗 3 个疗程后能站立，两人搀扶可走几步。共治疗 15 个疗程，神经系统功能和肌肉萎缩基本恢复，能独立行走。

方二

1. 取穴

脊椎病灶部位受损脊髓平面之上下棘突（两侧）夹脊穴。

2. 操作方法

直刺 1 ~ 1.5 寸，用 G6805 电疗机高频连续波通电 30 分钟，痉挛性瘫痪用断续波，弛缓性瘫痪用连续波。电流强度以引起肌肉明显收缩、患者能耐受为度。弛缓性瘫痪通电后引不出肌肉收缩，则以患者感觉为主，每日针 1 次，10 次为 1 个疗程，疗程间隔 3 天。

3. 病例

患者，男，32 岁，西萨摩亚籍。1999 年 3 月 4 日初诊。

1 个月前因被台风刮倒而摔伤腰部，X 线片示：L1 骨折并脱位。手术证实脊髓横断性损伤，行减压复位钢板固定术后，双下肢仍完全性瘫痪，肌张力减低，肌力 0 级，膝跟腱反射、肛门反射消失，大小便失禁，用方二治疗 2 个疗程后，症状逐渐改善，共治疗 10 个疗程，可扶拐行走，大小便基本能控制。

方三

1. 取穴

主穴为肾俞、涌泉。上肢配曲池；下肢配环跳、足三里。

2. 操作方法

肾俞向大肠俞透刺，捻转刮针手法；涌泉直刺 0.5 ~ 1 寸，捻转刮针手法；曲池直刺 1 ~ 1.5 寸，提插捻转手法；环跳、足三里针法同方一。每日针 1 次，7 天为 1 个疗程，疗程间隔 2 天。

3. 病例

公某，男，17 岁。

不明原因的有规律性的间歇性瘫痪已3年，每隔3个月左右发作1次，多在睡觉清醒时发作，完全性瘫痪，瘫痪由轻到重，1小时左右达到顶点，3天后自行消失。自觉发作前口渴，唾液减少，肢体无痛感。间隔期内如常人。患者极为痛苦，曾3次自杀未遂。北京某医院诊断为周期性瘫痪，多方治疗未效，邀笔者针灸治疗。症见：瘫痪以下肢为主，两侧对称，腱反射及瘫痪肌肉电刺激均完全消失，精神可，感觉正常，纳可，眠可，二便正常，舌质胖嫩，少苔，脉濡细。遵方二针刺治疗，从发作的第1天开始治疗，每日针1次，连续针灸治疗2个疗程，历时1年。共治疗8个疗程，未再复发，随访3年情况良好。

【按语】

针灸治疗截瘫已有大量报道，实践证明，针灸治疗部分截瘫安全有效，特别是治疗功能性瘫痪，据报道有效率可达90%以上。笔者50多年来，共治疗11例截瘫患者，6例为外伤性截瘫，3例肢体功能基本恢复，2例好转，1例无效。2例癔症性瘫痪，2例周期性瘫痪，1例因急性脊髓炎引起的截瘫，均获显著疗效。

笔者认为对外伤性截瘫患者应尽早做临床检查，及时果断、迅速地采取针刺治疗，最好开始于脊髓休克期。因为挽救脊髓是治疗外伤性截瘫的重要环节，而早期针刺治疗，可有效保护脊髓，有利于脊髓损伤功能的恢复。实践证明，脊髓损伤后，倘若积极采取有效的治疗，为断裂的脊髓创造良好的条件，脊髓的再生是可能的，并且能恢复神经系统的功能。美国发育解剖学副教授查德·博根斯的实验也证实了这一点。实验证明，电极在隔断的动物脊髓两端产生微弱电流时，神经会重新生长。另有研究表明，当细胞轴索损害后，许多神经细胞并不死亡，而是"进入休眠状态"。只要给这些神经细胞以适当的生长因子和适宜的条件，它们是可以恢复的。现代医学研究认为，大多数脊髓损伤，并非解剖上的断裂；但脊髓严重损伤后，脊髓的中央部位将发生出血性坏死，数小时后可以向上、向下及向脊髓周围发展，累及上下传导束而致截瘫。这就是脊髓严重损伤时，虽脊髓外观可能未受到损伤，但进行减压后仍得不到功能恢复的原因。其症状和脊髓完全横断一样，因传导通路被切断使损伤平面以下的各种感觉运动丧失及大小便功能障碍。如上述病例通过针刺治疗后，其感觉、运动功能等逐渐恢复，标志着被切断的神经传导通路又重新开通。

明确诊断和适当而正确的治疗，提高了脊髓再生的可能性。笔者采用方一和方二治疗某些截瘫收到了较好的疗效。其机制可能是：①方一和方二的主穴在解剖上都接近于受伤的脊髓，通电时电流可直接通过病灶，刺激神经细胞和神经纤维，使残留的处于抑制状态的神经组织解除抑制，恢复正常功能，使受到一定损害但不完全性的神经元得到恢复，进而达到中枢内部取得联系，使恢复的神经进行代偿，取代或弥补损伤死亡的神经功能。②上方针刺后，可能还有调节脊髓神经的功能，改善局部组织血循环和营养状况，促进脑脊液的流动，减轻脊髓损伤部位粘连、水肿和血肿的压迫，有利于损伤脊髓的修复和再生。

脊髓损伤部位为督脉所过之处，督脉为奇经八脉之一，总督一身之阳，为"阳经之海"，具有调节阳经经气作用。当外伤损伤督脉时，由于督脉气乱血溢，阻断了经脉，使阳经无从交会，阳气不能布达四肢，故肢体出现麻木或不能活动，知觉减退或消失，同时波及连属脏腑的其他经络，而造成大小便功能异常等并发症。中医学认为，肾主骨而生髓，故取肾俞、涌泉、太溪等穴，达到壮骨生髓、疏通督脉的目的。截瘫属于中医学"瘫痪""痿证"的范畴，"治痿独取阳明"，阳明经多气多血，故取曲池、足三里，疏通经络，补气活血，有利于肢体功能的恢复。

笔者在实践中体会到，心理治疗对截瘫患者，尤其是功能性截瘫患者亦很重要，截瘫患者肢体伤残后精神也受到伤害，在针灸治疗的同时针对患者不同的心理状态加强精神治疗，进行细心的解释，提高患者的治疗信心和患者对医生的信任度，才能坚持治疗，取得好的疗效。

坚持顽强的功能锻炼对截瘫患者的治疗甚为重要。锻炼不仅能提高患者机体抵抗力和耐受性，还可以促进患肢肌力的增强，促进肢体肌群的血液循环，增强肌肉血液回流量，防止水肿，促进肌肉代谢产物排出，保证肌肉正常代谢活动，以使部分功能得到重建。

附：运动神经元病

运动神经元病是神经科的一种疑难病，是一种病因未明的选择性侵犯脊髓前角细胞、脑干后组运动神经元、皮质锥体细胞及锥体束征不同的组合。它包括进行性脊肌萎缩、肌萎缩侧索硬化、进行性延髓麻痹、原发性侧索硬化等病症。临床多为隐袭疾病，呈缓慢进展，病程较长，部分病例可有家族遗传史。

【临床表现】

受损的运动神经元所支配部位的肌肉萎缩和无力，运动功能障碍，舌肌萎缩，出现语言和吞咽困难，流涎多难以控制，到后期可因呼吸机麻痹和营养障碍而衰竭死亡。

【治疗】

1. 取穴

取穴分2组，背俞穴（肺俞、心俞、肝俞、脾俞、胃俞、肾俞）、阳陵泉、肩三针、足三里、太溪、合谷为1组；华佗夹脊穴（与五脏俞穴处于同一水平）、环跳、阴陵泉、曲池、三阴交（双）为2组；萎缩处行刮痧法。

2. 操作方法

2组主穴交替使用，每组用1个疗程。1组取穴患者俯卧或侧卧位，心俞、肝俞、脾俞、胃俞、肾俞成30°角向下斜刺1～1.5寸，行提插捻转补法；阳陵泉、足三里、太溪、合谷均针1.5~2寸；针肩三针时，医者左手将上肢抬至肩平，右手持针向腋窝方向刺 1~3 寸；均用提插捻转手法。2 组取穴患者俯卧或侧卧位，夹脊穴直刺 1~1.3 寸，徐徐提插刮针手法；环跳直刺 1.5~3 寸；曲池、阴陵泉均针 1.5~2 寸；三阴交针 0.8~1 寸；均提插捻转手法。2 组穴位均间歇行针 30 分钟，每 10 分钟行针 1 次，每日针 1 次，10 天为 1 个疗程，疗程间隔 2~3 天。

附：中药起痿汤：黄芪 60g，当归 20g，生地黄 10g，熟地黄 10g，赤芍 10g，白芍 10g，川芎 18g，炒白术 30g，苍术 10g，陈皮 15g，炙甘草 10g，制首乌 30g，鸡血藤 30g，狗脊 20g，制附子 10g，牛膝 18g，薏苡仁 50g，淫羊藿 10g。水煎服，每日 1 剂。

3. 病例

刘某，男，48 岁。2013 年 11 月 4 日初诊。

进行性四肢乏力、肌肉萎缩 1 年来诊。1 年前，患者无明显诱因出现右上肢乏力，指骨间肌渐瘦，渐向上发展至右前臂和肩胛带肌瘦削。上臂抬举无力，左上肢活动也较前减弱，并时有肌肉跳动，吃饭、端碗及持物均无力，渐渐抬腿无力，行走缓慢，久立下肢发软，伴肌肉跳动。曾先后在 2 家医院神经内科就诊，确诊为运动神经元疾病/肌萎缩性侧索硬化症。多方治疗未效，经人介绍来诊。症见：四肢乏力，肩颈困累无力，上肢肌肉萎缩，右侧指间骨及大小鱼际均萎缩（+++），下肢行走缓慢，不耐久立，气短，易汗出，畏风，纳差，眠可，二便调。体格检查：神志清楚，精神欠佳，面色萎黄无华，右上肢肌力 2 级，左上肢肌力 1 级，肌张力减低，双下肢肌力 3 级，双手指骨间肌、大小鱼际肌及肱二三头肌、肩胛带肌均有萎缩（+++），用手叩击肱三头肌后，可见肌束颤动波，双肱二三头肌腱反射亢进，病理征阳性，感觉功能正常，舌质暗淡，苔白腻，脉沉缓。中医诊断：痿证。辨证：脾肾阳虚，肝肾阴虚，气虚血亏。

治法：第 1 个疗程取穴为 1 组：肺俞、心俞、肝俞、脾俞、胃俞、肾俞、阳陵泉、肩三针、足三里、太溪、合谷，针刺操作方法同上，肌肉萎缩处隔日刮治 1 次。中药起痿汤 10 剂，水煎服，每日 1 剂，早晚各 1 次。

二诊（11月14日）：患者自述走路较前有力，右上肢能上抬，饮食后有饱胀感。检查：右上肢肌力3级，舌苔白腻，脉同前。治疗：针灸2组夹脊穴（与五脏俞穴处于同一水平）、环跳、阴陵泉、曲池、三阴交。操作方法同上。中药起痿汤加焦三仙，10剂，服法同上。

三诊（11月24日）：患者自觉有较大好转，体力明显增加，能走3000m左右的路而不觉累，走路速度也加快。精神较佳，饮食增加。检查：右上肢可抬高与肩平，左上肢可抬高30°。右侧肱二三头肌萎缩（＋＋），左上肢肌萎缩（＋＋），肌力2级。双下肢肌力4级，腱反射亢进消失，肌束颤动明显减轻。舌苔白，舌质淡红，六脉浮取均较前有力。

四诊（12月4日）：患者自述诸症均明显好转。检查：右上肢能抬高过肩，左上肢可抬高45°，右侧肱二三头肌萎缩（＋），左上肢肌萎缩（＋＋），双侧腓肠肌肌萎缩（＋＋），右上肢肌力4级，双下肢肌力4＋级，腱反射正常，肌束颤动消失。

患者仍在治疗中。

【按语】

本病属于中医"痿证"范畴。中医学认为本病与脾、胃、肝、肾关系密切。因脾主肌肉四肢，同时脾胃为后天之本，气血生化之源，因脾胃亏虚，气血生化之源不足，气血亏虚则窍络、肢体筋脉失于濡养则出现肢体无力、肌肉瘦削等症。又因为肝主筋，主藏血，肾主骨生髓，肝肾阴虚，骨髓不充，筋脉不坚，则出现肢体痿软无力。同时，阴虚风动可出现"筋惕肉瞤"，故时有肌束颤动。正如《内经》云："诸风掉眩，皆属于肝。"

本例患者辨证为脾肾阳虚，肝肾阴虚，气虚血亏。因此益气健脾、调补肝肾、养血活血为其治疗大法。"五脏皆令人痿"，故取穴以背部俞穴、夹脊穴和阳明经穴为主。背部俞穴和夹脊穴可调节脏腑气机，加强气血津液的输布功能。《素问·痿论》云：

"阳明者，五脏六腑之海，主润宗筋，宗筋主束骨而利关节也。"并提出了"治痿独取阳明"的取穴原则。阳明经多气多血，曲池、合谷、足三里等阳明经穴可养血活血，滋润濡养筋骨肌肉。足三里、三阴交分别为胃经、脾经合穴，合治内腑，可健脾调胃、培补中州。三阴交为足三阴经交汇之穴，可疏肝健脾补肾。阳陵泉和环跳都有显著的通经活络之作用。太溪为肾经原穴、肾经气血所注之处，有益肾纳气、培土生金之功用。以上诸穴相互为用。正如《素问·痿论》云："各补其荣，而通其俞，调其虚实，和其顺逆。"共奏疗疴起痿之功效。起痿汤具有以下几方面的作用：①黄芪、炒白术、苍术、陈皮、薏苡仁益气健脾，培补气血之源；②制附子、熟地黄、制首乌、桑寄生、淫羊藿、狗脊补益肝肾，调节阴阳；③赤白芍、当归、川芎养血活血，滋养筋脉肌肉；④牛膝、鸡血藤活血通络，运行气血。如此标本兼治，配伍相得益彰，故可获良效。

现代医学认为，本病与病毒感染、植物毒素或重金属中毒、微量元素缺乏、免疫功能异常或遗传等因素有关，一般采用支持疗法及神经营养药治疗，收效甚微。

笔者在 50 多年的行医过程中，共诊过 4 例此类患者。其中 3 例（8 岁、10 岁及成人各 1 例）采取针灸治疗数个疗程，因效不显，而停止治疗。可能原因如下：①早年治疗的 3 例，取穴为四肢穴，没有取背部五脏俞穴和夹脊穴，穴不对症；②早年治疗的 3 例，用短促行针法，得气后即出针，没有用间歇行针法，术不对症；③以前未加用起痿汤治疗，法不对症。笔者在总结以前治疗此病失效原因的基础上，采用上述治疗方法取得了显著效果，虽然仅此 1 例，但足以说明，针灸和中药治疗该病有广泛的前景，故特此介绍，供同仁参考，希望进一步研究推广。

第十四节 腰椎病

腰椎病，在临床上是一种常见病、多发病，多发于中老年人，青壮年少见。该病病因复杂，病情不一，症状轻重不同，如腰椎间盘突出、腰椎骨质增生、椎管狭窄、椎体滑脱、骨质疏松、骨折、骨瘤、腰椎结核等原因引起的腰椎病变，统称为腰椎病，本节重点介绍椎间盘突出、腰椎骨质增生和椎管狭窄引起的腰椎病。

腰椎间盘突出症，一般有外伤史，多见于中青年男性。多因弯腰劳动、搬负重物或不慎转腰倾跌撞击等，引起脊椎内外平衡失调，棘突小关节紊乱、棘间韧带损伤、髓核突出而诱发。在日常生活中，若久坐久站姿势不正或腰部长期受凉，造成局部肌肉痉挛、僵硬、两侧肌力失衡，致使椎间盘经常遭受挤压、牵引和扭转劳损，容易发生早期退行性变化，也是造成椎间盘突出的重要原因。

腰椎骨质增生，多见于老年人，为腰椎骨质退行性病变所致。

腰椎椎管狭窄症，有原发性和继发性 2 种。在临床常见的是因腰椎的退行性改变，椎板、黄韧带增厚，关节突增生肥大并突出椎管内，椎管后缘唇样骨赘以及椎间盘后突改变，致使椎管前后径、侧方隐窝或椎间孔缩小，造成相应的神经根受压、缺血、水肿，从而产生一系列的症状。其次可继发于脊椎滑脱症、脊髓肿瘤、脊椎畸形性骨炎或腰骶部脊柱手术后引起的椎管内粘连等。退行性腰椎管狭窄症多见于腰椎 4/5 部位。腰椎体的解剖显示，上腰部的椎间孔大，至下腰部逐渐变小，神经根弧却反而逐渐变粗，因此下腰部的神经根易由多种原因受压致损。

【临床表现】

腰腿疼痛、麻木、酸胀是腰椎病的主要临床表现。然而椎间盘突出症的症状，与其他原因引起的腰椎病有不同之处。该病患者除下腰痛外，并感一侧下肢放射性疼痛，自臀部逐渐放射到大腿后侧、小腿外侧、足跟、足背外侧和足底。弯腰、咳嗽、大便时，可使症状加重，屈髋屈膝时，则症状减轻。少数患者髓核突出椎管中央时，下肢疼痛麻木可呈双侧性或交替性，亦有患者因突出物较大，压迫马尾神经，出现会阴部麻木及大小便功能障碍。病程较长者，患侧小腿后外侧、足背外侧和足趾等处，可痛觉减退或麻木。有些患者患侧跗趾背屈试验呈阳性，小腿亦可出现萎缩。多数患者腰椎有功能性侧弯，运动受限制，在 L4/5 或上下的棘突旁开处有明显压痛反应。直腿抬高试验的阳性率在本症中接近 100%。严重者患肢仅能离床面 20°～30°，即感觉放射性疼痛加剧，在减低患肢的高度时，疼痛即减轻或消失。

【治疗】

方一

1. 取穴

主穴分 2 组，大肠俞、秩边为 1 组；腰 4、骶 1 夹脊为 2 组。配穴为委中、阳陵泉。

2. 操作方法

大肠俞、秩边直刺 3 寸；夹脊穴、阳陵泉直刺 1.5～3.0 寸，委中直刺 0.5～1.0 寸，徐徐提插刮针手法，间歇行针 30～60 分钟，每 10～15 分钟行针 1 次。留针时间长短视症状轻重而定，有些严重患者初次接受治疗时，不能平卧只能侧卧，可取侧卧位针刺治疗，每日针 1 次，7～10 天为 1 个疗程，疗程间隔 2～3 天，2 组主穴交替使用，每组主穴配 1 穴，起针后可拔火罐 15～30 分钟。亦可采用 G6805 治疗仪高频断续波，每次通电 20～30 分钟。

3. 病例

熊某，女，40 岁。1988 年 8 月 6 日初诊。

患者 3 个月前，从自行车上摔倒，初则仅感下腰痛，次日疼痛加重，不能起床，不能走路，就诊时已卧床 3 个月，腰髋部疼痛麻木，放射至足背，伴活动受限活动痛重。查体：腰椎生理曲度侧弯，腰肌紧张压痛重，L3/4、L4/5 棘间、棘旁压痛重，叩击痛（+），并放射痛，双下肢直腿抬高试验20°（+），双臀中肌压痛，双跟臀试验（+），双"4"字试验（+），咳嗽试验（+），双下肢浅感觉减弱，小腿腓肠肌外侧可扪及条索状痉挛。在某医院检查诊断为腰椎间盘突出症。曾到过南京等多家医院就诊治疗，效果均不明显。某医院嘱其行椎间盘髓核摘除术，因其惧怕手术治疗，后邀笔者针灸治疗。遵上方治疗，经1个疗程后疼麻减轻，自己能站立；2个疗程后已能迈小步行走，生活亦能自理，共治疗6个疗程，诸症基本消失，已能正常上班，随访2年未复发。

方二

1. 取穴

腰部压痛点或有阳性反应物的部位是穴。

2. 操作方法

用天麻素注射液每次2mL 或地塞米松注射液每次2mg，吸入注射器，将针头刺入深部肌层0.5~1寸，并行提插捻转手法，待产生酸麻沉胀针感后，回抽无血，再将药液缓慢注入，隔日1次。

3. 病例

朱某，男，58岁。2002年11月14日初诊。

3天前，因抬重物活动不慎扭伤腰部，致腰痛，牵扯右下肢麻木，不能仰卧，强迫侧卧入睡，腰部活动严重受限，行走困难，咳嗽及大便用力时疼痛加重。查体：强迫体位，腰椎向右侧弯曲，腰肌紧张压痛，L4/5 棘间、棘旁左压痛重，叩击痛（+），右直腿抬高试验20°（+），左直腿抬高试验70°（-），咳嗽试验（+）。西医诊断为腰椎间盘突出症。遵方二，用天麻素穴位注射后，第二天疼痛明显减轻，右直腿抬高试验60°（+），隔日治疗1次，共治疗3次痊愈。

方三

运动方法：两腿自然站立与肩平，两臂自然下垂为起势，继则先向后外侧尽量伸直一侧下肢（左右均可），再如此向后伸直另一侧下肢，如此倒着走路，每次走 5 ~ 10 分钟，倒着走完后，再两腿站立如起势，两手叉腰，由左侧向右侧旋转腰胯 10 ~ 30 次后，向反方向旋转 10 ~ 30 次，旋转时，腰椎微微做前后仰的动作，以上运动每天至少 1 ~ 2 次。

附：中药处方（舒筋壮骨方）：威灵仙 30g，鹿衔草 30g，狗脊 30g，没药 15g，乳香 15g，血竭 6g，儿茶 3g，。用法：水煎服，每日 1 剂，早晚各 1 次，饭后服用，10 天为 1 个疗程，根据病情轻重可连续服 3 ~ 5 个疗程。

【按语】

腰椎病，属于中医学"腰痛""骨痹""骨痿"范畴。历代医家均认为，肾虚在腰痛的发病过程中有着重要的意义。其发病原因，有外受风寒湿邪，痹阻经络，致使气血运行不畅；有年老精气亏损，或房劳过度，致肾精耗伤，经脉失于濡养，肾气亏损者更易感受外邪而致腰痛；也有因跌仆挫伤或过度劳累，损伤腰肌、脊柱，经脉阻滞而发病。如《素问·痿论》云："肾者水脏也，金水不胜火，则骨枯而髓虚。……肾气热，则腰脊不举，骨枯而髓减，发为骨痿。"《素问·长刺节论》云："骨痹不已，复感于邪，内舍于肾。"《诸病源候论·卷五·腰背病诸候》进一步指出："肾主腰脚。肾经虚损，风冷乘之，故腰痛也。……凡腰痛病又五：一曰少阴，少阴肾也……是以腰痛。二曰风，风寒着腰，是以痛。三曰肾虚……是以痛。四曰肾腰坠堕伤腰，是以痛。五曰寝卧湿地，是以痛。"

大量的临床实践证明，针灸治疗腰椎病效果显著，笔者认为在众多的保守疗法中，针灸疗法应作为治疗腰椎病的首选方法。临床实践证明，针刺、穴注或拔火罐以腰部的穴位、压痛点或阳性反应物，可改善局部血液循环，降低毛细血管的通透性，抑制炎症浸润的渗出，起到局部的消炎、消肿及减轻神经根与周围组织的粘连，从而有效改变突出物的位置，解除或减轻神经根的压迫刺激。

腰椎间盘突出症，应早期发现及时治疗。急性腰椎间盘突出症通过上述方法治疗，2~4 个疗程一般可获显效或临床痊愈。在治疗过程中，应注意以下 3 点：一是尽量卧床，取仰卧位，不用枕头，使整个腰椎与床尽量保持平行；二是睡硬板床；三是痊愈后仍需卧床 1~2 个星期，继续坚持治疗，可隔日针灸 1 次。因为突出的髓核对周围压迫减轻或消失，但损伤的软组织尚未完全恢复，椎体尚不稳定，过早、过急、过重的活动病情易反复，甚至造成椎体滑脱或伴有退行性病变。

笔者认为各种原因引发的腰椎病，上方治疗均有一定的疗效。越早期治疗效果越好。病程长，疗程长，效果也缓慢，因病程越长，骨刺等退变也越严重，受压神经等软组织损伤也随之加重，故其治疗效果也越差。舒筋壮骨汤方是笔者在农村发觉的祖传秘方的基础上加味而成，原方仅乳香、没药、血竭、儿茶 4 味。临床实践证明，该方治疗各种骨与关节疾病确有活血通络舒筋壮骨的作用。若与针灸配合治疗能缩短疗程，提高疗效。舒筋壮骨汤原方已祖传 7 代，治疗骨科病在当地颇有名气。

第十五节　坐骨神经痛

坐骨神经痛是指在坐骨神经通路及其分布区内的疼痛，它不是一个独立的疾病，而是由许多病因引起的一个症状。最常见的是风湿性坐骨神经炎、增生性腰椎关节炎和腰椎间盘突出所引起。

【临床表现】

起病常是急性或亚急性，可有受寒或外伤史。疼痛多先由下腰部或臀部开始，并沿坐骨神经的分布区域放射；呈持续性火烧样或针刺样疼痛，阵阵加剧；在臀中部、腘窝和小腿中部等处可有触痛点。患肢直腿高抬（30°～40°）时，可产生疼痛（拉塞格征）。

【治疗】

方一

1. 取穴

坐骨神经分布区域。

2. 操作方法

取老桑树之木本0.5～5kg，劈碎晒干备用。在室内地面上搭一地铺，患者躺其上，在距地铺50～80cm处将桑柴堆集并点燃，让患肢疼痛部位靠近灸烤（热度以患者能忍受为宜）。待桑柴燃烬后，把炭灰扫去，将上等好醋0.5～1kg，泼在灼热地面上，此时热汽蒸腾，速在其上铺一层（3～5cm厚）稻草，稻草上面铺一小棉被，患者再躺其中，患肢疼痛部位接近地面烙烤至不热为止。全部治疗过程，约需2小时左右。

在灸烤过程中，患者务必周身大汗（尤其患肢），方能达到治疗目的，为了防止脱水休克，应让患者不断地饮温开水，水中可适量放点食盐。治疗后需避受风寒。体质虚弱者慎用。

3. 病例

李某，男，75岁。1970年1月6日初诊。

左腿因受寒而疼痛3个月，病情日趋加重，近10天患者昼夜疼痛难忍。经沂南县某医院诊断为坐骨神经痛。曾服中西药、针灸、封闭等多种方法治疗均未显效，故笔者应邀出诊。检查：疼痛由下腰部向足趾方向沿坐骨神经分布区域放射，臀中部、腘窝、小腿外侧中部等明显压痛，拉塞格征阳性，小腿中下部位及足趾冰冷，近1个月不能走路，脉沉缓，苔薄白。诊断为坐骨神经痛。采用桑木火灸烤，灸烤过程，患者汗出如雨，喝水近3暖瓶，自述患肢灸烤后有虫行感，痛势即时减轻。灸烤毕，患者仅感微痛，且能步行40~50m。

二诊（1月7日）：疼痛基本消失，惟小腿有木胀感。

方二

1. 取穴

腰骶及臀部压痛点。

2. 操作方法

取俯卧位，医者用拇指腹面按压（用力大小要一致）腰骶椎及两侧部位寻找压痛点。腰骶压痛点针0.8~1.2寸，提插刮针手法，臀部压痛点针1.5~3寸，刮针手法，间歇行针15~30分钟，5~10分钟行针1次。起针后拔火罐10~15分钟，病情重时，每日1次，症状减轻后，间日1次，10次为1个疗程，疗程间隔3~5天。

此方主要用于腰椎增生和椎间盘突出而引起的坐骨神经痛。

3. 病例

倪某，男，37岁。1977年4月7日初诊。

因增生性腰椎关节炎而引起左腿坐骨神经痛3年余。半年前因不慎腰扭伤而腿痛随之加重，不敢弯腰，行走坐卧皆感困难，咳嗽或打喷嚏时都能使疼痛加剧，夜间翻身困难，一种姿势不能持续30分钟。检查：左臀中部，第3~5腰椎压痛明显，拉塞格征阳性。诊断为坐骨神经痛。治法：腰椎压痛点针1.2寸，提插刮针手法，臀部压痛点针3寸，刮针手法，均间歇行针30分钟，10分钟行针1次；针后拔火罐15分钟，每日1次，10次为1个疗程，疗程间隔3天。第1个疗程，略好转，活动较前灵活；第2个疗程，疼痛减轻，已能弯腰；第3个疗程，腰痛基本消失，腿痛亦显著好转，已能坐2小时面不感觉疼痛；第4个疗程，间日治疗1次，共治疗9个疗程，症状消失。随访2年未复发。

方三

1. 取穴

与患肢压痛点对称的健侧部位。

2. 操作方法

取俯卧位，患者下肢伸直。医者用拇、食二指腹面沿坐骨神经分布区域由上（承扶穴）而下（昆仑穴）推压；重点推压大腿后外侧、腘窝外侧、小腿后外侧及臀和腰骶部位。健侧与压痛点相对的部位为针刺点，针刺深度决定于针刺部位的结构组织特点，一般肌肉丰满部位可刺深些，反则可浅刺，捻转手法，间歇行针 30 ~ 60 分钟，10 ~ 20 分钟行针 1 次，同时在患肢臀部、大腿及小腿后外侧压痛部位拔火罐 10 ~ 15 分钟。每日治疗 1 次，10 次为 1 个疗程，疗程间隔 3 ~ 5 天。

3. 病例

张某，女，54 岁。1967 年 8 月 3 日初诊。

昨日清晨起床时，突然右腿剧烈疼痛而不能活动，持续性呈火烧样痛，疼痛由腰沿腿后外侧放射到足趾。检查：臀中部至下肢殷门、承山和昆仑处均有压痛点，拉塞格征阳性。诊断为坐骨神经痛。治法：针与压痛点对称的健侧部位或穴位，捻转手法，间歇行针 30 分钟，10 分钟行针 1 次，同时在患侧臀中部、殷门和承山部位拔火罐 15 分钟，每日 1 次，治疗 5 次症状消失。

【按语】

坐骨神经痛属于中医学"痹证"的范畴，如《素问·痹论》载："痹……在于筋则屈不伸。"认为由风寒湿邪，流注经络，阻滞经脉，致使气血运行不畅，故"不通则痛"。

本病为针灸疗法的适应证，只要取穴准确，手法得当，治疗及时，一般都可获良效。坐骨神经痛临床所见，多为风寒湿所致，故尤适宜用灸法治疗，灸法是一种温热的刺激，能温散寒邪，通经活络，因此，用方一治疗能收到立竿见影之效。该方系民间流传验方，笔者曾用该方治疗 21 例，均治愈。较之其他治疗本病效果，有过之而无不及。笔者还曾遇一东北老人：患坐骨神经痛数载，屡治无效，竟被朝鲜族一位老中医用化脓灸法治疗 1 次而愈，可见灸法功效之大。笔者的父亲患严重的坐骨神经痛，用此法治疗 1 次即愈。

针刺健侧治疗坐骨神经痛，文献已有报道，此种针法《内经》称为缪刺，如《素问·缪刺论》载："夫邪客于大络者，左注右，右注左，上下左右，与经相干，而布于四末，其气无常处，不入于经俞，命曰缪刺。"这种刺法是有一定的实践基础和理论根据的，笔者在临床上观察到有些坐骨神经痛患者，在局部针刺效果不明显，而在健侧与其压痛点相对部位针刺确能收到良好疗效，这可能是因为二者在相同的水平进入脊髓，健侧持续针刺所产生的信号，抑制了病变刺激所产生的信号传入大脑皮质的缘故。

第十六节 腰 痛

腰痛是常见症状之一，许多病能引起腰痛，临床上常见的腰痛原因有：①脊柱关节病变，如风湿样脊椎炎、风湿样骶髂关节炎、增生性脊椎炎等；②脊柱附近的肌肉、肌腱、筋膜疾患，如急性扭伤、腰肌纤维组织炎；③慢性腰肌劳损等。

【临床表现】

脊柱病变引起的腰痛，以腰骶椎部位为重，有时可向下肢放射，弯腰等活动受限明显；急性扭腰多有扭伤史或诱因，常表现为突然腰痛；腰肌劳损多为持续性酸痛，腰肌纤维组织炎多半晨起后疼痛，勉强活动可消失，休息后又加重，疼痛轻重多与气候变化，如寒冷、潮湿等有关。

【治疗】

方一

1. 取穴

腰骶椎压痛点及其两侧。

2. 操作方法

压痛点与其两侧（距压痛点 5 分左右）部位轮换交替使用，

压痛点针 0.8~1.2 寸，痛点两侧针 1~1.5 寸，均用提插刮针手法，间歇行针 15~30 分钟，5~10 分钟行针 1 次，并加红外线照射 15~30 分钟，无红外线时，起针后可拔火罐 10~15 分钟。每日治疗 1 次，10 次为 1 个疗程，疗程间隔 2~3 天。

3. 病例

尹某，男，62 岁。1977 年 9 月 21 日初诊。

1963 年患急性风湿关节炎，基本治愈。近几个月来又感腰痛、左腿痛，弯腰、起坐都很困难，左腿伴有麻木感。检查：第 5 腰椎、臀中部、小腿后外侧上段及中下段明显压痛，拉塞格征阳性。诊断为坐骨神经痛。用"坐骨神经痛"中的方三并配合患肢推拿治疗 8 个月，因病情未有明显改善而采用其他方法治疗。

二诊（1978 年 5 月 3 日）：患者自述服中药近 200 剂，并用封闭、肌注维生素 B_{12} 等治疗效果均不显著，后经腰部拍片见第 3~5 腰椎增生。按压发现第 3、4、5 腰椎明显压痛，余压痛点同上。诊断为增生性腰脊椎炎、坐骨神经痛。用上方治疗，腰椎压痛点及其两侧交替针刺，均针 1.2 寸，提插刮针手法，间歇行针 30 分钟，10 分钟行针 1 次，留针期间加红外线照射并在患肢压痛点部位拔火罐 15 分钟。每日治疗 1 次，10 次为 1 个疗程，疗程间隔 2 天。按上法共治疗 5 个疗程症状消失。随访 1 年未再疼痛。

方二

1. 取穴

主穴为脊柱两侧压痛点。腰肌纤维组织炎配环跳；腰扭伤配委中。

2. 操作方法

压痛点针 1~1.5 寸，提插捻转手法，持续行针 5~10 分钟，起针后拔火罐 15 分钟；环跳针 1.5~3 寸，提插手法，短促行针；委中点刺出血。重者，每日治疗 1 次，轻者间日 1 次。

3. 病例

曾某，女，41 岁。1973 年 9 月 10 日初诊。

不慎腰扭伤，动则不能。按压发现大肠俞（左）、气海俞

（左）部位明显压痛，在此压痛点针后拔火罐 10 分钟，并在委中点刺放血，治疗后疼痛即基本消失，腰部活动如常。

方三

1. 取穴

脊柱及其两侧压痛点。

2. 操作方法

选用普通注射针头，进针深度以压痛点部位组织结构情况而定，局部常规消毒后，将针快速刺入压痛点，且上下徐徐提插，产生酸麻沉胀后，再中速注入生理盐水 2mL。间日治疗 1 次。治疗过程要严格无菌操作，以防感染；药液不宜注入关节腔内，以免引起红肿疼痛。

3. 病例

韩某，男，36 岁。1968 年 10 月 17 日初诊。

腰痛半年余，活动受限，天气变化或劳累后疼痛加重。在某医院诊断为风湿性脊椎炎。按压发现第 3～5 腰椎有压痛点，按上法每个压痛点注入生理盐水 2mL，每日治疗 1 个，3 个压痛点交替注入，治疗 7 天症状消失。随访 5 年未复发。

【按语】

方一主要用于治疗脊柱关节病变；方二以治疗脊柱附近的肌肉、肌腱、筋膜等疾患引起的腰痛为主；方三治疗范围比较广泛，凡有压痛点的腰痛都可使用。

第十七节 腓总神经麻痹

腓总神经又称腓神经或腘外神经，来自第 4、5 腰神经和 1、2 骶神经前支的后股，在大腿下 1/3，从坐骨神经分出。腓总神经麻痹，多因外伤、骨折、肌肉注射等损伤其神经所致，任何年龄人均可发生，临床并不少见。

【临床表现】

足背下垂、足外展或内翻时无力，足背外侧皮肤感觉减退，跟腱反射减弱，久则可出现腓肠肌肌肉萎缩。

【治疗】

方一

1. 取穴

主穴：环跳、足三里、悬钟、解溪。配穴：秩边、委中、昆仑、三阴交。

2. 操作方法

主穴每次必用，配穴根据病情每次选 1 ~ 2 穴。提插捻转手法，小儿用短促行针法，成人可用间歇行针法，间歇行针 30 分钟，10 分钟行针 1 次，7 ~ 10 天为 1 个疗程，疗程间隔 2 ~ 3 天。

方二

1. 取穴

足三里、阳陵泉、环跳。

2. 操作方法

用 5 号针头将维生素 B_{12} 注射液 1 支（100μg）注入穴位。注射针头的针身进入穴位后，提插捻转至患者有酸麻沉胀等感觉时，再将药液徐徐注入。每天 1 次，7 ~ 10 天为 1 个疗程。

注：每次选 1 穴，以上 3 穴轮换交替使用。

3. 病例

例一：王某，男，7 岁。1980 年 8 月 10 日初诊。

其父亲代述：半个月前因感冒发热，在某院左臀肌内注射青霉素注射液。注射过程患者因疼痛而哭叫，注射完后，不敢着地行走，当时护士讲，青霉素注射时比较痛，过一会儿就会好的。数天后热退病愈，但患儿讲左足行走跛而无力，举足困难。经某院检查确诊为注射性腓总神经麻痹，转针灸科治疗。症见：左足背下垂，左足背外侧皮肤针划感觉减退，跟腱反射减退，左足外展，跛行。按方一和方二方法注射 7 天，症状消失行走正常。

例二：尚某，男，25 岁。1978 年 11 月 8 日初诊。

患者 1976 年 10 月 2 日因骑自行车摔倒左腿腓骨骨折，后出现左下肢无力，足趾不能背伸，走路时几次摔倒，曾在某院理疗、推拿，治疗 2 个月效果不佳，转笔者医院针灸科治疗。症见：左踝关节背伸基本消失，足外展外翻无力，足下垂，行走时不能举起。肌电图检查左腓总神经运动传导障碍，诊断为腓总神经损伤。经上方治疗 6 个疗程，效果不显，停止治疗。

例三：公某，46 岁。1977 年 12 月 8 日初诊。

7 天前在冰上走路时，冰块破裂，右腿掉进了冰冷的水里。第 2 天即感觉右下肢有麻木感，继而出现右足背不能翘起，走路时足下垂不能背曲，足尖着地，右侧小腿外侧及后外侧及足背皮肤感觉迟钝，肌电图检查为右侧腓总神经支配肌呈中度失神经征，诊断为腓总神经麻痹。用上方治疗 5 次即好转，共注射 25 次，皮肤感觉恢复，足背能跷起，走路时基本正常。

【按语】

腓总神经麻痹，临床并不罕见，该病多因腓总神经损伤所致。西医认为神经损伤是不可逆转的，腓总神经麻痹，西医尚缺乏有效的治疗方法。

腓总神经麻痹，属于中医"痿证"范畴，系由气虚血瘀，经脉壅塞不通，筋脉失养所致。早期针灸治疗有一定的疗效，有些病例效果良好。古人有"治痿独取阳明"之说，足三里为足阳明经合穴，能健脾调胃、助脾胃消化运输功能，有利于气血之化生，从而改善筋脉的营养状况。阳陵泉为筋之会穴，悬钟为髓之会穴，能强筋壮骨。环跳为通经活血之要穴。通过上穴治疗后，可达到通经活络、调和气血、濡养筋骨肌肉之目的，促进了损伤神经的功能修复。

笔者在治疗中体会到，治疗腓总神经麻痹的效果，一与神经损伤的程度有关，二与接受治疗的时间有关。如上述病例所见，越早期治疗效果越好。

第十八节 寸口或足背无脉症

无脉症是指动脉血管有闭塞性改变，多发生在一侧，因风寒痰湿邪侵袭，血行瘀阻，或脉气不足所致。

【临床表现】

主要表现为寸口或足背动脉搏动减弱或消失，伴肢体麻木酸痛或患肢冷感。

【治疗】

方一

1. 取穴

大陵、内关、太渊、尺泽、合谷、肩髃、心俞、肝俞、厥阴俞、足三里、环跳、阳陵泉、太冲、三阴交等穴。根据病情和患病部位灵活选用，每次 2~3 穴。

2. 操作方法

提插捻转手法，间歇行针 30~60 分钟，10 分钟行针 1 次，每日针 1 次，10 次 1 个疗程。针后再灸可提高疗效。一般用的灸穴是心俞、厥阴俞、曲池、内关、足三里、太冲等穴。用艾柱（如枣核大）隔姜片灸，每穴灸 5~10 壮，一次灸 2~3 个穴，每日灸 1 次。

3. 病例

徐某，女性，65 岁。

于 1966 年 3 月 4 日下午突然感到头痛，言语不清，右面部抽搐，咀嚼费力，随之感到右上肢无力，行走困难。检查所见，右侧桡动脉、足背动脉搏动明显减弱，血压右侧上肢未测及，左侧 152/82mmHg。按上方取患侧内关、合谷、曲池、肩髃，提插捻

转手法，间歇行针 60 分钟，10 分钟行针 1 次，每日针 1 次，10
天为 1 个疗程。3 月 9 日测血压，左侧 130/80mmHg，右侧80/58
mmHg，患侧脉搏已较有力，余症均明显好转。按上方共治疗 3
个疗程，右侧血压 92/70mmHg，患侧寸口脉搏动基本恢复。

方二

1. 取穴

交感、肾、肾上腺、皮质下、左心、右肝。

2. 操作方法

以 26 或 28 号针进针 0.5 ~ 1 分深，捻转手法，每次持续行针
1 分钟左右，两侧耳穴隔日交替使用，5 ~ 7 天为 1 个疗程，疗程
间隔 2 ~ 3 天。

3. 病例

李某，女，41 岁。

右上肢无脉及测不到血压，已 2 年多，伴右侧上肢酸痛麻
木，检查右上肢肘动脉及桡动脉均找不到搏动，血压测不到。诊
断为无脉症。按方二治疗，1 个疗程后，能摸到脉搏，血压仍测
不到，共治疗 4 个疗程，右侧桡动脉搏动明显，能测到血压，为
60/40mmHg。

【按语】

无脉症是现代医学病名，本病在中医学中似属于"中风"
"痛痹"等病的范畴。实践证明，针灸治疗本病或用体针或用耳
针都能收到良好的效果。体针常用穴是大陵、内关、太渊、尺
泽、合谷、曲池、肩髃、心俞、足三里、阴陵泉、太冲等穴。大
陵、内关是手厥阴心包经的原穴和络穴，心包可代心用，故能调
血脉而化瘀；寸口脉是手太阴肺经之脉，为脉之大会，太渊、尺
泽为肺经的原穴与合穴，故刺之可调肺气，活血复脉；合谷、曲
池、肩髃为手阳明经经穴，肺与大肠相表里，故调大肠经穴可恢
复寸口肺经之脉搏，同时曲池性走而不守，合谷性升而能散，肩
髃行针有舒通之象，三穴相配能行气血，搜风逐邪，通经络；

心俞、厥阴俞为心及心包络的背俞穴，能调心气以祛痰；环跳、阳陵泉皆属少阳胆经，善能理气调血，疏经祛邪，且阳陵泉为筋之会，有舒筋利节之功，故凡中风偏枯不遂、诸痹不仁，以及瘿疬、筋挛、腰痛、痿废等症，皆奏其效；足三里系胃经合穴，为土中真土，胃之枢纽，后天精华之所根。秦承祖云：诸病皆治。该穴能升清降浊，导痰行滞，且有行气补血、活血祛瘀的作用，故治疗无脉症有一定的功效。耳针常用穴是交感、肾、肾上腺、皮质下、心、肝等穴，心、交感、肾上腺等穴能活血通脉有促进心血管功能作用，称为"强心穴"；肾与皮质下穴可以调节神经功能增强机体本身的抗病功能；中医学认为"肝主筋"，"肝气衰，筋不能动"，因此肝与肢体活动有密切关系，刺激"肝"穴，可以舒筋活血。

第十九节　颈淋巴结结核

颈淋巴结结核是常见的疾病，多发生在儿童，青年次之，成人少见。本病是由结核杆菌通过口腔或鼻咽部等途径到达颈淋巴结的深部淋巴结群而引起。

【临床表现】

在颈部一侧或两侧有数个淋巴结发生不同程度的肿大。初期较硬、无痛，可以推动；日久形成不易推动的结节状硬块，并可变软有波动感，继则破溃，流出白色米汤样脓液，形成久不愈合的溃疡或窦道。亦有少数淋巴结结核由于钙化而病变停止发展，不产生症状。

【治疗】

方一

1. 取穴

淋巴结结核局部。

2. 操作方法

医者左手拇、食两指将结核捏住。右手持针如握钢笔状，在酒精灯上将针尖烧红后，迅速刺入病灶。结核小者自核正中顶部刺入核心，刺 1 针即可，若结核大者，先在周围刺 1 圈，后刺中央；若有数个结核肿大时，先刺最大的，每次刺 1~2 个。速刺针、速出针。刺时避开血管，如刺破血管时，用消毒棉球按之即可；刺出的脓液可用棉球揩去，或外贴拔毒膏即可。3~5 天 1 次，一般 3~4 次即愈。此法在结核未溃期或已溃期均可施用。

3. 病例

张某，女，22 岁。1976 年 11 月 5 日初诊。

患颈部淋巴结结核已 2 年，服异烟肼等抗结核药 1 年，未见好转。患者体乏无力，精神倦怠，食欲不振，夜间有时盗汗。胸透肺部无异常；血象检查：血红蛋白 70g/L，红细胞 3.16×10^{12}/L，白细胞 6.1×10^9/L，血沉 14mm/h；右侧颈部锁骨上窝有 2 个肿块，体积分别为 2cm×1.5cm×0.5cm、3cm×2.5cm×2cm，小的按之坚硬，大的中心部呈暗红色，有波动感，周围较硬，推之不动。诊断为颈部淋巴结结核。采用上法治疗，刺出脓液约 2mL，5 天 1 次，大的针 4 次、小的 3 次而愈。随访 2 年未复发。

方二

1. 取穴

结核局部。

2. 操作方法

取侧卧位，将约 1 分厚之独头蒜片置其上，再把艾炷（大小视结核大小而定，一般如豆大或花生米大）放在蒜片上，点燃灸之，燃尽 1 壮再换另壮，灸至蒜片焦枯为度，灸后局部可起疱或呈Ⅰ~Ⅱ度烧伤状态，用紫药水擦之即可，不需做其他处理。1 次不愈，隔 30 天后再灸 1 次，一般灸 1~2 次即愈。有时灸后化脓，古称此为化脓灸法。

3. 病例

宋某，女，7 岁。

颈项右侧患淋巴结结核，大的 2 个如花生米，小的 3 个如豌豆，按之坚硬，推之能动，自觉局部有时微痛，食欲不佳，夜间盗汗，某医院诊断为颈部淋巴结结核。口服异烟肼、肌内注射链霉素 3 个月，无明显效果，要求针灸治疗。先用上法灸其 1 个大的，艾炷如花生米大，灸 7 壮后，蒜片焦枯，局部起疱，呈 I 度烧伤状；30 天后又灸另 1 个大的，灸法及灸后情况同上。3 个月后随访灸治之结核缩小如豌豆大。3 年后随访仍如豌豆大，小的亦未发展，可见已经钙化。

【按语】

颈部淋巴结结核古称瘰疬，如陈实功在《外科正宗》中云："瘰疬者累累如贯珠，连接三五枚。……其患先小后大，初不觉痛，久方知痛。"

针灸治疗本病，在古代医学文献中有不少记载，如《针灸大全》载："项生瘰疬，绕颈起核，名曰蟠蛇疬——天井二穴、风池二穴、肘尖二穴、缺盆二穴、十宣十穴。"《针灸大成》又载："肘尖穴：治瘰疬。左患灸右，右患灸左，如初生时，男左女右，灸风池。"现在针灸治疗瘰疬的方法，多是在古代治疗方法的基础上发展而来的。有些方法，一直沿用至今。

火针治疗颈部淋巴结结核一法，在民间流传已久，虽然各地具体操作方法不尽相同，但其作用机制是同一的。笔者经临床实践证明确有良效，此法操作简单，安全有效，实有推广之价值。

方二是笔者根据古之化脓灸和间隔灸化裁而来，此方有如下特点：①客观指标较前明确，古之灸法以炷（或壮）数为指标，有很多弊病，因其离开了机体的功能状态，不可能适应疾病的治疗需要。而以蒜片的荣枯为指标，就能较为客观地反映机体的要求，笔者把灸后蒜片的变化情况分为 3 期：1 期，蒜片置艾炷部位周围色不变或微黄，此时患者有温热舒适感；2 期，艾炷周围蒜片呈土黄色，此时患者有微痛感，并可嗅到浓厚的蒜臭味；3 期，蒜片焦枯变黑或成灰炭状，此时施灸部位局部可起疱或化脓，即古称之化脓灸法。②灵活性强，根据临床需要，此法既可适用于需要间隔灸的病证，也可达到化脓灸的目的。③减轻了患者的痛苦，由于蒜片的间隔，使热度逐步增加，患者对热感的耐受能力就随之加强，从而减轻了着肤灸的烧灼之苦。

第二十节 骨与关节结核

本病较为常见，多发生于儿童和青年。因结核杆菌由肺和淋巴结等处的原发病灶经血液循环侵犯骨或关节而引起，病变常发生在脊柱、髋和膝关节等部位。

【临床表现】

病变关节疼痛，活动或夜间睡眠时痛剧，患儿有时因痛啼哭。局部肿胀，甚则化脓，形成窦道，经久不愈。多数结核关节部位活动受限或畸形，如胸、腰椎交界处脊椎结核，可引起"后凸成角"，称龟背畸形；髋关节结核，可引起间歇性跛行；膝关节结核，水肿显著，称鹤膝。并可出现食欲不振、疲劳、低热和盗汗等全身症状。

【治疗】

方一

1. 取穴

膈俞、胆俞。

2. 操作方法

取俯卧位，采用"颈部淋巴结结核"病中的方二灸法，先灸膈俞，两侧同时灸，15～30 天后再灸胆俞，灸法同前。

方二

1. 取穴

病变局部或邻近部位。如脊椎结核，针结核之上下椎间切迹及其两侧；髋关节结核针环跳及压痛部位；膝关节结核针内、外膝眼、血海、梁丘、阳陵泉等。

2. 操作方法

捻转或刮针手法，短促行针，针刺后再用艾条灸病变部位30～60分钟，每日针灸1次，10次为1个疗程，疗程间隔3～5天。全身症状明显的患者，先用方一，后用方二治疗；无全身症状或全身症状轻微者，可单用方二治疗。

3. 病例

例一：孙某，男，18岁。1967年11月19日初诊。

左膝关节红肿疼痛1年余，活动时加剧，夜间有时疼痛难眠，关节处于半屈位置。经几处医院均诊断为膝关节结核。多方治疗效果不显，经介绍从临沂转来针灸治疗。用方二治疗，针内外膝眼、血海、梁丘、阳陵泉、曲泉，上穴轮换交替使用，每次取2～3穴，捻转手法，短促行针，针后再用艾条灸1小时，每日针灸1次，10次为1个疗程，疗程间隔3天。共治疗5个疗程，症状逐渐消失，后经X线证实痊愈。10年后随访，患者恢复健康，一直参加劳动。

例二：类某，男，32岁。1964年8月14日初诊。

患者因右肺结核曾在某结核病防治院住院近2年。在住院期间，发觉脊柱疼痛，弯腰不方便，经拍片检查，诊断为脊柱结核（胸、腰椎交界处）。用抗结核病药物治疗1年，效果不明显。症见：胸、腰椎交界处凸起，脊柱向前弯曲，略成龟背畸形，病变部位疼痛并有压痛，不能仰卧，劳累、活动和夜间睡眠时痛剧，体质瘦弱，纳差，体倦，有时夜间盗汗，苔白厚，脉濡细。治法：先用方一灸膈俞，灸后局部皮肤焦枯，周围起疱，20天后灸胆俞。并用方二针灸病变部位，每次针2个刺激点，针后加灸30分钟，每日治疗1次，10次为1个疗程，疗程间隔5天。针至第2个疗程，疼痛显著减轻，已不影响睡眠，针至第3个疗程，疼痛症状消失，能短时间仰卧，"凸起"缩小，食欲增加，精神亦好转；针至第4个疗程，脊柱活动基本自如，夜间已不盗汗，体重增加 2kg，X 线证实临床治愈。7 年后随访，未再复发。

【按语】

　　骨与关节结核是现代医学病名，就其临床所表现的症状，与中医学文献中所记载的"阴疽""骨痨""鹤膝风"等病证类似。

　　在中医学宝库中，有关针灸治疗该病的记载很多，如《针灸甲乙经》载："膝寒痹不仁，痿不可屈伸，髀关主之"。《针灸大成》载："两膝红肿疼痛，名曰鹤膝风；膝关，行间，风市，阳陵泉。"笔者在学习前人治疗阴疽、骨痨和鹤膝风等病证经验的基础上，结合现代医学对本病的认识，初步用针灸治疗 7 例骨与关节结核患者（3 例脊柱结核，4 例膝关节结核），获得一定疗效，在一定程度上证明了前人针灸治疗本病的经验是正确的。

　　中医学认为骨与关节结核在儿童多由先天不足，三阴亏损所致；成人多由于劳倦内伤，肾亏髓空，风寒乘虚侵袭，或痰浊凝聚，留阻于骨骼而成。阴虚肾亏为其主要病因，因此处方治疗应以补为主。膈俞、胆俞古称四花穴，为治疗骨蒸痨瘵、虚弱羸瘦之有效验穴；在病变部位局部或邻近取穴，能祛瘀止痛、疏风活络。施灸的目的是为了温经化痰，可进一步加强上穴的治疗作用。如此，以治本为主，标本兼治，故能获得一定疗效。

第二十一节　疖

　　疖是由化脓性细菌侵入单个毛囊或皮脂腺的急性化脓性感染。以头面、颈项、腋下等毛发丛生处为多见。

【临床表现】

　　初则为红色小硬块突起，逐渐红肿疼痛隆起，中央变软出现黄白包脓栓，脓栓脱落排脓后，红肿减轻，疮口逐渐愈合。

【治疗】

方一

1. 取穴

主穴为灵台。配穴应根据疖的部位循经取穴，如生于面口的配合谷；生于颈后及背部配委中；生于上肢配曲池、外关；生于下肢配足三里等。

2. 操作方法

取正坐位，患者双肩下垂，背部暴露，医者左手拇、食二指将灵台部位捏住，右手持三棱针挑刺，使其微出血，挑刺后拔火罐 10 ~ 15 分钟，委中部位有静脉瘀血时，亦刺出血，无静脉瘀血者，可按上法挑刺委中出血；余穴均常规针刺，捻转手法，间歇行针 15 ~ 30 分钟，5 ~ 10 分钟行针 1 次。间日治疗 1 次。

3. 病例

朱某，男，45 岁。

天柱部位生一疖如雀卵大，红肿疼痛，局部有灼热感。按上法挑拔灵台，并刺委中出血，间日 1 次，经 2 次治疗疖肿即消失而愈。

方二

1. 取穴

阳性反应部位。

2. 操作方法

取坐位，患者暴露背部。在其脊柱两侧肩胛骨之间，可发现有突出皮面、排列不规则、如小米粒大摸之碍手的黑紫色颗粒，病情较长的，颗粒可蔓延至髂嵴上腰肌两侧。颗粒局部常规消毒后，医者左手拇、食两指捏起颗粒及附近皮肤，使其呈条状隆起，颗粒位于隆起最突出处，右手持三棱针，从颗粒一侧刺向对侧并挑起，挑完第 1 针后，再于原处迅速挑刺第 2 针，此针可挑断局部的部分肌肉纤维而发出"啪"的响声。如此将所有的颗粒全部挑完，挑刺部位可用紫药水或碘酒涂搽，以防感染。治疗次数，以不再出现颗粒为度，一般挑 2～3 次即愈。

3. 病例

张某，男，28 岁。

肩背部生疖疮 10 余个，大者如雀卵，小者如花生米，红肿疼痛，根底较硬，按之压痛，有 3 个已溃流脓，此起彼落，多方治疗未愈。检查发现脊椎两侧肩胛骨之间有 6 个突出皮面、小米粒大、呈黑紫色之颗粒，随用上法挑刺。

二诊（6 日后）：溃者疮口已愈合，红肿渐消，疼痛减轻，又将背部新发现之 2 个颗粒按上法挑刺。

1 个月后追访，疖疮消失。

方三

1. 取穴

眼疖局部。

2. 操作方法

医者左手拇、食两指将疖疮捏往并提起，右手持 1 寸长毫针，将针身放酒精灯上烧红后，迅速从疖疮的一侧刺向对侧皮下，并快速捻转 3～5 次即起针，间日 1 次。

3. 病例

张某，男，38 岁，干部。

右眼下眼睑外侧生一疖疮如花生米大，已溃 7 天，流脓不止，疮口周围红肿疼痛。涂消炎膏，内服四环素等均未显效。用火针治疗 1 次即愈。

方四

1. 取穴

瘰脉、风池 2 穴或其附近肿大的淋巴结。如未有肿大淋巴结时，在瘰脉穴或风池中任选一穴施灸亦可。

2. 操作方法

局部常规消毒后，将灯心蘸花生油（茶油、豆油均可）并点燃，迅速灼灸以上 2 穴或其附近肿大的淋巴结上。当灸及皮肤时，有的可发出轻微而清脆的暴烈声。灼灸部位可见轻微的火灼焦点，宜涂紫药水或消炎药膏，以防感染。

【按语】

疖为常见病和多发病。生在面部和鼻唇部的疖，发病急骤，病情较重，容易走黄（引起颅内感染或败血症），中医学称此为"面疔""唇疔"和"人中疔"等。本病多因夏秋季节感受暑热毒邪或湿火内郁，致使局部经络阻塞，气血凝滞，郁久化热而成。

以上 4 方，都是经临床实践证明比较有效的治疗方法。方二和方三早就流传于民间。因疖生在肌肤表层，在外为阳，故取穴多以阳经为主。灵台系督脉经穴，督脉为诸阳之海，刺之可泄瘀热；曲池为阳明经合穴，其性走而不守，能疏散热毒；委中为治疗肩背疖疮之要穴，能清血解毒。因此，用上穴治疗疖疮，可达到清热解毒、消炎止痛的目的。

第二十二节　痈

痈是葡萄球菌侵入相邻的多个毛囊或皮脂腺所引起的皮肤及皮下组织的化脓性炎症。好发于背部及颈后部。

【临床表现】

局部呈一片较广泛的红肿凸起，疼痛剧烈，继则肿块表面出现多个黄白色脓头，破溃后形成许多脓窦，常伴有发冷、发热等全身症状。

【治疗】

方一

1. 取穴

局部。

2. 操作方法

取正坐位，患者暴露患部。局部常规消毒后，医者右手用镊子夹住 12 号针头的尾端，将针身放酒精灯上烧红后迅速刺入痈肿的中央部位，刺入后把针身前后或左右摇摆几下即出针。再视痈大小按上法在其周围刺 3 ~ 5 针。针完后速用火罐拔 5 ~ 10 分钟，将其污血或脓液拔出即可，1 次不愈时，隔 3 ~ 5 天治疗第 2 次。

3. 病例

朱某，男，44 岁。

右上背生一痈疮如鸭卵大，周围皮肤呈紫红色，黄白色脓头多个，局部疼痛，体温 38℃。用上法治疗，拔出紫黑色瘀血并有少量脓液约 10mL。4 天后复诊：肿块缩小约 2/5，脓头消失，疼痛显著减轻。又按上法治疗 1 次而愈。

痈未溃、已溃者，均可用本方治疗。

方二

1. 取穴

痈肿局部。

2. 操作方法

患者暴露痈肿部位。用干桑木或桑树根劈碎成细长条状，捆成直径约 1cm 粗的圆柱状小把，医者右手持其一端，另端点燃，靠近患部灸之，火尽再燃，如此反复施灸，令其内部温热为度，每日灸 1 次。

此方可用于治疗痈疽、疖疔、瘰疬、流注及顽疮等均有良好效果。用于未溃者，可令其消肿止痛；用于已溃者，可促其去腐生肌，收敛愈合。

方三

1. 取穴

患部、委中。

2. 操作方法

取俯卧位，下肢伸直。先刺委中部位或其附近的瘀血静脉出血；后在其疮口处隔蒜片或蒜泥灸之，艾炷大小视疮口大小而定，一般艾炷底面面积应相等于疮口面积，灸至蒜片焦枯为止。

此方用于痈疽已溃，久不收口者有良好效果，一般灸 1 次疮口即可愈合。

【按语】

痈属于中医学"有头疽"的范畴。如生于颈后部的叫"对口疽"，生于背部的叫"发背"或"搭手"。本病多因湿热火毒内蕴，或外感风毒热邪瘀结，致使经络阻塞，营卫不和，气血凝滞而发病。此病初期、中期和晚期都可针灸治疗，一般初、中期多用针刺，晚期已溃者宜用灸法。

第二十三节　单纯性甲状腺肿

单纯性甲状腺肿主要是由于缺乏合成甲状腺素的碘所致。在水土缺碘的地方发病率较高，因此又称地方性甲状腺肿。

【临床表现】

一般为对称性弥漫性肿大，腺质柔软，表面可凹凸不平，可随咽物上下移动。肿大的甲状腺可压迫气管，使患者感到呼吸不畅。

【治疗】

1. 取穴

主穴为阿是穴。配穴分 2 组，天突、肩井、合谷为 1 组；气舍、天井、足三里为 2 组。2 组轮换使用，每组用 1 个疗程（7 天）。

2. 操作方法

取仰卧位，头微后仰。视腺肿大小，在其局部散刺 3~5 针，进针深度以腺肿大小及针刺方向而定，一般在腺肿顶端进针时，刺入其中心即可。在周围进针时，可透过腺肿刺入对侧皮下，捻转刮针手法。天突成45°角向下斜刺0.5~1寸，气舍直刺0.3~0.5寸，肩井直刺0.3~0.5寸，均用捻转手法，合谷直刺1~1.5寸，捻转刮针手法，天井向上成30°角斜刺0.5~1寸，提插捻转手法。以上各穴均间歇行针30~60分钟，每10~20分钟行针1次，7天为1个疗程，疗程间隔2天。

3. 病例

刘某，男，49岁。1977年6月23日初诊。

因颈粗，对称性弥漫性肿大，喘气困难而就诊。检查：心肺正常，能听到支气管呼吸音，营养良好，体胖，肿大之甲状腺界线明显，基底不清，推之微动，腺质柔软，吞咽时肿块随之上下移动，血压140/90mmHg，体温36.6℃，苔薄白，脉浮缓，余均正常。诊断为单纯性甲状腺肿。用上法治疗，针阿是穴、天突、肩井、合谷，手法同上，间歇行针30分钟，10分钟行针1次，每日1次，7天为1个疗程，疗程间隔2天，第1个疗程针后，肿块略缩小、喘息减轻。第2个疗程针阿是穴、气舍、天井、足三里，手法及行针法均同上，针完第2个疗程，肿块缩小一半，喘息症状消失。第3个疗程针法同第1个疗程，此疗程针完后，临床基本治愈，停针观察。半年后追访，无异常变化。

【按语】

本病属于中医学"瘿气"或"瘿瘤"的范围。多因情志不舒，气滞不化，痰瘀凝结，或外感六淫，水土失宜，致使气血郁滞，经络阻塞，搏结于颈项而成本病。对本病的治疗古人已有丰富经验，如王焘用含碘丰富的海产物治疗甲状腺肿大，《针灸甲乙经》有"瘿瘤气舍主之"的记载。近代针灸治疗本病，多以阿是穴为主，再配用气舍、天突、天井、肩井、足三里等。气舍、天突为邻近取穴，阿是穴即局部取穴，都具有舒解郁结、调整甲状腺功能和加强甲状腺对碘吸收利用的作用；天井为手少阳三焦经合穴，能疏泄三焦经之郁滞；肩井为足少阳胆经穴，足三里为足阳明胃经穴，两经均循行颈部，故能通经活络，疏导局部的气血以化痰。

针刺腺体时，应避开浅静脉，并注意勿刺伤气管。

第二十四节　乳房纤维腺瘤

乳房纤维腺瘤的发生可能与雌激素刺激有关，多发生于青壮年妇女；生长缓慢，可数年无变化，无明显症状，多偶尔发现。

【临床表现】

腺瘤常在乳房的外上象限，卵圆形，表面平滑，质坚硬，与周围组织分界清楚，可移动，无触痛，皮肤及乳头无变化；腺瘤直径 1~10cm 大小不等。

【治疗】

1. 取穴

主穴为阿是穴。配穴分 2 组，肩井、足三里为 1 组，膻中、三阴交为 2 组。2 组轮换使用，每组用 1 个疗程（10 天）。

2. 操作方法

取仰卧位，暴露患部。视腺瘤之大 小，于瘤体上散刺 3~5 针，进针 0.3~0.5 寸，捻转刮针手 法，持续行针 3~5 分钟即起针，肩井直刺 0.3~0.5 寸；膻中向下沿皮刺 0.5~0.8 寸，上 2 穴均用捻转手法；足三里针 1.5~2 寸，提插刮针手法；三阴交向对侧刺 0.8~1 寸，提插捻转手法。配穴均短促行针。每日 1 次，10 天为 1 个疗程，疗程间隔 2~3 天。

3. 病例

例一：公某，女，38 岁。1965 年 6 月 23 日初诊。

右乳房外上侧长一肿块近 2 年，初如枣核大，就诊时已大如鹅卵，边缘请楚，按之坚硬，无压痛，无红肿，推之能动。经某医院诊断为乳房纤维腺瘤。曾服中、西药物治疗 1 年余未见好转而采用针灸治疗。经用上法针刺 1 个疗程，肿块缩小 2/5，共治疗 3 个疗程，肿块全部消失。

例二：李某，女，28 岁。1967 年 10 月 7 日初诊。

于 2 个月前在左乳头外上部起一花生米大硬核，无痛，推之移动。后硬核逐渐长大如鸡卵。检查：肿块边缘清楚，按之坚硬，无红肿疼痛，余均正常，诊断为乳房纤维腺瘤。治法：在瘤体上散刺 5 针，均进针 0.5 寸，捻转手法，持续行针 5 分钟。并按上法针肩井、足三里。共针 5 次，腺瘤全部消失。

【按语】

乳房纤维腺瘤，根据临床特点，似属于中医学"乳疬""乳核"或"乳岩"的范围。本病势缓，缠绵日久，多因湿痰壅塞或肝郁血滞，经脉瘀阻而致。

针灸治疗本病的报道不多，但实践证明针灸治疗乳房纤维腺瘤效果良好。笔者曾用上方治疗 7 例均愈，针刺次数最少 5 次（例二），最长 30 次（例一）。惟本病易与乳腺癌相混，故在条件允许的情况下应做有关方面的检查，以便明确诊断。

第二十五节　胃空肠吻合术后并发综合征

胃次全切导致胃肠生理结构改变，常引起一系列胃肠功能失常或明显不适，针灸治疗效果良好。

【临床表现】

术后脘腹疼痛，食后胀满，甚则攻撑胸胁、恶心、呕吐，常吐出胆汁样黏液，吐后即稍感舒适。或伴有头晕眼花，倦怠乏力，心悸出汗，脘腹胀满，不欲饮食等症。

【治疗】

1. 取穴

主穴为中脘、足三里、内关。肝胃不和加章门、期门、太冲、内庭；脾胃气虚加脾俞、胃俞、三阴交、气海、关元。

2. 操作方法

脾俞、胃俞向下斜刺 0.5 ~ 1 寸，捻转手法；中脘、气海、关元直刺 1 ~ 1.5 寸，刮针手法；余穴按常规针刺行提插捻转手法。间歇行针 30 分钟，每日针 1 次，7 天为 1 个疗程，疗程间隔 2 ~ 3 天。脾胃气虚型气海、关元针后加灸 30 ~ 60 分钟。

3. 病例

例一：杨某，女，31 岁。

1976 年 1 月 7 日因胃溃疡穿孔在某院行胃大部切除术。术后 10 天进普通饮食，进食后胃脘胀痛，恶心、呕吐。注射阿托品后，症状可略见好转，但时轻时重反复发作。应邀针灸治疗，取穴中脘、内关、足三里、期门、内庭，中脘刮针手法，余穴提插捻转手法，间歇行针 30 分钟，10 分钟行针 1 次，每日针 1 次。针灸治疗 1 次后，呕吐停止，胃脘胀痛亦减轻，共针灸 7 次而愈。

例二：彭某，男，31 岁。

1968 年 7 月 8 日因十二指肠球部溃疡急性穿孔行胃次全切术。术后半个月感觉胃脘胀满，不欲饮食，体倦乏力，心悸出汗，苔薄白，脉弱。证属脾胃气虚，给予营养支持治疗，效果不显，改用针灸治疗。取穴中脘、内关、足三里、关元、脾俞。按上法，针后用艾条灸关元 30 分钟，每日针灸 1 次，共治疗 2 个疗程，诸症消失痊愈。

【按语】

胃空肠吻合术后综合征是临床常见并发症，早期口服用药受限，且单纯药物治疗效果不好。针灸治疗可早期应用，有效调节术后胃肠功能状态，促进机体组织修复和功能协调，临床疗效显著，值得推广应用。

第二十六节　腹膜假性黏液瘤

腹膜假黏液瘤是发生在腹腔壁层、大网膜及肠壁浆膜面的低度恶性黏液性肿瘤。发生率较低，发病率女高于男，大多为中年或老年。治疗后容易复发，是临床上较为棘手的一种疾病。本病一般病史较长，病程可迁延数月或数年不等，有的可长达 10 余年，由于临床上无特异性的表现，主要是以腹部进行性肿大、腹部胀痛为主诉，亦有反复发作的右下腹隐痛不适，右下腹包块或以肠梗阻，腹膜炎等并发症就诊，误诊率高达 89.7%，查体可能有腹水征及边界不清的结节，因而常被误诊为肝硬化及结核性腹膜炎、腹腔囊肿等而延误了治疗。

【临床表现】

早期临床表现无特异性，后期腹水症状明显。患者自觉腹部渐进性发胀，腹围增大，腹部胀痛，呼吸费力；逐渐发展为呼吸困难，出现憋气，不能平卧，翻身困难。常伴有恶心，呕吐，消瘦，下腹疼痛或盆腔下垂感，部分患者有肠梗阻甚至阻塞性黄疸及泌尿系症状。重症患者全腹高度膨隆，甚至如足月妊娠状，腹部触痛和包块；大多数患者肝大，质地韧或略偏硬；腹水征明显。

【治疗】

1. 取穴

1 组以肝俞、脾俞、肾俞、肠俞、小肠俞等背俞穴；2 组：以上脘、中脘、下脘、天枢、气海、关元等募穴为主，配穴足三里、三阴交、丰隆、阴陵泉、梁丘、太冲。

2. 操作方法

1 组取穴患者俯卧或侧卧位，肝俞、脾俞、肾俞成 30°角向下斜刺 1~1.5 寸行提插捻转补法，大肠俞直刺 1.5~3 寸，小肠俞直刺 1～1.5 寸行提插捻转法；2 组取穴患者仰卧位，上、中、下脘、天枢直刺 1～1.5 寸，用捻转法；足三里、丰隆、阴陵泉直刺 1.5～2 寸，三阴交直刺 1～1.5 寸，均用提插手法，太冲直刺 1 寸，行捻转法；2 组穴取俯卧位，2 组穴隔日或隔疗程交替使用，间歇行针 30 分钟，每 5～10 分钟行针 1 次，10 天为 1 个疗程，疗程间隔 2 天。

3. 病例

赵某，女，67 岁。2013 年 3 月 1 日初诊。

因多次腹膜假性黏液瘤术后复发伴腹痛腹胀 1 年。患者 2008 年因腹膜假性黏液瘤行阑尾切除术，2011 年复发行大网膜切除术 + 双附件切除术 + 子宫次全切除术，近 1 年再次复发伴有腹痛腹胀，因多次复发，手术切除部位较多，且此次复发部位表浅，手术风险大，预后差，外科医师建议保守治疗。症见：腹痛，痛如针刺，夜间痛重，影响睡眠，乏力，腹胀，胃纳一般，夜尿 3～4 次/晚。查体：腹膨隆，上腹可扪及一包块，质韧，边界清，活动度可，伴剑突下压痛无反跳痛。舌质暗苔白厚，右脉滑，左脉细。主要辅助检查如下：糖类抗原 CA125：71.00U/mL，糖类抗原 CA199：257.20kU/L，癌胚抗原 11.24ng/mL。血常规、肝功未见明显异常。腹部彩超：剑突下探及 41mm×26mm 包块。诊断为：癥瘕积聚（气血亏虚，痰瘀互结）。西医诊断：腹膜假性黏液瘤术后盆腔转移。以"益气活血，祛瘀化痰，软坚散结"为治则，采用针药并治法：①针灸处方：取穴：分 2 组取穴，胸前穴 1 组，背部穴 2 组。1 组：上脘、中脘、下脘、天枢、梁门、足三里、三阴交、丰隆、阴陵泉、太冲；2 组：肝俞、脾俞、肾俞、大肠俞、小肠俞；操作方法：1 组穴取仰卧位，用 1.5～3 寸毫针，上、中、下脘、天枢直刺 1～1.5 寸，用捻转法；梁门成 15°向下平刺 1～1.5 寸，用刮针手法；足三里、丰隆、阴陵泉直刺 1.5～2 寸，三阴交直刺 1～1.5 寸，均用提插手法；太冲直刺 1 寸，行捻转法；2 组穴取俯卧位，肝俞、脾俞、肾俞成 30°角向下斜刺 1～1.5 寸行提插捻转补法；大肠俞直刺 1.5～3 寸，小肠俞直刺1～1.5寸行提插捻转法。2组穴隔日或隔疗程交替使用，间歇行针30分钟，每5～10分钟行针1次，10天为1个疗程，疗程间隔2天。②中药处方：黄芪、当归、姜黄、黄精、郁金、何首乌、三七、炒白术、玄参、灵芝、丹参、泽泻、赤白芍、甘草、地龙、延胡索。水煎服，每日1剂，早晚2次饭后半小时温服。

二诊（3月27日）：患者腹痛减轻，睡眠改善，稍有乏力，小便调，仍腹胀，大便溏，3次/日，便后腹胀缓解。查体：上腹未及包块，压痛减轻无反跳痛。糖类抗原CA125：86.500U/mL，糖类抗原CA199：336.40U/mL，癌胚抗原17.1ng/mL。腹部彩超：剑突下探及39mm×24mm包块，较1个月前彩超所见缩小2mm×2mm。

三诊（4月24日）：患者腹痛明显减轻，睡眠好，无乏力感，食欲好，仍腹胀，小便调，大便溏，3次/日，便后腹胀缓解。查体：上腹未及包块，重按时有压痛无反跳痛。糖类抗原CA125：60.87U/mL，糖类抗原CA199：186.40U/mL，癌胚抗原13.81ng/mL。腹部彩超：剑突下探及36mm×23mm包块，较2个月前彩超所见缩小5mm×3mm。患者诸症明显改善，中药增加鳖甲、穿山甲、山慈菇。

本例患者治疗随访已1年，病情稳定好转，继续按上方治疗。

【按语】

西医治疗腹膜假性黏液瘤主要以手术为主，复发不可避免，只能多次手术。本病属于中医"癥瘕积聚"范畴。《中藏经》曰："积者，系于脏也；聚者，系于腑也；癥者，系于气也；瘕者，系于血也……癥有十二，瘕有八"。其成因多由正气不足、营卫失调，气血津液运行无力，气血阻滞，津枯痰凝血瘀所致，故《诸病源候论》卷十九曰："积聚者由阴阳不和，脏腑虚弱，受于风邪，搏于脏腑之气所为也。"卷二十曰："夫八瘕者，荣卫不和，阴阳隔绝，而风邪外入与卫气相搏，血气壅塞不通而成瘕也。"

目前尚未见针灸中药治疗腹膜假性黏液瘤的报道。《景岳全书·积聚》云："治积之要，在知攻补之宜，而攻补之宜，当于孰缓孰急中辨之"。笔者认为本例患者虽以腹痛腹胀（标实）为主要不适，因其久病正气亏虚为主要矛盾，必须先扶正，兼活血行血、化瘀止痛。选用中药方一，重用黄芪、黄精补气健脾养精为君；臣以何首乌、灵芝、白术健脾益气，补益精血；姜黄、当归、三七、丹参活血化瘀，且有补血功用；赤白芍、甘草柔肝缓急止痛；佐以郁金、延胡索疏肝解郁止痛，泽泻健脾利水；使以地龙直达病所利水活血通络。治疗 2 个月后，正气得复，当攻补兼施，故增加鳖甲、穿山甲、山慈菇化痰软坚散结。

针灸取背俞穴肝俞、脾俞、肾俞以健脾补益肝肾，患者为腹膜假性黏液瘤，病位在六腑，"腑以通为用"取大肠俞、小肠俞以通腑散结；取足三里、三阴交健脾养血，上脘、中脘、下脘和胃健脾，且《圣济总录》载，中脘主治"五脏积聚气"；《针灸大成》曰天枢主治"妇人女子癥瘕，血结成块"；丰隆、阴陵泉健脾化痰通络，胃经郄穴梁丘以解痉止痛，太冲为肝经原穴泻肝火，上穴共用奏补脏通腑、益气养血活血、化痰通络之效。

第二十七节　胆囊炎

胆囊炎多见于成年人，发病原因常与细菌感染及胆囊结石有关。临床上分为急、慢性 2 种。

【临床表现】

1. 急性胆囊炎

发病较急，体温可高达 39℃以上。右季肋和上腹中部持续性疼痛，伴有恶心、呕吐；疼痛常放射至右肩胛区；右上腹胆囊所在部位有明显压痛。

2. 慢性胆囊炎

多由急性胆囊炎转变而来。患者常有消化不良、饱胀、嗳气等症状；胆囊部位可有轻微压痛。

【治疗】

1. 取穴

主穴为肩胛区压痛点。发热配大椎、曲池；胁痛配阳陵泉；呕吐、饱胀配中脘、足三里。

2. 操作方法

取坐位，患者两前臂胸前交叉，双手抱肩，使肩胛骨尽量外展。医者左手掌扶住患者左肩背部，右手拇指腹面由上而下按压脊椎右侧与肩胛之间，寻找压痛点，压痛点多在右肩胛区的中、下部位。在压痛点部位用 1.5 ~ 2 寸长毫针，成 30°角向下斜刺 1 ~ 1.5 寸，提插捻转手法，持续行针 5 ~ 10 分钟，起针后拔火罐 10 ~ 15 分钟；大椎针 0.5 ~ 1 寸，提插刮针手法，短促行针；中脘针 1.5 ~ 2 寸，刮针手法；足三里、阳陵泉针 1.5 ~ 2 寸，曲池针 1 ~ 1.5 寸，均用捻转手法。后 4 穴均留针 15 ~ 30 分钟，每 5 ~ 10 分钟行针 1 次。急性胆囊炎高热时可留针 1 小时左右，10 ~ 20 分钟行针 1 次。5 ~ 7 天为 1 个疗程，疗程间隔 1 ~ 2 天。

3. 病例

刘某，女，50 岁。

患者经常右上腹部疼痛，伴有饱胀、嗳气恶心等症状。进食油煎或脂肪类食物后上述症状加重。经某医院诊断为慢性胆囊炎。按压发现右侧肩胛区中下部位有明显压痛点。治法：按上法针压痛点、中脘、阳陵泉。中脘用刮针手法，阳陵泉捻转手法，间歇行针 30 分钟，10 分钟行针 1 次；压痛点部位用 2 寸毫针 30°角向下斜刺 1.5 寸，提插捻转手法，持续行针 5 分钟，起针后拔火罐 15 分钟。先针阳性反应部位，后针他穴，每日 1 次（拔火罐视情况可间日 1 次），7 天为 1 个疗程。治疗 1 个疗程，右上腹部疼痛即显著减轻，其他症状亦好转；2 个疗程后，腹痛消失，食欲增加，有时仍有饱胀感。共治疗 3 个疗程，症状消失。

【按语】

针灸治疗胆囊炎，文献报道很少。笔者试用针灸观察治疗 21 例胆囊炎患者，其中 2 例急性胆囊炎、19 例慢性胆囊炎，经针刺后临床症状均消失，一般针 1～2 次即好转，5～7 次显著好转或症状消失；急性胆囊炎患者，针后 30～60 分钟腹痛即减轻，体温亦下降，一般针 3～5 次，症状即消失。慢性胆囊炎常易复发，发作后再用上法治疗，仍可获得良好效果。

第二十八节 胆 石 症

胆石症是指胆囊、胆道内结石所产生的症状而言，其形成一般认为多与胆囊感染、胆汁滞留、胆固醇代谢失常和蛔虫碎片等形成胆石核心有关。胆总管与肝管结石较胆囊结石多见，常为胆色素结石或混合结石。胆结石常与胆囊炎互为因果或并存，症状和治疗上有相似之处，故可合并论治。

【临床表现】

患者常有反复发作的上腹部疼痛，常位于右上腹或上腹部，重者表现为绞痛，可因进食而加重或于夜间发作。常于 15 分钟或 1 小时内逐渐加重，然后又逐渐减弱；约有 1/3 的患者疼痛可突然发作，少数患者其疼痛可突然终止。如疼痛持续 5～6 小时以上者，常提示有急性胆囊炎并存。约半数以上的患者疼痛常放射到右肩胛区、后背中央或右肩头。胆绞痛发作时患者常坐卧不安。疼痛发作的间歇期可为数天、数周数月甚至数年。发作时常伴恶心、呕吐，嗳气或腹部膨胀，餐后饱胀及烧心等症状，或畏寒、发热，黄疸。甚或出现胸痛彻背，伴出冷汗、心悸，寒战、高热等症。

【治疗】

1. 取穴

主穴为肩胛区右侧及右上腹压痛点、日月、胆囊穴。肝胆湿热型加大椎、曲池、足临泣；肝气郁滞型加期门、内关、行间；毒邪内陷型加人中、十二井、合谷。

2. 操作方法

右上腹压痛点、日月向下斜刺 0.5~1 寸，针尖进入肌层即可，禁直刺深刺；胆囊穴直刺 1.5~3 寸，提插捻转手法；大椎穴直刺 0.5~1.2 寸，徐徐提插刮针手法；期门沿肋骨横刺 0.5~1 寸，捻转手法；十二井点刺出血；余穴常规针刺，均行提插捻转手法，持续行针至症状减轻后，再间歇行针 30~60 分钟。一般每日针 1 次，重症患者每日针 2~3 次。压痛点针后拔火罐 10~15 分钟。

3. 病例

例一：郑某，女，39 岁。1986 年 10 月 7 日初诊。

患慢性胆囊炎、胆结石多年，恼怒、劳累及食动物油易发作。5 天前因心情不舒畅而诱发右上腹胀痛，阵发性加剧，恶心呕吐，发热，纳差，口苦咽干，小便黄短，大便秘结。检查：体温 38.9℃，肝脾未扪及，胆囊区压痛，巩膜黄染，舌质红，苔黄腻，脉弦数。证属肝胆湿热。检验结果：白细胞 15×10^9/L、中性 80%；肝功能：黄疸指数 25U/L，谷丙转氨酶 180U/L，胆固醇 130mg/100mL；十二指肠引流液检查：有大量白细胞、脓细胞等；细菌培养有金黄色葡萄球菌。西医诊断为胆石症伴慢性胆囊炎急性发作。按方一取穴右上腹压痛点、日月、胆囊穴、足临泣、大横、曲池，操作方法同上，每日针 1 次，共针灸 7 次，诸症消失。

例二：王某，女，51 岁。1987 年 12 月 4 日初诊。

患慢性胆囊炎 10 多年，右上腹胀痛，常反复发作。1 年前右上腹突然绞痛，X 线诊断为胆石症，服中、西药等症状缓解。4

月 7 日午饭后 2 小时，右上腹绞痛再次发作，痛彻右肩背及右胁，口苦、咽干、胃脘胀满，纳谷不香，恶心，进油腻食物后症状加重，服中药及西药治疗后未见明显好转而来求针灸治疗。检查：肝脾未扪及，心肺（-），右上腹压痛拒按，墨菲征（+），皮肤巩膜黄染，舌质红，苔黄厚，脉弦滑。证属肝胆湿热。超声检查：胆囊内探及 4 个强回声点，最大的为 0.9cm×0.5cm，其后有声影，提示胆囊底部结石。按上法治疗，取穴为右肩背及右上腹压痛点，日月、期门、胆囊穴、内关、行间，操作方法同上。每日针 1 次，治疗 21 次后，排出结石 4 块，最大的 0.9cm×0.4cm，临床症状及体征均治失，超声检查未发现结石。

方二

1. 取穴

耳穴主穴为：胰、胆、肝、三焦、胃、十二指肠、食管。口苦加交感、神门；黄疸加肾上腺、内分泌；炎症期加内分泌、神门。

2. 操作方法

用耳穴压豆法。

方三

1. 取穴

右上腹压痛点。

2. 药物

栀子 10g，生军 10g，芒硝 10g，冰片 1g，乳香 3g。共为细粉，为 1 次量。

3. 操作方法

上药加蓖麻油 30mL，75% 酒精 10mL，蜂蜜适量调为糊状，敷贴于右上腹压痛点。每天 1 次，每次可保持 8～12 小时。此方主要治疗急慢性胆囊炎。

【按语】

胆石症属于中医"胃脘痛""胁痛""黄疸"等病的范畴。

中医学认为，胆为"中清之腑"，肝胆相表里，输胆汁而能转化水谷和糟粕，以通降下行为顺。凡情志过用、饮食不节以及虫积等，可影响肝的疏泄和胆腑的通降，出现湿热、气滞等病理反应。胆气不通则疼痛，胆汁泛溢肌表则为黄疸；若胆汁久经煎熬，可凝成结石。湿热凝聚日久，还可郁而成脓，出现毒邪内陷的一系列证候。故治疗应根据不同的证候采用清泄湿热、疏肝利胆及清热解毒等法。方一配伍得当，其效应手。

方二为耳穴治疗法，对胆囊炎、胆石症亦有较好疗效。肝胆相表里，其脉皆上循于耳，根据"结者散之""留者攻之"的治疗原则，取耳穴胰、肝、胆、三焦疏肝利胆、清泄湿热；取胃、食管、十二指肠温中健脾，和胃降逆；取神门、交感、内分泌、肾上腺等活血化瘀、清热解毒；配耳迷根可增强排石之功。实验证明，刺激胰、胆、交感、三焦、耳迷根等耳穴后，可见胆囊、胆管显示强烈舒缩蠕动图像。

方三为腧穴贴敷疗法。清·吴尚先《理瀹骈文》云："外治之理即内治之理，外治之药亦即内治之药，所异者法耳。"又云外治法"上可以发泄造化五行之奥蕴，下亦扶危救急，层见叠出而不穷，且治在外则无禁忌，无窒凝，无牵掣，无黏滞"。既指出了外治和内治之法的一致性，又指出外治法效果及优越性。方中芒硝、生军、山栀，可通腑泄热；酒精、冰片等为走窜之品，功如舟楫，可载药入里，加强君药之功用，故治疗急慢性胆囊炎有良好效果。

针灸治疗胆囊炎、胆石症既可单独使用，也可与中、西药配合应用。实践证明，针灸对胆囊炎有效率80%～90%；胆结石排石率50%～70%。临床观察，宜用针灸疗法排石的患者：①直径为1.0cm以下的胆囊、胆管结石，胆囊收缩功能良好并无胆总管狭窄及其他严重并发症者；②肝内胆管结石及胆系多部位的小结石、泥沙样结石。

第二十九节　肠梗阻

肠梗阻是常见的急腹症之一，它包括各种引起肠道不通的疾病。凡是由于肠道内外病变引起肠腔狭窄所致肠道不通的，称为器质性肠梗阻；而由于肠道运动减弱或消失，并无器质性改变的，称为麻痹性肠梗阻。

【临床表现】

腹部突然阵发性绞痛或持续性胀痛阵发性加剧，伴有腹胀、呕吐，开始时可能还有大便，以后则不排便，亦不排气。

【治疗】

1. 取穴

主穴大肠俞、天枢、足三里。上腹痛配中脘、内关；下腹痛配公孙、气海。

2. 操作方法

大肠俞针 1.5～2 寸，提插刮针手法；天枢针 1.0～1.5 寸，刮针手法；足三里针 1.5～2 寸，提插捻转手法；中脘、气海均针 1.5～2 寸，刮针手法或提插手法；公孙针 0.5～1 寸，内关针 0.5～0.8 寸，上 2 穴均用捻转手法。先针大肠俞，持续行针 2～3 分钟即起针。后针腹部及四肢穴，持续行针至腹痛减轻或消失后再间歇行针 30～60 分钟，每 10～20 分钟行针 1 次。

3. 病例

例一：田某，女，68 岁。1971 年 10 月 17 日初诊。

既往有便秘病史，近 3 天无排大便，于当日清晨突然腹部阵发性绞痛、呕吐。检查：腹胀，腹部听诊无肠鸣音，左下腹粗绳状硬便块长约 4cm，拒按，苔黄燥厚，脉弦细。诊断为肠梗阻。按上法针大肠俞、天枢、气海、足三里、公孙，持续行针约 20 分钟，腹痛消失，又留针 30 分钟，每 10 分钟行针 1 次。针后肠鸣音恢复，腹胀随即减轻，并排出燥粪块。

例二：陈某，男，13 岁。

腹痛、呕吐、便秘 3 天。某医院诊断为麻痹性肠梗阻。因不同意手术治疗而给予针灸治疗。检查：腹胀，肠鸣音减弱，脐左有条索状长约 2cm 硬粪块，拒按，近 2 天无大便，体温 38℃，苔黄，脉弦数。诊断为肠梗阻。按上法针中脘、天枢、足三里、公孙，持续行针约 10 分钟，腹痛减轻，腹部肠鸣音增加；针约 20 分钟，腹痛消失，腹胀显著好转，起针后 1 小时便下燥粪数块，继排溏便，1 次而愈。

【按语】

肠梗阻类似中医学的"关格"和"肠结症"。中医学认为大肠为"传化之腑"，其生理特点是"泻而不藏""动而不静""降而不开""实而不能满"，若因气血瘀塞、热结、寒滞及蛔虫阻积等造成通降失调，即可发病，表现为痛、呕、胀、闭之症。由于气血不通则痛，气滞不消则胀、肠道不利则闭，滞塞上逆则呕，惟以通降下行、"以通为用"为肠梗阻的治疗原则。

针灸治疗肠梗阻是根据"虚则补之，实则泻之"的原则，采用持续行针的强刺激手法而达到"以通为用"行气止痛的目的。大肠俞、天枢能分理糟粕，祛瘀导滞；中脘能扶中土之脾阳，消导胃肠积滞，使气机流畅；足三里能调理胃肠功能而升清降浊，故诸穴配伍有通降下行的作用。

针灸治疗麻痹性肠梗阻，效果良好。

第三十节　手术后肠麻痹

手术后肠麻痹为外科临床常见，是因术后肠间炎性粘连，致肠蠕动消失而引起的。

【临床表现】

术后腹胀，肠鸣音消失，无矢气现象。

【治疗】

1. 取穴

足三里

2. 操作方法

患者取仰卧位，两腿并拢伸直，足三里直刺 1.5～2.5 寸，徐徐提插捻转手法，持续行针至肠鸣音出现为止。

3. 病例

胡某，男，21 岁。

阑尾炎手术后第 2 天出现腹胀，无肠鸣音，无排气，按上法针足三里，持续行针约 10 分钟，肠鸣音出现并排气，腹胀随之消失，针 1 次而愈。

【按语】

手术后肠麻痹，针灸治疗效果显著，一般针后 10 分钟左右肠蠕动开始恢复，肠鸣音及排气即可出现，随之腹胀亦消失。

第三十一节　腹腔粘连

腹腔粘连是外科临床上的常见病症，为剖腹术后所导致的后遗症。多因肠或网膜与切口处内面的瘢痕发生粘连，或因粘连导致肠管狭窄形成不完全性肠梗阻。

【临床表现】

手术后腹痛、腹胀，并恶心、呕吐或便秘或腹泻。严重者可发生急性肠梗阻、肠粘连而危及生命。

【治疗】

方一

1. 取穴

主穴为压痛反应部位，足三里、阴陵泉、公孙。恶心呕吐配中脘、内关；腹胀腹痛配天枢、中脘、气海。

2. 操作方法

在切口附近压痛反应部位处，直刺 3～5 针，深刺 1.5～3 寸，徐徐提插刮针手法。足三里、阴陵泉均深刺 1.5～3 寸，徐徐提插捻转手法。公孙向对侧刺 1～1.5 寸，捻转刮针手法。间歇行针 30～60 分钟，10～15 分钟行针 1 次，每日针 1 次，7～10 天为 1 个疗程，疗程间隔 2～3 天，压痛反应部位出针后拔火罐 15～30 分钟。

3. 病例

徐某，男，32 岁。1981 年 3 月 4 日初诊。

1 个月前因阑尾炎行外科手术，术后即有腹痛、腹胀的感觉，直腰等活动受限。后症状逐渐加重，伴有恶心、呕吐、腹泻。外科诊断为肠粘连，因药物治疗无效而要求针灸治疗。按上方治疗 1 个疗程，腹痛、腹胀减轻，无腹泻，共治疗 2 个疗程，症状消失。

方二

1. 取穴

阿是穴（切口处压痛部位）。

2. 操作方法

用艾条灸 1～2 个小时，每日灸 1 次。

3. 病例

张某，女，40 岁。1984 年 10 月 11 日初诊。

10 月 5 日行子宫肌瘤切除术，术后即有腹痛、腹胀的感觉，外科诊为腹腔粘连。用上方灸治，灸后约 1 小时出现肠鸣、矢气现象，随之腹痛减轻，每日灸1次，共灸治5次，症状消失。

【按语】

实践证明，腹腔粘连越早期针灸治疗效果越显著，早期针灸治疗可控制和松解粘连，对粘连时间长的患者，针灸也有缓解症状的作用。

第三十二节　阑尾炎手术后继发肾盂

肾炎无尿症

急性阑尾炎患者，外科手术后，继发的急性肾炎无尿症，临床并不多见。

【临床表现】

术后无尿，伴发热、腰痛、浮肿及烦躁不安。

【治疗】

1. 取穴

三焦俞、肾俞、气海、足三里、阴陵泉、曲池。

2. 操作方法

三焦俞、肾俞15°向下斜针1.5寸至2寸。曲池直刺1.5寸，余穴深刺2~3寸，气海穴徐徐提插刮针手法，余穴提插捻转手法，间歇行针60分钟，10~15分钟行针1次，每日针1次。出针后在三焦俞、肾俞和气海穴拔火罐20~30分钟。

3. 病例

刘某，女，28岁。1974年9月2日入院。

9月1日下午7时突然上腹部阵发性疼痛，痛区逐渐转向右下腹部，恶心呕吐。检查：腹壁紧张，右下腹部麦氏点明显压痛及反跳痛，体温38℃，白细胞总数11×10^9/L，中性80%，患者曾有上腹部疼痛史。诊断为急性阑尾炎，行阑尾炎摘除术。术后当日下午，患者感腹胀闷，小便难解，进行导尿，共导出小便 30mL，检验发现蛋白、脓球、白细胞、管型等。至 9 月 3 日 2 天仍不解小便，腹痛腹胀，体温 39.5℃，白细胞总数 $12 \times 10^9/L$，中性 94%，经用青霉素滴注及利尿剂等均未获效。9 月 5 日患者仍无尿意，烦躁不安，全身浮肿，两侧肾区，疼痛加剧，血压增至 145/90mmHg，体温 39℃。试用针灸治疗，经上方治疗后 1 小时后，自动解出小便 100mL，后连续解小便 2 次，每日针 1 次，共治疗 3 次，诸症消失。

本病西医尚无有效疗法，笔者用针灸治疗 2 例，效果显著。

第三十三节　尿路结石

尿路结石，其病因不明，可能与钙、酸代谢紊乱，尿淤积，尿路感染等有关。临床上分为肾、输尿管结石，膀胱结石和尿道结石。

【临床表现】

肾、输尿管结石常出现肾区及侧腹部隐痛或阵发性绞痛，可有血尿，继发感染时表现为肾盂肾炎症状。膀胱结石排尿可突然中断，伴有尿痛及终末血尿，活动后症状可暂时缓解而继续排尿。

尿道结石排尿不畅，可导致急性尿潴留，伴有尿痛和前段血尿。

【治疗】

1. 取穴

主穴为阿是穴。肾及输尿管上段结石配肾俞、京门；输尿管中、下段结石配阳陵泉，膀胱结石配关元透中极。

阿是穴包括以下几个内容：①压痛点，一般肾和输尿管上段结石在第 10 胸椎至第 1 腰椎脊神经区有压痛点；输尿管中、下段结石在第 9 胸椎，第 2 腰椎脊神经区有压痛反应；膀胱结石在小腹下部可有压痛点。②绞痛发作时，在腰、腹部放射痛的最敏感点如肾、输尿管结石的放射痛敏感点，大多在肾区、下腹部及大腿内侧；膀胱结石疼痛可放射到会阴部。③X 线平片结石存在部位在体表的投射点。具备以上情况之一即可作为阿是穴的定位依据，以上 3 种情况亦可同时作为阿是穴的定位标准而选点针刺。

2. 操作方法

背部第 2 腰椎以上穴位，一般采用 30°~45°向脊柱方向刺 1~1.2 寸，捻转手法；第 2 腰椎以下穴位可直刺 1~2 寸，提插刮针手法；腹部阿是穴的进针以深达腹膜为宜，徐徐提插或刮针手法；关元透中极的针法参照"尿潴留"中的透穴刺法；阳陵泉、足三里均针 1.5~2 寸，提插捻转手法。绞痛发作时同"胆石症"行针法，不发作时间歇行针 30~60 分钟，10~20 分钟行针 1 次，每日 1 次，7 天为 1 个疗程，疗程间隔 1~2 天。

3. 病例

邱某，男，40 岁。1974 年 2 月 11 日初诊。

排尿不畅，尿痛、血尿近 2 年。经省某医院诊断为肾、输尿管结石。于就诊当夜 11 点绞痛发作，肾区右侧阵发性剧烈疼痛，并放射至右腹部及大腿内侧。针肾区痛敏感点、京门、肾俞、阳陵泉，按上述针法，持续行针 20 分钟左右绞痛加剧，入院治疗，第 3 天排出结石 1 块如大米粒。

1974 年 5 月 5 日绞痛再次发作，取穴及手法均同上，持续行针约 10 分钟，疼痛逐渐加剧，继续行针约 30 分钟疼痛开始缓解，又留针 30 分钟，10 分钟行针 1 次，患者入睡；起针后 4 个小时，绞痛又发作，仍按上法针刺约 40 分钟，疼痛好转，患者有尿意，随血尿排出麦粒大结石 1 块。

【按语】

尿路结石属于中医学"五淋"的范畴，如《素问·六元正纪大论》载："小便黄赤，甚则淋。"《千金方》载："热结中焦，则为坚，下焦则为尿血，令人淋闭不通。"并在《针灸甲乙经》和

《针灸大成》中均载有对本病的针灸治疗方法。

近几年来国内不断有针灸治疗尿路结石的报道，如余桂爵以电针为主治疗 100 例，其中排石治愈 75 例，结石下降好转者 17 例；江西黄海钧点穴治疗 13 例均痊愈，排石时间最短的 6 小时，最长 28 小时。

笔者在治疗肾结石和尿道结石的过程中，发现有些患者接受针刺后 10～30 分钟有绞痛加剧现象，往往因此而认为针治无效而停止治疗，本节病例邱某第 1 次治疗失败，就是这个原因。然而第 2 次在绞痛加剧的情况下坚持针治，获得排石的疗效。就胆石症和尿石症而言，绞痛发作常是体内结石被移动的反应，针刺后绞痛加剧说明结石移动的作用加强，是针治有效的表现，此时若因势利导，坚持针刺就会收到排石的效果。

第三十四节　乳 糜 尿

乳糜尿是丝虫病晚期出现的一个症状，当淋巴系统阻塞部位和脂肪吸收通道有关时，则出现这种情况。

【临床表现】

患者尿如米汤样混浊，也可伴有血尿；吃高脂肪饮食及劳累后可加重。腹部、腰部有隐痛。

【治疗】

1. 取穴

主穴为关元、气海、足三里、三阴交，配穴为命门、肾俞、脾俞、曲池。

2. 操作手法

气海穴向关元透刺 1.5～3 寸，刮针手法，余穴按常规针刺，间歇行针 30 分钟，10 分钟行针 1 次，每日针 1 次，7 天为 1 个疗程，疗程间隔 2 天，针后加灸关元、命门、肾俞等穴，每穴每次灸 10 分钟。

3. 病例

杜某，男，41 岁。1980 年 3 月 29 日初诊。

患乳糜尿已 2 年，劳累时加重，面色苍白，腰酸软疼痛，经某院诊断为乳糜尿，服药未效，转针灸治疗，予以上方治疗 1 个疗程后，小便已无白色，腰痛减轻，共治疗 3 个疗程，症状完全消失，体力亦恢复正常。

【按语】

乳糜尿是现代医学病名，属于中医学"淋病"范畴，如膏淋、赤淋等。本病病因属于脾肾两虚，中气不足，因之脾失健运，肾失固闭。一般可分脾阳虚和肾阴虚 2 种类型。偏脾阳虚者为膏淋，尿成乳白色，小便时有脂块阻塞；偏肾阴虚者兼有血丝和血块，即为赤淋。任脉主生殖泌尿系统疾患，故取穴以任脉关元、气海为主，补中益气兼利通泄；兼取命门、肾俞、脾俞、三阴交和足三里等穴调理脾肾两经，健脾化湿、补肾阴而利小便。

第三十五节　肛管直肠脱垂

直肠和肛门是依靠肛提肌保持其位置，如果肛提肌松弛，尤其当腹内压力增高时，直肠或肛管被挤出体外，就产生直肠脱垂。小儿、老年、经产妇及体弱的青年人易患此病。

【临床表现】

直肠或肛管向外翻出，脱出肛门外。多在排便时出现，轻者用力大便时才脱出，并能自行缩回；重则轻微动作，如咳嗽或打喷嚏等就会引起直肠脱垂，并须用手托回。

【治疗】

1. 取穴

主穴为长强、百会。体质虚弱及老年患者加灸气海、关元。

2. 操作方法

取蹲卧位，医者手持 1~1.5 寸长毫针，放酒精灯上烧红后，迅速刺入 0.5~1 寸，并快速捻针数下后即退出，3~5 天针 1 次；百会向上星穴方向沿皮刺 0.5~1 寸，留针 30~60 分钟，气海和关元可用艾条灸 30~60 分钟，每日灸 1 次。

3. 病例

例一：孙某，男，8 岁。1968 年 7 月 17 日初诊。

脱肛年余，1967 年 6 月患痢疾，治愈后即出现直肠下垂，初时可自行回收，近 3 个月来，每次脱出后均需用手托回。用火针刺长强，3 日 1 次；百会针 0.5 寸，留针 1 小时，每日针 1 次。

二诊（7 月 20 日）：显著好转，偶尔有时脱出，脱出后能缩回。又按上法治疗 1 次，恢复正常。

例二：张某，女，67 岁。

3 年前因腹泻引起脱肛，每因咳嗽、大便导致直肠下垂，甚则走路亦能引起下垂，直肠脱出后，有时需用手托回。患者体质素虚，六脉濡弱。按上法火针治疗 3 次（3 日 1 次）；针百会 11 次（每日 1 次）；艾条灸气海 11 次（每日 1 次，每次灸 30 分钟）而恢复正常。

【按语】

肛管直肠脱垂中医学称脱肛。认为本病主要原因为气虚。因年老气血衰退，分娩过多或久泻久痢等，易造成中气不足，气虚下陷，不能固摄而致脱肛。因此治疗应采用升补、固脱之法。百会为手足三阳督脉之会，有升阳补气的功能，长强为督脉之气所发足少阴、少阳之所结，有固脱的作用；气海为元气之海，可补肾虚、益元气、振阳而升纳。故上穴配伍治疗脱肛有良效。

第三十六节 痔

痔的主要病因是直肠肛管周围感染。感染可使齿线上下的痔静脉分支发生静脉周围炎或静脉炎,使静脉进一步变薄,从而扩张成为痔。在齿线以上的称内痔,在齿线以下的称外痔。

【临床表现】

1. 外痔

常有轻度痒感,痔静脉栓塞时表面呈紫红色,可有触痛或痛感,若破溃时可出血。

2. 内痔

常在大便时突出肛门口外,也易因糜烂溃破而出血。并伴有瘙痒或疼痛。

【治疗】

方一

1. 取穴

腰背部痔点。患者腰骶部及背部可有圆形,凸出皮肤,如小米粒大,呈灰白、棕褐或暗红色,加压不退色的丘疹(即痔点)。若在皮肤上搓几下后,则痔点可变红润。有时将皮肤拉紧后,才能发现。若无痔点时,在长强、八髎部位挑刺治疗亦有效。

2. 操作方法

取俯卧位,腰背部充分暴露。痔点常规消毒后,用三棱针或消毒缝衣针挑刺,挑刺方法与"疖"中的方二同。

挑治时应注意以下几方面:①痔点须与皮肤上常见的痣、色素斑、毛囊炎及小瘢痕相区别;②严格无菌操作,防止感染;③忌食刺激性食物;④治疗期间,不做剧烈活动。

3. 病例

陈某,女,28岁。

患痔疾 10 几年，大便经常带血，伴有疼痛和痒感，症状时轻时重，多因劳累或吃刺激性食物而诱发。用上法挑治，间日 1 次，共治疗 4 次，症状消失。

方二

1. 取穴

长强、承山。

2. 操作方法

取俯卧位。医者用 1.5 寸长毫针，将针身前 1/3 放酒精灯上烧红后，迅速刺入长强 0.5～1 寸，并将针速捻 3～5 下即出针；承山向上成 45°斜刺 0.5～0.8 寸，捻转手法，持续行针 3～5 分钟。1 次不愈，隔 3～5 天针第 2 次。

此方治疗内外痔效果良好，针刺后能迅速消肿止痛。一般针后第 2 天，症状即减轻，2～3 天可消失；多数患者治疗 2 次即愈。

【按语】

本病名，最早载于《素问·生气通天论》，"因而饱食，筋脉横解，肠澼为痔。"这与现代医学的认识是一致的，在《外台秘要》中又分为内痔和外痔，并对其症状进行了论述。

针灸治疗痔疮消肿、止痛的作用显著，国外资料也有类似记载，如日本深谷伊三郎灸陶道、腰俞等穴治疗 17 例，全部治愈，其中 6 例灸后即时止痛。在取穴方面，多以长强、八髎、承山、大肠俞等为主。长强能疏泄肛门部位的气血郁滞，清大肠之湿热，八髎、大肠俞等穴能通经活络，祛瘀清血，承山是足太阳膀胱经腧穴，因其经别，别入肛门，故治痔有效。

挑治疗法治痔的作用机制尚不清楚，可能是通过挑治的刺激，疏通经络，调和气血，可改善肛门直肠局部的体液循环，促使痔核肿消血止，向有利于炎症消退的方面转化。

第五章　妇产科疾病

第一节　不孕不育症

结婚后未避孕，有正常性生活，同居 2 年而未曾妊娠者，称为不孕症。导致不孕的原因很复杂。女方不孕与下列因素有关：①精神紧张、焦虑和内分泌代谢性疾病等影响卵巢功能而致不孕；②输卵管因素，为不孕症的常见原因，如输卵管的炎症等导致输卵阻塞不通造成不孕；③外阴、阴道因素，如严重的外阴炎及阴道炎，降低了精子的活力，缩短其存活时间而影响受孕。男性不育因素：①精子生成障碍，如先天发育异常不能产生精子，过度疲劳，精神紧张、慢性消耗性疾病等产生功能性不射精等；前列腺炎、结核、性病等也可影响精子的活力造成不孕症。②精子运送受阻，如输精管的炎症等，使输精管阻塞，导致不孕。③另外免疫因素，内分功能障碍和性功能异常等都可影响受孕。总之，不孕常常是男女双方诸多因素综合影响的结果，因此，通过双方的全面检查，找出不孕症的原因，是治疗不孕症的关键。

【临床表现】

一般分为：①原发性不孕症：婚后未避孕，且从未妊娠者；②继发性不孕症，曾有过妊娠而后未避孕连续 2 年不孕者；③绝对不孕，夫妇一方有先天或后天解剖生理方面的缺陷，无法纠正而不能妊娠者；④相对不孕，夫妇一方因某种原因阻碍受孕，导致暂时不孕，一旦得到纠正而能受孕者。

【治疗】

方一

1. 配穴

分 2 组取穴。关元、中极、足三里、太冲为 1 组；肾俞、大肠俞、三阴交、太溪为 2 组。

2. 操作方法

关元、中极直刺 1.5~3 寸，徐徐进出针，刮针手法，肾俞 30°角向下斜刺 1~1.5 寸，捻转手法；大肠俞直刺 1.5~3 寸，徐徐提插、刮针手法。余穴按常规针刺，捻转手法，间隙行针 30 分钟，10 分钟行针 1 次，每日针 1 次，7~10 天为 1 个疗程，疗程间隔 2~3 天。一般连续针 2~3 个疗程。关元穴可针加艾条灸 30 分钟。2 组穴按疗程轮换使用。

此方主要治疗功能性不孕症，如卵巢功能失调，男性功能性不射精等引起的不孕症。

附：中药处方（益精生子汤）：人参、五味子、覆盆子、枸杞、紫河车、淫羊藿、菟丝子、当归、首乌、山药、肉桂、甘草。用法：水煎，分 2 次服。

3. 病例

例一：刘某，男，28 岁。1981 年 4 月 5 日初诊。

结婚 3 年未孕，女方经妇科检无异常，排卵周期规律，排除女方的原因。男方有梦遗病史，虽然同房但不能强举持久。精液久久不能射出，偶有排精，量很少，伴头晕、失眠、纳差、体乏等全身症状。舌质淡红、苔少，脉濡细，证属肾阳虚损，无力排精致不孕。予以上方针灸加中药治疗，治疗 2 个疗程后服 20 剂中药，患者精神、体力均好转，针灸后未再出现梦遗，同房时较前强举有力，每次同房都可射精，次月女方怀孕。

例二：朱某，女，28 岁。1986 年 8 月 4 日初诊。

结婚 5 年未孕，男方身体健康，多方面检查无异常。女方有月经不调病史，月经量少，曾患过焦虑症，妇产科检查诊断为功能性无排卵症。予以上方针灸治疗 3 个疗程后，本次月经来潮量多、色正，余症好转。妇科 B 超检查：发现 3 个卵泡，大的卵泡 33.6mm±4.35mm。10 月 15 日怀孕，后生 1 子。

方二

1. 取穴

主穴为阿是穴，配穴为大陵、中极、足三里、三阴交。

2. 操作方法

有些妇科炎症患者在其脐周偏下及两侧可扪及如拳头大硬块，按之则痛，在其硬块上散刺 5~10 针，针刺 1.5~2 寸深，徐徐进出针，刮针手法，余穴按常规针刺，间隙行针 30~60 分钟，10~20 分钟行针 1 次，每日针 1 次，7~10 次为 1 个疗程。疗程间隔 2~3 天。

附：中药处方（疏肝通经方）：柴胡、青陈皮、赤白芍、牡丹皮、红花、川芎、枳壳、云苓、莪术、炮山甲、白花舌蛇草、红藤、甘草、淫羊藿。用法：水煎，分 2 次服。

3. 病例

患者，女，36 岁。2000 年 10 月 4 日初诊。

婚后 10 年未孕。自述行经腹痛、腰痛，乳房胀痛，月经量多，色黑有瘀块，月经先后无定期。妇科检查诊断为：①慢性盆腔炎；②输卵管不通。因西医长期治疗效果不佳，要求中医试治。症见：面色灰暗，舌苔黄腻，舌质紫红，脉沉细，脐周偏下及两侧扪及硬块，压痛明显。予以上方针刺加中药治疗。针灸 3 个疗程，服中药 25 剂后诸症明显好转，妇科做输卵管通气检查，输卵管已通。后连生 3 胎，为每年分娩 1 次。

【按语】

男女不孕不育症，中医学对此早有记载。《素问·上古天真论》载："女子……二七而天癸至，任脉通，太冲脉盛，月事以时下，故有子。"说明肾气与女性生殖功能密切相关，即若肾气不足，冲任气血失调常可导致不孕。对男性不育的原因，早在

《内经》中也有记载。如《素问·上古天真论》载："丈夫……二八肾气盛，天癸至，精气溢写，阴阳和，故能有子……天癸绝，精少，肾脏衰……而无子。"肾阳在推动五脏生理活动、化生精微、充养肾精的同时，又直接主宰着生殖系统的功能活动。"阳化气，阴成形。"肾气充沛，精血旺盛，则精液充足，精子活泼灵动。阳气不足，则肾精不能化生，精子活动力下降。日久阳损及阴，阴阳两虚，精子数量及精液量生成不足，故温阳补肾是中医治疗不孕症的主要方法之一。益精生子汤即为此而设，该方中的有关中药，经现代药理研究表明确有助孕的作用。

卵子的发育和成熟也与肾精充盛密切相关，而卵子和精子的正常排出，有赖于肾阳鼓动、肝之疏泄和冲任气血调畅。根据近代文献对于不孕症中医证型的临床观察，发现肝郁证在不孕症各证型中都有积极的作用。"女子以肝为先"，肝藏血，主疏泄，性喜条达，不孕妇女的紧张、焦虑和悲观失望等情绪可致肝气郁结，气血失和，冲任失调而致不孕。在卵子发育及排泄过程中，只有肝肾功能协调配合，才能月潮有时，排卵有序，阴阳合和。因此，疏肝活血通络是中医治疗不孕症的另一主要方法。疏肝通经方即为此而定。方中的柴胡、青皮、陈皮疏肝利气；枳壳苦降顺气；白芍敛阴柔肝，活血通络；淫羊藿温补肾阳，温通经络；莪术、山甲、红藤等通经活络，软坚破瘀。现代医学研究显示，疏肝、活血化瘀中药不仅可提高体内雌激素水平，促进卵泡发育和促进黄体功能作用，还可增强垂体及卵巢的反应性，改善"肾气-天癸-冲任、胞宫"生殖轴功能，故治疗卵泡精子发育，排出障碍所致不孕症有显著疗效。

针灸治疗不孕症屡有报道，疗效肯定，尤其对功能性不孕症的治疗方面，临床和实验研究都已有很好的证明，针灸取穴主要在任脉、足三阴经和背部俞穴，这些穴位可调节冲任气血，滋肾精补肾阳，疏肝健脾，活血通脉及增强摄精受孕之功能。中药治疗不孕症，如上所述，重在温阳补肾，疏肝健脾，活血通络，以上两方根据临床辨证加减运用，配合针灸调和阴阳，改善局部气血运行，可显著提高对不孕症的疗效。

第二节 人工流产综合反应

在人工流产手术过程中，由于手术操作对宫颈及宫壁的局部刺激，引起迷走神经的反射，而出现心血管及全身一系列反应，临床上称为人工流产综合反应。

【临床表现】

腹痛，腹胀，恶心呕吐，胸闷，头晕，面色黄白，四肢发凉，出冷汗，烦躁不安或短暂意识消失，抽搐等。

【治疗】

1. 取穴
心、肾、子宫。

2. 操作
手术前 10 ~ 15 分钟，局部常规消毒后用 0.5 毫针，直刺上述耳穴 0.1 ~ 0.2 寸，持续捻转 3 ~ 5 分钟，耳部有胀热感时留针至全部手术过程。

3. 病例
杜某，女，27 岁。

妊娠 50 天，平素身体虚弱，有慢性胃痛和低血压病史。近 10 年来，因妊娠反应更难进食，经常恶心呕吐，手术前患者精神紧张，为预防人工流产综合反应的出现，手术前 10 分钟，予以上方针刺耳穴并留针，扩宫时患者无痛感，表情自然，未出现任何反应，手术顺利完成。

【按语】

人工流产综合反应，现代医学认为主要是由于人工流产时宫颈和子宫受到机械性刺激，引起迷走神经兴奋使冠状静脉痉挛，心脏传导功能发生障碍，血压下降而导致。中医学认为肾为先天之本，元气和精微贮藏之所。心为五脏六腑之主，主神明，统血脉。《素问·评热病论》云："胞脉者，属心而络于胞中。"人流手术累及心之包络，使心气受损，造成气机紊乱，元气欲脱。故而出现一系列综合反应。针刺心、肾两耳穴，可以加强心、肾两脏的功能活动，增强其应激能力，使气血、阴阳平衡协调。又针刺子宫穴，通过大脑的调节作用，抑制了迷走神经的兴奋性，从而减少或控制了人流过程的综合反应。

第三节　妊娠呕吐

妊娠早期（2~3个月）出现不同程度的恶心、呕吐、厌食，甚至食入即吐的现象，称为妊娠恶阻，又名早期妊娠中毒症。轻度的呕吐往往不必治疗，很快就自行消失，严重的容易引起酸中毒或脱水，应积极治疗。

【临床表现】

主要表现为妊娠2~3个月后出现不同程度的恶心、呕吐、厌食等症状。

【治疗】

方一

1. 取穴

中脘、足三里、阴陵泉、内关、太冲。

2. 操作方法

中脘直刺1.5~3寸，刮针手法，余穴按常规针刺，均用刮针手法，留针30分钟，每日针1次。

3. 病例

付某，女，24岁。

停经50余天，头晕，恶心、呕吐，不思食、入食则吐，周身疲倦。妇科检查：宫体增大似怀孕 2 个月。诊断：妊娠呕吐。给予补液、内服镇静剂无效，用针灸治疗，取穴：足三里、中脘、内关，手法同上，留针 30 分钟，针后呕吐减轻，饮食增加，一般情况好转，继续针 3 次而愈。

方二

1. 取穴

腰背部俞穴线。

2. 操作方法

患者取俯卧位，医者手持皮肤针，从上至下，从左侧到右侧，轻轻叩刺 3~5 次，每天治疗 1 次。

3. 疗效观察

采用皮肤针治疗妊娠呕吐患者 12 例，除 2 例经 2 次针刺无效而放弃治疗外，其余 9 例均获得较好效果。

【按语】

妊娠呕吐，中医学称"恶阻"。如《诸病源候论》称为"恶阻病"，《胎产心法》说："恶阻即恶心而饮食阻隔之义也。"《产宝》又称为"子病"。《七甲元是保》称为"病食"，《产经》谓之"阻病"。恶阻病的记载，最早见于《金匮要略·妇人妊娠病脉证并治》，云："妇人得平脉，阴脉小弱，其人渴，不能食，无寒热，名妊娠，桂枝汤主之。"又云："妊娠呕不止，干姜人参半夏丸主之。"说明中医学对恶阻早就已经有了认识。

根据古代文献记载和近代临床实践经验，恶阻的病因可归纳为胃虚、痰滞和胎气上逆 3 种，而总的原因乃脾胃虚弱。无论痰饮或胎气都是上逆犯胃才发生呕吐，如果胃气强盛，就能控制上逆之气。因此，本病的治疗除了辨证施治外，应特别注意调理脾胃。针灸治疗也是根据这一治则针中脘、上脘、建里、足三里等穴调胃和中以降逆气，再辨证取穴，或加阴陵泉、三阴交健脾而化痰饮；或加内关、太冲疏肝和胃降上逆之胎气。若孕妇体质过度虚弱或怀孕 5 个月以上者，应慎重针刺。

第四节　胎位异常

胎位不正或称胎位异常，胎位异常一般指枕后位、臀位和横位。

【临床表现】

在妊娠中期或在妊娠后期，胎儿出现臀位、横位或斜位而不能自动转为枕前位，则称为胎位异常，亦称"胎位不正"。引起胎位不正的原因有子宫发育不良、子宫畸形、骨盆狭小、盆腔肿瘤、胎儿畸形、羊水过多等因素。异常胎位在分娩时可引起难产，多需手术助产。如处理不当，甚至会危及母亲及胎儿生命。

【治疗】

1. 取穴
至阴穴。

2. 操作方法
先针至阴穴（双侧），向上斜刺 0.1～0.2 寸，捻转手法，间歇行针 30 分钟，10 分钟行针 1 次。留针时间的同时，加用艾条灸 30 分钟，每日针 1 次。

3. 病例
胡某，女，32 岁。

经产妇，末次月经 1984 年 8 月 20 日，预产期为 1985 年 5 月 27 日，孕期 30 周，产前检查为横位，宫高 32cm，胎儿心音、骨盆正常。予以上法，针灸 3 次后，妇科检查转为头位。

【按语】

中医学认为，妇女以血为本，惟气顺则血和，胎安则产顺，气血阻滞，命门真阳受损，是导致胎位不正的主要原因。灸至阴穴纠正胎位不正，中医文献早有记载，近代大量的临床实践证明，疗效属实。至阴穴为足太阳膀胱经之穴，具有疏通经络、调节气血矫正胎位之功效。

第五节　无痛分娩

产痛是妇产科临床常见的症状。关于产痛这一临床现象的产生近代多数学者认为，精神起着主导作用，并与产妇的心理基础和生理基础有关。

【治疗】

1. 取穴
合谷、三阴交。

2. 操作方法
提插捻转手法，持续行针。在分娩前 15 分钟针刺并行针，直至分娩结束。

3. 疗效观察
共治疗 11 例，6 例分娩顺利，无任何不适。3 例仅当子宫收缩时，出现小腹拘紧不适的感觉。2 例止痛不佳，产妇呻吟，不能合作并处于不安状态。

【按语】

针灸无痛分娩，近代临床已有不少报道，控制产痛效果良好。

针灸所以能够治疗产痛，可以从以下角度去分析：人感到痛、酸、胀、重、麻是有物质基础的。神经系统特别是其高级部位——脑是感觉的物质基础。分娩所产生的痛觉和针刺穴位所引起的针感，都是脑对客观外界作用的反应。针刺有关的穴位后引起的神经冲动和分娩刺激引起的神经冲动，经神经传到脊髓和脑的某些地方，在那里相互作用，在一定的条件下，使痛觉减轻或者不痛，达到镇痛的效果。脑和脊髓中一种感觉消除或减弱另一种感觉的现象,在日常生活中是很多见的。如搔抓止痒、按压止痛等。有关科学实验也说明这种现象是客观存在的。

刺激身体的一定部位,当刺激达到一定大小时,就会产生痛觉,这种刺激的大小称为痛阈。痛阈愈高,表示引起痛觉所需要的刺激强度愈大。因此针刺治疗产痛时,针刺强度(刺激量)是一个很重要的问题,而针刺强度关键在于取穴和手法,准确的选穴和适当的手法才能够提高痛阈,达到无痛分娩的目的。针刺麻醉的临床实践也证明了这一点。针刺手法的重要性可以从在针麻下施行剖宫产术的针刺操作过程中得到启发。如"中国福利会国际和平妇幼保健院"取双下肢的曲泉、足三里、三阴交、地机四对穴,行针手法以捻转为主,使受术者保持酸、胀、重等感觉。一般捻转频率在 140 次/分左右,捻转幅度为 180°左右。进行剖宫产收到了良好麻醉止痛效果。此针刺手法和所取穴位,可作为在针灸治疗产痛过程中的借鉴。

第六节 催 产

孕妇在临产时,具有腰酸腹痛的正常情况下,而不分娩者,除了胎位不正或交骨不开而需要手术者外,一般为无经验的初产妇,由于浆胞虽破而腹压阵痛不紧,故不能顺利分娩。

【治疗】

1. 取穴
肾俞、大肠俞、委中。

2. 操作方法
肾俞成45°角向下斜刺 1~1.5 寸,大肠俞直刺 1~1.5 寸,均用提插刮针手法;委中直刺 0.5~0.8 寸,捻转手法,持续行针 5~10 分钟即起针。

3. 病例
田某,38 岁,职工。

怀孕 3 个月，原想到妇产科引产，后因针治肾盂肾炎，按上法针后约 2 小时开始有腹痛感，后逐渐加剧，俟至针后约 3 小时顺利流产。

【按语】

针灸的催产作用中医学早有记载。近代临床实践和有关科学实验证明，针灸亦确有催产作用。但是针灸用于流产，现代资料尚未见有报道。上例田某因患慢性肾盂肾炎而采用针灸治疗，针刺后约 3 小时顺利流产。根据以下情况分析，认为此流产系针刺的作用：①田某无习惯性流产；②此次怀孕是第 5 胎，前 4 胎均足月顺产；③患慢性肾盂肾炎已 6 年，第 3、4 胎未因本病而流产；④针刺后未剧烈活动、无扭腰及其他流产因素。

今将此病例予以介绍，目的有三：其一，引以为戒，避免造成流产事故；其二，抛砖引玉，望同道共同研究和探讨针灸的流产作用及其机制；其三，可用此法帮助胎位正常，但无分娩经验的初产妇顺利分娩。

第七节　产后血晕

产后血晕系因产妇分娩以后，失血过多而引起。

【临床表现】

产后突然发生头晕，眼花，面色苍白，伴有恶心、呕吐，心悸，气短等。

【治疗】

方一

1. 取穴

气海。

2. 操作方法

取仰卧位，患者下肢屈曲。用艾条灸气海 30～60 分钟。

方二

1. 取穴

主穴为百会、足三里。呕吐配中脘；心悸配内关。

2. 操作方法

百会沿皮向前针 0.3～0.5 寸。内关针 0.5～0.8 寸。中脘、足三里针 0.5～1 寸，均用刮针手法，间歇行针 5～15 分钟，5 分钟行针 1 次。

3. 病例

王某，39 岁。1976 年 7 月 11 日初诊。

第 3 胎顺产已 5 天。因突然头晕、眼花、恶心而就诊。检查：面色苍白，自觉四肢麻木，心悸。血压 100/60mmHg，体温 36℃，脉沉细。诊断为产后血晕。治法：针百会、足三里、内关。手法及行针法同上，并用艾条灸气海 30 分钟。针灸后症状即时减轻，每日针 1 次。

二诊（7 月 12 日）：血压 105/63mmHg，头晕显著好转，四肢已不麻木，有时仍心悸。针百会、内关，手法及行针法同上，仍用艾条灸气海 30 分钟。

三诊（7 月 13 日）：症状基本消失，又灸气海 1 次而痊愈。

【按语】

血晕大都由于阴血暴亡、心神不守所致，因心主血而藏神，肝藏血又藏魂；产后失血过多，心肝血虚，肝虚则魂无所附而目眩，心虚则神不守舍而心悸。因此，本病的治疗，应以灸为主，并根据临床表现，选取有关穴位针刺治疗，但手法宜轻，留针时间不宜太久。

第八节 缺 乳

产后乳汁不足或完全无乳，称为缺乳。

【临床表现】

产后乳汁很少，甚或点滴不下，有时乳房胀痛，胸闷不畅，或食欲不振。

【治疗】

方一

1. 取穴

膻中、少泽、足三里。

2. 操作方法

少泽用三棱针点刺出血；膻中向下沿皮刺 0.3~0.8 寸，捻转手法，足三里针 1.5~2 寸，提插捻转手法，间歇行针 15~30 分钟，5~10 分钟行针 1 次。行针期间并用艾条灸足三里 15~30 分钟。

3. 病例

胡某，26 岁。1979 年 3 月 28 日初诊。

因产后乳汁不下，乳房胀痛，服药无效而要求针灸。采用上法治疗，用三棱针点刺双侧少泽、膻中、足三里，手法同上，间歇行针 30 分钟，10 分钟行针 1 次，行针期间并用艾条灸足三里 30 分钟，每日针灸 1 次。

二诊（3 月 30 日）：经 2 次针灸治疗，乳汁明显增加，夜间已基本够量，又按上法治疗 2 次，乳房膨胀，乳汁分泌正常。

方二

1. 取穴

心俞（双）。

2. 操作方法

正坐垂肩，患者头微前倾。先直刺 0.3～0.5 寸，捻转刮针手法，产生酸麻胀感后将针提至皮下，再以 30°角分别向脊柱和肾俞方向刺 0.8～1.2 寸，短促行针。两侧心俞穴均用此法针刺，起针后各拔火罐 10～15 分钟，间日治疗 1 次，一般 2～3 次即愈。

3. 病例

刘某，30 岁，教师。

分娩半个月内乳汁充足，从分娩第 16 天突然乳汁减少，并有乳房胀痛、胸闷不舒等症状。按上法治疗 2 次后，乳汁分泌恢复正常。

【按语】

缺乳是妇产科临床上的常见病证。本病中医学文献多有记载，其致病原因不外以下几方面：①气血亏虚，冲、任脉不调；②肝气郁结，乳脉不行；③气滞血凝，经脉壅滞。故本病的治疗以"通络行滞"为主，而"行"应根据具体情况而定，气血亏虚者宜补而行之，肝郁血凝者宜疏而行之，针灸治疗即根据这一原则选穴施术。气血亏虚者一般用方一治疗。膻中，少泽两穴治疗缺乳，如《针灸大成·妇人门》载："无乳：膻中灸、少泽补，此二穴神效。"膻中为八会穴之一，能宽胸利膈，宣通三焦气血的阻滞；足三里为胃经合穴，能调胃健脾，补中益气，而滋生化之源，故气血不足而致缺乳者用之每收效益。若肝气郁结者可用方二治疗，心主血脉，心俞为心之俞穴，能行血气通脉络，且能疏肝理气、活血祛瘀。故采用较强的针刺手法治之而获速效。

第九节　子宫肌瘤

子宫肌瘤是女性生殖器官最常见的一种良性肿瘤，多发生在 30 岁以上的中年妇女，瘤体大小不一，常见多发性。临床分为间质性肌瘤（生长在宫壁肌层内）、浆膜下肌瘤（长在子宫浆膜下）

和黏膜下肌瘤（向子宫腔内生长，有时肌瘤由子宫颈突入阴道内）。

【临床表现】

主要为阴道出血和压迫症状。间质性和黏膜下子宫肌瘤可引起月经量过多或经期延长。黏膜下肌瘤还可引起阴道不规则性出血，若出血过多过久，可致严重贫血。白带增多，常为血性或脓样，有臭味。还可出现痛经、腹痛和大小便困难等压迫症状。

【治疗】

1. 取穴

取穴分2组，子宫、曲骨、足三里、三阴交为1组；大肠俞、秩边为2组。

2. 操作方法

子宫穴直刺1.5~3寸，刮针手法；曲骨直刺1~1.5寸，刮针手法；大肠俞直刺1.5~3寸，徐徐提插刮针手法；秩边直刺1.5~3寸，提插刮针手法；足三里和三阴交按常规针刺，间歇行针30~60分钟，10~20分钟行针1次，每日针1次，7~10天为1个疗程，疗程间隔2~3天。

3. 病例

患者，女，46岁，肯尼亚人。

近3年来，行经时腹痛，腰痛，月经量大。本月来潮经量特大，连续6天未止，经某医院妇科检查诊断为子宫肌瘤，予以上方针刺，每日针1次，每次间歇行针60分钟，20分钟行针1次，10天为1个疗程，疗程间隔2天，针灸2个疗程后，再次月经来潮，月经明显减少，腹痛、腰痛均减轻。共治疗8个疗程，B超检查未发现子宫肌瘤。

【按语】

子宫肌瘤属于中医学"癥瘕"的范畴。在《灵枢·水胀》就有类似的记载。瘕即腹内肿块而言，子宫肌瘤的病因尚不十分明了，中医认为经络阻滞，气血运行不畅，瘀而成瘕，针灸治疗子宫肌瘤有一定疗效。因为针灸能疏通经络，理气化滞，活血化瘀，使子宫肌瘤过度增长的不成熟细胞分化瓦解，吸收变成代谢产物，排出体外，从而促使肌瘤停止发育，萎缩消失。

针灸治疗较小的子宫肌瘤疗效肯定，具有手术和药物治疗达不到的效果。更适用于未婚女青年和已婚未孕的年轻妇女子宫肌瘤患者，而且实践证明，针灸治愈的子宫肌瘤患者远期疗效也比较满意。

大肠俞和秩边这组穴，笔者在长期的临床实践中发现，不仅治疗子宫肌瘤有良好效果，对其他妇科疾病，也有良好的治疗作用。

第十节　月经不调

健康女子，通常到了 14 岁左右，月经开始来潮，逐月 1 次，每次持续 3~5 天，颜色鲜红，数量 50~100mL，一般到 45~50 岁停经。中间除妊娠、哺乳而外，都是有规律的按期而行，这是一种正常的生理现象。

【临床表现】

经期失常为其临床表现，若经期超前 7 天以上的称为月经先期；经期落后 7 天以上的称为月经后期；或先或后没有定期，而前后差错也都在 7 天以上的称为月经先后无定期；以上情况连续 2 个月以上或有行经期、经色、经量改变的均可称为月经不调。

【治疗】

方一

1. 取穴
主穴：关元、血海、三阴交。配穴：天枢、足三里。

2. 操作方法

血海两边同时下针，用捻转手法，有的酸胀感直达少腹子宫部，余穴按常规针刺，捻转或刮针手法，每日针 1 次，7 天为 1 个疗程，疗程间隔 2 天。少腹部可针后加灸 30 ~ 60 分钟。

3. 病例

宋某，女性，34 岁。

30 岁时患月经不调，月经前后无定期，经色紫暗，有血块，行经时腹胀腰酸；经量可。先针血海穴，两边同时针刺，并行捻转术，酸麻胀感放射到少腹部，后针天枢、关元、三阴交、足三里。天枢、关元刮针手法，余穴捻转刮针手法，每日针 1 次，7 天为 1 个疗程，共计 3 个疗程而愈。

方二

1. 取穴

主穴为阿是穴，关元、血海。配穴为足三里、三阴交、阴陵泉。

2. 操作方法

月经不调患者多数在腰骶部有痠痛反应，此处即阿是穴。阿是穴针后拔火罐，针关元时用 3 寸毫针先垂直针刺，针深至 2.5 寸左右，徐徐上下提插数下，可有酸胀反应反射到整个少腹部，再将针提至皮下向中极穴方向刺（约 45°角）透至中极为度，也做提插手法，有强烈针感后留针 15 ~ 30 分钟；针血海、三阴交时，宜两侧同时进针，用捻转手法，针感到达少腹部的为佳，有针感后留针 15 ~ 30 分钟。

3. 病例

张某，女，26 岁。

月经先后无定期已 6 年，结婚 3 年无生育，兼有口干、失眠、倦怠无力等症状。经血来潮腹痛，经色紫黑成块，腰骶经常酸痛，经期加重。按上法治疗 6 个疗程，经期即恢复正常，后怀孕生子。

【按语】

月经不调，是指月经周期、经量、经色等发生异常的现象，其致病原因很多，病情也相当复杂。中医学早在秦汉时代已对女子生理的月经问题有了相当认识。《素问·上古天真论》说："女子二七而天癸至，任脉通，太冲脉盛，月事以时下，故有子。……七七任脉虚，太冲脉衰少，天癸竭，地道不通，故形坏而无子也。"这充分说明了妇女的月经机制，自成熟到退化的整个过程和作用，从而认识到妇女的生殖年龄自 14 岁开始至 49 岁终了。天癸至是指女子性腺功能已达成熟时期，天癸竭是指性腺功能已达衰退时期，天癸虽不是专指月经，但两者是互相分不开的。《内经》这几句话，乃是说天癸是月经来源的主要因素，有了天癸以后，便能使任脉通、太冲脉盛，月经才能按时来潮。否则，就造成月经不调，而影响了妇女的生殖。如王子亨说："经者常候也，谓候其一身之阴阳愆状，知其安危，故每月一至，太过不及，皆为不调。阳太过则先期而至，阴不及则后时而来，其有乍多乍少，断绝不行，崩漏不止，皆由阴阳盛衰所致。"一般中医书籍多以先期为热，后期为寒，过多为有余，过少为不足。其实先期亦有属寒的，后期也有属热的，过多也有属虚的，过少也有属实的。必须结合全身症状以及月经的色、质、量等仔细分辨，切忌偏执一见，贻误病情。正如程钟龄《医学心悟》说："假如脏腑空虚，经水淋漓不断，频频数见，岂可使断为热；又如内热血枯，经脉迟滞不来，岂可便断为寒。必须察其兼症，如果脉数内热，唇焦口燥，畏热喜凉，斯为有热；如果脉迟肤冷，唇淡口和，喜热畏寒，斯为有寒……再问其经水血多色鲜者，血有余也，血少色淡者，血不足也。"

治疗月经不调，应以"调经"为主。施治的方法因症而异。针灸治疗本病，主要根据虚实寒热的不同病因和表现，确定或针或灸或针灸同用。偏虚偏寒者多针灸同用以灸为主，实热偏盛者多以针刺为主。以上诸方取穴虽不尽相同，但均可收到相应的治疗效果。主要常用穴位有气海、关元、中极、血海、三阴交、足三里、肝俞、脾俞、太冲、命门、肾俞、曲池、内关、行间等穴，根据病情辨证应用。用气海、关元调一身之元气，以气为血之帅，气足则统血自调；中极调任脉以通地道；血海能直达血分而行瘀积；太冲、行间、肝俞能泄肝胆郁热；三阴交通三阴经的经气，平三阴之火，以清热养阴；脾俞、足三里以健运脾胃，使气血充足，则月经自调；命门温阳；配肾俞以补肾益精，月经后期因于虚寒的最为适用；配曲池清血中之邪热，用于月经先期实热患者。

第十一节　围绝经期综合征

围绝经期综合征，过去称更年期综合征。由于更年期定义模糊，1994 年 WHO 废弃"更年期，"推荐改用"围绝经期"一词，围绝经期妇女由于性激素水平降低所致的躯体及精神心理症状者称为围绝经期综合征。绝经是指月经完全停止 1 年以上。围绝经期是指从绝经过渡期至绝经后 1 年。绝经过渡期是指月经周期出现明显改变至绝经前的一段时期，通常在 40 岁后开始，历时约 4 年，长者可过 10~20 年。卵泡不可逆的减少是绝经发生的原因，围绝经期妇女卵巢功能逐渐衰退，由于卵泡成熟障碍导致无排卵，首先表现孕激素不足，绝经后无孕酮分泌。

【临床表现】

主要表现为月经紊乱，烘热汗出，失眠健忘，烦躁易怒，抑郁寡欢及心悸、胸闷、身体乏力，肌肉关节疼痛等。

【治疗】

1. 取穴

内分泌、卵巢、子宫、神门、脑、心、肝。

2. 操作方法

用王不留行籽贴压以上耳穴（单侧耳穴），3～5 天换贴另一侧。如此循环、贴压，直至症状消失或明显减轻。

3. 病例

刘某，女，48 岁。1987 年 11 月 8 日初诊。

患者近 3 年来一直情绪不稳、易激动、烘热汗出，月经周期紊乱，2～3 个月月经来潮一次，量少、色黑，伴腰痛、心悸、失眠。予以上方贴压 2 次，症状即减轻，失眠、头痛好转，5 次后情绪较前稳定，汗出明显减少，共贴压 11 次，自觉症状消失。随访半年，疗效巩固。

【按语】

中医学认为围绝经期综合征以"肾阳虚为本，心肝火旺为根"，是多个脏腑多条经络参与病变。《灵枢·口问》载："耳者，宗脉之所聚也。"耳与周身经络系统有着广泛的联系，耳穴研究表明，机体的每一个脏腑组织器官均在耳穴上有特定的投射区，耳穴分布犹如一个"倒置的胎儿"。因此人体的各脏腑组织器官的生理、病理变化，都可反映到耳郭的特定区域内。另有研究表明，针刺这些耳穴反应区就可以治疗对应的机体部位的疾病。因此，贴压耳穴治疗多脏腑、多系统功能失调引起的围绝经期综合征是有科学依据的。

潮热汗出是更年期妇女最典型的临床表现，是多种因素综合作用的结果。更年期综合征患者的下丘脑 $\beta-EP$ 含量减少，导致了下丘脑神经介质的不稳定，产生潮热症状。有关研究表明，耳穴贴压可升高更年期患者体内的雌激素和 $\beta-EP$ 水平，从而改善更年期症状。因此，耳针疗法不仅促进雌激素（E_2）分泌，很有可能也同时升高了血清 $\beta-EP$ 水平，从多条途径上调整下丘脑体温调节中枢的功能，因而对潮热等有很好的治疗作用。

失眠也是围绝经期综合征患者最常见的症状之一，此期的睡眠障碍有特殊的病理机制：①雌激素水平下降导致血管舒缩失常，机体昼夜节律变化，应激反应增强可影响睡眠。②围绝经妇女情绪障碍，也可影响睡眠。如上所述，耳穴贴压可有效减轻潮热汗出症状，因此对改善睡眠有很大的帮助。另外，由于耳郭神经分布十分丰富，刺激耳穴可以调节中枢神经系统的功能，有效改善睡眠。可见贴压治疗围绝经期失眠，从神经和内分泌两个方面发挥作用，因而可收到显著的临床效果。

第十二节　宫颈腺体囊肿

宫颈腺体囊肿又称宫颈纳氏囊肿，它同宫颈糜烂、宫颈息肉一样，是慢性宫颈炎的一种表现。该病是因宫颈糜烂愈合过程中，新生的鳞状上皮覆盖宫颈腺管口或伸入腺管，将腺管口阻塞；腺管周围的结缔组织增生或瘢痕形成压迫腺管，使腺管变窄甚至阻塞，腺体分泌物引流受阻，滞留形成的囊肿。

【临床表现】

检查时可以看到宫颈表面突出多个大小不一的青白色囊泡（并非紫色），内含黏液，小的如米粒大，有的如玉米粒大，有的可以长得很大，突出于宫颈，甚至到达阴道口。根部与宫颈之间有蒂相连，常合并宫颈肥大。

【治疗】

1. 取穴
分2组取穴，大肠俞、秩边、委中、三阴交为1组；天枢、气海、足三里、阴陵泉、三阴交为2组。

2. 操作方法
天枢直刺1~1.5寸，刮针手法；气海直刺1.5~3寸，刮针手法；大肠俞直刺3寸，徐徐提插刮针手法；秩边直刺3寸，提插捻转手法；余穴按常规针刺，每日针1次，7~10天为1个疗程，疗程间隔2~3天，2组穴按疗程轮换针刺。

附：中药处方：桃仁 15g，当归 20g，白芍 15g，甘草 20g，蒲公英 30g，茜草 30g，牡丹皮 15g，川芎 15g，木通 15g，附子 6g，生地黄 9g，虻虫 9g，白花蛇草 30g，水煎服，每日 1 剂，2 次分服。

3. 病例

崔某，女性，36 岁。2007 年 7 月 12 日初诊。

腰骶部酸痛半年余，劳累后症状加重。白带增多、黏稠，经期尚规则、月经量多，有血块。彩超示：宫颈囊肿（大小约 8mm ×4mm），妇科检查示：轻度宫颈糜烂。给予中药及针灸治疗 1 个月后，患者腰骶部酸痛症状消失，白带转清，月经量较前减少、色红、无血块。复查彩超示：子宫及双附件未发现异常，查体宫颈糜烂消失。随访 1 年，未再复发。

【按语】

该病相当于中医学的"癥瘕""肠覃""石瘕""瘕聚"等。本病最早见于《内经》，当时称为瘕聚，《素问·骨空论》云："任脉为病，女子带下瘕聚"。说明两千多年前，中医学对本病就有了一定的认识。其发病的机制、部位和症状，在《灵枢·水肿》中，根据不同的情况，分成石瘕和肠覃，并做了扼要的阐述："石瘕生于胞中，寒气客于子门，子门闭塞，气不得通，恶血当泻不泻，血不能留，日以益大，状如怀子，月事不以时下。""肠覃……寒气客于肠外，与卫气相搏，气不得荣，因有所系，癖而内着，恶气乃起，息肉乃生。其始生也，大如鸡卵，稍以益大，至其成，如怀子状。久者离岁，按之则坚，推之则移，月事以时下。"具体的说明了石瘕和肠覃在病因、症状上的区别。给后世治疗癥瘕指出了方向。隋朝巢元方等在《诸病源候论》中总结为："癥瘕者，皆由寒温不调，饮食不化，与脏气相搏结所生也。其病不动者，直名为癥，若病虽有结瘕而可推移者名为瘕。瘕者假也，谓虚假可动也。"其致病原因，中医学认为起居不慎，精神抑郁，以致气滞血瘀而成。如《妇人规》说："瘀血留滞作癥，惟妇人有之……或恚怒伤肝，气逆而血留，或忧思伤脾，气虚而血滞；或积劳积弱，气弱而不行……一有所逆，则留滞日积，而渐以成癥矣。"

针灸治疗本病，在中学文献中早有记载，如《针灸甲乙经》载："胞中瘕，子门有寒，引髋髀，水逆主之。"《针灸大成》载："瘕聚：关元。"又"食积血瘕，肤中隐痛：胃俞、行间、气海。"近代临床实践证明针灸治疗妇科囊肿有良好的效果。本文介绍的病案，就是很好的例证。针灸治疗本病主要是采用局部选穴和循经选穴的方法，天枢、气海、大肠俞是局部选穴，有破血消坚、活血祛瘀之功。足三里、三阴交、阴陵泉、足三里等穴为循经取穴，这些穴位有理气行滞、健脾化痰的作用。综上所述，本方能理气行滞，破血消坚，导痰消积，故治疗本病有显著功效。

第十三节　女阴瘙痒

女阴瘙痒是一个症状，可由多种妇科疾病引起。如滴虫性阴道炎、霉菌性阴道炎等。

【临床表现】

患者阴部瘙痒，白带多为其主要症状。

【治疗】

方一

1. 取穴

曲骨、关元、曲池、足三里、三阴交、太冲。

2. 操作方法

上穴按常规针刺捻转刮针手法，间歇行针 30~60 分钟，10~20 分钟行针 1 次，每日针 1 次。

3. 病例

例一：刘某，女，42 岁。

阴部瘙痒已 5 余年，经常反复发作，近 1 周来，发作更加严重，往往彻夜不眠。其痒甚剧，白带多。多次经妇科检查及用药治疗，效果不明显。要求针灸治疗，用上法针刺 1 次，针后痒即大减。继续针治 7 次，逐渐痊愈。

病例二：杜某，女，38 岁。

阴部瘙痒，白带多 3 年，伴小腹痛及小便失禁，有咳嗽即遗溺。经妇科检查：阴道滴虫、宫颈糜烂。用上法针灸治疗，每日针 1 次，针 5 次后，痒感减轻，小便失禁亦渐好转，共治疗 11 次，小便已能控制，痒感基本消失。

方二

1. 取穴

主穴：八髎、环跳、曲骨。配穴：三阴交，曲泉、委中、血海。

2. 操作方法

用捻转手法间歇行针 30～60 分钟，10～20 分钟行针 1 次，每日针 1 次。针后再用艾条灸烤外阴部位 30～60 分钟，痒时灸至不痒，不痒时灸时可痒（甚则剧痒），再继续灸至不痒为度（患者睡前自己灸）

3. 病例

耿某，女，成年。

阴门瘙痒 3 年多，白带多，经妇科检查有滴虫性阴道炎，针八髎、环跳、曲骨、三阴交，按上法针灸 5 次，症状消失。

【按语】

女阴瘙痒症是妇科门诊常见的一种疾病，虽无致命的危险，但给患者带来很大的痛苦，甚至引起失眠等其他病症。本病发生的原因，有的因湿热下注，有的因肝经有热，如《妇人良方大全》说："妇人阴内痒痛，此……湿热所致……若阴中有虫痒痛，亦属肝木。"又说："妇人胸膈不利，内热作渴，饮食不甘，肢体倦怠，阴中闷痒，小便赤涩，此郁怒伤肝脾所致。"《女科经论》

引徐春甫说："妇人阴痒，多属食虫所为，始因湿热不已。"治疗多以清热除湿为主，热去湿除，虫即失去生存的条件，自然死亡，病可随之痊愈，若兼有除湿杀虫之药外洗则收效更快。

针灸治疗阴痒，中医学早有记载。《针灸甲乙经》载："女子下苍汁不禁……阴中痒……下窍主之。月水不通……阴痒，阴交主之。肤满疝积……绝子阴痒，刺石门。""阴痒及痛，经闭不通，中极主之。"从以上记载，可以看出我们的祖先在长期同疾病的斗争过程中，已经积累了针灸治疗阴痒的经验，并且根据阴痒的不同致病因素和在临床上表现的不同症状而选取不同的穴位对症治疗。在近代临床实践中也证实针灸治疗阴痒效果良好。针治所以有效，是因为针八髎、环跳能清肝胆湿热；关元、血海清血化湿；三阴交疏肝健脾化湿；委中清热化湿；中极、曲骨、曲泉能行气利湿，又用艾条灸之能除湿杀虫。诸穴配合，有清热除湿杀虫的作用，故能达到治愈阴痒的目的。

第十四节　功能性子宫出血

由于内分泌功能紊乱引起的月经周期不规律，阴道内大量出血，妇科检查找不到明显器质性病变者，称功能性子宫出血。

【临床表现】

月经过多和行经期延长为本病的主要特征。并伴有月经周期紊乱、贫血、头晕、腹痛、乏力等。

【治疗】

方一

1. 取穴

腰骶部阳性反应部位。

2. 操作方法

取俯卧位。本病患者大多在腰骶部位有酸沉或胀痛感，根据其反应部位面积的大小，选 2~6 个针刺点（脊柱两侧各 1~3 个），针 1~1.5 寸，提插刮针手法，间歇行针 30~60 分钟，10~20 分钟行针 1 次，若在大出血时针刺，可用以上手法，持续行针至出血减少或停止后，再间歇行针 30~60 分钟，10~20 分钟行针 1 次。起针后在脊柱两侧，阳性反应部位各拔火罐 1 个，每次 10~15 分钟。每日治疗 1 次。

3. 病例

宋某，18 岁，未婚。1964 年 8 月 7 日初诊。

子宫出血，月经周期紊乱 6 个多月，经水量多，色淡，经期持续 10~15 天，妇科检查无器质性病变。患者自觉腰骶部位胀沉酸痛，伴有头晕、腹痛、乏力等症状。检查：面色苍白，精神萎靡，苔白，脉濡弱。诊断为功能性子宫出血。按上方治疗，针后拔火罐，第 1 次在脊柱两侧各针 2 针，刺 1.5 寸，手法同上，间歇行针 30 分钟，10 分钟行针 1 次，起针后拔火罐 15 分钟。

二诊（8 月 8 日）：出血量显著减少，头晕等症状亦好转，针法同上。

三诊（8 月 9 日）：子宫出血基本已止，头晕、乏力等症状亦显著减轻，在脊柱两侧各刺 1 针，手法同上，持续行针 3 分钟即出针。

四诊（8 月 10 日）：诸症消失，又按 9 日针法治疗 1 次，停针观察。

随访 6 个月，月经正常。

方二

1. 取穴

神阙。

2. 操作方法

将小方巾 1 块铺在神阙部位，上摊厚 2~3 分、面积约 10cm×10cm 的一层食盐，上置底面直径约 3~5cm、高 2~3cm 之圆锥形艾炷，点燃施灸，每次灸 3~5 壮，每日灸 1 次。或用食盐 0.5~1kg，炒热后分成 2 包，轮换交替熨烤神阙部位，每次 1

~2 小时。

此法为民间验方，实践证明效果良好。

【按语】

功能性子宫出血为妇科常见病之一。属于中医学"崩漏"的范畴，中医文献中早有论述，如《医宗金鉴》载："妇人行经之后，淋漓不止，名曰经漏；经血突然大下不止，名为经崩。"多因肾、肝、脾不足，导致冲、任脉亏损不能固摄而致崩漏。

针灸治疗崩漏中医学早有记载，如《针灸甲乙经》载："妇人露下……血海主之。"《针灸大成》载："血崩漏下：中极、子宫。"《灵枢》载："病注下血，取曲泉。"可见我们的祖先已经积累了丰富的临床经验。

笔者在临床实践中体会到，不但功能性子宫出血，针灸治疗有显著效果，即对器质性子宫出血也有一定的止血作用。笔者曾治疗子宫瘤引起大出血 1 例，用方 1 治疗，持续行针约 30 分钟，出血即止。后经妇科检查系子宫瘤引起出血，随手术摘除。

第十五节　闭　经

闭经在临床上分原发性和继发性 2 种。女子已过青春期而未来月经者，称为原发性闭经；曾有月经，以后病理性停经 3 个月以上而不来潮者，称为继发性闭经。继发性闭经多因贫血、营养不良，感受风寒及精神刺激等引起。

【临床表现】

患者常感腰痛，乏力，周期性腹部不适（月经期）；严重的可伴有头昏、失眠、脘腹胀闷、食欲不振或面黄肌瘦等衰弱现象。

【治疗】

1. 取穴

主穴为天枢、气海、三阴交。失眠、易躁者配安眠2、内关；脘腹胀闷配中脘、足三里；气血不足、体质虚弱者配四花穴。

2. 操作方法

取仰卧位，下肢屈曲。天枢针0.8~1寸，气海针1~1.5寸，均用提插刮针手法；足三里针1~1.5寸，三阴交针0.5~1寸，均用捻转手法；中脘针1.5~2寸，提插刮针手法。以上各穴均间歇行针15~30分钟，5~10分钟行针1次。安眠2针0.5~1寸，刮针手法，内关针0.5~0.8寸，捻转手法，此2穴短促行针。四花穴、气海隔姜片灸，艾炷一般如枣核大，灸之姜片萎枯为度，灸后可起疱，灸1次即可。治疗时间在相当于经期或经期前3~5天为宜，每日针灸1次，针至经期后2~3天停针，每月均在此时间内治疗，直至痊愈。若按此法针治2~3个月仍无效时，应停止本方治疗。

3. 病例

张某，女，24岁，已婚。1966年11月20日初诊。

1966年5月1日结婚，结婚前2个月闭经。过去行经周期为28天，行经5天，经色正常。于1月份经水来潮时，因蹚水受凉而经水突然停止。2月份来潮时，经血紫黑成块且量少。从3月份开始完全闭经。自觉腰痛乏力，精神萎靡，食欲不振。妇科检查无异常，苔薄白，脉沉细。诊断为继发性闭经。按上法，在相当于月经来潮前3天开始针灸治疗。针天枢、气海、中脘、足三里、三阴交，手法同上，行针30分钟，每日1次，针至经期后2天。并用艾炷隔姜片灸气海；艾炷如枣核大，姜片1分厚，灸2壮时患者有温热感，灸至3壮，有灼热感并有微痛，灸至5壮，姜片萎枯，施灸部位起疱。第2个月按上法治疗至第4天，月经来潮，但量少色暗，余症均减轻。第3个月，经水量增多，经色基本恢复正常并怀孕，后生1男孩。

【按语】

闭经一病，中医学早有记载，如《素问·阴阳别论》载："三阳之病发心脾，有不得隐曲，女子不月。"《金匮要略·妇人杂病脉证并治》载："妇人之病，因虚、积冷、结气为诸经水断绝。"闭经就其病因及表现症状来看，不外虚实两端，风冷、气郁、血瘀，痰阻是血滞之源，失血、脾虚、劳损是血枯之因。血滞经闭多属实，血枯经闭多属虚。

针灸治疗闭经，一般根据虚实的不同表现而采取相应的措施，或针或灸，或针灸同施。例如血滞经闭以针为主，血虚经闭以灸为主，但有时血虚和血滞经闭在临床上不易区分，或虚中夹实，或实中夹虚的情况常见。因此，在临床上需要仔细诊查，灵活掌握，不可死板拘泥，方能取得应有效果。

第十六节　痛　经

凡在行经前、后或行经过程发生腹部剧烈疼痛时，称为痛经。痛经系一种自觉症状，临床上分为原发性和继发性 2 种。月经初潮时下腹部疼痛者为原发性痛经；行经以后发生的下腹部疼痛称继发性痛经。痛经常由于精神因素及生殖器官病变等引起。

【临床表现】

在经期内或经期前后发生下腹部剧烈疼痛为主要表现，严重的可伴有恶心、呕吐或其他不适感。腹痛程度轻重不一，疼痛性质多为钝痛、刺痛或绞痛。

【治疗】

方一

1. 取穴

气海、天枢、足三里。

2. 操作方法

取仰卧位，下肢屈曲。气海用3寸长毫针先直刺1.5~2寸，上下徐徐提插3~5次后，再将针提至皮下，向中极方向透刺2~2.5寸，按上法上下徐徐提插3~5次，有强烈的沉胀感后留针15~30分钟；天枢针1.5~2寸，刮针手法，留针时间同气海；足三里针1.5~2寸，提插捻转手法，持续行针至腹痛减轻或消失后留针，与上2穴同时起针。

3. 病例

王某，女，26岁，未婚。

患痛经5~6年，经期腹痛，经色紫黑成块，手足发热，伴有头痛、腰痛、乏力、食欲不振等症状，经妇科检查无异常。曾口服镇痛，镇静等药物治疗均无效。诊断为痛经。用上法针后疼痛即止，共针3次而愈，未再发。

方二

1. 取穴

腹痛部位。

2. 操作方法

取仰卧位，下肢屈曲。医者手持点燃之艾条，用平行移动法灸烤腹痛部位，每次灸烤30~60分钟，灸至腹痛减轻或消失为止，每日灸1次。行经腹痛患者，可在来潮前2~3天开始施灸，每次灸15~30分钟，可控制发作或减轻症状。亦可让患者自己灸烤。

3. 病例

王某，女，24岁，未婚。1967年9月7日初诊。

痛经3年，经期后痛，有时呈剧烈性疼痛，遇寒则剧，得温则轻。此次因持续性剧烈疼痛30分钟而就诊。检查：体质瘦弱，经行已3天，经水量少而色淡，腹痛喜按，脉细缓，苔薄白，曾经妇科检查无异常发现。诊断为痛经。用上法灸烤10分钟痛止，嘱其每次月经来潮前2~3天开始灸烤，每次15~30分钟，灸至行经期后。按此法治疗3个月，痛经未再发作。

【按语】

痛经是常见的妇科病之一，多见于青年妇女，多因感受风寒，情志抑郁，内伤气血所致。如《诸病源候论》载："妇人月水来腹痛者，由内伤气血，以致体虚，风冷客于胞络，损伤冲任之脉。"《丹溪心法》载："临行时腰腹疼痛，乃是郁滞，有瘀血。"在临床上根据其病因和病机一般分为"虚寒型""实热型"和"血瘀气滞型"等。

针灸治疗本病是根据"通则不痛"的理论，采用"寒者温之""热者寒之""虚则补之""实则泻之"的原则辨证取穴施治，一般"虚寒型"多用方二治疗，方一亦可配合用之；"实热型"和"血瘀气滞型"以方一为主，天枢、气海、足三里为主要针刺穴位。气海为气之海，呼吸之根，藏精之所，为下焦之要穴，针之可益脏真，回生气，温下元，振肾阳；天枢乃大肠之募穴，能分理水谷糟粕，清导一切滞浊，与气海相配，取气海振下焦之阳，取天枢调理肠胃之气，以利运化，故针灸配合。上穴或针或灸，对妇女腹胀痛，虚劳羸瘦，积寒痼冷及血瘀气滞等均有良效。

第十七节　带　下

白带仅是一个症状，很多病症如慢性宫颈炎、滴虫性阴道炎、霉菌性阴道炎、老年性阴道炎及盆腔炎等，均可有各种不同性质的白带增多。

【临床表现】

阴道分泌物增多，颜色或黄或白或赤白相杂，有腥臭味；伴有腰痛、腹痛、纳差、头晕、乏力及心悸气短等。

【治疗】

方一

1. 取穴
主穴为八髎、三阴交。小腹胀痛配气海、足三里；纳差配脾俞、中脘；心悸气短配内关、膻中。

2. 操作方法
八髎每次选 1~2 个，针 0.5~1.2 寸，提插捻转手法，持续行针 1~2 分钟，起针后拔火罐 10~15 分钟；三阴交针 0.8~1寸，短促行针；腹胀痛者针气海 1.5~2 寸，提插刮针手法；足三里 1.5~2 寸，捻转手法；均间歇行针 15~30 分钟，5~10 分钟行针 1 次；脾俞成 30°角向胃俞方向透刺，分段提插捻转手法，短促行针；中脘直刺 1.5~2 寸，提插刮针手法，行针法同气海；内关针 0.5~0.8 寸，捻转手法，短促行针；膻中向下沿皮刺0.3~0.8 寸，刮针手法，短促行针。

3. 病例
马某，女，33 岁，已婚。1967 年 9 月 10 日初诊。

患白带病 1 年余，色白，量多，味腥，自觉乏力，并有腰酸痛及小腹胀痛。在某医院诊断为慢性宫颈炎。按上法治疗，针上髎、中髎及气海、三阴交、足三里，手法同上。上髎、中髎起针后拔火罐 15 分钟；气海，足三里间歇行针 30 分钟，10 分钟行针1 次，每日 1 次。

二诊（9 月 13 日）：经 3 次治疗，白带减少，腹胀痛症状消失。再针次髎、下髎、三阴交，手法及行针法同上，每日针 1次，间日拔罐 1 次。又治疗 3 次，症状消失。

方二

1. 取穴
气海、三阴交、隐白。

2. 操作方法

用艾条灸烤以上 3 穴，三阴交、隐白用雀啄灸法，每穴灸 10~20 分钟；气海用回旋式灸法，灸 30~60 分钟，灸至皮肤呈紫红色为度，每日灸 1 次。

3. 病例

李某，女，34 岁。1966 年 5 月 7 日初诊。

近 10 几天来，白带甚多，清稀腥臭，下肢浮肿，腰骶酸沉，小腹部隐痛，苔白腻，脉沉细。妇科检查为宫颈糜烂。按上法灸 2 次，白带即减少，灸至第 5 次，白带显著减少，余症亦明显好转。共灸 7 次，症状消失。

【按语】

白带属于中医学"带下"的范畴，如《素问·骨空论》载："任脉为病……女子带下瘕聚……"带下的含义，有广义和狭义之分，广义是指带脉以下的病理变化，它包括妇科一切疾病，狭义是指从阴道流出的黏腻而醒臭物质，因其中以白色为多，故习惯把带下统称为白带。多因脾胃亏损，寒湿下注，或因肾气虚损，郁怒伤肝，致使脾失运化，气滞湿困之邪蕴积而成本病。

针灸治疗白带，《针灸甲乙经·妇人杂病第十》载："……白沥，上窌主之。女子赤白沥……次窌主之。……赤淫时白……中窌主之。"这些论述，近代临床实践证明确属有效，实系经验之谈。

笔者治疗本病除八髎外，还常用中脘、气海、三阴交、脾俞、足三里等穴随症加减。气海能调任脉、益气，理下元之虚损；三阴交能健脾利湿；脾俞、中脘能调胃健脾而渗湿；足三里可益后天之本，补脏腑之亏损，既能升清降浊，又能导湿行滞。故治疗白带有一定效果。

第十八节　盆　腔　炎

盆腔炎包括子宫内膜炎、输卵管炎、卵巢炎、盆腔结缔组织炎和盆腔腹膜炎等，多由产褥期或接生、流产及刮宫时消毒不严格等所致上行性感染，分急性和慢性2种。

【临床表现】

1. 急性盆腔炎

发热、寒战，小腹胀痛拒按，腹肌紧张，月经周期紊乱，血量多，白带增多而臭。

2. 慢性盆腔炎

小腹及腰骶部位胀痛，痛经，月经紊乱，白带增多，肛门有坠痛感。

【治疗】

1. 取穴

主穴为腰骶胀痛处及八髎、天枢、气海等穴。发热配曲池、足三里；腹痛配大横、公孙；白带多配三阴交。

2. 操作方法

腹部胀痛处和腰骶压痛的部位若同时存在时，应选其疼痛最明显的部位针刺。腰骶部位的针法同"功能性子宫出血"中的方一；腹部压痛部位的穴位针1.5~3寸，徐徐提插刮针手法，余穴按常规针刺，均间歇行针30~60分钟，每10~20分钟行针1次，行针期间在压痛部位加艾条灸30~60分钟。每日治疗1次。

3. 病例

张某，女，32岁。1973年1月24日初诊。

因急性盆腔炎，大出血而住院半个月，出院后7天又复发，畏寒、腰腹疼痛，子宫流血，少腹有烧灼感，拒按，白带多，并有头晕、心悸等症状。检查：体温38℃，心肺正常，少腹皮肤紧张，且天枢、气海部位压痛明显，苔薄白，脉细数。诊断为急性盆腔炎。按上法治疗，以压痛部位之天枢、气海为主，并针曲池、足三里。天枢、气海均用徐徐提插刮针手法，间歇行针 1 小时，20 分钟行针 1 次，行针期间加艾条灸 30 分钟；曲池、足三里捻转手法，行针法同上。每日针 1 次。

二诊（1 月 25 日）：体温 37℃，腹部压痛显著减轻，子宫出血亦明显减少，治法同上。

三诊（1 月 26 日）：出血已止，体温 36.5℃，腹部压痛轻微，针天枢、足三里，手法同上，间歇行针 30 分钟，每 10 分钟行针 1 次。

四诊（1 月 27 日）：诸症消失，临床治愈。

【按语】

盆腔炎是西医病名，就其临床症状来看，与中医的"癥瘕""崩漏""带下"等类似，如《医宗金鉴》"腹中瘀血未成形，面黄发热腹胀痛，产后经来风冷客，血室之内有瘀停"的论述，与本病的表现颇为相似。其致病原因，中医学认为每因气滞血郁或热毒湿邪留积，阻碍气机而致冲、任脉功能失调所致。

根据盆腔炎的病因、病机和临床表现，虽有急、慢性之分，但均似应属于中医学实证和里证的范畴。因此，针灸治疗多以局部取穴为主，并酌情深刺为原则，以期达到活血祛瘀、以通为用治疗目的。

第十九节 子宫脱垂

子宫位置低于正常者，称为子宫脱垂。致病原因是多方面的，如体质虚弱、分娩过多及产后过早参加重体力劳动等。

【临床表现】

临床分为三度。I 度为子宫下降，但子宫颈仍在阴道之内；

Ⅱ度为子宫颈和部分子宫体露出于阴道口外；Ⅲ度为子宫颈和整个子宫体均露出于阴道口外。患者可感觉腹部下坠，行路时加剧，小便有时困难。

【治疗】

1. 取穴

维胞、气海、足三里。

2. 操作方法

取仰卧位，下肢屈曲。维胞沿腹股沟韧带成30°角斜刺1.5~3寸，徐徐提插刮针手法；气海成75°角向下斜刺1.5~3寸，手法同维胞；足三里针1.5~2寸，捻转手法，均短促行针。起针后再于关元部位拔火罐10~15分钟。间日治疗1次。

3. 病例

耿某，女，33岁。1969年7月5日初诊。

因第2胎难产造成子宫脱垂已6个月，腹部有下坠感，腰酸痛，白带多，呈Ⅱ度脱垂。针气海2寸，维胞3寸，足三里1.5寸，手法同上，短促行针，针后在关元拔火罐15分钟，间日1次。针2次后子宫下垂即明显回缩，共针拔6次，子宫位置恢复正常。随访2年未复发。

【按语】

子宫脱垂中医学称为"阴挺""阴脱"等。其发病原因《医宗金鉴》载："妇人阴挺，或因胞络伤损，或因分娩用力太过，或因气虚下陷，湿热下注"。因此，针灸治疗本病应根据补中益气和升提固脱的原则选穴施治。本方中的维胞有升提固摄胞宫之作用，为治阴挺之主穴；气海能温下元，振肾阳；足三里能健脾益胃以利中气；三穴配伍有补中益气、升阳举陷之功。故治疗本病有良好效果。

第六章　儿科疾病

第一节　婴幼儿腹泻

婴幼儿腹泻又称小儿急性消化不良，患者为2岁以下的婴幼儿，是婴幼儿夏季常见病，每年多发病在5~7月。1982年全国小儿腹泻防治研究经验会上确定，将本病分为感染性和非感染性2类。大肠杆菌和轮状病毒是肠内感染性腹泻的主要原因。肠外感染如感冒、肺炎、中耳炎和其他急性传染病等均可引起婴幼儿腹泻，这主要是由于细菌毒素影响了神经系统的调节机制，从而影响到消化系统的缘故。非感染性因素主要有2个原因：①食物因素，因喂食过多或进食不易消化的食物，宿食停滞造成消化不良；②气候和环境因素，如夏天炎热、出汗多，使消化酶和消化液减少，从而影响了消化功能；另一方面腹部受冷也可影响肠道的消化功能而致腹泻。根据临床症状表现可分为单纯性腹泻和中毒性腹泻。

【临床表现】

单纯性腹泻为轻度腹泻，每昼夜大便5~8次。粪便是稀的或蛋花样，可呈黄色或绿色，大便中可有少量黏液或有白色乳块。可伴有轻度呕吐、肠鸣和腹痛。患儿的一般状况较好，无全身中毒症状，体温正常或稍高。中毒性腹泻为严重的腹泻、呕吐，昼夜大便可达20多次，粪便呈水样，无粪或少量粪，可有黏液。呕吐物为黄绿色的水或咖啡样物。全身中毒症状严重，多有高热、呼吸障碍、发绀、嗜睡或昏迷，甚至发生惊厥，此时可迅速导致虚脱。

【治疗】

1. 取穴

主穴为天枢、大肠俞、长强、足三里。发热配大椎、合谷、曲池；呕吐配内关；脘腹胀配中脘；久泻配百会。

2. 操作方法

取长强穴时，使婴幼儿屈膝俯卧在家长的双腿上，充分暴露长强穴位，局部常规消毒后，医者左手扶住婴幼儿腰骶部，右手持 1.5 寸长毫针，沿尾骨与直肠之间直刺 1～1.2 寸，捻转数下后即出针，余穴直刺 0.5～1 寸，均用捻转手法，不留针，每日针 1～2 次。

3. 病例

赵某，男，13 个月。

其母代述：腹泻 3 个月，口服多种药物均未见效。每天腹泻 5～7 次，为蛋花样稀便、黄色、恶臭味，腹胀，食欲不振，形体瘦虚，皮肤弹性稍差，眼窝不凹陷，大便镜检有较多脂肪球，诊断为婴幼儿腹泻伴轻度脱水。用上法针刺，每日针 1 次，治疗 3 次后，大便减为 2～3 次/日，为黄色软便，共针刺 6 次，大便1～2 次/日，镜检正常。

【按语】

婴幼儿腹泻针灸治疗效果显著，一般单纯性腹泻针灸 2～3 次即愈，中毒性腹泻需治疗 5～7 次。中医认为婴幼儿脏腑娇嫩，真气未充，不论暴泻或久泻均可损伤正气。故在治疗上以"补"为主，祛邪为辅，在治疗中要做到扶正不留邪、祛邪不伤正。足三里、中脘等穴可促进胃液分泌，增加胃肠运动，升清降浊，有助于消化和提高婴幼儿机体免疫力；天枢穴为小肠经募穴，有调节小肠功能，通调水道和理气止泻的功能。百会乃三阳五会，具有升阳固脱、清虚热之效，可治久泻不止；长强、足三里为治腹泻之经验穴。身体明显瘦弱，有失水现象者可加用艾条灸神阙穴，以加强温阳益气的作用，脱水严重者应予配合输液。笔者在临床实践体会到，针灸治疗婴幼儿腹泻具有以下几点优势：①近年来细菌性腹泻由于耐药菌株的不断增长，抗菌药物的疗效已不太令人满意。特别是对于病毒性腹泻更无能为力，而针灸治疗效果颇佳，弥补了药物在这方面的不足；②针灸治疗痛苦小，见效快，无副作用；③避免了应用抗菌药物引起的菌群失调之弊端；④克服了小儿拒服或服药后呕吐的现象。

第二节　小儿发热

小儿发热可见于多种疾病，如流感、急性上呼吸道感染、小儿肺炎、菌痢、化脓性扁桃体炎、麻疹、急性泄泻等。若不及时处理，极易生风动血，变生危症，可有生命危险。

【临床表现】

高热为其主要临床表现，一般体温在39℃以上，其他兼症可参考有关原发病，如流感可有头痛、寒战等全身症状；肺炎可有咳嗽、气急等症状；菌痢可有便下脓血，腹痛、里急后重等。

【治疗】

1. 取穴

主穴为大椎、曲池、合谷、十二井、三轮。配穴根据原发病的常规取穴治疗，如肺炎配肺俞、痢疾配天枢、足三里等。

2. 操作方法

十二井、三轮点刺放血；大椎、曲池、合谷直刺0.3~0.5寸，捻转手法，持续行针3~5分钟出针，每日针2~3次。

3. 病例

公某，女，8个月。

高热3天，因口服解热止痛药和肌内注射青霉素2天未见好转，而要求针灸治疗。体温 39.8℃，患儿面赤，烦躁、口渴多饮，时有咳嗽，扁桃体Ⅱ度肿大，予以上方，先点刺十二井、三轮穴放血，后针大椎、曲池、合谷、风池，捻转手法。持续行针5 分钟出针，每日针 2 次。当日下午体温 38.6℃，其他症状亦好转。共针灸 6 次（3 天）而愈。

【按语】

小儿高热为临床常见病，针灸治疗效果良好，临床应用简便。

第三节　结核菌苗局部反应

注射结核菌疫苗，有时可出现局部反应。

【临床表现】

注射部位 3~5 天可出现脓肿反应，脓肿大小不一，有的如花生粒大。

【治疗】

1. 取穴
脓肿局部。

2. 操作方法
局部常规消毒后。将用酒精烧红的 0.5 寸长毫针迅速刺入脓腔，捻转 2~3 次即出针，视脓肿大小每次刺 2~3 针，出针后再用小口火罐拔火罐，将脓液全部拔出，再常规消毒后，外敷无菌纱布即可。如果一次不愈者，3~5 天再进价第 2 次治疗。

【按语】

此法治疗结核菌苗局部反应效果良好，20 世纪 60 年代前后，笔者先后治疗 9 例，均 1~2 次即愈。

第四节　小儿支气管炎

小儿支气管炎是婴幼儿常见病多发病之一，大多继发于感冒和流行性感冒之后，或继发于上呼吸道感染。身体虚弱、营养不良的小儿容易反复发作。

【临床表现】

起病较急，有低热和全身不适等症状，继则出现刺激性干咳，咳出黏液样或黏液脓样痰，3~5 天后发热和全身不适症状渐渐好转，但咳嗽可持续 2~3 周。若治疗不及时可转变为支气管肺炎。

【治疗】

方一

1. 取穴

主穴为四缝穴。配穴为大椎、曲池、合谷、少商。

2. 操作方法

取四缝穴时，患儿手掌向上，五指并拢伸直。医者左手拇、食两指夹住患儿手指端，使被刺指略呈弓形（点刺部位凸起）。局部常规消毒后，右手持消毒三棱针点刺，或用 0.5 长毫针迅速刺 0.5~1 分，再将针捻转 3~5 次，快速拔出，挤出黄白色透明状黏液（体液）即可。重者每日 1 次，轻者间日 1 次，针至症状消失。发热者点刺少商出血，配穴根据病情每次选 1~2 个。

3. 病例

张某，男，8 岁。2008 年 2 月 11 日初诊。

因胸闷、咳喘反复发作 3 年，加重 7 天就诊。患者 5 年前因感冒而致咳嗽、胸闷、气喘，经抗炎、平喘等西药治疗后症状消失。但后每受凉而反复发作，每年发作 10 几次，每次发作持续半个月以上而不愈。一般抗生素已无效果，故入院要求中医治疗。症见：咳喘，胸闷，咳吐黄痰，患儿面黄肌瘦，食欲不振，大便稀，小便可，体温38℃。X线片示：双肺纹理紊乱，闻及湿性啰音，白细胞 $26 \times 10^9/L$，诊断为支气管炎伴支气管肺炎。点刺少商、四缝穴，针大椎、曲池，每日针1次。并口服中药：射干9g，麻黄6g，桂枝6g，细辛1g，干姜9g，白芍9g，甘草15g，杏仁9g，葶苈子12g，瓜蒌12g，川贝母6g，薤白6g，百合9g，知母9g，金银花15g，水煎服，每日1剂，早晚各1次。用上方治疗5天症状明显改善，白细胞 $13 \times 10^9/L$，体温37℃。双肺湿性啰音消失，效不更方，继续治疗5天，症状全部消失。随访1年未再复发。

方二

1. 取穴

耳部主穴为肺、气管、咽喉、神门。咳喘重加肾上腺、平喘；痰多配脾、肾；发热配三轮；便稀配大肠、小肠。

2. 操作方法

耳穴局部清理并消毒后，贴压王不留行籽，每次贴单耳，3~5天后再贴另侧，两侧耳穴轮换交替使用。属患儿家长每次每穴按摩3次，每次按摩1~3分钟。

3. 病例

徐某，女，5岁。1986年10月4日初诊。

咳喘3年，患儿经常感冒，冬、春、秋3季几乎每月感冒发热1次，每次感冒均引发咳喘。近次发热已5天，咳喘不能平卧，咳吐黏痰，静脉滴注青霉素3天效果不显，经他人介绍，转来门诊治疗。检查：体温38.8℃，白细胞 $13 \times 10^9/L$，两肺散在喘鸣音，诊断为喘息性气管炎。用上方耳穴贴压法治疗。并点刺少商、三轮出血，共治疗4次，症状消失。随访半年未复发。

【按语】

小儿支气管炎，属于中医"喘咳证"的范畴。中医学认为，小儿易虚易实，"邪气盛则实，精气夺则虚。"小儿形气未充，卫外不固，肌腠疏松，脏腑娇嫩，易为外邪所侵犯而成邪实。又由于小儿脏腑娇嫩，发病后正气易受损害而造成"正虚"。"正气内存，邪不可干"，有些小儿易感染发病，反复发作是由小儿正气不足所致。有人曾对气管炎患儿的免疫功能及血清锌、铜进行了测定、结果显示，多数患儿的免疫功能低于正常小儿，由于抗病能力的降低，致使小儿呼吸道感染反复发作，严重影响了小儿的生长和发育。此外，抗生素不规范的乱用。一方面破坏了患儿的正常菌群，既造成了小儿的抵抗力下降，又使细菌产生了耐药性，致使使用抗生素的量越来越大，品种越来越多，耐药性也越来越强，正常的菌群进一步失调。如此的恶性循环，最终受害的还是患儿，相当一部分久治不愈的患儿是因此原因造成的。

大量的临床实践证明，针灸、中药治疗小儿支气管炎疗效显著、安全、无副作用。有关实验研究证明，针灸可调节人体经络、气血和脏腑的功能，能调动机体本身抗病功能和防病功能，达到扶正祛邪、防治疾病的目的。实践证明，上方不仅有解表清热、镇咳化痰的作用，还对食欲不振、鼻炎、咽炎、哮喘等并发病也有明显的疗效，值得推广应用。

第五节　小儿肺炎

小儿常见的肺炎为小病灶肺炎，即支气管肺炎，常发生于冬春两季，患儿多在 2 岁以下，它是许多常见急性传染病（如麻疹、白喉、百日咳、上呼吸道感染等）的主要并发病。其致病细菌依次为肺炎球菌、葡萄球菌、链球菌和流行性感染杆菌等，也可由病毒引起。身体虚弱患儿反复发作。

【临床表现】

轻病患儿其症状与支气管炎相似，一般肺炎可有高热、咳嗽、气促、鼻翼扇动、口唇发绀，常伴有呕吐和腹泻；严重者可有惊厥、昏迷、颈项强直等。肺部检查时，两肺可闻及弥漫性湿性啰音，有时也可有哮鸣音和干性啰音。

【治疗】

1. 取穴

大椎、陶道、肺俞、合谷、曲池、少商；胸闷气促配内关、太溪；呕吐配中脘；腹泻配天枢、足三里；惊厥、昏迷配人中、涌泉。

2. 操作方法

大椎、陶道、直刺 0.3～1 寸，徐徐提插 3～5 下后出针，少商点刺出血；肺俞向下斜刺 0.3～0.5 寸，人中向上斜刺 0.3 寸，涌泉直刺 0.3～1 寸，均提插捻转手法，惊厥昏迷患儿持续行针至苏醒后出针；余穴均直刺 0.3～0.5 寸，捻转手法，不留针，每日针 2～3 次。

3. 病例

刘某，男，2 岁半。1985 年 12 月 7 日入院。

因麻疹合并肺炎而入院。入院后第 2 天，症状加重，体温 39.8℃，白细胞 26×10^9/L，双肺闻及湿性啰音，呼吸气粗，鼻翼扇动，口唇发绀，呕吐，腹泻，纳差。给予上方针刺，先点刺少商出血，后针大椎、陶道、肺俞、曲池、合谷、中脘、内关、足三里，提插捻转手法不留针，每日针 3 次，每 6 小时针 1 次。当天下午 5 点检查，症状明显好转，体温 38.6℃，白细胞 18×10^9/L，针后未再呕吐、腹泻，余症均减轻。遵上法共治疗 12 次，住院 5 天，痊愈出院。

【按语】

小儿肺炎是儿科常见病、多发病。中医学对此病早有认识，并积累了丰富的临床经验。近年来中医治疗肺炎取得了新的进展。据有关报道，通过临床对照观察，其治愈率与青霉素治疗者无显著性差异。小儿肺炎是因外感风邪，内蕴痰浊，导致肺气闭塞所致。有学者认为，其病理、生理特点，不论是病毒性肺炎还是细菌性肺炎，均有肺泡毛细血管内皮细胞肿胀、囊泡形成、红细胞淤滞、白细胞增多和阻塞、血小板聚集以及间质水肿等不同程度的改变，所以在治法上应采用标本兼治的原则。选用具有清热解毒、活血化瘀、止咳化痰的穴位进行治疗。如大椎穴、曲池、合谷、少商都有清热解毒的作用；曲池、合谷均为大肠经穴，大肠经多气多血，又大肠与肺相表里，特别是曲池穴，其性走而不守，可活血化瘀，肺俞穴可宣肺润肺而止咳化痰。

从血液流变学检查及甲皱微循环观察的结果中也可以看出，肺炎时可有部分血液流变性质及微循环的改变。经用针灸治疗后，可以改善血液流变学性质，改善微循环，有利于肺炎的恢复。另从实验电镜观察的结果证实，针刺对改善肺部微循环，清除肺水肿，改善通气－血流比值亦有显著的作用。

总之，针灸治疗小儿肺炎有可靠的疗效，无任何毒副作用，且操作简单，廉价效速，值得推广应用。

第六节　小儿支气管哮喘

小儿支气管哮喘为儿科常见病症，受凉、惊恐及过食咸味等常为发病原因。

【临床表现】

呼吸困难，咳嗽明显，常咳吐大量黏痰，自觉胸前紧迫，有时出现发绀，呼吸时有哮鸣音或飞箭音，肉耳即可听见。发作时间短则数小时，长则数天，发作间歇期间如常人，若长期反复发作可出现"鸡胸"。

【治疗】

1. 取穴

四缝。

2. 操作方法

患儿手掌向上，五指并拢伸直。医者左手拇、食两指夹住患儿手指尖端，使被刺指略成弓形（点刺部位凸起）。局部常规消毒后，右手持消毒三棱针点刺，或0.5寸长毫针迅速刺入0.5~1分，再将针捻转3~5次快速拔出，挤出黄白色透明状黏液即可。重者每日1次，轻者间日1次，针至症状消失。一般3~5次即愈。

治疗时应注意：①点刺前须做详细检查，排除心脏性哮喘或肺内炎症等其他病症引起的呼吸困难，以免延误病机；②点刺部位务必严密消毒，以防感染；③治疗期间忌食咸味。

3. 病例

贾某，女，5岁。1965年10月7日初诊。

因喘息胸闷、口唇发绀而就诊。其母云：因过食咸味而得此病已3年，每年发作5~10次，每因食咸或受凉而诱发。症见：张口抬肩，呼吸困难，咳吐黏痰，不能平卧，胸部突起。检查：胸透心肺正常，用耳即可听到哮鸣音，体温37℃，肝脾未触及。诊断为小儿支气管哮喘。采用上法治疗，针1次即显著减轻，共治疗4次而愈。随访10年未复发。

【按语】

本病过去在沂蒙山区为小儿常见病、多发病。笔者曾用此法观察治疗57例小儿支气管哮喘患者。本组病例均有典型喘息症状和明显的哮鸣音，虽经抗生素、激素、麻黄碱或安茶碱等药物治疗，但仍反复发作。经上法治疗，痊愈（症状消失，观察1年以上未复发者）46例；好转（发作次数减少，发作时间缩短，喘息、咳嗽等症状减轻者）9例；2例情况不明。

四缝为治疗小儿疳积的常用穴。但用四缝治疗小儿支气管哮喘未见有文献记载，近代亦未见有人报道，然而在沂蒙山区农村确已流传很久，经临床实践证明，效果良好。

四缝位于手的掌面，因掌面为手少阴心经、手厥阴心包络经及手太阴肺经的分布区域，手三阴经又与足少阴肾经有密切关系，如肾经支脉由肺部输出，联络心脏，注于胸中，与手厥阴心包络经相接。故点刺四缝，能补肾纳气、宽胸理肺、化痰散结而定喘。

第七节　小儿神经症

小儿发育未全，神气怯弱，对外界一般性刺激如猝见异物，乍闻异声，或不慎跌仆、突受惊恐等，即引起某些神经系统症状，对这些症状一般称为小儿神经症。

【临床表现】

入睡困难，睡后惊叫或啼哭，神经性发热，纳呆，腹胀及呕吐腹泻等。

【治疗】

1. 取穴

主穴为中缝、印堂、大椎。入睡困难及夜眠不安配安眠2；神经性发热配曲池；腹胀呕吐配中脘、内关；腹泻配天枢、足三里。

2. 操作方法

中缝即四缝之一，在中指中缝的中点，刺入 0.5～1 分后，迅速捻转 3～5 次即出针，出针后可从针孔流出无色透明状黏液；印堂部位有静脉瘀血时，用三棱针点刺出血，无静脉瘀血者，可用毫针刺 2～3 分，捻转手法，短促行针；大椎挑刺微出血；余穴均针 0.3～0.5 寸，针刺手法及行针法均同印堂，每日针 1 次。

3. 病例

例一：张某，男，3 岁。1964 年 9 月 7 日初诊。

9 月 4 日在床上玩耍时，不慎跌倒床下，当夜睡眠不安，睡后惊恐喊叫，连续 3 夜均如此。按上法针中缝、印堂、大椎、安眠2，针后当夜睡眠即转安宁，针 1 次而愈。

例二：王某，男，4 岁。1976 年 8 月 1 日初诊。

从 1 周岁开始，每因惊吓即发热。7 月 30 日中午从自行车上摔下，当日下午发热。检查：体温38℃，咽部、心肺均正常，白细胞$7.8 \times 10^9/L$，肝脾未触及。诊断为神经性发热。治法：用三棱针点刺印堂静脉瘀血处，挑刺大椎，并针中缝和曲池，手法及行针法同上。

二诊（8月2日）：体温正常，针1次而愈。

例三：范某，男，1岁。1979年6月7日初诊。

夜睡不安，哭闹已3天。检查：体温37℃，咽部正常，心肺正常，肝可触及，腹胀，大便清稀，无黄疸，血、尿、大便常规均无异常。诊断为神经性腹泻。针中脘、天枢、足三里、中缝、印堂，针法同上。

二诊（6月8日）：夜睡转安，已不腹胀，大便亦明显好转，去中脘，余穴及针法同上，又针1次而愈。

【按语】

小儿神经症属于中医学"小儿惊风"的范围，为儿科常见病，多因惊恐所致。因惊则气乱，神无所依，恐则气下，血气分离，肝风扇动。故小儿大惊卒恐，必致神散气乱，神志不宁而出现一系列症状。

针灸治疗本病效果良好。大椎、印堂能镇静安神而健脑；中缝位于心包络经的循行部位，能宁心安神。再根据其他兼症配用内关、中脘、足三里等有关穴位，主客协同，故本方治疗小儿神经症疗效颇佳。

第八节　小儿惊风

小儿惊风为中医儿科四大症（痘、疹、惊、疳）之一，本病发生于3岁以下婴幼儿，根据其临床表现分为急惊风、慢惊风和慢脾风3种，其病因复杂多变，可因外感风寒化热，热极生风；可因脾胃虚弱，内夹宿食，生痰化热；还可因小儿神气怯弱、素蕴风痰，偶触异物，偶闻异声或大声惊恐，心神不宁，猝然惊厥；亦可因久病体虚，正气耗竭，脾肾阳微出现"纯阳无阴"之重症。

【临床表现】

搐、搦、掣、颤、窜、视、反、引八大症为其临床表现。搐是肘臂伸缩；搦是十指开合；掣是肩腰抽掣；颤是手足颤动；窜是上视或直视，似怒而目光窜动；视是目斜视或偏左偏右而露睛；反是颈项强直，角弓反张；引是四肢牵引，手如挽弓。这八症在惊风中都可出现，但不一定各种症状同时并见。

【治疗】

方一

1. 取穴

大椎，曲池，合谷，人中，涌泉。

2. 操作方法

先针刺人中、涌泉，提插捻转手法，持续行针至症状减轻，抽搐缓解后，再间歇行针30分钟，10分钟行针1次，其他穴捻转手法，不留针。每日针1次。

此方用于急惊风患儿。

3. 病例

胡某，男，7个月。1983年10月8日初诊。

患儿高热抽搐2天。某医院诊断为急性上呼吸道感染，肌内注射青霉素40万U，复方氨基比林注射液1/3支，效果未显。就诊时体温39.7℃，白细胞17×10^9/L，中性粒细胞88%，扁桃体红肿，患儿烦躁口干，面赤气粗，四肢抽搐，角弓反张，双目上吊，诊为急惊风。急针人中、涌泉，提插捻转手法。持续行针约3分钟，患儿哭出了声音，继则停止抽搐，双目已不上吊，又点刺十二井放血，针大椎、曲池、合谷，每日针2次，共治疗3天而愈。

方二

1. 取穴

百会、后溪。

2. 操作方法

后溪向劳宫方向进针0.3~0.5寸，捻转手法，不留针，百会沿皮向前顶穴方向透刺0.3~0.5寸，留针6~12小时。隔日治疗1次，以愈为止。

此方用于慢惊风患儿。

3. 病例

杜某，女，5个月。

15天前，因鸣音炮而受惊吓，不时抽搐、惊厥，每天抽搐10几次，睡眠不宁，不能睡大觉，经常在睡中发病，余无异常。予以上方，百会留针12个小时，后溪捻转手法，不留针，隔日治疗1次，共针刺3次，症状消失。

方三

1. 取穴

主穴为四缝穴。配穴为中脘、足三里。

2. 操作方法

四缝穴针刺方法见"小儿支气管炎"一节，中脘、足三里直刺0.5~1寸，刮针手法，不留针，隔日治疗1次。

此方用于慢脾风患儿。

3. 病例

公某，男，2岁。1986年6月4日初诊。

患儿泄泻，抽搐半年余，曾到多家医院诊治未愈。时患儿每日腹泻6~7次，便稀而有臭味，面黄体瘦，精神萎靡，哭声微弱，手足不时抽动，双目斜视，腹胀纳差，舌苔腻厚，质淡红，脉细数。证属脾肾阳微之慢脾风。点刺四缝穴，隔日1次，中脘、足三里每日针1次，共治疗7次，患儿腹泻停止，饮食大增，抽搐亦止。

【按语】

小儿惊风是儿科常见病，在中医文献中有较详细的记载。北宋以前，惊风属于"痫证"门中，宋代钱乙以"心主惊，风属肝"立论，创立惊风病名，并分急惊风和慢惊风2种类型，他认为急惊风由热极风生，慢惊风由于脾虚肝木乘之。以后医学大多遵此而立论。近代医家根据其病因病机又分为2类：一是阳证，二是阴证。根据"阳动而速，阴动而缓"的原理，凡起病迅速，形症有余，属阳、属热、属实的，统称为急惊；病久中虚，形症不足，属阴、属寒、属虚的统称为慢惊；若因吐泻或大病之后，脾肾衰败，元气虚极，即所谓"纯阴无阳"，为慢脾风。笔者认为因热极而生风者（热厥）称为急惊风，此风发病急、转变快，若不及时治疗，可有生命危险；因患儿神气怯弱，突遇异物或突闻异声而致惊风，称为慢惊风，此惊风常见于1岁以下的婴幼儿，仅仅出现轻微的抽动，睡眠不宁或大便清稀，其症状轻，病情缓，无生命之扰；因脾胃虚弱，纳差或腹泻久治不愈，而致惊风为慢脾风。

针灸治疗小儿惊风，效果良好，安全有效。

第九节　小儿多动症

小儿多动症又称小儿注意力缺陷多动症或称轻微脑功能障碍综合征，是儿童行为障碍性疾病，多发生在学龄期，男孩多于女孩。其病因不明，可能与遗传、产伤、环境及调养有关。

【临床表现】

多动，多语，或神志涣散，注意力不集中，冲动任性，或情绪不稳定，一般智力正常，学习尚可，饮食、睡眠及大小便均无异常。

【治疗】

1. 取穴

主穴：百会、大椎、曲池、阳陵泉、太冲、太溪。配穴：合谷、内关、后溪、足三里、昆仑。

2. 操作方法

主穴每次均用，配穴可根据症状选 1～2 穴。均用捻转刮针手法，间歇行针 30 分钟，10 分钟行针 1 次，每日针 1 次，7～10 天为 1 个疗程，疗程间隔 2～3 天。

附：中药处方：天麻 6g，钩藤 6g，石菖蒲 4g，胆南星 4g，远志 5g，益智仁 5g，女贞子 4g，墨旱莲 4g，煅龙骨 10g，煅牡蛎 10g。用法：按常规煎法，水煎 2 次，倒在一起，调匀，药液当为 200～300mL，分 2 次口服，日服 1 剂。

3. 病例

武某，男，7 岁。2011 年 7 月 7 日初诊。

其父代述：1 年前，发现小孩好动多话，一天不停地动，不停地说话，坐卧不安，情绪易激动，睡眠可，饮食及大小便均正常，学习成绩在班上可达前 10 名。在某医院诊断为小儿多动症，口服西药（药名不详）3 个月效果不显，转针灸治疗。用上方针灸加中药治疗 2 个月，症状逐渐明显缓解，已无躁动不安现象，说话及活动明显减少，因开学停止治疗。

【按语】

本病病名中医古籍无此记载。根据其多动多语及躁动不安的临床表现，应属于中医的"脏躁""躁动"的范畴。其病因，笔者认为与先天禀赋不足、肝肾阳虚及痰火内扰有关。小儿为稚阴稚阳之体，先天禀赋不足，肾精未充，又因儿童生长发育迅速，导致阴精更加亏虚，阴不制阳，阳动阴静，故出现上述症状。另外，儿童过食肥甘厚味，易生湿热痰浊，致痰火内扰神窍而发病。故治疗本病以滋养肝肾、平肝潜阳和化痰宁心、清热泻火为治疗大法，以上针灸和中药处方即为此而立。

小儿多动症预后良好，有自愈的可能，此病采用针灸和中药结合治疗，效果良好。

第十节　小儿脑发育不全

小儿脑发育不全又称智力发育不全。其病因复杂，常由于孕育期母体中毒（如药物中毒），感染、高热、外伤、分娩时难产，产钳及出生后患其他病等。多见于 1 ~ 2 岁的小儿，若不及时治疗，或治疗不当，往往成为终生痼疾。

【临床表现】

智力障碍和神经系统症状为主要临床表现。患儿可见发育迟缓，肢体软弱，四肢无力，甚或手不能握物，腿不能站立，或行走困难，反应迟钝，双目呆视，牙齿应出而不出，出者长得不整齐且缓慢，听力障碍或不能言语。

【治疗】

方一

1. 取穴

主穴为腰背部俞穴线（从大杼至白环俞）、脊柱及两侧夹脊（从颈 1 ~ 骶 4）。脑智力障碍，配四神聪、风池、百会；听力障碍配翳风、下关；语言障碍配廉泉、哑门、天突；肢体功能障碍配曲池、外关、合谷、足三里、阳陵泉、三阴交等。

2. 操作方法

用皮肤针先由上向下叩刺脊柱及夹脊 3 ~ 5 次，再由左向右叩刺俞穴线 3 ~ 5 次。四神聪、百会沿皮透刺，留针 1 ~ 2 小时；余穴按常规针刺，捻转手法，不留针，每日针 1 次，7 ~ 10 次为 1 个疗程，疗程间隔 2 ~ 3 天。

3. 病例

胡某，女，3 岁。

患儿 6 个月时，有一次因高热，惊厥约 3 分钟，后即发现反应迟钝，双目呆视，四肢无力，坐不稳，至今不会走路，手拿不住东西，不会说话。某医院诊断为大脑发育不全。按上法先用皮肤针叩刺脊柱及两侧俞穴线。配穴每次选 3~5 穴，每日针 1 次，10 次为 1 个疗程。治疗 3 个疗程后，患儿能站立迈步，右手能拿东西吃，大脑反应也较前灵敏。共治疗 11 个疗程，肢体功能基本恢复，已能自己慢慢地走路，两手均可拿东西，能说简单的语句。

方二

1. 取穴

主穴为两侧颞部。神志障碍取四神聪、上星；视听障碍取视听区；言语障碍取语言区；运行障碍配运动区。

2. 操作方法

两侧颞部各针 3~5 针，由上向下沿皮刺 0.5~1 寸，两针间的距离 0.5~1 寸，捻转刮针手法，间歇行针 1~2 个小时，30 分钟左右行针 1 次，每日针 1 次，10 次为 1 个疗程。

3. 病例

刘某，男，13 个月。

因分娩时产程过长，造成胎儿窒息昏迷而致脑发育不全。不能抬头，不能坐立，不能翻身，不能言语，手不能握物，双目呆视，两侧颞部各沿皮向下刺 3 针，四神聪、视听区、运动区、足运感区均沿皮刺 0.5 寸，捻转后留针 2 小时，每日针 1 次，10 次为 1 个疗程。针 4 个疗程即能坐，头能抬起，手可以握。共治疗 12 个疗程，可扶着走路，眼神灵活，会叫"爸""妈"等单词。

【按语】

小儿大脑发育不全，属于医学的"五迟""五软""五硬"等范畴。其致病原因有先天不足和后天失养两个方面。先天不足可因父母精血亏损，特别是孕期母体虚弱多病或因早产，或因其他因素损伤胎元。后天失养，一方面因分娩后乳母体弱多病，乳汁不足，或因婴幼儿脾肾亏虚，精血不足，不能涵养脑室所致；另一方面外感时邪，风痰壅热，上蒙清窍，以致神气不能荣于四肢及五官九窍，致使出现立迟、行迟、发迟、齿迟、语迟等发育迟缓诸症。

本病针灸治疗有一定的效果，只要坚持较长时间的治疗，部分患儿智力可得到改善，肢体活动能力可有一定的提高，有的通过治疗能够生活自理。

本病的治疗，护理也十分重要，首先要注意饮食营养，多进食营养丰富的食物和新鲜的蔬菜、水果等。同时也要坚持肢体功能锻炼和语言训练等。

第十一节　小儿麻痹症

小儿麻痹症又称脊髓灰质炎，是由一种特异性滤过性病毒引起的急性传染病，多见于夏秋两季，患者多为 5 岁以下小儿。

【临床表现】

患病开始，一般有头痛、发热、食欲不振、恶心、呕吐、腹泻等症状。体温多在 38℃～39℃，经过 1～2 天即可退热，热退后出现肢体麻痹。若经过恢复期 2 年后，仍存有麻痹症状而出现各种形态的肢体瘫痪及畸形，称之为小儿麻痹后遗症。

【治疗】

方一

1. 取穴

主穴为大椎、曲池、足三里、印堂；呕吐、纳呆配中脘；腹泻配天枢、大肠俞；肢体麻痹参照方二配穴。

2. 操作方法

大椎、印堂用三棱针挑刺出血，曲池针 0.5～0.8 寸，足三里针 0.5～1 寸，捻转手法；中脘、天枢均针 0.3～0.5 寸，刮针手法；均短促行针。肢体麻痹时，用方二治疗，每日 1 次。

3. 病例

杨某,男,2岁。1965年8月11日初诊。

其母代述:患儿精神不振、食欲欠佳已4天,前天(9日)开始发热、咳嗽、恶心、腹泻,昨天下午突然发现两腿瘫软。检查:神色尚佳,体胖,营养良好,体温38℃,咽部无红肿,心肺正常,肝可触及,腹平软,下肢瘫软不能站立。诊断为小儿麻痹症。治疗:按上法,用三棱针挑刺印堂、大椎出血;并针曲池、天枢、足三里,手法及行针同上。下肢瘫软用皮肤针叩打腰骶椎部位,间日1次;同时针环跳、昆仑,均用捻转手法,短促行针,每日1次。

二诊(8月12日):体温37℃,已不腹泻,食欲尚可,去天枢、大椎、印堂,余穴及针法同上。

三诊(8月13日):余症均消失,惟下肢仍不用,针环跳、足三里、昆仑,皮肤针叩打腰骶椎部位,每日1次,7天为1个疗程,疗程间隔3天。

四诊(8月19日):腿已能站,并能扶杆走10几步,针秩边、殷门、阳陵泉,手法及行针法同上,每日1次,皮肤针间日叩打腰骶椎部位1次。

五诊(8月29日):经2个疗程治疗,下肢功能恢复正常,停针观察。

3个月后追访,患儿走路完全正常。

方二

1. 取穴

根据麻痹部位和肌肉或肌群受损情况选穴,见表1。

表1 小儿麻痹针灸部位取穴表

部位	穴选（或部位）						
	皮肤针	毫针					
		主穴		配穴			
		1组	2组	功能障碍	受损主要肌肉和肌群	1组	2组
下肢	腰椎及骶椎部位	小肠俞足三里、殷门、脾俞	环跳、阳陵泉悬钟膈俞	髋屈无力	髂腰肌	髀关、迈步1	冲门、阿是穴
				大腿后伸无力	臀大肌	秩边、承扶	八髎、白环俞
				大腿外展无力	臀中、小肌	阿是穴	巨髎
				大腿内收无力	内收肌群	急脉、五里	阴廉、箕门
				膝伸无力	股四头肌	伏兔、血海	梁丘、风市
				膝屈无力	半腱肌、半膜肌、股二头肌	承扶、箕门	殷门、阿是穴
				足不能背屈	胫骨前肌	条口、解溪	上巨虚，阳辅
下肢	腰椎及骶椎部位	小肠俞足三里、殷门、脾俞	环跳、阳陵泉悬钟膈俞	足不能内翻	胫骨前、后肌	三阴交、上巨虚	复溜、下巨虚
				足不能外翻	腓骨长、短肌	丰隆、丘墟、昆仑	光明、阳辅
				足蹠屈无力	腓肠肌	委中、承山	合阳、飞阳
				趾伸无力	伸趾长肌	解溪、太冲	八风
				踇伸无力	伸踇长肌	解溪	太冲
上肢	颈椎及胸椎1~4段	脾俞,肩髃曲池足三里	大杼、支沟、合谷	上臂前屈外展无力	三角肌	肩髎、巨骨	臑俞、肩井
				肘屈无力	肱二头肌	天泉、天府	侠白、尺泽
				肘伸无力	肱三头肌	消泺、臑俞	肩髎
				腕背屈无力	桡侧尺侧伸腕肌	手三里、偏历、外关	上廉、支沟
				腕掌屈无力	桡侧尺侧屈腕肌	孔最、郄门	间使

2. 操作方法

大杼、脾俞均成 30°角向脊柱方向刺 0.3~0.5 寸；针肩髃时，医者左手将上肢抬至肩平，右手持针向腋窝方向刺 0.5~1 寸；曲池直刺 0.8~1 寸，透向少海；支沟向郄门方向刺 1~1.2 寸；合谷刺 0.5~0.8 寸，透向劳宫；小肠俞直刺 0.3~0.5 寸；殷门直刺 0.5~0.8 寸；足三里直刺 0.5~1 寸；环跳直刺 0.8~1 寸；阳陵泉向阴陵泉方向透刺 0.8~1.5 寸；悬钟向三阴交透刺；配穴按常规针刺。均用捻转或刮针手法，短促行针，每日 1 次，7 天为 1 个疗程，疗程间隔 3 天。2 组主穴及其配穴，均轮换交替使用，每组使用 1 个疗程。皮肤针叩打时，第 1 个疗程可每日 1 次，从第 2 个疗程开始间日 1 次，或叩打 1 个疗程休息 1 个疗程。

3. 病例

尹某，男，5 岁。1965 年 4 月 4 日初诊。

3 年前患小儿麻痹症，曾用多种方法治疗，迄今未好转。且两腿逐渐消瘦。检查：下肢瘫痪，两腿细软无力，腿前屈可成弓形，腱反射消失，活动时膝盖着地爬行，足背下垂且外翻，股二头肌、股外侧肌、股直肌、胫骨前后肌均见萎缩。诊断为小儿麻痹后遗症。治法：按上方治疗，针至第 5 个疗程，患儿已能站立，并扶拐走 20~30 步；至第 8 个疗程，萎缩的肌肉明显好转，肌张力增加，腿较前增粗，两足由凉转温，走路已不用扶拐，惟易跌倒；至第 11 个疗程，能步行 1000~1500m，停针观察。

1972 年随访，患儿已上五年级，走路较前健壮。

【按语】

小儿麻痹症属于中医学"软脚瘟""痿"的范畴。《素问·生气通天论》载："因于湿，首如裹，温热不攘，大筋软短，小筋弛长，软短为拘，弛长为痿。"说明本病与湿热有关，并已经认识到该病的传染性，如清代戴麟郊云："时疫初起，胫腿痛酸者，太阳经之脉郁也。兼软者，属湿温，俗名软脚瘟。"

《素问·痿论》载："论言治痿者独取阳明……阳明者，五脏六腑之海，主润宗筋，宗筋主束骨而利机关也。"指出了治痿独取阳明的取穴原则。笔者亦根据这一原则选取阳明等三阳经穴为主，并选用以上有关配穴，治疗小儿麻痹症收到一定效果。印堂为督脉经所过之处，大椎为督脉经穴，用于本病初期，可祛风解表，疏散三阳经之邪热；脾俞、大杼均为膀胱经穴，而脾俞为脾气转输之所，气血生化之源，可除水湿、补脾阳而营运四肢。大杼又为骨之会穴；肩髃、曲池、合谷、足三里均为阳明经穴，能润宗筋而利机关；阳陵泉为筋之会穴，悬钟为髓之会穴，环跳、殷门、支沟等穴均有通经活络，舒筋活血的作用；膈俞系膀胱经穴，又为血之会穴，可调气补血以濡养筋脉。

本病治疗应掌握整体与局部相结合的选穴原则。如病例患儿尹某，在他处针刺局部穴位治疗数月而效果不显著，采用以上原则治疗后，却收到较为满意的疗效。

现代医学认为，后遗症是不可逆性损害。即小儿麻痹症若在2年的恢复期内，机体功能仍不能恢复，就没有治愈的可能。然而病例尹某，已过恢复期3年余，经坚持较长时间的治疗，又重新立。通过此例的变化可说明，"后遗症为不可逆性损害"的定论，似仍有商榷的余地。因为对任何事物而言，"动"是绝对的，而"静"则是相对的，对于某些后遗症来说，既然人体是变化的，只要采取相应的治疗措施，就有好转或治愈的可能。

第十二节　遗尿症

3岁以后不能自主便溺即称为遗尿症。发病年龄根据文献记载多为17岁以下的青少年、儿童，17岁以上的成人亦有患此病者。但其发病机制，目前看法尚不一致。

【临床表现】

夜间睡后小便自流，别无不适之感。

【治疗】

方一

1. 取穴

关元、三阴交。

2. 操作方法

关元直刺 1 ~ 1.5 寸，提插刮针手法；三阴交针 0.5 ~ 1 寸，捻转手法。均短促行针，每日针 1 次。

3. 病例

鲁某，男，14 岁。

自幼遗尿，从未间断，每夜尿床 3 ~ 4 次。体质健壮，营养良好，未发现有何生理缺陷。用上法治疗 4 次，遗尿停止，至今未再复发。

方二

1. 取穴

涌泉。

2. 操作方法

针 0.3 ~ 0.5 寸，捻转手法，短促行针，每日针 1 次。

3. 病例

彭某，男，8 岁。1979 年 5 月 4 日初诊。

自幼尿床，每夜尿 1 ~ 2 次，发育良好，其他无异常。诊断为遗尿症。针涌泉 1 次即愈。

方三

1. 取穴

人中。

2. 操作方法

向鼻间隔方向刺 0.3 ~ 0.5 寸，捻转手法，间歇行针 30 分钟，10 分钟行针 1 次，每日针 1 次。

3. 病例

李某，男，13岁。

从小尿床。间隔1~2夜尿1次，体瘦，营养中等。诊断为遗尿症。针人中2次，遗尿停止，随访半年未复发。

方四

1. 取耳穴

肾、膀胱、尿道。

2. 操作方法

在上3穴部位，寻找敏感压痛点，用0.5寸毫针，刺0.1~0.2寸，留针15~30分钟，每日针1次。

3. 病例

高某，男，7岁。

每夜熟睡后，尿床1~2次，有肝炎病史，体瘦，营养欠佳，余均正常。诊断为遗尿症。针肾、膀胱压痛点，留针30分钟。针1次即愈。

【按语】

中医学认为本病的发生，多与肾、脾、膀胱功能失调有关。肾主闭藏，开窍二阴，又司二便；脾在中焦，主后天之气；膀胱有贮藏和排泄小便之作用，《内经》有"膀胱不约为遗溺"之记载，说明膀胱虚弱为其致病的主要原因。若脾、肾气虚，膀胱功能失调，不能约束小便，故溺不自禁。所以取穴多以任脉、肾经或脾经等穴为主。关元是三阴与任脉之会穴，为人身元气之根，又系三焦之气转输之所；三阴交为三阴经之会穴，因此针刺三阴交，可有调节肾、脾和膀胱等脏器的作用，故与关元配伍能治疗多种原因引起的遗尿症。涌泉系肾经之井穴，故对肾阴不足、元阳不振引起的遗尿症有一定效果；人中治遗尿症有效，是因人中为督脉经穴，督脉能总督一身之阳，故对膀胱约束能力低下所引起的遗尿症，可获得良好效果。

第十三节　小儿神经性尿频

小儿神经性尿频多见于学龄前儿童，婴幼儿发病率最高，女孩多于男孩。本病是以小便频数为特征的功能性疾病，预后良好。

【临床表现】

白天小便频数，10～30 次/日，夜间正常，小便清短，点滴淋沥，但无尿痛、尿浊等尿道刺激症状。尿常规、尿培养无阳性发现。

【治疗】

1. 取穴

气海、中极、足三里、三阴交。

2. 操作方法

气海、中极直刺 0.3～0.5 寸，足三里直刺 0.5～1 寸，三阴交向悬钟穴透刺 0.5～1 寸。均用捻转刮针手法，短促行针 3～5 分钟，每日针 1 次。

3. 病例

初某，女，2 岁。2005 年 5 月 4 日初诊。

其母代述：1 个月前，患儿白天尿频，约半小时 1 次，小便清量少，夜间正常，小便时患儿无不适表现，睡眠、饮食、大便均正常，曾到医院检查尿常规、尿培养均正常。某院诊断为小儿神经性尿频。用上方治疗 4 天，小便次数明显减少，约每小时尿 1 次，共治疗 10 次，日尿 5～10 次，基本正常。随访半年未复发。

【按语】

尿频属于中医"淋证"的范畴。早在《内经》中已有论述。如《素问·脉要精微论》云："水泉不止者，是膀胱不藏也"。尿频，其病位在肾与膀胱，是膀胱气化功能失常所致。中医认为小儿素体虚弱，先天不足，脾肾气虚，肾主二便，肾气虚则下元不固，开阖失司，故小便不利；脾气虚则中气下陷，运化无力，水失制约，故脾肾两虚，均可使膀胱失约，而致小便频数。因此，健脾补肾、升提固摄为其治疗大法。气海穴为补肾之要穴，足三里为足阳明胃经合穴，能健脾调胃，补中益气；三阴交为足三阴经交汇之穴，能疏调肝气，温肾健脾。上述三穴配伍，切中病机，故治疗小儿神经性尿频有良好效果。

第十四节　小儿夜啼

小儿夜啼多见于婴幼儿。正常啼哭是婴幼儿的一种生理活动。如饥饿、尿布潮湿不适时，患儿可本能性地啼哭，若喂以乳汁或更换尿布后，患儿啼哭即止，为正常现象，不属于小儿夜啼病。

【临床表现】

婴幼儿白天能安静而长时间入睡，但在夜间则啼哭不止，或时哭时止，或啼哭通宵达旦，饮食正常，无发热等其他症状。

【治疗】

1. 取穴

印堂、大椎、后溪、神门。

2. 操作方法

用 0.5 寸毫针，刺 0.1~0.3 寸深，捻转手法，短促行针，每日针 1 次。

3. 病例

徐某，男，30 天。1985 年 10 月 7 日初诊。

其母代述：患儿足月顺产 1 个月。母乳喂养。5 天前，邻居小孩放鞭炮时，婴儿正在吃奶，听到鞭炮声时，突然抽动一下并停止吸奶，当晚即啼哭不止，时哭时止，有时长达 60 分钟左右，此后夜夜如此，白天尚能安静入睡，每次睡眠 10 个小时。检查：大小便正常，吸奶正常，体温正常，腹软无压痛。诊为小儿夜啼。用上法治疗 3 次，夜啼停止。

【按语】

小儿夜啼的病因中医学早有记载。如《医宗金鉴》云："夜啼其因有二：一曰心热，二曰脾寒。"后世医宗多遵此说。笔者认为惊恐伤神是其主要病因。小儿为稚阴稚阳之体，心神怯弱，惊则伤神，恐则气乱伤志。心主神志，故惊恐可致心之阴阳失调，阳长阴消，阳有余便成火，阴不能制阳，心火过亢，故夜间心神不宁，不寐而啼哭，彻夜啼哭之后，使阳气耗损，阴长阳消。阴主静，故白天能安静入睡，夜间阳火复亢，故入夜又啼，如此循环不已。因此，调节阴阳、安神定志为其治疗大法。印堂、大椎为督脉经穴，督脉统督一身之阳，针之可调节阴阳，使阴阳日夜平衡，后溪为手太阳小肠经经穴，神门为手少阴经经穴，心与小肠相表里，故此 2 穴有抑心火和安神定志的作用。

上方治疗小儿夜啼效果良好，一般 3~5 次即愈。

第十五节　小儿营养不良

小儿营养不良是一种小儿常见的慢性营养障碍，主要由于喂养不当导致消化功能紊乱，或继发于某些慢性疾病，如各种维生素缺乏症、呼吸道及胃肠道疾病等。

【临床表现】

轻则表现为消化不良、腹胀、腹泻等，重者则表现烦躁不安、消瘦、精神萎靡、腹部膨大、鸡胸、龟背、头发焦枯无华、盗汗等。

【治疗】

方一

1. 取穴

主穴为四缝。腹胀配中脘、足三里；腹泻配天枢或大肠俞；烦躁不安配内关或大陵。

2. 操作方法

四缝针法同"小儿支气管哮喘"中的刺法，大陵针0.2~0.3寸，余穴均针0.2~0.3寸，捻转手法，短促行针。每日1次。

3. 病例

张某，男，5岁。1977年10月2日初诊。

患儿腹胀、腹泻、食欲不振1年余，近2个月症状加重，睡觉惊厥，盗汗。曾多方治疗无效，其家长要求针灸治疗。检查：面黄肌瘦，毛发焦枯无华，肌肉松弛，腹胀如鼓，精神萎靡，大便呈蛋花样、奇臭，心肺正常，肝脾未触及。诊断为小儿营养不良。按上方治疗，点刺四缝，针中脘、天枢、足三里，手法及行针法均同上。针1次后，腹胀减轻，大便好转；针3次，腹胀消失，大便成形，食欲增加；共针5次，症状消失。半年后追访，患儿体重增加5kg，体壮活泼。

方二

1. 取穴

脊柱及脊柱两侧。

2. 操作方法

取俯卧位，脱去患儿上衣。先捏脊柱，后捏脊柱两侧（距脊柱1寸左右），医者用拇、食两指从脊椎2开始捏起，每隔0.5~1寸捏提一下至骶椎穴为止。如此反复捏提3~5遍，捏至皮肤红润为度，每日1次，捏至病愈。捏力大小，以患儿能忍受为宜。

3. 病例

陈某，男，2岁。1967年11月5日初诊。

腹胀、食欲不振、大便溏泻已半年。检查：患儿肌瘦如柴，皮肤甲错，头发焦枯，脘胀脐凸，潮热，有时盗汗，心肺正常，肝可触及，质软，脉细弱，苔白腻。化验血、大便无异常。诊断为小儿营养不良。捏脊治疗 3 次，大便成形，腹胀减轻，食欲增加，又按上法治疗 3 次，症状消失而愈。

【按语】

小儿营养不良属于中医学"疳症"的范畴。疳症的原因与脾、胃有关，"脾主运化"又"脾主肌肉"，"胃主纳谷消食"，若脾胃虚弱或饮食受伤，则食物停滞中焦，积滞不化而成疳症，故有"无积不成疳"的说法。

针灸治疗小儿营养不良效果良好。四缝为治疗小儿疳积的有效验穴；中脘、足三里能调胃健脾，消积化食；大肠俞、天枢能分理水谷糟粕，清导肠胃积滞。脾胃得健，中气调畅，疳积即愈。

第七章 五官科疾病

第一节 睑 缘 炎

睑缘炎是一种睑缘亚急性或慢性炎症。其发病原因，一般与体质虚弱，细菌感染或慢性结膜炎分泌物刺激等有关。

【临床表现】

临床上有以下 3 种类型。

1. 溃疡性睑缘炎

睑缘充血，肿胀，睫毛根部有结痂，去除痂皮后可见小溃疡面；睫毛胶黏成束易脱落，且不能再生；伴有刺痛、怕光、流泪等。

2. 鳞屑性睑缘炎

睑缘充血，睫毛根部有灰白色米糠样皮屑，睫毛易脱落，但能再生。

3. 眦部睑缘炎

病变多限于眦部睑缘，局部皮肤有显著浸润充血，糜烂，痒感明显。此病为莫－阿双球杆菌感染所致。

【治疗】

1. 取穴

主穴为太阳、合谷。上睑缘配鱼腰、攒竹、丝竹空；下睑缘配迎香；外眦角配瞳子髎；内眦角配睛明。

2. 操作方法

太阳直刺 0.5 ~ 1 寸，刮针手法；合谷向内劳宫透刺，捻转手法；均间歇行针 15 ~ 30 分钟，5 ~ 10 分钟行针 1 次，每日针 1 次。配穴（除睛明）均用三棱针挑刺出血，间日 1 次；睛明针法见"急性结膜炎"。

3. 病例

郭某，女，63 岁。

两眼下睑缘及右眼内眦角患睑缘炎 10 几年，症状时轻时重，反复发作，屡治不愈。近几天因劳累、睡眠不足又加重，睑缘红肿，羞明，流泪，分泌物增多，睫毛被黏着成束脱落，几近脱光，睫毛根部可见小溃疡面。诊断为溃疡性睑缘炎。按上法，针太阳、合谷，每日 1 次，间歇行针 30 分钟，10 分钟行针 1 次；并用三棱针挑刺迎香出血，间日 1 次。针 3 次后睑缘红肿减轻，分泌物减少；针 6 次，肿胀消失，分泌物显著减少，已不流泪，睑缘仍轻微充血，又按上法针治 3 次，症状消失。

后又复发 2 次，仍用上法治疗而愈，随访 3 年疗效巩固。

【按语】

睑缘炎，类似中医文献记载的"睑眩赤烂"，俗称"烂眼边"或"红眼边"。其病因，《审视瑶函》载："赤胜烂者，多于劳心忧郁忿悖，无形之火所伤，烂胜赤者，多于恣燥嗜酒，哭泣过多，冒火冲烟，风热蒸熏。"

针灸治疗本病，文献尚未见记载，笔者曾用上方治疗 7 例，其中 3 例痊愈（症状全部消失，随访 1 年未复发者）；2 例显效（部分症状消失）；1 例好转（部分症状减轻）；1 例中断治疗。

第二节　麦粒肿

麦粒肿是睑缘的皮脂腺或睑板腺的急性化脓性炎症，多发生于一目，很少有两目同时发生者。本症有多发性、反复性，甚至多年反复定时发作。

【临床表现】

初起时为一小硬结，微有痒痛，以后红肿疼痛，逐渐形成脓头，出脓后疼痛即可减轻。重者往往侵及整个眼睑，成为睑脓肿，常伴有耳前淋巴结肿大。

【治疗】

1. 取穴

令患者脱去上衣，在背部找到一个或数个出血点是穴。如若找不到时，可用手上下左右摩擦几下即可显现出来。

2. 操作方法

三棱针点刺出血。

注：麦粒肿初起至未化脓期间针刺疗效最佳，如已化脓疗效较差，化脓破溃者则无效。

3. 疗效观察

用此法治疗麦粒肿患者 12 例，均针刺 1～2 次即愈，其中针刺 1 次痊愈者为 8 例，第 2 次愈者为 3 例，3 次愈者为 1 例。

【按语】

麦粒肿中医学称做"睑生偷针"。如《银海精微》载："问曰：人之患目睑生小疖，俗名偷针者何也？答曰：阳明胃经之热毒也。或因食壅热之物，或饮食太过，使胃经上充于眼目，故睑眦之间日发疮毒，俗称偷针。"《秘传眼科龙木论》载巢氏论针眼候："凡眼内眦头忽结成疱。三五日间，便生浓汁，世呼为偷针，此由热气客在眦间，热搏津液所成。但其势轻者，故止小小结聚，汁溃热歇乃瘥。"可见我们的祖先对本病已经有了充分的认识。

对本病的治疗我们的祖先也积累了丰富的经验。如《原机启微》论偷针眼载："谨按世传眼眦初生小疱，视其背上即有细红点如疮，以针刺破，眼时即瘥。……实解太阳经结热也，人每试之有验。"这一宝贵经验相延为用，至今仍被广泛运用于临床。

麦粒肿多因风热相搏客于胞睑，或因脾胃蕴积热毒上攻于目。总之，该病多为实热证，故用上法挑刺出血泻去热毒而获良效。

第三节　角膜炎

角膜炎为常见多发眼疾，也是重要的致盲疾病。本病多为局部感染所致，当角膜由于擦伤、异物、睫毛的摩擦或揉眼等外伤引起角膜上皮损伤时，病菌可趁机而入诱发本病。另外，亦可由邻近组织的炎症，如结膜炎、沙眼、虹膜睫状体炎等蔓延而来。在全身营养不良、维生素 A 缺乏时，角膜抵抗力降低，亦易引起病菌侵犯角膜。角膜炎亦可为常见的结核、梅毒、麻风或局部病灶（扁桃体炎、鼻窦炎、龋齿）毒素的变态反应性炎症。

【临床表现】

主要症状为强烈的羞明、流泪、疼痛及视力障碍。

【治疗】

1. 取穴

主穴为瞳子髎、风池、睛明、球后、曲池。配穴为太阳、合谷、翳明、太冲。

2. 操作方法

针睛明时，医者右手拇、食两指持针柄，中指先轻轻将瞳仁向外推移，此时将针轻轻下按徐徐直刺 0.5 ~ 0.8 寸，禁提插捻转，用刮针手法。针球后穴时与此法同，只是将瞳仁轻轻向上推。余穴按常规针刺，捻转手法，间歇行针 30 ~ 60 分钟，15 ~ 20 分钟行针 1 次，每日针 1 次，7 ~ 10 天为 1 个疗程，疗程间隔 2 ~ 3 天。

真人活命饮：金银花、当归、陈皮、防风、白芷、川贝、天花粉、乳香、没药、山甲、皂针、甘草，白酒酌量为引。用法：

水煎，分 2 次口服。

3. 病例

邢某，男，30 岁。

在秋忙时，忽觉头痛目胀，恶寒。自以为感冒所致，遂以姜糖干柳枝煎水服之，令其出汗。谁知汗出后，头目疼如锥刺，坐卧不安，右眼已失明。检查：舌苔黄腻，脉洪大，左目赤胀，风轮下边有一块黄膜大如麦粒。是为肝火灼盛，目络阻塞。予以上法，风池、太阳、足三里、合谷、太冲刺之；内服清热明目汤，以泻实火；每天治疗 1 次，5 天后热退疼稍止。黄膜已不上冲；按此法共治 1 个月余，疼止，诸症消失。

附：中药处方：清热明目汤：生地黄、连翘、栀子、寸冬、大黄、石膏、金银花、知母、龙胆草、滑石、甘草、菊花。用法：水煎，分 2 次口服。

【按语】

角膜炎类似中医学所致的"黄膜上冲""凝脂翳""疳眼"和"疳疾上目"等眼病的范围。其症状和致病原因在《审视瑶函》中叙述得很详细："此症于风轮下际，坎位之间，神膏内初起而色黄者，如人指甲根白岩相似，若凝脂之症。……此是经络塞极，三焦关格，火土诸邪之盛实者，故大便秘而小便塞，则膏火蒸作脓，若上冲失治凸恢之患必矣。"在凝脂翳症一篇中又载："此症为疾最急，昏瞽者十有七八，其病非一端，起在风轮上，有点初生如星，色白，中有恢，如针刺伤后渐渐长大，变为黄色，恢以渐大为窟者，有初起如星，色白无恢，后渐大而变，色黄始变出恢者，有初起便带鹅黄色，或有恢无恢……所变不一，为祸则用……初起时微小，次后渐大，甚则为窟为漏，为蟹睛，内消睛膏，外为枯凸，或气极有声，爆出稠水而破者，皆此郁迫之极，蒸灼肝胆二络，清气受伤，是以枯及神膏。"

针灸治疗本病有一定疗效。有人报道针灸和穴位注射治疗溃疡性角膜炎 30 例，在治疗中除沙眼性 5 例及合并其他病 3 例行综合疗法外，其他未用辅助药物。治疗 1~3 次痊愈者 14 例，3~5 次痊愈者 10 例，5~7 次痊愈者 6 例。笔者用针灸、中药配合治疗本病多例，均收到了良好效果。

第四节　沙　眼

沙眼是由沙眼病毒引起的慢性传染性疾病。是眼科常见病、多发病之一，常因并发症而致视力减退，甚至完全失明。

【临床表现】

轻者仅有轻微的异物感及少量分泌物，重者有明显的刺激症状，分泌物增多，伴有怕光、流泪及异物感。可并发睑内翻、倒睫或角膜溃疡。

【治疗】

1. 取穴

丝竹空透鱼腰或攒竹透鱼腰、四白透睛明、风池、合谷。

2. 操作方法

透穴时，医者左手拇、食指将针刺部位之皮肤捏起，右手持针沿皮刺向透穴部位，捻转或刮针手法，风池、含谷 2 穴用捻转手法。每日针 1 次，至愈为止；均短促行针。

3. 病例

宋某，女，65 岁。

患沙眼 10 多年，症状时轻时重，近几天加重，羞明、流泪，沙涩痒痛。检查：沙眼（左眼Ⅱ度，右眼Ⅲ度），倒睫，分泌物增多。用上法针 2 次即减轻，5 次症状基本消失。

【按语】

沙眼在中医学中属于"椒疮"或"粟疮"的范围。对其病因、症状及治疗等早有记载，如《银海精微》载："睑生风粟者，睑间积血年久……胃脾壅热，致令胞睑之间，渐生风粟如米，甚如杨梅之状，摩擦瞳人……治法：翻转睑，风粟逐个用锋针密针……亦烙更妙。"《秘传眼科龙木论》载："此眼……皆肺脏壅毒，火肠积热，肝家有风，致令眼睑皮肉上下有肉如粟粒相似。"综上所述，本病病因与阳明邪热、肺脏壅毒、肝风内动、胆火上扰及目络郁塞、血滞不行等因素有关。因此，治疗应以清热解毒、活血祛瘀为治则。本方中的攒竹、丝竹空、四白及睛明，即能疏通局部经络，又能祛瘀生新；风池能清泄头部风热，合谷虽为大肠经原穴，但肺与大肠相表里，故刺合谷既泻阳明邪热又解肺脏壅毒。因此，上方治疗本病有一定效果。

第五节　白内障

白内障是晶状体发生浑浊而容易致盲的一种常见眼病。晶状体无血管及神经，它的营养完全依赖房水供给，房水中的营养物质借渗透作用透过晶体囊以保持晶状体的代谢作用。所以任何能影响晶状体代谢的因素（如炎症、外伤等）都可致晶状体浑浊。各种年龄均可发病，但以老年为多见。

【临床表现】

根据白内障发生的时间不同，又分为先天性和继发性。白内障状如枣花或如油点浮于水面，边缘清楚，根据其所在部位和程度不同，可发生不同程度的视力障碍。

【治疗】

1. 取穴

分为 2 组，即睛明、阳白、风池、合谷为 1 组；球后、太阳、翳明、臂臑为 2 组。

2. 操作方法

上 2 组穴轮流使用，每组用 7 天（1 个疗程），疗程间隔 2 ~

3 天，每日针 1 次。上穴的针法及手法见"视神经病变""视网膜病变"及"急性结膜炎"。均短促行针。

3. 病例

例一：克某，男，37 岁。1964 年 10 月 3 日初诊。

右眼瞳孔右上方生一白内障如枣花状，呈白色，边界清晰，向右侧视物略受影响。多方治疗半年多未愈。经他人劝说采用针灸治疗。按上法，针睛明、阳白、风池、合谷，每日 1 次，短促行针。共针 15 次，白内障即消失。

随访 10 年，未复发。

例二：李某，男，11 岁。1965 年 11 月 7 日初诊。

左眼瞳孔内下角患先天性白内障，呈月牙形，银白色，边界尚清，视物受影响。用上方针刺治疗，2 组轮换使用，每组用 1 个疗程，疗程间隔 3 天，每日针 1 次。共治疗 5 个疗程，翳障减退。

【按语】

白内障是现代医学病名，类似中医学所称的"云雾移睛"（初期）"银内障"或"圆翳内障"（成熟期）。如《审视瑶函》载："此症色白，而大小不等，厚薄不同。……云雾移睛……自视目外，有物舒张，或蝇蛇飞伏。"《审视瑶函》对其病因病机亦有论述，并与现代医学的认识基本相似。

由于白内障是玻璃体发生浑浊所致，而玻璃体在生理结构上没有血管、神经和固定细胞，因此，国内外有些眼科书上曾认为玻璃体"没有新陈代谢作用"，"其病理变化完全处于被动状态"，是一种"难治之症"，只好任其发展，迨至白内障成熟后行手术治疗。然而中医学对本病早有认识，并积累了用针灸和中药治疗本病的丰富经验，近代亦不断有针灸治疗白内障的报道，如中山某眼科医院治疗 43 例 80 只患白内障的眼中，总有效率 59 只，占 73.7%；广西柳州市工人医院治盲小组，针灸和中药配合治疗 24 例 32 只眼，痊愈 8 只，显效 11 只，有效 9 只，无效 4 只，总有效率87.5%。这都说明针灸治疗白内障的疗效是无可争辩的。

中医学认为眼球液态的"神膏即目内包涵之膏液",是"气之所聚","气"即机体的活动功能,包含了新陈代谢的作用。事实上玻璃体也是人体组成部分之一,和其他部分一样在不断地进行新陈代谢,只是新陈代谢作用较差而已。因此,通过针刺后,增强了眼球各部分的兴奋作用,疏通了眼区经络,促进了局部的新陈代谢作用,从而有利于浑浊物的吸收和视力的提高。

第六节　皮　质　盲

皮质盲为儿科感染性疾病的严重并发症。如中毒性菌痢、肺炎、脑炎、手术后感染等,且以中毒性菌痢引起者为多见,是因枕叶皮质受到毒素影响或血管痉挛缺氧而引起的中枢性视功能障碍。

【临床表现】

双眼失明,无光感,但瞳孔对光反射依然存在,眼底无改变,伴眼内干涩,咽干口燥,唇红,五心潮热,盗汗,舌红少苔,脉细数等。

【治疗】

1. 取穴

取穴分2组,睛明、瞳子髎、风池、合谷、太溪为1组;球后、攒竹、太阳、翳明、太冲为2组。

2. 操作方法

睛明、球后针刺法见"角膜炎"一节,短促行针;余穴按常规针刺,捻转刮针手法,间歇行针30分钟,10分钟行针1次,2组穴隔日交替使用。

3. 病例

赵某,男,2岁。1983年7月14日初诊。

其母代述:半个月前因高热(40.5℃)、脓血便、每日泻

10~20 次而入院，诊断为中毒性菌痢，入院第 5 天高热、脓血便等明显好转，但两目突然失明。眼科检查示：无光感，对光发射存在，眼底未见异常，诊断为皮质盲。经激素能量合剂等西药治疗 10 天后未见好转，而转针灸科治疗。患儿眼内干涩，咽干口燥，唇红，舌红少苔，脉濡细，证属肝肾阴虚，水不涵目。予以上方针刺治疗，2 组穴隔日交替使用，每日针 1 次，针 4 次后，患儿双目出现光感，针 10 次后视力基本恢复正常。

【按语】

皮质盲属于中医学"青盲"范畴，根据本病之临床表现，证属热伤津液，肝肾阴虚，水不涵目，故滋补肾水、清肝明目为其治疗大法。眼周穴和风池、翳明、合谷等穴既可疏通眼部的经络，又可清泄邪热；太冲为肝经之原穴，肝藏血，开窍于目，《马丹阳天星十二穴治杂病歌》载："太冲足大趾，眼目似云蒙。"为治疗目疾之要穴，可清肝明目；太溪为足少阴之原穴，气血所注之处，肾为水脏，该穴似山川流水汇聚如此，故针太溪可补肾水，阴津得复，经脉得通，玄府精华上升于目，因而可达到明目之目的。

皮质盲现代医学尚无特效疗法，一般采用皮质激素及扩血管等药物治疗，但疗效不明显。笔者先后用针灸治疗 5 例，3 例完全复明，1 例显著好转，1 例无效。临床实践表明，其疗效与病程有关，3 例复明患儿均在发病后半个月内接受针灸治疗，显著好转病例在发病后 2 个月接受针灸治疗，无效病例是在发病后 3 个月以后才接受针灸治疗。

第七节 色 盲

色觉障碍，在眼科临床上分为先天性和后天性 2 种。后天性常见的原因为视神经萎缩、烟酒中毒、弱视或某些眼底疾病，本节所说的色盲系指先天性视觉障碍。

【临床表现】

主要表现为色觉障碍，对某些颜色辨别不清。色盲与遗传有关，双眼性，男性较女性发生率高。

【治疗】

1. 取穴

分为 2 组，即翳明、攒竹、球后为 1 组；睛明、太阳、风池为 2 组。

2. 操作方法

2 组各穴的进针法及手法同上一节，间歇行针 30 分钟，5 ~ 10 分钟行针 1 次，每日针 1 次，7 ~ 10 次为 1 个疗程，疗程间隔 2 ~ 3 天。

3. 病例

彭某，男，17 岁。1969 年 11 月 24 日初诊。

体检时发现红绿"色盲"。视力检查，两眼均为 1.5。用上法，针刺治疗 1 个疗程后，可辨别象棋子的颜色（红和绿）；治疗 2 个疗程后，色觉障碍完全消失。

该患者于次年被应征入伍。

【按语】

人体所以能够辨别颜色是靠视网膜锥体细胞起作用，视网膜锥体细胞分为 3 种，各含有特定的感光色素，分别接受红、绿、紫光线而引起光化学反应及神经兴奋，经过视神经传导到大脑的视觉中枢，就能分辨各种颜色。如果在这一视觉过程的任一环节发生障碍，就会产生"色盲"。

对色盲的治疗，至今国内外尚无有效药物。然而自 1958 年以来，我国不断有针灸治疗色盲的报道，并获得了良好效果。如天津市第一中心医院用针灸治疗 19 例色盲患者，其中 6 例痊愈，2 例显著进步，5 例进步；陕西中医学院附属医院眼科用针灸治疗色盲亦收到显著疗效。

实践证明，本病在眼区及其邻近区选穴针刺效果较佳。其疗效还与针感、疗程、年龄等因素有关。针刺后所产生的酸麻胀感越强，疗效似乎越佳。在见效或治愈后，应继续坚持治疗1个疗程，以巩固疗效。

第八节　夜　盲　症

夜盲症以小儿为多见。多因缺乏维生素 A 所致，在母乳不足、消化不良、腹泻及高热等情况下容易诱发本病。

【临床表现】

白天视物如常，傍晚及夜间则视物不清，外眼及眼底等均正常。

【治疗】

1. 取穴

主穴为肝俞、睛明、足三里。消化不良配四缝、中脘；腹泻配天枢；发热配大椎、合谷等。

2. 操作方法

睛明、中脘、天枢均用刮针手法；四缝用三棱针点刺；大椎用提插刮针手法；余穴用捻转手法。均短促行针，每日针1次，治愈为止。

3. 病例

张某，男，18岁。

体质素弱，食欲不振，肌肤甲错，头发焦枯无华，脘胀脐凸，夜间盗汗。就诊前3天，自述傍晚视物不清，直至次日天明视物又如常。诊断为：①营养不良；②夜盲症。按上法，针睛明、肝俞、足三里、四缝、中脘，手法及行针法同上，每日1次；并嘱其吃羊肝。共针5次而愈。

【按语】

夜盲症中医学称"雀目症"或"鸡盲眼"，如《医宗金鉴·眼科心法要诀》载："雀目内障多痒涩，暮暗朝明与雀同，黄昏视下难见上，肝风邪火障双瞳。"其病因如《银海精微》载："肝虚受邪热所伤，经络凝滞不和，阴阳不和，荣卫不通，夜至昏。"

针灸治疗本病，中医学文献早有记载，如《针灸大成》载："小儿雀目，夜不见物；灸手大指甲后 1 寸，内廉横纹头白肉际，各 1 壮。"近代临床实践也证明，针灸治疗夜盲症效果良好。所取穴位，各家基本大同小异，大都以补肝益血、通经活络及调理脾胃为主要取穴原则。如睛明为眼区局部取穴，能直接疏导眼部脉络而活血祛瘀；足三里能健脾益胃，增加食欲为治本；肝俞可补肝益血，因肝藏血，肝血不足，两目不明；并可配合大椎、合谷等穴疏散风热。

第九节　神经性闪光

神经性闪光可能与职业有关，多因长期过度用眼力，使焦距不集中所致。

【临床表现】

视物过久则眼前金星闪光乱舞，剧烈头痛，目胀如脱，阵发性周期发作，兼有复视现象。

【治疗】

方一

1. 取穴

风池、百会、太阳、睛明、太冲、太溪为 1 组；球后、瞳子髎、光明、三阴交、足三里为 2 组。

2. 操作方法

球后穴位针法同睛明（见角膜炎一节），余穴按常规针刺，捻转刮针手法，间歇行针30分钟，10分钟行针一次，每日针1次，7天为1个疗程，疗程间隔2~3天。

3. 病例

张某，男，45岁。1994年12月20日初诊。

患者有偏头痛病史10余年，1992年开始发现有复视现象，当视物过久或看书时间过长时，眼前金星闪光乱舞，继则头痛如劈，目胀如脱，涎吐不欲食，每次发作，历时2~3天，每30天左右发作1次。某医院五官科检查：焦距不集中，诊断为神经性闪光。经药物长期治疗不佳，转针灸科治疗。检查：症状已如上所述，舌质淡红，苔薄黄，脉沉细。证属阴亏火旺，水不涵木，木火偏亢，上扰清空。故见头痛如劈、目胀如脱诸症，肝阴不足，目失养护，故自觉眼前有金星乱舞之状。肝脉上连目系，肝为风木之脏，今阴耗于下，肝阳亢潜于上，木旺克土，故又有涎吐不欲食。治拟益水涵木，平肝潜阳。予以上方针刺治疗4个疗程，诸症基本消失。

【按语】

神经性闪光是现代医学病名，与中医学所称的"莹星满目症"类似。如《审视瑶函》莹星满目症篇载："此症谓人目视目外有无数细细红星，如萤火飞缭乱也，甚则如灯光扫星矣。其人……劳心竭肾，痰火上升，目络涩滞，精汁为六贼之邪熏蒸所损，故阳光散乱而飞伏，乃水不胜火之患。"其致病原因或为阴亏火旺，水不涵木，肝火偏亢，上扰清窍；或为痰火上升，目络涩滞；或为精汁为六贼之邪熏蒸所损而致本病。

本病现代医学尚无理想的药物治疗，所举病例用针灸治疗收到了显著效果，说明本病系针灸疗法的适应证，可在临床上推广应用。针刺的常用穴位是风池、百会、太阳、睛明、球后、光明、三阴交、足三里、太溪、太冲、合谷等。睛明、球后、太阳为眼区局部取穴，能疏通眼部经络之郁滞；风池、百会清头明目；太溪、三阴交滋阴补肾；总之本方具有滋阴补肾，平肝潜阳，祛湿化痰，扶助中气，引火归原，通经活络，清头明目等作用，故治疗本病有良好效果。

第十节 电光性眼炎

电光性眼炎是电焊工人常见的一种眼病。本病常见于电焊时，因有致损害作用之紫外线，如不戴防护眼镜，可伤及结膜、角膜，形成电光性眼炎。

【临床表现】

双眼剧烈疼痛，畏光，流泪，异物感，结膜充血，角膜上皮脱落等。

【治疗】

1. 取穴

主穴为太阳、睛明、合谷、风池。配穴为承泣、瞳子髎、曲池。

2. 操作方法

睛明、承泣针法同"角膜炎"一节，余穴按常规针刺，间歇行针 30～60 分钟，10～20 分钟行针 1 次，每日针 1 次。

3. 病例

刘某，男，成年。

电焊工人，因昨天下午做电焊工作时，未戴眼部防护罩而看电焊闪光后约 6 小时，因突觉两眼剧烈疼痛、流泪、羞明、眼内异物感而来就诊，诊断为电光性眼炎。当即针双侧太阳、四白、合谷，下针后疼痛即觉好转，间歇行针 60 分钟，20 分钟行针 1 次，行针 3 次后，症状大减而入睡，共针 2 次而愈。

注：另亦可取耳部的耳尖穴，用一次性 1mL 皮试针针头，针

尖快速轻点刺耳尖出血数滴后，患者自觉眼部胀痛缓解，巩膜充血好转，一般 2 次后诸症消失而愈，此疗法简便易行，疗效显著。

【按语】

电光性眼炎，就其症状应属于中医"目赤"病的范畴。因邪热伏络所致。因此取睛明、承泣、风池等穴以疏散风火，合谷、曲池清血中邪热，故可取得清热明目之效果。针灸治疗电光性眼炎见效快，疗效好，值得大力推广应用。

第十一节 视网膜病变

视网膜病变是眼科临床上比较常见而又不易治疗的多种眼底病症，包括中心视网膜炎、中心视网膜脉络膜炎、视网膜中央静脉阻塞、视网膜动脉阻塞、视网膜出血及视网膜动脉硬化等。

【临床表现】

多发于成年男性，表现为程度不同的视力减退，中央性暗点，视物变形，视物变小；视网膜动脉阻塞患者全部或部分视力可骤然丧失，如不积极治疗，视力常受到严重障碍。

【治疗】

方一

1. 取穴

分 2 组，睛明、翳明、阳白、光明为 1 组；球后、太阳、风池、行间为 2 组。

2. 操作方法

2 组轮换交替使用，每组用 1 个疗程。睛明针法同"急性结膜炎"，翳明直刺 0.5~1 寸，捻转手法；阳白沿皮向鱼腰透刺，捻转或刮针手法；光明向对侧刺 1~1.5 寸，捻转手法；针球后时，患者向正前方注视。医者执笔式持针沿眶腔下壁直刺入眶腔内 1～1.5 寸。针此穴时应注意，当针尖快速刺入皮下后，应缓慢进针，宜用徐徐提插或刮针手法；太阳成 45°角向下关方向刺 1～1.2 寸，提插刮针手法；风池针法见"急性结合膜炎"；行间直刺 0.3～0.5 寸，捻转手法。上穴均间歇行针 15～30 分钟，5～10 分钟行针 1 次，每日针 1 次，7 次为 1 个疗程，疗程间隔 2～3 天。

本方适用于中心视网膜炎。

3. 病例

例一：王某，男，34 岁。1975 年 6 月 13 日初诊。

左眼突然视物不清 3 天，伴有头痛目眩。某医院眼科检查：黄斑部水肿、重度浑浊，中心凹反光不见，视力左眼 0.3、右眼 1.5。诊断为中心性视网膜炎。服中西药治疗 3 天不见好转，要求针灸治疗。按上法，先针第 1 组穴，间歇行针 30 分钟，10 分钟行针 1 次，每日 1 次，针 3 次，视力即明显好转，左眼视力增到 0.6，头晕头痛均减轻，第 2 个疗程用 2 组穴，针法同上，每日 1 次。

二诊（6 月 29 日）：患眼视力增为 1.2，黄斑部水肿消失，中心凹反光显示，惟色泽分辨不清。

半年后追访疗效巩固。

例二：刘某，男，37 岁。1977 年 10 月 10 日初诊。

视物变形、变小、不全，视力急骤减退已 8 个多月。经县、地、省级医院均诊断为中心视网膜炎。曾住某医院多方治疗 6 个多月，但视力一直下降，双眼视力曾下降到 0.04。转来针灸时，视力为 0.1。采用上法治疗，2 组轮换使用，每组用 1 个疗程，疗程间隔 3 天。针 3 次视力提高到 0.5，针完第 1 个疗程，视力提高到 0.7，自觉眼内晃动现象减轻，中心暗点变薄；第 2 个疗程针后，视力提高到 0.8，视物不全、变形现象消失；第 3 个疗程，视力仍保持在 0.8，停针观察。

随访 1 年视力稳定在 0.8，无其他变化。

方二

1. 取穴

睛明、合谷。

2. 操作方法

先针左侧睛明，徐徐进针，深刺 1 寸许，刮针手法，酸麻胀感可反射到眼底部及外眦，或有泪出现象，后针右侧睛明，方法同针左侧，再针合谷，捻转手法。均间歇行针 15～30 分钟，5～10 分钟行针 1 次，每日针 1 次。

本方适应于视网膜中央动脉阻塞。

3. 病例

尹某，女，28 岁。1970 年 9 月 20 日初诊。

左眼突然视物不见 3 天。某医院眼科检查结果：左眼仅有光感，右眼视力 0.8；左眼瞳孔中度散大，对光直接反应迟钝；黄斑部呈樱桃红色，动脉显著变细呈线状，视神经乳头变白，边缘模糊，诊断为视网膜中央动脉栓塞。用上法治疗，间歇行针 30 分钟，10 分钟行针 1 次，每日针 1 次，起针后患者即能视物，视力检查 0.5，共治疗 3 次，视力恢复到 1.0。随访 8 年疗效巩固。

方三

1. 取穴

风池、颅息、角孙、大椎，肝俞、肾俞、睛明、太阳、阳白、鱼腰、攒竹、膏肓。

2. 操作方法

郑氏等采用下法：清头明目和破瘀活血取风池、颅息、角孙、大椎、肝俞、肾俞等穴，用"烧山火"手法；睛明用压针缓进手法；太阳、阳白、鱼腰、攒竹等穴用普通手法。调肝安神和补肾强身则取膏肓、肝俞、肾俞，用"烧山火"手法不留针，其他则按症状配穴。共治疗 41 例，痊愈者 12 例，显效者 6 倒，进步者 19 例，无效者 4 例，有效率占 90.2%。

【按语】

视网膜病变属于中医学"内障"的范畴,与"视瞻昏渺""暴盲""视惑"等眼科疾病类似。本病中医学有很多记载,其病因相当复杂,如神思劳倦,肝气郁结,风火燥热,肾精亏虚及禀赋不足,后天失调等都可引起眼底病变。过去一般认为内障多属虚证,按精血不足、肝肾亏损施治,笔者认为此认识有一定的片面性。应根据具体情况辨证施治,对症取穴,才能达到治疗目的。

针灸治疗眼底病变,一般按照局部和整体相结合的原则取穴配伍,局部多取睛明、球后、阳白、太阳等。球后已被公认为治疗眼科多种病症的有效穴,球后所以治疗眼科疾病有良好效果,是由于人体眼组织均由睫状神经及睫状神经节所发出的神经支配的,而球后的解剖部位恰在此处。故针刺此穴即可直接产生效应。《素问·五脏生成》载:"诸脉者,皆属于目。"说明眼通过经络的联系,与五脏六腑等其他部位息息相关,而眼病又往往是某些脏腑病变的一种反应。因此,治疗眼病必须从整体观念出发,在取穴时,不仅在眼的周围局部选穴,还要针对病因及不同的症状表现,在其邻近及远端选取有关穴位,如翳明、风池为邻近选穴,合谷、光明、行间为远端选穴。如此才有可能调整全身机体平衡,以达治愈局部(眼底)病变的目的。

有些眼底疾病患者针几次即能收到显著效果,但大多数患者须坚持较长时间的治疗,故一般应按疗程治疗。关于本病的针刺手法问题,意见尚不统一,有人主张强刺激,有人主张弱刺激,有人主张留针,有人认为长时间留针反而降低穴位的敏感性。笔者认为针刺手法应因穴、因人而异,不宜强求一致,正如杨继洲所说:"治法因乎人,不因乎数。变通随乎症,不随乎法。"

实践证明,针灸治疗眼底病变效果良好,不少病例,首次针后视力即大幅度提高,每针1次,视力就提高一步。有些患者病程长达数年或十数年之久,多方治疗无效,采用针灸治疗,确能获得显著效果，如徐立孙治一视网膜脉络膜炎患者，近乎失明 8年，针 1 次即好转，共针 7 次就收到显著疗效。

第十二节　视神经病变

临床上常见的视神经病变有视神经炎及视神经萎缩等。视神经炎包括视神经乳头炎和球后视神经炎，本病可能是病灶感染（扁桃体炎、鼻窦炎、龋齿等）、病毒或结核等引起，或由视网膜、脉络膜炎症的蔓延所致。视神经萎缩可分为原发性和继发性2 类，原发性者，见于外伤、骨折、颅内肿物压迫或中毒（甲醇、奎宁和铅等）；继发性者，见于视神经乳头炎及乳头水肿和晚期青光眼等。

【临床表现】

1. 球后视神经炎

视力减退，并有眼眶深部疼痛，当眼球转动时则痛重。有中心暗点及视野缩小。

2. 视神经乳头炎

多为单侧，一开始发病，视力即显著减退，视野缩小及有中心暗点。

3. 视神经萎缩

主要症状为视力减退，甚至失明，视野缩小，有色觉障碍。

【治疗】

方一

1. 取穴

分为 3 组，即睛明、瘈脉、阳白、翳明、肝俞、大小骨空为1 组；球后、太阴、风池、肾俞、光明为 2 组；承泣、丝竹空、膈俞、行间为 3 组。

2. 操作方法

睛明、阳白、翳明、球后、太阳、风池、光明、行间等穴的针法见"急性结膜炎"和"视网膜病变"。瘈脉穴沿皮向下刺 0.3～0.5 寸，刮针手法；肝俞、膈俞成 30°角向下斜刺 0.8～1.2 寸，捻转手法；肾俞成 30°角向下刺 1～1.5 寸，捻转手法；丝竹空沿眶向上刺 0.3～0.5 寸，大、小骨空用艾炷（如黄豆大）隔姜片（0.3～0.5 分厚）灸 3～5 壮；承泣直刺 0.5～1.5 寸，徐徐进针，刮针手法，禁用捻转和提插手法，以免刺伤眶腔内血管引起出血，若起针出血时，可用棉球压迫 3～5 分钟。先针背部俞穴，短促行针，后针他穴，间歇行针 30～60 分钟，10～20 分钟行针 1 次，每日治疗 1 次，5 次为 1 个疗程，疗程间隔 1～2 天。同时应配合下方治疗。

附：中药处方：熟地黄、枸杞子、首乌、女贞子、丹参、当归、柴胡、草决明、石决明、甘菊、白术、石斛、防风等。以滋阴补肾为主，再根据临床表现，加减疏肝、化郁、祛痰及清解风热等药物。水煎服，每日 1 剂。

3. 病例

朱某，女，60 岁。1965 年 4 月 27 日初诊。

两眼视力减退 2 年余，疑为远视，未被注意，近 5 个月症状加重，视物昏渺，仅有光感。经某医院眼科检查，外眼正常，两眼视神经乳头边界模糊，视神经乳头呈苍白色，中心凹反射欠佳，视网膜动脉狭窄。诊断为视神经萎缩。患者苔白，脉沉弦，尺部较弱，并有口干、腰痛、失眠等症状．按上法，针灸与中药配合治疗，中药以滋阴补肾为主，兼以舒肝活血并配服羊肝丸；针灸按上述，3 组穴位轮换使用，每组用 1 个疗程。共治疗 3 个月，服药 70 余剂，视力恢复到左 0.3、右 0.2，生活能自理，并能照料家务。

方二

1. 取穴

分为 7 组，①风府、风池、太阳；②上星、目窗、迎香；③

臑臑、合谷、光明；④照海、合谷、攒竹；⑤鱼腰、四白、申脉；⑥睛明、瞳子髎、头临泣；⑦命门、肝俞。

2. 操作方法

7 组交换使用，每天 1 组，7 天为 1 个疗程。肝俞、命门均用捻转或刮针手法，短促行针，余穴均留针 15~30 分钟，5~10 分钟行针 1 次。风府直刺 0.3~0.5 寸，刮针手法，徐徐进针，禁深刺，以免刺伤延髓；目窗向前沿皮刺 0.3~0.5 寸，刮针或捻转手法，臂臑向上成 45°角刺 0.8~1 寸，照海直刺 0.3~0.5 寸，均捻转手法；攒竹向鱼腰透刺，申脉直刺 0.3~0.5 寸，头临泣向前沿皮刺 0.3~0.5 寸，上 3 穴均用刮针或捻转手法。

重庆第一中医院用此方治疗球后视神经炎 21 例，9 例治愈。

【按语】

视神经疾患属于中医学"青暴""视瞻昏渺"等眼科病证的范畴。如《外台秘要》云："病青盲者，谓眼本无异，瞳子黑白分明，直不见物耳。"其病因一般认为是由于肝肾亏损或七情所伤。盖肾为水脏系先天之本，先天亏损则不能养木，肝开窍于目，木失养则肝血虚而不能上注于目。《内经》云："目得血而能视，失则盲。"故治疗应以滋阴补肾为主，因肾为肝之母，补肾即可以养肝，肝木得养，其目自明。然而临床上病因、病情并不如此简单，常有肾虚兼有夹风热、夹湿痰、夹肝郁等情况，因此，临床取穴、用药必须辨证施治，灵活运用。

针灸治疗这类眼疾中医学早有记载，近代亦有不少报道。综括有关报道和笔者的体会，其取穴规律不外以下几方面：①局部及邻近取穴，如睛明、球后、承泣、丝竹空、阳白、太阳等；②循经取穴，如申脉、光明、风池、瘈脉等；③按病因取穴，如照海、肾俞、肝俞、膈俞等。这样局部与整体相结合，主（主要病因）次兼治，功补兼施，灵活运用，只要坚持治疗，定会获得一定疗效。

本病系一种退行性病变，务必坚持较长时间的治疗，方能收到较好效果。因此，取穴宜分组轮换使用，这样可以保持穴位的敏感性，有利于提高疗效。

第十三节　眼底出血症

眼底出血症是眼科临床常见的眼底病之一，其病因比较复杂，常见的原因，如视网膜静脉周围炎、视网膜静脉阻塞、黄斑出血、动脉硬化性眼底出血、玻璃体积血、外伤性眼底出血或视神经炎并发眼底出血等。

【临床表现】

视力下降或失明，伴有头痛、头晕等。

【治疗】

1. 取穴

取穴分2组。睛明、童子髎、风池、合谷、太冲为1组；球后、攒竹、太阳、翳明、光明、曲池、太溪为2组。

2. 操作方法

睛明、球后针法见"角膜炎"一节，余穴按常规针刺，提插捻转手法，间歇行针30～60分钟，10～20分钟行针1次，每日针1次，2组穴隔日轮换针刺，7～10天为1个疗程，疗程间隔2～3天。

3. 病例

胡某，男，42岁。1983年5月18日初诊。

左眼突然视力下降近2个月，省医院眼科检查示：左眼视力0.2，右眼视力1.1，左眼底视网膜上沿颞上及颞下支静脉出血，黄斑部出血伴黄色渗出和水肿。视物不清，头顶及眼眶胀痛，经西药治疗无效，转针灸科治疗。症见：舌苔黄腻，舌质暗红，脉弦滑口苦，头晕、胸闷，失眠多梦，纳差，大便秘结。证属肝郁气滞，脉络阻滞，血溢络外。予以上方针刺治疗，每日针1次，

10 天为 1 个疗程，疗程间隔 3 天，针刺 2 个疗程后，头痛眼痛消失，视力亦好转，左眼视力 0.5，共治疗 6 个疗程，左眼视力提高到 1.1，其他症状亦显著好转。

【按语】

眼底出血症属于中医"目衄""暴盲"和"视物昏渺"等范畴。其病因唐容川的《血证论》载："少阳相火随经脉而出，冲动肝经血分。"又载："太阳经有风热，则大眼角生血筋肉、微渗血点"。说明眼底出血与三阳经脉瘀阻，血溢络外有关。根据其临床表现，中医辨证可分为：①肝郁气滞，多由于愤怒、悲哀和忧伤过度，致使气滞血瘀，血不循经而易于脉外，引发眼底出血，常见于高血压、动脉硬化之眼底出血等。②肝肾阴虚，患者素有肝肾虚亏，精血不足，阴虚火旺，热灼脉络而出血，常见于视网膜静脉炎、黄斑出血及视网膜静脉阻塞等。③脾胃虚弱，因过食肥甘厚味，损伤脾胃，运化失职，升降失常，清阳不升，血运无力，气虚血滞，致使血溢于脉外，常见于黄斑出血、视网膜静脉周围炎等。④外伤脉络，多因外来冲击压力，使眼底脉络破伤而出血。以上认识与现代医学的观点基本相吻合，现代医学也认为本病是因血管硬化、血管内皮损伤、血凝、血黏度增高，引起血流减速，血液郁滞而致血管渗血、出血等毛细血管的病理性改变。

笔者曾用上方治疗多例眼底出血症患者，均收到较好效果。经过有关实验观察证实，针刺前后的血流图变化较大，针刺后患者的眶区血管的流入和流出变得通畅，血灌流量和排放量增加，说明针刺后有效地解除了血管壁平滑肌痉挛，恢复了血管的舒缩功能，从而改善了血循障碍。由于血液循环的通畅，也有利于出血、炎症和水肿的吸收。同时中医的辨证取穴，提高了整个机体的抗病功能和免疫力，有利于身体的康复和远期疗效的巩固。

第十四节　上睑下垂

本症有先天性与后天性 2 种，先天性多因睑上睑肌发育不全，称先天性上睑下垂，多为双眼下垂，有遗传性，下垂程度轻重不同，且伴有上直肌功能不全麻痹，眼球不能上转。后天者多由睑上睑肌受伤或病损所致，如重症肌无力；或由支配睑上肌的动眼神经或支配上睑苗勒肌之交感神经麻痹时，亦出现上眼睑下垂，多为单侧。临床上常见的有动眼神经麻痹，外旋神经麻痹，内直肌麻痹及眼肌型重症肌无力等。

【临床表现】

此症为上眼睑不能睁开或睁开不全，盖住瞳孔之部分或全部，重者有视力障碍，双侧上眼睑下垂患者，常仰头视物，视线向下，前额部皮肤皱起。

【治疗】

方一

针刺治疗眼肌麻痹。

1. 取穴

分 2 组，风池、睛明、瞳子髎、阳白、合谷为 1 组；承泣、攒竹、鱼腰、丝竹孔、曲池为 2 组。

2. 操作方法

睛明、承泣针法同"角膜炎"一节，阳白沿皮透刺至鱼腰穴，攒竹透刺至鱼腰穴，丝竹孔透刺至瞳子髎，余穴按常规针刺，捻转刮针手法，间歇行针 30 ~ 60 分钟，10 ~ 20 分钟行针 1 次，每日针 1 次，7 ~ 10 次为 1 个疗程。

共治疗 8 例，动眼神经麻痹 3 例均痊愈；展神经麻痹 3 例，2 例痊愈，1 例好转；内直肌麻痹 1 例痊愈。

方二

针、中药治疗眼肌型重症肌无力。

1. 取穴

分2组，阳白、鱼腰、脾俞、足三里为1组；攒竹、丝竹孔、瞳子髎、肾俞、胃俞、合谷为2组。

2. 操作方法

捻转刮针手法，间歇行针 30～60 分钟，10～20 分钟行针 1 次，每日针 1 次，10 次为 1 个疗程，疗程间隔 2～3 天。

附：中药处方：黄芪、山药、升麻、白术、菟丝子、党参、桑寄生、当归、石菖蒲、柴胡、首乌、橘红、紫河车、大枣 4 枚。用法：水煎服，早晚各 1 次，可辨证加减。

3. 病例

吕某，男，17 岁。1994 年 12 月 5 日初诊。

患者 4 个月前因感冒发热后，突然出现双眼睑下垂，早上轻晚上重，继则眼球运动不灵活，上、下、内、外运动范围缩小，并有复视现象，经某医院检查 X 线片示胸腺无增大，用新斯的明试验确诊为"重症肌无力"，经抗胆碱酯酶药物治疗无效而来就诊。检查：双眼睑下垂，眼球运动不灵活，运动范围缩小及复视，其他部位肌肉正常，饮食、睡眠、呼吸、二便，肢体活动均正常，仅体力较差，无苔，质嫩红，而有裂纹，脉濡细。证属脾肾两虚。予以上方针加中药配合治疗，经上述治疗 3 个月后，病情稍有好转，原晨起后约半小时即出现眼睑下垂，现眼睑下垂时间稍推迟，余症同前。治疗 6 个月后，症状明显好转，眼睑正常，两眼球活动范围增大，复视现象消失。

【按语】

上睑下垂是现代医学病症名称，在中医眼科书中有"睑废"和"睑垂覆目不得视"的记载，与本症相类似。中医学认为脾主肌肉，眼睑属脾，眼睑下垂，当属脾虚，脾主升清，胃主降浊，脾气不足，清气不升，故提睑无力。治疗应大补脾气，使脾健运，清阳上升则睑力可复。本病还有眼球运动障碍，引起复视、斜视等症状。肝开窍于目，眼球属肝，因此本病又与肝有关系，临证观察，患者多有肾虚脉象、舌象。因此，根据肝肾同源、肝虚补肾之原则，用补中益气汤加减化裁，既补脾又补肾，并配合针刺脾俞、肾俞、足三里等穴收到了良好效果。

眼睑下垂一症，西医除手术治疗外，尚无理想之疗法，但用针灸和中药治疗可取得显著效果。方一是根据"以痛为腧"的原则在眼的局部（眼区）和其邻近的部位选穴；方二是用针刺和中药配合治疗，针刺选穴是根据藏象学说，结果收到了殊途同归的效果，说明这两种取穴原则治疗本病都有良好效果。

第十五节 近 视

近视是眼科常见多发病症，青少年近视的形成有诸多因素，从生理上讲最常见的原因是眼球的前后轴较长，平行光线经过曲折后，物像落在视网膜之前，在视网膜上不能成为清晰的像，故不能看清远距离之物体。但对来自5m以内的散光线，则可在视网膜上形成清晰的像。

【临床表现】

视近不视远，为近视的主要临床表现。

【治疗】

1. 取穴

分2组取穴：睛明、瞳子髎、风池、合谷为1组；球后、攒竹、阳白、翳明、光明为2组。

2. 操作方法

睛明、球后针法见"角膜炎"一节，翳明直刺0.5～1.2寸，捻转手法，余穴按常规针刺，提插捻转手法，间歇行针30分钟，10分钟行针1次，每日针1次，5天为1个疗程，2组穴按疗程交替使用，疗程间隔 2 天。

3. 病例

例一：孙某，女，17 岁。1986 年 8 月 1 日初诊。

患近视眼 3 年，左眼 500 度，右眼 400 度，予以上方针灸治疗，先针 1 组穴 5 天，休息 2 天后针 2 组，2 组穴如此交替使用。针 5 次后即觉眼部轻松，视物模糊现象明显好转，视力为左眼 300 度，右眼 250 度，共针 6 个疗程，左眼视力为 100 度，右眼视力为 50 度。

例二：公某，女，15 岁。1988 年 3 月 10 日初诊。

患近视 2 年，视力检查左眼 0.6，右眼 0.5，予以上方治疗 5 次，双眼视力均为 1.2，随诊 8 个月疗效巩固。

【按语】

近视一病中医学早有记载，如《审视瑶函》载："此症非谓禀受生成近视之病不治者，盖言平者无病能远视，忽目患能近视而不能远视者，阳不足，阴有余，病于火少者也，无火，是以光华不能发越于远，而拘敛近视耳。"《银海精微》载："能近视，不能远视者何也？答曰：血虚气不足也。经云：远视不明，是无火也。"从以上经文可以看出我们的祖先对本病的症状、病因病机等早有认识。

近视国内外尚无理想的方法治疗。近几年来有不少医务工作者，用针灸治疗近视眼，并收到了良好效果。针灸治疗近视眼多以局部取穴或邻近取穴为主，常用的穴位有瞳子髎、四白、睛明、阳白、攒竹、丝竹孔、球后、鱼腰、承泣、风池、大椎、肝俞、合谷、光明、足三里等，与其他眼病的取穴基本一致。以上穴位可分成 2 组交替针刺，以保持其穴位的敏感性，有利于提高医疗效果。

针灸治疗近视眼，已经获得确切的疗效，但总的来看还存在一些问题，如其远期疗效还不够理想，有报道指出，针后 2 年仅有 30% 左右保持针时的疗效，与笔者观察的结果相近，当然影响远期视力效果的因素很多，如眼睛的保护、体质差异等。近视的发生发展，多与用眼时间、光线、距离等不适有关，故在治疗本病的同时，应注意近视眼的预防保健，做到防治结合。为此对学生应做到"二要求"：读书写字的姿势要端正，眼睛距书本要保持50cm左右；连续读书或写字1小时左右，要休息10分钟左右或远眺片刻。"六不要"：不要在光线过暗或过强处看书写字；不要在走路时看书；不要歪着头看书或写字，不要写太小的字；不要躺着看书；不要看字体太小或印刷不清的书。

第十六节　斜　视

斜视根据原因不同，可分为麻痹性斜视及共轭性斜视。

麻痹性斜视是由一条或几条外眼肌成部分或完全性麻痹所致。常由于外伤、炎症、肿瘤、中毒及神经系统方面的疾病损伤肌肉或支配肌肉的神经所引起，这种斜视的眼球向麻痹侧转动时受到限制，如内直肌麻痹，眼球不能向内转动，称麻痹性外斜视；外直肌麻痹，眼球不能向外转动，且成内斜位，称麻痹性内斜视。并有复视，及因复视而至头晕、恶心等症状。

共轭性斜视是眼球转动各条肌肉力量的不平衡而产生的。眼球肌肉的先天性发育不正常，或眼球的屈光不正常，如近视、远视等都能引起眼肌使用方向的不平衡，而出现共轭性斜视。这类斜视眼球向各方向转动不受影响，亦无复视。

【临床表现】

斜视是双眼不能同时注视同一目标。当一眼注视同一目标，另眼位呈偏斜，偏向内的称内斜视，偏向外的称外斜视。

【治疗】

1. 取穴

内斜：取穴分2组，承泣、合谷、鱼腰为1组；球后、太阳、外关、瞳子髎、太冲为 2 组。外斜：取穴分 2 组，上睛明（位于目内眦角上约 2 分，斜刺 0.5～1 寸）、光明、四白、合谷为 1 组；下睛明（位于目内眦角下约 2 分处，眶下缘内方，针刺 0.5～1 寸）、风池、攒竹、太冲为 2 组。

2. 操作方法

双眼斜视取穴双侧，单眼斜视取患侧，5 岁以下的婴幼儿可适当浅刺，用捻转刮针手法，间歇行针 30～60 分钟，10～15 分钟行针 1 次，每日针 1 次，10 次为 1 个疗程，疗程间隔 2～3 天。

3. 病例

徐某，男，14 岁。1993 年 5 月 4 日初诊。

其母代述：患者 3 年前头部外伤后出现右眼内斜复视，而且家族有斜视史，其祖父、父亲均为斜视。眼科检查：双外眼正常，瞳孔等大，右眼内斜 30°，不能外转，眼底未见异常。临床诊断：外直肌不全麻痹，内斜视。针刺治疗 10 个疗程后，眼球外转超过中线，经 2 个疗程治疗，斜视症状完全消失痊愈。

【按语】

斜视类似中医学中的"视正反斜""风牵喎斜"等的范畴。如《审视瑶函》载："此症谓物之正者，而反视为歪斜也，乃内之阴阳偏盛，神无欲散之候，阳胜阴者，因恣辛嗜酒怒悖，头风痰火气伤之病，阴胜阳者色欲哭泣饮味，经产血伤之病，此内之玄府，郁滞有偏，而气重于半边，故发见之火亦偏而不正矣。"较详细地论述了斜视的症状表现和病因病机。

斜视目前西医除手术矫正外，尚无较好的治疗办法。然而中医学早有用针灸治疗斜视的记载，如《银海精微》载："目睛斜视倒睹何也？答曰：肝经受风邪所牵使其筋缓缩不利。治法：宜灸火发散风邪。""灸火穴：太阳、颊车、耳门、听会、耳尖、风池各一穴。"近代也有文献报道针灸治疗斜视的经验。如有人报道针刺治疗 34 例斜视患者，痊愈 18 例，占 53%，显效 12 例，占 31%；好转 2 例，占 6%；无效 2 例，占 6%；效果是比较显著的。

从有关报道来看，针灸治疗斜视疗效较好，操作简单，值得推广应用。

第十七节 鼻 出 血

鼻出血是一个症状。引起鼻出血的原因很多，常见的为炎症、高血压、高热、急性传染病、代偿性月经，以及其他某些全身性疾病。

【临床表现】

轻者点滴而出，重则血出如注，伴有面色苍白、头晕等表现。

【治疗】

方一

1. 取穴

委中、上星、足三里。

2. 操作方法

先用三棱针点刺委中部位的浅静脉出血；后针上星和足三里，上星向神庭方向沿皮刺 0.3~0.5 寸，足三里直刺 1.5~2 寸，均用捻转手法，持续行针 5~10 分钟，每日针 1 次。

3. 病例

王某，女，18 岁。1976 年 8 月 10 日初诊。

鼻出血已 3 天，均在每天下午 2 点以后，可因洗脸、打喷嚏等诱发，曾肌内注射维生素 K，口服仙鹤草素，并用冷敷、塞鼻等法治疗，血仍不止，故要求针灸治疗。就诊时面色苍白，头晕目眩，体乏无力，脉细数，鼻出血滴似串珠，既往有鼻出血病史，一般都在月经来潮前 3~5 天，此次亦已接近经期。诊断为倒经鼻衄。采用上法治疗，针后鼻出血即止，共针 3 次而愈。随访 3 年未复发。

方二

1. 取穴

囟会、大椎、迎香、合谷。

2. 操作方法

先用三棱针挑刺大椎出血，再隔姜片灸囟会，灸至姜片（约1分厚）呈咖啡色即止，若出血仍不止时，后针迎香、合谷，捻转手法，持续行针 5 ~ 10 分钟。

3. 病例

尹某，男，11 岁。1964 年 5 月 4 日初诊。

因鼻出血不止而就诊。头痛身倦，咳嗽畏寒已 3 天，伴有口干鼻燥等症状。检查：血压 120/75mmHg，体温 38℃，化验血、尿常规均正常，脉浮数。诊断为风热鼻衄。按上法治疗 1 次，出血即止。

【按语】

鼻出血，中医学称为"鼻衄"。鼻衄这一病名，最早见于《灵枢》，对其病因、治疗都有较详细的记载，如《灵枢·经脉》载："胃足阳明之脉……鼽衄。"《灵枢·热病》载："热病头痛颞颥目瘛脉痛，善衄。"又如《灵枢·杂病》载："衄而不止衃，血流，取足太阳……不已，刺腘中出血。"

鼻衄的原因，一般有以下几方面：①外感风寒，皮毛闭塞，肺合皮毛，又开窍于鼻，肺气不宣，则郁而化热，热伤脉络，迫血妄行，上出鼻窍，故用方二，急灸囟会以泻实邪；刺大椎、合谷以解表泻热；刺迎香以利窍。②胃中积热伤及脉络，亦可迫血上溢，发为鼻衄。③肝火妄动或血热气逆，迫血妄行，上出鼻窍而为衄。后 2 种原因所致的鼻衄可用方一治疗，刺委中以清血热；针足三里，以清胃热，引血下行；上星为督脉经穴，督脉主一身之阳且循行过鼻，故取上星既能清头面之热，又能止血。

第十八节　鼻　炎

鼻炎是常见病症，临床上分为急性鼻炎和慢性鼻窦炎。急性鼻炎多数为滤过性病毒感染引起的鼻腔黏膜急性炎症，慢性鼻炎是急性鼻炎反复发作的结果；急性鼻窦炎往往是急性鼻炎的延伸，而慢性鼻窦炎多为急性鼻窦炎转变而成。

【临床表现】

1. 急性鼻炎

鼻塞、鼻腔分泌物增多为主要表现。可伴有发热、头痛、打喷嚏、乏力等全身症状。

2. 慢性鼻窦炎

一般呈持续性鼻塞和长期流脓涕，可伴有头痛、头晕及嗅觉减退等症状。

【治疗】

方一

1. 取穴

主穴为迎香、合谷。发热配大椎、曲池；头痛配印堂、太阳。

2. 操作方法

取坐位，患者头后仰。迎香成 15°角向四白方向透刺，合谷直刺 0.5~1 寸，均用捻转刮针手法。急性鼻炎和急性鼻窦炎可间歇行针 15~30 分钟，5~10 分钟行针 1 次；慢性患者用短促行针法。每日针 1 次。急性鼻炎针至痊愈为止；慢性鼻炎可 5~7 次为 1 个疗程，疗程间隔 1~2 天。症状消失后，仍须间日 1 次，继续治疗 3~5 次以巩固疗效。

3. 病例

例一：钟某，男，39 岁。1964 年 11 月 8 日初诊。

7 年前因感冒而引起鼻塞流涕，嗅觉逐渐减退，时好时犯，症状时轻时重，近 3 年鼻息不通，只能用口呼吸，嗅觉完全消失。在成都某医院诊断为鼻间隔肥大伴慢性鼻炎。曾先后 3 次手术治疗，术后有所好转，但半年后又恢复如前。经他人介绍来此针灸治疗，采用上法，针迎香、合谷，每日针 1 次。针后患者即觉鼻息较前通畅，针 3 次能嗅到酒精和汽油味，针至第 5 次，症状基本消失；又间日 1 次，治疗 3 次以巩固疗效。半年后追访，未再复发。

例二：曹某，男，42 岁。1977 年 7 月 3 日初诊。

鼻塞不通，流清涕已多年，伴有头痛、头昏等症状；易感冒，感冒及受凉后症状加重。某医院诊断为慢性副鼻窦炎。经常服药治疗，但效果不显。用上法，针印堂、迎香、合谷，手法及行针法均同上，每日针 1 次，5 次为 1 个疗程，疗程间隔 1 天。

二诊（11 月 8 日）：经第 1 疗程治疗，鼻腔已通气，清涕显著减少，头痛消失，治法同上。

三诊（11 月 11 日）：诸症消失，又隔日针 1 次，治疗 4 次以巩固疗效。

方二

1. 取穴

囟会、绝骨。

2. 操作方法

以上 2 穴均隔姜片（约 1 分厚）灸之，艾炷如枣核大，灸至姜片呈灰褐色为止，一般需灸 4～5 壮，每日灸 1 次。先灸囟会 3～5 次，无效时，再换绝骨。

【按语】

鼻炎属于中医学"鼻渊""脑漏"的范畴。如《素问·气厥》载："胆移热于脑，则辛頞鼻渊，鼻渊者浊涕下不止也。"又如《景岳全书》载："鼻为肺窍，又曰天牝，乃宗气之道……若其为病，则窒塞者谓之鼽，时流浊涕而或多臭者谓之鼻渊，又曰脑漏。"

鼻炎一病，针灸治疗效果良好。中医学亦早有记载，如《资生经》载："王执中母氏，久病鼻干有冷气……后因灸绝骨而渐愈。执中亦尝患此，偶因绝骨微痛而著灸，鼻干亦失。"绝骨为足少阳胆经穴，系足三阳经之大络，《难经》载："髓会绝骨。"又脑为髓海，胆移热于脑而成本病，故灸绝骨能疏泻胆经邪热而清脑髓，脑髓清而鼻渊自愈。又如《针灸甲乙经》载："鼻鼽不利，室洞气塞……迎香主之。"《针灸大成》载："鼻塞……合谷、迎香。"近代临床实践也证明，迎香、合谷2穴治疗鼻炎确有良效，各种类型的鼻炎均可用此穴治之。迎香、合谷均为大肠经经穴，可疏调阳明经气，因手阳明经脉循鼻旁而又与肺相表里，肺开窍于鼻，因此取此穴治疗鼻炎有良好效果。

笔者曾在自己身上观察隔姜片灸后，姜片颜色的变化同患者感觉的温度变化情况：艾炷如枣核大，姜片约1分厚，当灸至艾炷周围姜片呈咖啡色时，患者有温热感；呈灰褐色时，有灼热感；呈炭黑色时，一般可由烧灼痛转为钝痛或微痛，此时局都可起疱，若继续灸时，则又由疱转为焦枯，可起到着肤灸的作用，甚则灸后化脓。

第十九节　牙　痛

牙痛是口腔中最常见的一个症状，一般是由龋齿及齿髓炎等牙体病变所引起。龋齿的病因尚无定论。齿髓炎多因龋蚀不断扩大加深，以致最后接近或通入牙髓所致。

【临床表现】

龋齿患者，患牙的硬组织有大小不一、边缘不整的洞形缺损，多呈黑色，病变进入牙本质或与髓腔交通后，就会引起疼痛。齿髓炎多为持续性跳痛或阵发性加剧，夜间尤甚，有时肿胀。

【治疗】

方一

1. 取穴

主穴为下关（患侧）、颊车（患侧）。上牙痛配合谷；下牙痛配足三里。

2. 操作方法

下关直刺 0.5~1 寸，提插刮针手法，持续行针至症状减轻或消失后，再间歇行针 15~30 分钟，5~10 分钟行针 1 次，颊车向地仓透刺 1.5~3 寸，捻转刮针手法；合谷针 0.5~1 寸，足三里直刺 1.5~2 寸，提插捻转手法。3 穴均间歇行针 15~30 分钟，5~10 分钟行针 1 次。

3. 病例

孙某，女，47 岁。

因剧烈牙痛 5 天，而要求针灸治疗。自述左侧上第 2、3 磨牙已疼痛 7 年余，症状时轻时重，此次发作呈阵发性剧烈跳痛，夜间尤重，影响睡眠和饮食。检查：第 2、3 磨牙颊面均有呈黑色较深之龋洞。诊断为急性齿髓炎。针下关、颊车、合谷，手法同上，间歇行针 30 分钟，10 分钟行针 1 次，效果不显；加用 G6805 治疗仪，高频率连续波 4000 次/分，通电 60 分钟，效果仍不显；后采用下关持续行针法，行针 10 分钟疼痛开始减轻，行针 20 分钟，疼痛消失。留针约 30 分钟，疼痛又发作，再按上述手法行针约 10 分钟，症状再次消失，患者入睡。次日复诊：牙痛未再复发。

方二

1. 取穴

三间（双）。

2. 操作方法

患者半握拳立于桌面或立放于伏兔部位。直刺 0.8~1.2 寸，提插捻转手法，持续行针至疼痛消失。

3. 病例

潘某，女，37岁。

左侧下第2磨牙龋齿痛3天，受冷热刺激后则痛剧，按上法针三间1次痛止，1年后随访未复发。

方三

1. 取耳穴

面颊、屏尖、喉牙、神门，均取双侧，每次选2~3个。

2. 操作方法

局部常规消毒后，用0.5寸针刺入0.05~0.1寸，快速捻转手法（2~3次/秒）。间歇行针30~60分钟，10~20分钟捻针1次。

3. 病例

刘某，男，17岁。

右下第3磨牙近半1年经常酸痛。近5天疼痛加剧，呈阵发性剧烈跳痛，已3天未睡好觉，吃东西、喝水均受影响。检查：局部微肿，患齿有较深龋洞。诊为急性齿髓炎。按上法，针耳穴面颊、喉牙、神门，手法同上，间歇行针1小时，20分钟行针1次。针5分钟疼痛即减轻，30分钟后症状消失，1次而愈。3年后又复发，仍按上法针1次即愈。

附：中药处方：升麻9g，麻黄9g，连翘9g，桔梗9g。水煎服，早晚各1次。

注：此方系一民间老中医传授，对多种原因引起的牙痛均有显著疗效。笔者多次临床验证，疗效属实。

【按语】

牙痛一症，中医学有"虫痛"和"火痛"之分。其病因除蛀齿外，多因阳明之热，如胃有湿热郁而化火，或外感风寒入阳明郁而化热。因齿痛多属阳明之火上扰所致，故治牙痛多取阳明经之穴。合谷、三间为手阳明大肠经穴，下关、颊车、足三里为足阳明胃经穴。下关、颊车为局部取穴，可疏泻局部邪热，三间、合谷能疏风清热；足三里可清泄胃火。

从方一病例中可以看出，针刺手法是获得良好效果的重要因素之一，单是选穴准确而没有恰到好处的针刺手法，要想收到预期疗效是不可能的，如《素问·针解》载："为虚为实者，工勿失其法，若得若失者，离其法也。"笔者在实践中体会到，下关用持续提插刮针手法针刺有显著的止痛作用，不少病例单用此法治疗即能获得良好效果。

中医学认为龋洞为虫蛀所致，故有"引虫"治法。如民间用猪小肠内之肠黏膜 15～30g，放香油（花生油亦可）内炸熟后，用纱布包扎并放在龋洞处咬紧，15～30 分钟取出。笔者曾将此方用于龋齿及急性龋齿炎患者，获得良好效果，其中有 3 例急性齿髓炎患者，患牙剧烈疼痛，用中西药、针灸等法均未止痛，而用此法治疗而愈。

第二十节　耳　鸣

耳鸣是因听觉器官功能紊乱所引起的一种症状。其发生原因十分复杂，耳部本身的疾病、某些全身性疾病及药物中毒等都可发生。

【临床表现】

耳鸣有时与耳聋同时存在，声调多种多样，耳中嘈杂如蚁斗、蝉鸣，或如水激声等。

【治疗】

1. 取穴

主穴为下关、听会、听宫、翳风、角孙。失眠配安眠2；头晕配百会、头维；头痛配太阳、风池；食欲不振配中脘、足三里；遗精阳痿配肾俞、气海；月经不调配天枢、三阴交。

2. 操作方法

主穴每次选 1~2 个，交替轮换选用，配穴根据兼症灵活选取。角孙向下沿皮刺 0.3~0.5 寸，捻转手法；听宫张口取之，直刺 0.8~1.2 寸，捻转刮针手法；听会、翳风、下关 3 穴同"聋哑症"中的操作方法，其他配穴按常规针刺，均短促行针，每日针 1 次，7 次为 1 个疗程，疗程间隔 2~3 天。亦可间日 1 次。

3. 病例

李某，女，25 岁。1967 年 9 月 11 日初诊。

两侧耳鸣如蝉噪近 2 年，听力减退，劳累、生气或急躁时症状加重，兼有失眠、头晕等症状。检查：血压 130/83mmHg，五官科无发现耳部异常，苔黄，脉细弦。诊断为神经性耳鸣。按上法，针下关、听会、百会、安眠 2，手法及行针法均同上，每日针 1 次，7 次为 1 个疗程。第 1 个疗程针后，睡眠好转，耳鸣减轻；第 2 个疗程针听宫、翳风、百会、安眠 2，针法同上；第 2 个疗程针后，症状基本消失，偶尔有时耳鸣，睡眠良好，已不头晕；第 3 个疗程针听会、角孙，手法及行针法同上，间日 1 次，又针 5 次，症状全部消失。

随访 5 年未复发。

【按语】

耳鸣一症，中医学早有记载，如《灵枢·口问》载："耳者宗脉之所聚也，故胃中空则宗脉虚，虚则下溜，脉有所竭者，故耳鸣。补客主人，手大指爪甲上与肉交者也。"上述记载不仅对本病病因有了一定认识，对其用针灸治疗也积累了丰富的经验。由于耳鸣系因其他疾病所引起，故除取局部穴位外，还应针对病因选取相应的经穴，否则难以收到预期的疗效，即使收到一定效果，也不巩固。

第二十一节　神经性耳聋及聋哑症

内耳、听神经或听神经中枢发生病变，引起的耳聋称为神经性耳聋。小儿听力完全丧失，因而失去学习语言的能力，便成为聋哑症。引起耳聋的原因很多，如流脑、流感等急性传染病，可引起听觉感受器炎症，致听神经及听中枢变性；链霉素、卡那霉素等药物可损害听神经而造成神经性耳聋；噪音、巨响及老年动脉硬化等都能引起听觉感受器损伤，亦有约10%的聋哑是因内耳发育不全，或母亲妊娠期间患严重传染病，或药物中毒而引起胎儿听觉器官中毒所致先天性聋哑。

【临床表现】

听力完全丧失或尚存残余听力，有的一侧听力丧失，另侧听力正常，有的一侧听力全部丧失，另侧存有残余听力，亦有的两侧均存有残余听力。小儿耳聋后一般都哑或半哑，成人耳聋语言能力可正常。

【治疗】

1. 取穴

分2组，耳门、翳风为1组；听会、下关为2组。2组间日交替使用。

2. 操作方法

耳门张口取之，成30°角向听宫刺1~1.2寸，听会直刺1~1.2寸，均用捻转手法；翳风直刺1~1.5寸，刮针手法；下关直刺0.8~1寸，提插捻转手法；均短促行针，每日针1次，7次为1个疗程，疗程间隔2~3天。

3. 病例

例一：段某，男，19岁。1968年10月11日初诊。

从小聋哑，病因不明。按上法治疗，针2次后，距10cm能听到闹钟声，并能学叫爸、妈；针 4 次后，距 10cm 听到手表声，能比较清楚地说几句简短的话。

例二：文某，男，40 岁。1968 年 10 月 17 日初诊。

因高热引起耳聋 3 个月，听力全部丧失，语言能力正常。针听会、下关，捻转手法，针后患者能即时听到他人的说话声，共针 2 次，听力完全恢复。

10 年后追访，疗效巩固。

例三：刘某，男，8 岁。1977 年 10 月 3 日初诊。

3 岁时因发热，肌内注射青霉素、链霉素后 3 天耳聋，病前能说话，耳聋后，语言能力逐步丧失，而成聋哑症。曾在四川、徐州等地医院诊治，均诊断为药物（链霉素）中毒性耳聋。经介绍从滕县转来针灸治疗。按上法，1、2 组穴位间日交替使用，每日针 1 次，7 次为 1 个疗程。第 1 个疗程针后，能听到汽车喇叭声；第 2 个疗程，能听到广播声及击掌声；第 3 个疗程，能听到闹钟声，并能学喊"爸""妈""走"等单音词；第 4 个疗程能听到手表声，并会说"爸走""爸上班"等。

1 年后追访，听力有所减退。

例四：李某，男，19 岁。1979 年 5 月 7 日初诊。

从小聋哑，病因不明，左耳尚有残余听力，能听见雷声，右耳听力完全丧失。按上法治疗，2 组穴位间日交替使用，每日 1 次，7 次为 1 个疗程，针 3 次后，左耳听力明显好转，能听到一般说话声，右耳听力亦好转，能听到雷声。有一次患者右耳听到雷声后，突然高兴地指指天空，又指指右耳，并说："妈，2"。第 2 个疗程，左耳能听到手表声，右耳可听到一般说话声，并能说"妈""姐""走"及一些比较简单的话，如"喝水""妈走""不会"等。又间日 1 次，针治 7 次后，听力基本正常，语言能力明显提高，停针观察。

半年后追访，疗效巩固。

例五：王某，男，62 岁。

患者首诊是因慢性胆囊炎急性发作而就诊的，在就诊过程中，发现该患者又聋又哑，问其家属聋哑原因。其家属讲，患者性格粗暴，易怒，经常生气。30 年前因暴怒而致耳聋，但言语正常，而后，又无明显原因的突然失语。五官科检查无异常发现。根据病史和有关检查，印象为癔症性聋哑。在治疗胆囊炎的同时，予以上方针灸治疗，并加涌泉、阳陵泉。提插捻转手法，持续行针约 10 分钟，患者咳吐一口痰随即发音，但声音很低，语言不太清晰，听力也有所恢复，共针灸治疗 3 次，听力和发音基本恢复正常，仅声音低沉。

【按语】

针灸治疗聋哑，早有记载，如《灵枢·厥病》载："耳聋无闻取耳中……耳聋，取手小指次指爪甲上与肉交者，先取手，后取足。"《针灸甲乙经·手太阳少阳脉动发耳病》载："聋，翳风及会宗、下关主之。耳聋无闻，天窗主之。"由此可见，历代医家已经掌握了针灸治疗聋哑的技术，并积累了丰富的经验。

大量的临床实践证明，针灸治疗聋哑病的疗效是肯定的。但在临床治疗过程中还存在不少问题，有待今后逐步通过实践加以解决。笔者认为应关注：①治疗前，在条件许可的情况下，应进行耳科和必要的全身检查。聋哑患者中，不少伴有耳科疾病，如慢性中耳炎、耵聍栓塞等，对听力恢复影响较大。全身的疾病如神经衰弱、癔症、月经不调、动脉硬化等也能影响听力的恢复，有些病例治疗效果不佳，可能与这些因素有关。②聋哑患者在恢复过程中，有时听力不巩固，出现波动或减退现象。有的波动 1 次，有的可能数次，听力波动可能与思想情绪及上呼吸道炎症等因素有关。听力减退，多数是听力恢复不太好，没有及时进行听力及语言训练或取穴手法不当所致。若在治疗过程中同一组穴位和同一种手法，在同一个患者身上使用次数太多，可引起听力波动减退现象，因此，笔者采用 2 组穴位间日交替针刺的方法，较好地避免了以上不良情况的产生。③有部分患者，经过几个疗程治疗后，听力仍不能恢复，或恢复甚微。这些病例除做必要的检查和积极治疗影响疗效的有关病症外，还应对治疗方案做进一步的修改，可使一些聋哑患者获得一定效果。但仍有部分患者，没有治愈的希望，其原因尚待进一步探讨。④关于聋、哑治疗的顺序问题，笔者的体会是首先治聋，待聋有所恢复后再治哑。前者靠治，后者靠教，治教结合。只要听力恢复了，再加上语言训练，哑症就会好转。⑤取穴问题，笔者以局部取穴为主，并未取其他部位的穴位，同样对某些病例收到了良好效果。⑥针刺手法问题，笔者多用提插或捻转手法，产生酸胀感后即出针，手法不宜太强。因耳部穴位比较灵敏，手法太强，能使患者产生痛感，反而会影响疗效。

第二十二节　口唇肿大症

口唇肿大症是指上唇、下唇或上下唇同时突然肿胀，此症临床少见，病因不甚明了，可能与过敏有关。

【临床表现】

口唇突然肿胀，一般无痛无痒，皮色不变或微红，余无异常。

【治疗】

1. 取穴

主穴为合谷、地仓。上唇配人中；下唇配承浆。

2. 操作方法

合谷向后溪穴方向刺 0.5~1 寸，地仓向颊车穴方向透刺 1~1.5 寸，人中约 5°角向鼻间隔方向刺 0.3~0.5 寸。承浆穴约 5°角先向左、右口角分别斜刺 0.5~1 寸，并捻转数次后，再将针退回原处，直刺 0.3 寸。均用捻转刮针手法，间歇行针 30 分钟，10 分钟行针 1 次。

3. 病例

徐某，男，24 岁。

上口唇突然肿胀 5 天，无痛，微痒，曾在某医院检查，病因不明，肌内注射青霉素治疗 3 天，效果不明显。转针灸科治疗。予以上方针刺治疗，取穴为人中、地仓、合谷。捻转刮针手法，间歇行针 30 分钟，10 分钟行针 1 次，每日针 1 次。第二天复诊，肿胀明显减轻，共针灸 3 次而愈。

【按语】

本病临床少见，可能与过敏有关。中医认为"脾主肌肉，开窍于口。"其病位在脾，因脾运不健，口唇经络壅阻所致。《四总穴歌》云："面口合谷收。"合谷为手阳明经的原穴，是治疗面、口病的主穴，人中、地仓、承浆均为局部取穴。如此，远近相配，共奏活血消肿散结之作用，故可收到良好疗效。

第八章　皮肤科疾病

第一节　皮肤瘙痒症

皮肤瘙痒症是一种皮肤神经症。也可能是其他疾病的一个症状，如全身性皮肤瘙痒可由糖尿病、动脉硬化、尿毒症等引起；局限性皮肤瘙痒（肛门、会阴、阴唇等）可能与蛲虫、痔疮、滴虫等有关。

【临床表现】

仅表现为皮肤瘙痒，无任何皮肤损害，搔抓后可产生血痂及色素沉着等。

【治疗】

方一

1. 取穴

曲池、三阴交。

2. 操作方法

曲池向少海透刺，三阴交向悬钟透刺。均用捻转手法，短促行针，每日针 1 次。

3. 病例

段某，女，42 岁。1969 年 6 月 26 日初诊。

全身皮肤阵发性瘙痒已 10 天。症状时轻时重，初痒时轻，越搔越痒，瘙痒部位无任何皮肤损害；既往无糖尿病、动脉硬化等慢性病史。诊断为神经性皮肤瘙痒症。按上法治疗，针 1 次即好转，共针3次症状消失。

方二

1. 取穴

血海、承山。

2. 操作方法

血海成45°角向上斜刺0.5～0.8寸，承山成30°角向上斜刺0.5～1寸，均捻转手法，间歇行针15～30分钟，5～10分钟行针1次。行针期间可让患者用艾条自灸阴部瘙痒部位15～30分钟。

3. 病例

赵某，男，29岁。1975年8月10日初诊。

阴囊瘙痒半年余，时痒时愈，有时剧痒。因搔抓，局部产生血痂，部分血痂周围轻度红肿，微痛，影响走路。采用上方治疗6次，症状消失。

【按语】

皮肤瘙痒症是现代医学病名。中医学根据其发病部位不同而有不同名称。如发于阴囊的称"肾囊风"，发于四肢弯面的称"四弯风"，发于面部的称"面游风"。其致病原因，中医学认为与风、湿、热等因素有关，因此，搜风、祛湿、清热为本病的治疗原则。

方一可健脾祛湿，搜风清热，治疗全身性皮肤瘙痒症效果良好；方二主要用于治疗阴囊、会阴及肛门等部位的局限性皮肤瘙痒，痒时灸治可即时止痒，疗效颇佳。

第二节　荨麻疹

荨麻疹又称风疹块，是一种比较常见的皮肤黏膜过敏性疾病。常见的过敏原如食物（鱼、虾等）、药物（抗生素、磺胺类等）、肠寄生虫及外界冷热刺激等。

【临床表现】

发病时先突然感觉皮肤瘙痒，随即出现鲜红或瓷白色风团，界缘清楚，大小，形态不一，可相互融合成片。也可侵犯胃肠道黏膜及喉头黏膜，引起腹痛、腹泻、呕吐、呼吸困难等症状。急性者数小时或数日内即可消退，慢性者反复发作，缠绵难治。疹消后不留痕迹。

【治疗】

方一

1. 取穴

主穴为肝俞、委中、曲池。呕吐配中脘腹泻配天枢、足三里；呼吸困难配内关。

2. 操作方法

肝俞成45°角向下斜刺0.5～1寸，委中针0.5～0.8寸，曲池向少海透刺，均用捻转手法，短促行针。针后再用艾条灸曲池、血海各10～20分钟，每日治疗1次。

3. 病例

宋某，男，46岁。1964年10月11日初诊。

今日清晨突然四肢有痒感，搔抓后局部充血发红，出现鲜红色风疹，疹块随即布满全身，此起彼落，奇痒难忍而就诊。检查：疹块大小、形状不一，凸出皮面，颜色鲜红，边缘清楚，此起彼落，消退后不留痕迹，背部及四肢有些疹块融合成片如手掌大。诊断为急性荨麻疹。用上方治疗，针后瘙痒即显著减轻，灸毕疹块全部消退，瘙痒消失，1次而愈。

方二

1. 取穴

分为2组，肝俞、委中、足三里为1组；阳陵泉、风门、曲池为2组。2组轮换使用，每组用1个疗程。

2. 操作方法

上穴均用捻转手法，间歇行针 15～30 分钟，5～10 分钟行针 1 次，每日针 1 次，5 次为 1 个疗程，疗程间隔 1～2 天。

3. 病例

宋某，女，37 岁。1964 年 8 月 9 日初诊。

从 1960 年患荨麻疹至今已 4 年，时轻时重，反复发作，曾住省某医院治疗 3 个月，口服扑尔敏、苯海拉明、维生素 C，肌内注射非那根，静脉注射葡萄糖酸钙等均无效，后改用中药治疗，治愈后 1 个月又复发。发作时，鲜红色疹块遍布全身。疹块初起如蚊叮咬之痕，继则成片，此起彼落，奇痒难忍，外受风冷刺激后症状加重，夜间影响睡眠，因长期反复发作，患者自觉体乏无力，精神萎靡。按上法治疗，先针第 1 组穴位，手法及行针法均同上，每日 1 次。

二诊（8 月 16 日）：经第 1 个疗程治疗，疹块明显减少，已基本无痒感；第 2 个疗程针第 2 组穴位，针至第 2 次，症状即全部消失，又针 3 次以巩固疗效。

随访 15 年，未再复发。

【按语】

荨麻疹是现代医学病名，属于中医学"瘾疹"的范畴。并对其病因已有充分的认识，如《证治要诀》载："瘾疹，非特分寒热……有人一生不可食鸡肉及獐鱼动风等物，才食则丹随发。"又《诸病源候论》载："邪气客于肌肤，复逢风寒相折，则起风瘙瘾疹……白疹得天阴雨冷则剧出，风中亦剧，得晴暖则灭，着衣身暖亦瘥也。"

荨麻疹临床上分急、慢性 2 种，急性荨麻疹用方一很快即可治愈；但慢性荨麻疹确反复发作，缠绵难治，短则数月，长则 10 几年不愈。笔者用方二治疗 19 例慢性荨麻疹患者，其中 17 例痊愈（症状全部消失，观察 1 年以上未复发），1 例显效（发作次数减少，症状明显减轻），1 例无效。慢性荨麻疹在治疗过程，病情呈波浪式好转，有时可能反复，比较严重，但只要坚持治疗，就会获得良好效果。治疗过程应尽量找出过敏原，减少或杜绝过敏机会，并注意保暖，避受风寒。

第三节 银屑病

本病是一种病因尚不清楚呈慢性反复发作的斑片鳞屑性皮肤疾患，无传染性，任何年龄均可发病，但以青壮年多见。一般冬季加重，夏季较轻。

【临床表现】

皮肤损害为急性发作，慢性经过。其基本损害为边缘明显的红斑，上覆多层银白色鳞屑，剥去鳞屑后露出鲜红色光滑面，继续轻刮时可见针尖状小出血点。好发部位为四肢伸面、头皮、骶部和躯干，多呈对称性；斑块数目可为 1～2 个，或满布全身，多数有痒感。

【治疗】

1. 取穴

主穴为脾俞、肺俞，膈俞。配穴应根据斑块所在部位而循经取穴，如在腰背及后颈部位取委中；面部取合谷；胁下及侧腹取阳陵泉；胸腹部取足三里、内关。除循经取穴外，还可在局部配穴，如头部配百会；上肢配曲池、外关；下肢配血海、风市等。

2. 操作方法

3 个主穴轮换使用，每次用 1 穴，均挑刺出血后拔火罐 10～15 分钟。挑刺破皮即可，不须深刺；拔火罐时，可从针孔拔出血液，用消毒棉球擦去即可。每次在脊柱两侧挑刺部位各拔 1 个，拔罐时间不宜太长，以免起疱，影响下次治疗。在同一个穴位须做多次挑治时，应避开以往挑刺的针孔；穴位处有斑块时，要避开斑块或另取他穴。每日治疗 1 次，6 次为 1 个疗程，疗程间隔 2

天，其他配穴均用捻转手法，短促行针，每日 1 次，与主穴同时针刺。

3. 病例

王某，女，25 岁。1965 年 4 月 3 日初诊。

患者躯干四肢及胸腹部呈泛发性、弥漫性点状斑丘疹，色红界清，疹上覆盖银白色鳞屑，剥去鳞屑后可见点状出血点；鳞屑可自行脱落，脱落后再起，微痒。诊断为银屑病。用上法治疗，肺俞、膈俞、脾俞挑刺后拔火罐 10 分钟，3 个穴交替使用，每次用 1 穴，并针外关、曲池、委中、血海及风市等，捻转手法，每日 1 次，6 天为 1 个疗程。第 1 个疗程治后，丘疹明显减少，已基本上无痒感；第 2 个疗程后，丘疹减少 3/5；共治疗 4 个疗程，丘疹全部消失。

随访 3 年未复发。

【按语】

银屑病中医学称之"松皮癣"或"白疕"。并认为其病因与邪客于皮肤、气血瘀滞和血燥不荣等有关。近几年来国内陆续报道了一些用针灸、拔罐、穴位注射等方法治疗银屑病的经验。笔者在临床上也治疗一些银屑病患者，收到一定效果。

上方常用穴一般为脾俞、肺俞、膈俞、曲池、血海、足三里、三阴交、委中、合谷等。脾俞为脾之俞穴，脾主四肢，银屑病又以四肢为多见，可营运气血以润燥，肺俞为肺之俞穴，又肺主皮毛，可宣热疏风；膈俞为血之会穴，血海、三阴交为理血要穴，故 3 穴能活血祛瘀；委中为膀胱经合穴，能清血中邪热；足三里可补中益气，调理脾胃；阳陵泉为胆经合穴，能疏经活络，清泻湿热，风市可疏风邪，清湿热而止痒；曲池、合谷能疏解表邪。综合以上穴位，有清血凉血、补血润燥、活血祛瘀和疏解风邪等作用，故治疗本病有一定疗效。笔者在实践中体会到，针灸治疗该病的效果与病程有关，越早期治疗疗效越好，对病程长的患者收效甚微或无效。

第四节　神经性皮炎

神经性皮炎为皮肤科常见病。其病因目前尚不十分明确，患者皮肤神经功能失调及对各种刺激因素敏感性增高可能与发病有关。临床上分为局限性和播散性2种。

【临床表现】

开始患部有阵发性皮肤瘙痒，以后出现成群的呈皮色或淡褐色小丘疹，丘疹可逐渐增多扩大，融合成苔藓样变边界清晰的斑片。局限性好发于颈后、颈侧、骶部及四肢伸侧等处；播散性好发于四肢、躯干、面部等处、常对称分布。

【治疗】

方一

1. 取穴

阿是穴。

2. 操作方法

局部常规消毒后，先用皮肤针沿皮损区边缘，旋转式向皮损区中心处叩刺，每次如此叩刺2～3遍，叩刺至皮损区微出血为度，后用艾条灸烤叩刺部位。一般开始灸时患者无痒感，灸5～15分钟后，可产生痒感或极痒感，再继续灸之痒感消失，若开始灸即有痒感时，应灸之不痒为止。每日治疗1次，7次为1个疗程，疗程间隔2天，如此治疗1～2个疗程，症状减轻后，再间日1次，直至治愈为止。

治疗时应注意：①叩刺时，必须沿皮损区边缘向中心叩刺，切禁叩刺健康皮肤；②应先用皮肤针叩刺，再用艾条灸烤；③艾灸时，应掌握不痒时灸至痒，再灸至不痒；痒时，灸至不痒为度。

3. 病例

李某，男，42 岁。1976 年 9 月 8 日初诊。

右小腿前外侧中下段患局限性神经性皮炎，皮损区约 1.5cm×2cm，边缘清楚，皮损区皮肤粗糙隆起，淡褐色呈苔藓样改变，极痒难忍，伴有色素增加、鳞屑抓痕。患者自述患神经性皮炎 10 余年，曾多处寻方治疗，均未治愈。采用上方治疗，每日 1 次，治疗 3 次痒感即明显减轻，仅偶尔有时微痒；治疗 5 次，痒感即消失，共治疗 2 个疗程，症状全部消失。

方二

1. 取穴

主穴为委中、风门。上肢配曲池；面部配合谷、迎香；下肢配风市、三阴交或血海；胸腹及两胁配足三里、阳陵泉。

2. 操作方法

委中，捻转手法，短促行针；针风门时，医者左手拇、食两指将风门部位皮肤捏起，右手持针快速刺入皮下后，向肺俞方向沿皮透刺 1～1.5 寸，并留针 1～2 小时，进针和留针期间均不用其他手法；阳陵泉、足三里均沿皮向下刺 1.5～2 寸，血海向上沿皮刺 1～1.5 寸，三阴交向下沿皮刺 1～1.5 寸，曲池向手三里沿皮透刺 1.5～2 寸，合谷向三间方向沿皮透刺 1～1.5 寸，迎香向四白方向沿皮透刺 0.5～1 寸，手法及行针法均同风门。留针期间再用艾条灸烤瘙痒重点部位，操作方法同方一。每日治疗 1 次，7 次为 1 个疗程，疗程间隔 1～2 天。

3. 病例

韩某，女，53 岁。1978 年 6 月 7 日初诊。

患播散性神经性皮炎 3 年余。如米粒大的圆形丘疹遍布于躯干和四肢，丘疹呈皮色，密集成群，基本对称分布，前臂外侧和小腿前外侧之皮疹融合成片，且呈苔藓样改变，剧烈瘙痒，满身皮肤遍布抓痕、痂迹，曾在某医院诊断为播散性神经性皮炎。采用上法治疗，针风门、委中、曲池、三阴交、足三里，留针 2 小时，并用艾条灸四肢重点瘙痒部位，每日治疗 1 次，7 次为 1 个疗程。第 1 个疗程治疗后，瘙痒略减，未起新的丘疹；经第 2 个疗程，瘙痒明显减轻，苔藓样改变之皮损区缩小，散在丘疹亦减少；第 3 个疗程，痒感消失，80% 以上的皮疹消退，消退之丘疹有暂时性色素沉着。又按上法，间日 1 次，治疗 5 次，症状全部消失。

随诊半年未复发。

【按语】

神经性皮炎是现代医学病名。中医学根据其病损"状如牛领之皮""厚且硬"的特征，故称为"牛皮癣"，又因其病程长，易反复发作，因此，又称为"顽癣"。本病过去治疗方法虽多，但疗效不够理想，且复发率高。笔者用方一治疗 31 例局限性神经性皮炎患者，均治愈。其中除有 2 例愈后 1 年复发，仍用此方治愈外；其余 29 例中，10 年以上的 12 例，5～10 年的 14 例，1～5 年的 3 例，均愈后未复发。

方二主要用于治疗播散性神经性皮炎。在本方中，笔者采用皮下针刺长留针的方法，此法属于《内经》"浮刺""直针刺"的范围，与皮肤针都是属于浅刺法。病邪在皮肤浅表，予以浅刺后，可祛其瘀血，泄其表邪，使气血调和，并可旺盛其局部血液循环功能，促进其新陈代谢作用，故治疗本病有良好效果。

第五节 带状疱疹

带状疱疹是由病毒引起的一种皮肤病。因其成簇、单侧分布，沿神经排列成带状，故称为带状疱疹，多见于成年人。

【临床表现】

患处局部常先有刺痛，继则出现成簇的小米至绿豆大的丘疱疹，很快发展成水疱，疱壁紧张发亮，外周有红晕，沿神经分布，排列成带状，多为一侧，可伴有肋间神经痛。

【治疗】

方一

1. 取穴

阿是穴。

2. 操作方法

取仰卧或侧卧位（患侧在上）。根据受累范围大小，在患病部位，成15°角沿肋骨方向刺3~5针，进针1~1.5寸，进针至一定深度后，留针1~2小时，并用红外线照射30~60分钟，每日治疗1次。

3. 病例

李某，女，60岁。1978年10月17日初诊。

右侧6、7及7、8肋间起绿豆大成簇丘疱疹，并有灼痛感已3天，疱疹成带状沿肋间神经分布，疱壁紧张发亮，外周有红晕。诊断为带状疱疹。采用上法治疗，在6、7及7、8肋间各刺2针，均进针1.2寸，留针2小时，并用红外线照射30分钟，每日1次。

二诊（10月18日）：部分疱疹开始萎缩，灼痛减轻，治法同上。

三诊（10月19日）：部分疱疹已枯萎消退，痛感明显减轻，仍按上法治疗，每日1次，又治疗3次，诸症消失而愈。

方二

1. 取穴

主穴为阿是穴。再根据疱疹所在部位配穴，如胸肋及侧腹部配阳陵泉；腰背部配委中。

2. 操作方法

局部常规消毒后，于损害部位的外周，用三棱针挑刺3~5针，破皮出血即可，然后用艾条灸15~30分钟。配穴均用捻转手法，短促行针。每日治疗1次，直至治愈为止。

3. 病例

张某，男，31岁。

右上腹部起两簇密集的丘疹，丘疹如小米大，沿神经排列成带状，有灼热刺痛感；局部皮肤异常敏感，着衣则痛剧。诊断为带状疱疹。采用上法治疗3次，症状即消失。

【按语】

带状疱疹，中医学称为"缠腰火丹"，俗称"蜘蛛疮"。多因正气虚弱，邪毒乘机入侵，伤及肝胆两经，致使经脉瘀滞，湿热内蕴，阻于肌肤而成本病。

实践证明，针灸治疗带状疱疹效果良好。笔者用方一治疗17例胸部及腰背部发病患者；用方二治疗13例其他部位的带状疱疹，均获治愈，多数患者，按上方治疗1次即好转，一般3~5次可治愈。

第六节 湿 疹

湿疹是一种常见的皮肤过敏性炎症。任何年龄、任何部位均可发生。临床上分为急、慢性2种。

【临床表现】

主要症状为皮肤瘙痒，病程较长，反复发作。急性湿疹表现为潮红、肿胀、丘疹、小水疱、渗出糜烂，损害成片、边缘弥漫及对称性分布。慢性湿疹表现为暗红色肥厚浸润，边缘较清楚。婴儿湿疹，多发于面部、头皮，皮损呈多形性，多伴有腹泻、吐乳等胃肠功能障碍。

【治疗】

1. 取穴

主穴为曲池、环跳、阳陵泉。面部配合谷；头部配外关；腰背部配委中；胸腹部配足三里、血海。

2. 操作方法

环跳直刺 1.5~3 寸，提插手法，委中直刺 0.5~0.8 寸捻转手法，2 穴均短促行针；曲池沿皮向手三里透刺，阳陵泉向下沿皮刺 1.5~2 寸，足三里向上巨虚方向沿皮透刺，血海向上沿皮透刺 1~1.5 寸，此 4 穴均留针 1~2 小时，进针及留针期间不用其他手法。留针期间用艾条灸曲池、血海、阳陵泉各 10~20 分钟。每日治疗 1 次。

3. 病例

王某，女，48 岁。1968 年 11 月 2 日初诊。

因起皮疹，剧烈瘙痒 6 天而就诊。检查：如谷粒大水疱样丘疹布满全身，以面部、背部为最多，有的融合成片，边缘弥漫；有的因搔抓引起糜烂，皮疹呈多形性，但以水疱形为主，体温 37.5℃，伴有畏寒及全身不适。诊断为急性湿疹。采用上方治疗，针曲池、合谷、环跳、阳陵泉、委中、血海，手法同上，留针 1 小时。并用艾条灸曲池、血海、阳陵泉，每穴每次灸 10 分钟，每日治疗 1 次。

二诊（11 月 4 日）：经 2 次针灸，瘙痒减轻，有的疱疹开始枯萎消退，治法同上。

三诊（11 月 6 日）：瘙痒显著好转，仅偶尔有时痒，体温 36.5℃，畏寒等症状已消失，疱疹消退 2/5，仍按上法治疗，每日 1 次，共治疗 9 次，症状全部消失。

四诊（12 月 11 日）：背部及四肢再次出现谷粒大之疱疹，瘙痒难忍，又按上方治疗 5 次而愈。

随访 5 年未再复发。

【按语】

湿疹是现代医学病名，根据其临床表现，应属于中医学"癣""疮""风"等病的范畴。如婴儿面部湿疹称为"奶癣"；局限性湿疹称为"湿毒疮"；阴囊部湿疹称为"绣球风"。

本病中医学认为由于风、湿、热客于肌肤而致。急性湿疹以湿热为主，慢性湿疹多因病久耗血，以致血虚生燥生风，肌肤失养而成本病。因此，治疗应以清热利湿、养血祛风为原则。曲池、合谷、外关能解表清热；环跳、阳陵泉可疏通经络，祛风利湿而止痒；血海足三里能活血养血；委中可清血热。故上穴配伍治疗湿疹有一定效果。

临床实践证明，急性湿疹针灸治疗效果显著，慢性湿疹针灸治疗有一定难度，需坚持较长时间的治疗，方能收到一定的效果。

第七节　毛　囊　炎

毛囊炎是常见病，因毛囊感染所致，多发于有毛发部位，常见于青壮年。

【临床表现】

毛发周围起红色粟粒样丘疹，有痒感，一般无痛。

【治疗】

1. 取穴

大椎、灵台、合谷。

2. 操作方法

大椎、灵台用三棱针挑刺出血；合谷直刺 0.5～1 寸，提插捻转手法，短促行针。起针后，再用艾条灸局部 15～30 分钟。间日治疗 1 次。

3. 病例

丛某，男，47 岁。

患胡须毛囊炎 3～4 年，症状时轻时重。胡须周围起粟粒样红色丘疹，甚痒，无痛，用上法治疗 2 次，痒感即减轻，共针灸 6 次，症状消失。

第八节 过敏性紫癜

过敏性紫癜又称出血性毛细血管中毒病，好发于 3 ~ 10 岁的儿童，男性病例较多，青少年及成人亦有发病者，是一种临床上常见的血管病态反应性疾病，因机体对某些致敏物质发生变态反应，导致毛细血管通透性增加，血液外溢，以皮肤、黏膜及某些器官为主，常有不同程度的胃肠道及关节方面的症状，可伴有血管神经性水肿、荨麻疹等其他过敏表现。血液中可无特殊的异常。

【临床表现】

患者首先感觉乏力，继则出现紫癜，紫癜为丘疹状，可融合成大片的瘀斑或伴有水疱、溃疡、自觉微痒或不痒。通常很少发生大量出血，如鼻出血或齿龈出血。部分患者初起可伴有发热，咽痛。有时伴膝、踝关节等处疼痛和肿胀；有时出现剧烈的腹痛，伴呕吐，便秘或腹泻，触诊时腹部呈弥漫性压痛（腹痛型紫癜）；有的伴有血尿、蛋白尿（肾型紫癜）。过敏性紫癜出血时间、血凝固时间和血小板计数均正常。

【治疗】

1. 取穴

主穴为肝俞、委中、尺泽、曲池、足三里、三阴交。发热、咽痛配大椎、合谷、少商；腹痛、腹泻配天枢、大肠俞、阴陵泉；呕吐配中脘、内关；膝、踝关节痛配内外膝眼、昆仑；蛋白尿、血尿配肾俞。

2. 操作方法

委中、尺泽局部常规消毒后，用三棱针挑刺该穴静脉出血，每穴出血 3 ~ 5 滴。少商点刺出血；大椎挑刺后拔火罐 10 ~ 20 分钟，拔出血即可。上述穴位，隔日治疗 1 次。中脘、天枢直刺 1

~1.5寸，捻转刮针手法；余穴按常规针刺，间歇行针30分钟，10分钟行针1次，每日针1次，7~10天为1个疗程，疗程间隔2天。急性期可每日针2次，早晚各1次。

3. 病例

李某，男，12岁，塞舌尔籍。1992年11月5日初诊。

其母代述：全身紫斑，发热，腹痛，腹泻10天，塞舌尔国家医院诊断为过敏性紫癜，口服药（药名不详）治疗后效果不明显，要求针灸治疗。症见：全身可见皮下出血点，压之不退色，下肢尤甚，伴微痒、腹痛、小腹拒按，大便清稀，3~5次/日，精神萎靡不振，两目暗青，苔薄而干，舌质暗，脉细数，体温37.5℃，化验血小板$210 \times 10^9/L$。诊断为过敏性紫癜。予以上方治疗。

二诊（11月15日）：无腹痛，腹泻，腹部喜按，体温36.7℃，紫斑大减，取穴为肝俞、委中、曲池、足三里、三阴交，均用毫针针刺，提插捻转手法，间歇行针30分钟，10分钟行针1次，每日针1次，又治疗10天，症状全部消失。

【按语】

过敏性紫癜临床常见。该病属于中医"紫斑""肌衄""葡萄疫"的范畴。本病外感内伤皆可致病，以外邪内侵，酿生热毒，病及脉络，迫血妄行为其主要原因，多见于急性期。慢性患者紫癜反复发作，一为阴虚内热，二为气虚脾不统血。其共性为都有血瘀的存在，因此清热凉血、活血化瘀、益气健脾为治疗大法。上方处方配穴之法即本此而拟。可作为统治过敏性紫癜不同证型的基本方。委中、尺泽、少商点刺放血，可清热凉血，实践证明穴位放血疗法对各种热证都有显著疗效。笔者认为过敏性紫癜与肺、脾、胃关系密切，肺主皮毛，又主一身之气，尺泽穴为手太阴肺经合穴，"合治内腑"，可调补肺气，固表抗外邪；紫癜以四肢为多，发于营血，显于肌肤，脾主四肢，脾统血，脾胃相表里，《医学入门》云"乃胃虚火游于外"，《外科正宗》言其为

"邪毒传胃"。胃浊不降，虚火内生，血热妄行，故发紫斑。合谷、曲池为手阳明大肠经穴，为清热凉血、活血化瘀之要穴，因肺与大肠相表里，又与阳明胃经相接，故可清理肺、胃之邪热而治其本；三阴交为肝、脾、肾三经交汇之穴，能滋肝阴补肾阴壮脾阴，阴陵泉为脾经之合穴，能健脾益气；足三里为胃经合穴，能升清降浊，清理胃火，健胃益脾而摄血。以上诸穴相配，标本兼治，故能获得良好效果。

过敏性紫癜针灸治疗效果良好，但需注意以下几个问题：①加强体育锻炼，增强体质和抗病能力；②御寒保暖，防止感冒；③对因某种食物或药物因素引起的过敏性紫癜，应尽可能地避免再次接触这些过敏原。

第九节　斑　秃

斑秃又称"油头。"本病发生多与精神过度紧张及受刺激有关。

【临床表现】

起病突然，头发迅速成片脱落，俗称"鬼剃头"，严重者全部头发均脱落，脱发处的皮肤并无异常，也无任何主观症状，在恢复时，患部新发长出，初起大都细而柔软，色呈淡红色或灰白，日后渐渐变粗、变硬、变黑，与健康毛发无异。

【治疗】

方一

1. 取穴

阿是穴。

2. 操作方法

局部先用生姜片拭擦，再用皮肤针或毫针浅刺其秃发之处，隔1日或2日1次，10次为1个疗程，3~4个疗程后，常会渐渐见效。

方二

1. 取穴

心俞、肺俞、脾俞、肾俞。

2. 操作方法

注射维生素 B_{12}，每穴为 0.5mL。用 2mL 注射器，5.5 号针头，执笔式持针刺入穴位，获酸胀感后，即快速推注。每日一次，每 10 天为 1 个疗程，休息 3 天，再进行下一疗程。并嘱其脱去帽子晒太阳。

3. 病例

例一：徐某，女，27 岁。1980 年 4 月 24 日初诊。

3 个月前突然发生大小不等斑状秃发，经某医院诊断为斑秃。曾赴上海某医院诊治，涂抹"920"软膏和口服、肌内注射胱氨酸而未见好转。头顶部有圆形斑状秃发 2 处，秃处不红不肿，无鳞屑，无痒感。患者面色㿠白，腰膝酸软，心悸少眠，手脚怕冷，便溏纳差，经行腹痛绵绵，舌淡白，脉濡细，证属命门火衰，心气不足。按上法治疗 2 个疗程后，秃处生出黑发浓密，细发逐渐变粗变黑且光亮。

例二：刘某，男，51 岁。1982 年 5 月 25 日初诊。

2 日前突发广泛性秃发，曾在某医院诊断为斑秃，服胱氨酸 30 余天，自用生姜蘸白酒局部拭擦，未见好转，转针灸科治疗。头顶部秃发广泛，两耳部尚存头发。精神萎靡，面色萎黄，头晕失眠，腰酸遗精，情欲减退，为肾阳虚衰、精血不足之故。治疗 5 个疗程后，斑秃已经发出浓浓黑发，3 个月后浓发如前。

【按语】

斑秃中医学称"油头"，俗称"鬼剃头"。此病多属命门火衰所致，治疗应补命门火为主，偏于肾阳虚者，则予以补肾气，振肾阳；偏于心脾阳虚者，则予以健脾养心；属于气血不足者，则予以气血双补。方一用皮肤针叩打局部，旺盛其局部血液循环，发为血之余，血足则发自生；方二用经穴注射法，结合经络学说，选取一定的穴位，采用一定手法，既起到了针刺疗法的作用，又发挥了药物效能，故能收到良好效果。

第十节 头 癣

头癣是指真菌感染头皮毛发而引起的疾病。可通过直接或间接接触患者或患病动物而感染，特别是理发是该病的重要传播途径之一，同床共枕、互戴帽子、共用毛巾及梳子等都可引起传染，有时也可因接触患癣病的犬、猫等动物而引发该病。头癣根据其临床表现及致病菌种的不同可分为黄癣、白癣、黑癣及脓癣。以黄癣和白癣最为常见。黄癣相当于秃疮、肥疮、赤疮，俗称癞痢头、黄癞痢；白癣相当于中医所称的白秃疮、癞头疮、白癞痢等。头癣多见于儿童，成年人少见。多发生在卫生条件较差的地方，在 20 世纪 50 年代以前我国流行较广，近代因卫生条件改善以及采取了一系列的防治措施，临床上已不多见。

【临床表现】

黄癣初起是小圆点，呈黄色，有头发穿过，以后逐渐扩大增厚，形成黏着棕黄污秽的聚痂，如堆砂或狗屎堆样，呈蝶状，边缘凸起，中心微凹，痂易粉碎，揭去后基底凹陷，微红、湿润、糜烂、有鼠屎臭味，搔痒。可见萎缩性秃瘢，造成永久性秃发，故称为秃疮。白癣初起时头皮出现淡红色丘疹，其上有白色鳞屑并有毛发穿过，丘疹渐成斑疹，并向周围蔓延，表现为单处或多处、大小不一、呈圆形或不规则形、界线清楚的白色鳞屑班，微痒。病发上有一个白套，长出头皮一周后再折断。黑癣又称黑点癣，本病成人和儿童均可发病，初起为丘疹，逐渐形成鳞屑性点状或小片状斑疹，很少融合成片，微痒，病发在毛孔口处即折断，留有残发，在毛、口处呈黑点状。病轻缓慢，部分留有滴状秃发斑。脓癣损害可成一统，呈圆形，中央隆起，边缘如刀切，疼痛伴痒感，附近淋巴结肿大，起病急，易治愈，无秃瘢，毛根部有脓点，易拔出。

【治疗】

1. 取穴

风池、阳陵泉、曲池。

2. 操作方法

针风池时，针左风池针尖对准右眼，针右风池时，针尖对准左眼，捻转刮针手法；阳陵泉向阴陵泉透刺，刮针手法；曲池向尺泽方向透刺，捻转刮针手法。间歇行针 30 分钟，10 分钟行针 1 次，每日针 1 次，7 天为 1 个疗程。

附：中药处方：苦楝子适量。用法：将苦楝子焙干，研成细末，用熟猪大油，调匀成 50% 的油膏后备用。先将头癣处毛发用镊子全部拔掉或剃光，再用水洗净头部，再用 1% 的明矾水洗一遍，干后将上药膏涂敷于患部，药膏厚 2～3mm，每日 1 次，一般治疗 1 个月左右可愈。

3. 病例

朱某，男，15 岁。

头部生疮 2 年余，内服灰黄霉素、外搽多种药物，均未效。至皮肤病门诊，诊断为黄癣，头顶部皮损呈棕黄色污秽的厚痂，如结松树脂、鸡屎堆样，呈蝶状，边缘翘起，中央微凹，有多根头发穿过，毛发枯黄无泽，自觉瘙痒，有鼠屎臭味，耳后淋巴结肿大。予以上药膏涂敷治疗，每天 1 次。同时并用方一针灸治疗，每天 1 次，7 天为 1 个疗程。针完第 1 个疗程，淋巴结肿大消失，已无痒感，共治疗 3 个疗程黄癣痂脱落，并有很细的新发长出。

【按语】

针灸治疗头癣的报道不多，笔者曾先后治疗 5 例，2 例治愈，2 例复发，1 例无效。说明针灸治疗头癣有一定疗效。现代医学认为头癣是一种慢性接触性传染性浅部真菌病。其病原体主要是黄癣菌、铁锈色小孢子菌、羊毛状小孢子菌，紫色毛癣菌和断发癣菌等。中医学认为主要与"虫毒"有关。由于腠理疏松，虫毒可乘虚而入，侵及皮毛所致。苦楝子是杀虫良药，如《本草纲目》载："治诸疝、虫、痔"。故此药治疗头癣有一定疗效。另外，感受之风湿热邪，上窜头痛，可蕴积发"虫"，故针风池疏解头部风邪；阳陵泉为足少阳胆经合穴，胆经与膀胱经互为表里，又都循行于头部，故针阳陵泉，可清头部湿热；曲池为大肠经合穴，大肠经与肺经相表里；又大肠经多气多血，故曲池既可清血中热邪，又可宣肺润肤。因此，以上三穴配伍治疗头癣可取得良好效果。

第十一节　手足癣

手足癣为手足部真菌寄生性皮肤病，多生在手指、足趾及掌蹠面。

【临床表现】

在上述部位出现丘疹、小水疱、鳞屑、糜烂瘙痒，指趾甲可增厚变灰变脆。

【治疗】

1. 取穴

手部，合谷透内劳宫及内关透外关；足部，八风、涌泉及昆仑透太溪。

2. 操作方法

均用捻转刮针手法，间歇行针 15～30 分钟，5～10 分钟行针 1 次。起针后再用艾条灸 30～60 分钟，具体灸法见"神经性皮炎"。每日治疗 1 次。

3. 病例

张某，女，50 岁。

患手指癣 3 个月余，局部起水疱，瘙痒，抓破后出黏水糜

烂。按上法针合谷透劳宫、内关透外关，手法同上，起针后再用
艾条灸之。针灸 1 次，痒感即减轻，共治疗 7 次，症状消失。

【按语】

手癣俗称"手气""鹅掌风"，足癣俗称"脚气"。笔者用上
方治疗手足癣 11 例（手癣 5 例，足癣 6 例），其中 6 例症状消
失，3 例好转，2 例中断治疗。

第十二节 痤 疮

痤疮俗称粉刺，多发生在男、女青春期，故又称青春痘。也
可见于某些中年人，痤疮的病因比较复杂，其发病机制尚未完全
清楚。一般认为内分泌功能失调，皮质分泌过多及皮脂毛囊内寄
生的细菌（棒状杆菌）感染有关。

【临床表现】

主要发生于面部、上胸，背部亦可累及。初起多为针头大小的
皮色或红色丘疹，黑头或白头粉刺，继之呈脓疱状，甚则伴有结
节、囊肿、疼痛。若反复发作可留有凹凸不平的瘢痕和色素沉着。
行经期女人其皮疹增多或加重，根据痤疮皮损的形态、炎症和轻重
及发生的部位，临床上一般将痤疮分为 4 级：Ⅰ级为黑头粉刺，炎
症性丘疹，散发；Ⅱ级为Ⅰ级加浅在性脓疮，炎症性皮疹数目增多，
限于颈面部；Ⅲ级为Ⅱ级加深性炎症丘疹，发生于面、颈及胸背部；
Ⅳ级为Ⅲ级加囊肿，易形成瘢痕，发生于上半身。

【治疗】

方一

1. 取穴

主穴为肝俞、委中、曲池。配穴主要根据发生的部位选取。
如面部配合谷、地仓、印堂；颈部上胸部配足三里；背部配命

门等。

2. 操作方法

先针主穴，后针配穴。肝俞成 15°角向脾俞透刺，风门成 15°角向肺俞穴透刺，地仓向颊面沿皮透刺。余穴常规针刺，捻转手法，间歇行针 30 ~ 60 分钟，10 ~ 15 分钟行针 1 次，每日针 1 次，一般 10 次左右即愈。

方二

1. 取穴

合谷、迎香。

2. 操作方法

用维生素 B_{12} 或当归注射穴位注射。每次选 1 穴，2 穴交替使用。每日注射 1 次，每次注射 0.2 ~ 0.5mL 药液。

3. 病例

相某，男，24 岁。1995 年 10 月 4 日初诊。

患面部痤疮 1 年余，时轻时重，呈红色丘疹状，白头和黑头都有，以白头为多，个别呈脓疱状，有疼感，微痒。用当归注射液穴位注射。按上法治疗 5 天即显著好转，脓疱消失，已不见白头，无痒疼感，共治疗 11 次而愈。

附：中药处方：①桃红四物汤加减：红花 20g，桃仁 50g，生地黄 20g，赤芍 9g，白芍 9g，防风 15g，川贝母 15g，当归 20g，川芎 20g，甘草 10g。肺经血热加沙参 30g，玉竹 9g，地骨皮 15g，鱼腥草 15g；脾胃湿热加玄参 30g，麦冬 20g，山药 30g，白术 20g，蒲公英 30g；胞宫瘀热加牡丹皮 15g，茜草 15g，益母草 30g。用法：水煎服，每日服 1 剂，早晚各 1 次。②侧柏叶 15g，苏叶 50g，白蒺藜 30g，白花蛇舌草 50g，紫花地丁 50g。用法：加水 3000mL，文火煎 30 分钟左右，先用其蒸汽蒸面部，待温度降至 30℃左右收药渣、滤去，用小毛巾 2 块浸泡药液中，交替热敷患部 15 ~ 30 分钟，每日敷 1 ~ 2 次。

【按语】

痤疮是临床上常见的皮肤病之一，因其生于面部，且易形成瘢痕，影响美容，故对本病的治疗应引起青年人的重视。

痤疮中医学认为是由于肺经血热或脾胃湿热或女性胞宫瘀热，月经不调所致，故众多医家治疗此病，多从清内热或凉血解毒着手。笔者在多年的临床实践中发现，痰阻血瘀是本病发病的重要原因。特别是女性多与经血不调有密切关系，故用桃红四物汤加减治疗本病收到良好效果。

针灸治疗痤疮，古代文献早有记载，取穴与近代大同小异。曲池为大肠经之合穴，合治内腑，既能清胃肠之热，又能清肺热；合谷为大肠经原穴，其性走而不守，又因大肠经多气多血，故该穴既能清血热，又为治面部之主穴（面口合谷收）。迎香为足阳经之要穴，亦是局部配穴之意。肝俞、委中为郑毓桂老师治疗皮肤病的有效验方，实践证明对多种皮肤病确有良效。

痤疮是一种容易反复发作的皮肤病，又因其病因错杂，故在治疗方法上最好内治与外治相结合，针灸与中药相结合。另外，对痤疮的治疗，贵在一个"早"字。早期表现为丘疹状粉刺，一般较易治愈。若皮癣密布且出现脓疱状粉刺，这时治疗比较困难，容易留下色素沉着或瘢痕。

痤疮患者饮食宜清淡，多吃蔬菜水果，禁食辛辣及油炸食品。保持大便通畅，心情要稳定，不要烦躁、生气，保证足够的睡眠，更不要用手挤压痤疮。

第十三节 黄褐斑

黄褐斑又称黑斑俗称蝴蝶斑。是面部色素沉着斑的一种，多发生于中青年妇女，男性亦有发病者。黄褐斑的病因目前尚不十分清楚，本病好发于孕妇，故已知与内分泌有关。但非孕妇患者临床并不少见，说明还有其他原因。有些肝病、胃肠病、结核病等慢性病患者可伴发此病。有些神经精神障碍性患者易患黄褐斑，因此本病也与神经因素有关。长期服用避孕药、苯妥英钠等药的患者也可出现此斑，总之，黄褐斑的病因复杂，目前尚未完全明了。

【临床表现】

其典型表现为面部发生淡褐色或深褐色斑片，表现光滑无鳞，边缘清楚大小形状不一，往往对称呈蝶翅状，故俗称蝴蝶斑。病变广泛，可扩展到鼻部、额、眉、上唇部皮肤，皮损无痒、无痛。夏季受日晒后色较深，冬季色较浅。

【治疗】

方一

1. 取穴

主穴为迎香、合谷、风池、足三里。失眠配安眠 2、神门；头痛配太阳、百会；月经不调配三阴交；食欲不振、大便秘结配中脘、天枢、足三里。

2. 操作方法

迎香向颧髎透刺，捻转刮针手法；中脘直刺 1.5 ~ 3 寸，刮针手法；天枢直刺 1 ~ 1.5 寸，刮针手法，余穴按常规针刺。间歇行针 30 分钟，10 分钟行针 1 次，每日针 1 次，7 天为 1 个疗程，疗程间隔 1 ~ 2 天。

方二

1. 取穴

肝、肺、心、胃、脾、肠、内分泌、皮质下、脑、交感。

2. 操作方法

耳穴局部擦净后常规常规，将王不留行籽用胶布贴于耳穴上。并逐穴轻微按摩，有痛胀感即可，每天按摩 2 ~ 3 次。每次贴一侧，3 ~ 5 天后换贴另侧。

附：中药处方：柴胡、郁金、青陈皮、赤白芍、牡丹皮、玄参、生熟地、山药、白术。肝郁者加香附、川楝子；脾肾两虚者加山萸肉、黄芪、党参、女贞子；血瘀者加桃仁、红花、川芎。便秘者加火麻仁、生大黄；用法：文火水煎 2 次，放在一起，早、晚分 2 次服。

【按语】

黄褐斑为临床常见病，多发于青壮年女性，西医认为其病因尚不十分清楚。虽然该病病因复杂，但笔者在多年的临床实践中体会到。主要与下列病因有关：肝郁气滞，多数患者性情急躁易怒或胸肋胀痛或月经不调；脾肾两虚，患者多面色灰褐，疲乏纳呆，脘腹胀满，大便秘结或腰腿酸软，头昏耳鸣、失眠；气滞血瘀，经血多有血块或痛经，或经行乳房胀痛。笔者在临床上用中药和针灸治疗该病，效果良好。曾先后治疗 31 例，14 例治愈，13 例好转，4 例无效。

总之，中医治疗黄褐斑，应从肝、脾、肾三脏及血瘀方面辨证论治，疏肝理气、健脾益肾和活血化瘀是治疗该病的基本法则。以上中药处方是在逍遥散的基础上辨证加减，实践证明效果显著。笔者曾单用此方治愈多例，有的服药 5 剂即收到了效果。本病的治疗时间较长，若汤剂使用不便时，可长期服用六味地黄丸、逍遥丸、健脾丸、二至丸或金匮肾气丸药。因本病发病与情志有关，故在治疗期间要保持精神愉快、心情舒畅，避免过劳及忧虑，要有足够的休息和睡眠，忌食辛辣刺激性食物，最好戒烟酒。

针灸治疗黄褐斑疗效可靠，有一男性壮年胃病患者因患胃神经症，到门诊针灸治疗，半个月后胃痛消失，脸上的黄褐斑也消失了，该患者针灸过程未口服其他任何药，单用针灸治疗而获显著疗效，说明：①黄褐斑的发生可能与胃病有关；②针灸治疗黄褐斑有确切疗效；③中医认为"治病必求于本"，黄褐斑和胃病是因果关系，再一次说明了中医辨证求因、审因论治的正确性。

第十四节　色　素　痣

色素痣俗称"痦子"现代医学又称细胞痣。属于黑素细胞系统的良性肿瘤，大多发生在儿童或青春期，根据色素细胞的分布将色素痣分为交界痣、混合痣和皮内痣。交界痣可发生于身体任何部位，掌跖及生殖器部位的色素痣属于此类。掌跖部位的交界痣有恶变的可能。混合痣的外观与交界痣相似，一般比交界痣更突出皮肤。皮内痣是成人常见的一种色素痣，主要发生在颈部。

【临床表现】

色素痣的大小形态和颜色不一，可呈斑点状、丘疹状、疣状或乳头瘤状；颜色可呈黑色、褐色、蓝色或紫色。少数可无色素，其大小不一，一般无症状，有些似有微痒感。

【治疗】

1. 取穴

阿是穴。

2. 操作方法

局部常规消毒后，将酒精灯烧红的三棱针对准病变中心，迅速刺至痣的基底部，大者可刺2~3下。刺后一般无须做任何处理，若刺后出血时，用消毒棉签按压即可。一般7~15天脱落，脱落后无留印痕，无色素改变。

3. 病例

张某，女，24岁。

自幼在背部长一红痣，起初如小米粒大，后随年龄增长也随之渐渐长大，0.3~0.4mm，有时微痒，2天前搔抓破后有痛感，因怕"恶变"，故来就诊。予上法火针治疗，9天后脱落。

【按语】

色素痣是常见的皮肤病之一，中医认为本病主要由经络的瘀阻、浊气瘀毒结聚而成。色素痣一般不需治疗，但有以下几种情况时最好治疗：①发生在颜面有碍美观时；②色素痣常在出生到2~30岁以前出现，若年纪较大时出现，应提高警惕，予以治疗；③色素痣突然变黑，虽然不是恶变的绝对指征，但应主要最好治疗；④任何单个色素痣变大时，应引起怀疑；⑤30岁以后多数色素痣渐渐消失（面部例外），若相反时则应注意观察，最好除去；⑥若色素痣反复发生感染或易受外伤时应尽快治疗；⑦色素痣出血，溃疡，发生周围卫星状损害，周围所属淋巴结增大，是色素痣恶变的征象，应迅速到医院检查治疗。

第十五节　肩　疮

肩疮是农村常见的疾病，一年四季均可发病，但以夏季为多，本病多发生于工厂工人和经常担挑的劳动人民，多因长期担挑劳动，压伤肩部，肩部气血瘀滞而成。

【临床表现】

轻则局部红肿疼痛，重则溃破糜烂；两肩均可发生，往往蔓延发展经久不愈。

【治疗】

1. 取穴

阳性反应物。

2. 操作方法

患者赤臂而坐，暴露背腰部，检查两肩胛骨内缘中间及脊柱两旁的皮肤上，有排列不规则、摸之碍手的黑紫色米粒大的颗粒，病程较长的颗粒可蔓延到髂上腰肌两侧。局部及医者的手掌规消毒后，术者用左手拇、食两指提起颗粒附近皮肤，使成条状隆成，右手将穿好的缝衣针（针可用1号的，线长约25cm，最好是丝线，均须煎沸消毒），从颗粒下面穿过，当颗粒位于线的正中时，左手提针，右手提线的尾端，以同一方向，朝术者身边用力一拉，拉断颗粒为度，这样把所有突出皮面的颗粒一一拉断，手术便告结束。另外若还有没有突出皮面大如米尖的白色带黄的小点，这样的点暂时不治，过几天后会长成突出皮肤的颗粒，再将它用此法拉断，治疗次数以不再发现颗粒为度，治疗过程忌辛辣刺激食物，治愈后暂不挑重担。

【按语】

此方为民间验方，笔者祖母曾用该方治疗多例肩疮患者，均获良效。

第十六节 冻 疮

在北方寒冷的冬季，冻疮是一种常见的皮肤病。儿童、妇女及体弱的人最易生冻疮，冻疮多在裸露在衣外的部分和血液循环障碍的地方发生，如耳朵、手足背部等处。

【临床表现】

冻疮初起发红，并有麻木、胀痛或火烧样等感觉，红肿成圆盘形，边缘不太清楚，局部发凉；慢慢变成紫红色、肿胀，有的表面发生水疱，水疱破后就变成溃疡，以后结痂，很长时间才能恢复。

【治疗】

1. 取穴

阿是穴。

2. 操作方法

局部常规消毒后，用皮肤针沿其边缘叩打，逐渐周旋式向中心移动，叩打之皮肤色红润为度，叩打完后再用艾条回旋法灸叩打部位，几次即可，效果良好。

　　附：中药验方：霜后茄子若干。用法：将茄子水煎，将煎后的水倒在脸盆内，在热汽蒸腾时，把冻伤的手或脚先放在盆上用热气熏蒸，待水温达30℃~40℃时，再将手或脚放盆中水内浸泡10~20分钟，每天1次，一般3~5次即愈。

第十七节　雷诺病

　　雷诺病是指患者受寒冷或紧张的刺激后，手指（脚趾）皮肤突然出现苍白，随后变紫、变红，伴局部发冷、感觉异常和疼痛等短暂的临床现象，可以是原发的，称雷诺病，也可以是继发的，称雷诺现象。其病因目前尚不十分明了，有人认为由交感神经活性过高所致。有人认为由动脉血管壁病变，导致末梢血管对寒冷等刺激出现过度的反应，先收缩继淤胀所致。本病可见于任何年龄，但以20~40岁多见，女性多于男性，多数病例只有手指发病，手足同时累及者也不少见。

【临床表现】

　　典型发作时临床可分为3期：①缺血期：指或趾远端皮肤出现发作性苍白、冰冷，伴出汗、麻木或疼痛；②缺氧期：受累部位继续缺血，皮肤发绀而呈紫红，皮温低疼痛加剧；③充血期：一般在保暖后，也可自动发生，此时皮肤潮红，皮温回升，可有刺痛。发作过程持续10~60分钟。非典型病例仅出现苍白、发绀，无明显充血期，有些患者出现苍白后转潮红，或苍白、青紫、潮红并存。

【治疗】

1. 取穴

　　分2组取穴，八邪、八风、十宣（或十趾端）为1组；合谷、外关、曲池、足三里、公孙、昆仑、十二井为 2 组。

2. 操作方法

八邪、八风直刺 0.5～1 寸，捻转手法；合谷向后溪穴透刺，捻转手法；公孙向对侧束骨穴透刺，捻转手法；昆仑穴向太溪穴透刺，捻转手法；十宣、十二井、十趾端点刺出血，隔日 1 次；足三里直刺 1.5～3 寸，徐徐提插捻转，使针感直达足趾；曲池向尺泽穴透刺，徐徐提插捻转手法，使针感直达手指；外关向内关透刺，捻转手法。间歇行针 30 分钟，10 分钟行针 1 次，每日针 1 次，7～10 天为 1 个疗程，疗程间隔 2～3 天。针加艾条灸曲池、合谷、太冲等穴，每日灸 1 次，每次每穴灸 10 分钟左右。

3. 病例

刘某，男，34 岁，华侨，新西兰人。1989 年 4 月 5 日初诊。

两手指发凉、麻木、疼痛 2 年多，某医院诊断为雷诺病，用药物治疗无效，要求针灸治疗。症见：两手苍白、青紫交替出现，皮温低，舌苔白，舌质暗紫，脉沉细。予以上方治疗，每日针 1 次，7 天为 1 个疗程，疗程间隔 2 天，治疗 2 个疗程后，麻木、疼痛感减轻，共治疗 4 个疗程，诸症消失。

【按语】

雷诺病属于中医"寒痹"的范畴，痹者不通也，"痛则不通，通则不痛"，麻为气虚，痛为血瘀。上述针灸处方可温经散寒，疏通经络，故治疗本病有良好效果。

第十八节 寻常疣

寻常疣俗称"刺瘊""瘊子"，可见于任何年龄，以青少年为多见。任何部位均可发病，多见于手、足指等暴露部位，少数见于唇、鼻孔、外耳道、甲周或甲下等部位。本病以自身传染为主，一般不会人群间相互传染，其病程可以很长，有少数患者经过 2～3 年可自行治愈。寻常疣现代医学研究表明病原体为人类乳头瘤样病毒。该病临床上有母疣和子疣之分，有"母瘊"与"子瘊"共存亡的说法，就是说把"母瘊"治愈后，其"子瘊"可不治自愈，说明寻常疣既有传染性又有免疫性。当机体免疫力增强后，"瘊子"有自我消失的可能。

【临床表现】

初起为针头大小角化性丘疹，后渐增大如米粒大或豆粒大等，呈圆形或多角形，高起皮肤的角质增生性皮损，呈黄色、灰褐色或皮色，质硬，顶端角化粗糙，自觉症状不明显，在眼睑、颈部可见到丝状或指状疣。

【治疗】

方一

1. 取穴

阿是穴。

2. 操作方法

首先找出最先出现和最大的母瘊。局部常规消毒后，医者左手用镊子或止血钳子将母瘊的头部捏起，右手将在酒精灯上烧后的三棱针，迅速而准确地穿刺母瘊的基底部，刺中后将针体左右摆动 2～3 下，母瘊的头身部位即可脱落，穿刺部位不需任何处理，3～5 天后"烧灼口"即可自行愈合，母瘊治愈后，子瘊可逐渐自行消失。

3. 病例

耿某，女，45 岁。

胸部及下颌部位有瘊子 10 几个，小者如丝状，大者如黄豆粒大，呈皮色，顶端角化粗糙，无痛无痒，用上法治疗后，母瘊当即脱落，子瘊 1 周后全部消失。

方二

1. 取穴

阿是穴。

2. 操作方法

局部常规消毒后，医者左手用镊子或止血钳子夹住疣体，右手持 0.5 寸毫针于其瘊子头部的顶端中央部位直刺至瘊子的基底部，并徐徐提插捻转 5~10 次，然后出针至瘊子与皮肤表面交界处，使针尖在瘊头内捻转扩大针孔数下后，迅速出针并放血 1~2 滴，用棉球止血后，再于瘊体基底部与皮肤交界处，成十字状横刺 2 针即可。一般治疗后瘊体即脱落或变干，若一次不愈，3~5 天后做第 2 次治疗。

3. 病例

徐某，41 岁。1992 年 1 月 6 日初诊。

肩背部长瘊子 3 年，大小 21 个，形状不一，有的如丝状，有的如指状，其典型损害为如小花生米大，母瘊角化明显，顶端粗糙，如菜花状，灰褐色。曾用冷冻、激光、外搽、外洗等方法治疗，效果均不明显。予以上法针刺治疗母瘊。

二诊（1 月 11 日）：母瘊变干，表面干燥，角质物脱落，其他子瘊亦有的消退。再予上法针刺另一个较大的如黄豆粒大的瘊子。

三诊（1 月 16 日）：所有瘊子都干枯脱落。

【按语】

寻常疣属于中医的"瘊子""千日疮""枯筋箭""疣目"等。中医学认为本病是因为外感邪毒，肝失疏泄，气滞血瘀所致。中医治疗本病早有记载，并积累了丰富的临床经验，如中药内服、外洗、外涂、外敷、推、刮及针刺、艾灸等，都有良好的效果。

针灸治疗寻常疣疗效显著，对其疗效原理，国内有些学者曾用现代科学研究手段进行了观察，通过组织学上观察到生长中的寻常疣有特殊的血运——疣营养血管。针刺后血管发生栓塞及出血，同时真皮上、中部有片状淋巴细胞为主的炎性浸润，尤其在血管周围，疣表皮底部细胞变性、坏死及湿疹样变，炎症浸润可累及表皮。据报道，自然消退的寻常疣中发现上述现象，认为这种炎症性病理反应对疣的消退有作用，此组织学特征类似于皮肤迟发型过敏反应中所见，提示为一种细胞免疫反应。实验研究表明，对疣针刺前及治愈后做 3OT 和 PHA 皮试末梢淋巴细胞计数、淋巴细胞转化试验、免疫球蛋白（IgG、IgA、IgM）及补体 C3 测定。发现上述各项治疗前及治愈后均在正常范围，但治愈后较针刺前细胞免疫各项明显提高（$P < 0.05$），而体液免疫中 IgG 升高（$P < 0.05$），IgM 降低（$P < 0.01$），但 IgA 及 C3 无明显差异，说明免疫机制在本治疗中的决定意义。另外实验观察中发现，在针刺过程中疣体表面及同指之甲周循环在显微镜下直视，均见血管收缩，血流速度改变，母疣因而供血消失，从而影响到了子疣的血运。致使疣体中的血栓形成及细胞坏死，促使疣细胞及疣病毒性抗原释放致血循环，刺激机体免疫系统产生较强的免疫反应。另一方面，针刺本身作为非抗原性刺激亦使机体细胞及体液免疫功能增强，两者共同作用的结果，产生较强的免疫，最后母疣及子疣全部被排斥而愈。

第十九节 扁平疣

扁平疣多见于青少年，故又称青年扁平疣，多数人类乳头瘤病毒均可引起。大多骤然发生，多发生于颜面、手背及前臂等部位。

【临床表现】

皮损特点为芝麻大或米粒大扁平隆起丘疹，表面光滑，质硬，皮色或浅褐色，疹呈圆形、椭圆形或多角形，数目多少不一，密集或散在，搔抓后可自体接种，多呈串珠状排列，微痒，慢性经过，可自愈或复发。

【治疗】

方一

1. 取穴

脊柱两侧俞穴线（从大杼至白环俞），两侧夹脊线，脊柱（从大椎至腰俞）及阿是穴。

2. 操作方法

用长柄皮肤针，局部常规消毒后按常规叩刺方法，先从上至下，从外至内（左侧），从内至外（右侧），再从外至内（右侧）至从内至外（左侧）。反复叩刺 3～5 次。再用强刺方法有节律的叩刺皮疹表面 3～5 次，局部微出血为度，隔日 1 次。

3. 病例

胡某，女，18 岁，西萨摩亚人。

患扁平疣 2 年，颈背部及手背见大小不等的密集丘疹，浅褐色，表面突起光亮，呈圆形，存在重叠增厚，微痒，药用多方治疗未愈。经用皮肤针叩刺，隔日 1 次，治疗 7 次后皮疹有的开始萎缩，有的成片结痂脱落，共治疗 14 次，皮疹全部消失。

方二

1. 取穴

主穴为肝俞、委中。配穴为天柱、膈俞、风府、曲池、合谷。

2. 操作方法

主穴每次选用，配穴根据皮疹所在部位选用。捻转刮针手法，间歇行针 30 分钟，10 分钟行针 1 次，每日针 1 次，7～10 天为 1 个疗程，疗程间隔 2～3 天。

3. 病例

刘某，男，15 岁，肯尼亚人。

面颊部、颈部、背部米粒大扁平疣散在分布，表面光滑，质硬，有的呈圆形，有的椭圆形，有的串珠状排列，无痛，无痒。予以方二针刺治疗，每日针 1 次，7 天为 1 个疗程，疗程间隔 3

天，共治疗 3 个疗程而愈。

方三

1. 取穴

耳背上方近耳轮静脉处。

2. 操作方法

局部常规消毒后，用三棱针挑刺放血，每次放血 5～7 滴，或自流自止，每 5 天放血 1 次，以愈为止。

方四

1. 取穴

阿是穴。

2. 操作方法

局部常规消毒后，用消毒的刮匙刮去疣体，刮的时候要用手腕的强力，力量大小要适度，刮的速度要快，避免刮伤正常皮肤。大的疣体刮除后，局部创面渗血时，用棉签压迫止血即可，然后在创面涂上京万红软膏或外撒一层珍珠粉。

【按语】

扁平疣中医称之为扁瘊。根据其临床表现证属肝经郁热，或痰湿阻络，当以健脾、化痰祛湿、疏肝、清热解毒之法而治之。以上四方均遵此宗旨而立。如背部俞穴为疏通经络之要穴，可补（虚）而泻（实），可清（热）可解（毒）。取委中为膀胱经合穴，可清肝胆热毒，曲池为大肠经合穴，其性走而不守，大肠经多气多血，故曲池可清热行血。以上四方根据病情，既可单独应用，也可配合应用。既能治本，又能治标，标本兼治方能取得远期疗效。

第二十节 单纯性疱疹

单纯性疱疹是滤过性病毒所致。常发生于肺炎、流感等高热病的发病过程中，消化不良、月经不调、日晒及劳累等，亦可诱发。本病好发于面部皮肤黏膜交界处，如口角，唇周，鼻孔周围及面颊等部位，以口角最为常见。

【临床表现】

发病初期，局部皮肤有灼热、紧张、瘙痒或微痛的感觉，轻度发红，随即出现多个粟粒大小的小水疱，密集成群。数天后，水疱逐渐干枯结痂或者破裂后糜烂结痂，痂皮脱落后，皮肤上有暂时性的色素沉着。有的患者可反复发作。

【治疗】

方一

1. 取穴

耳轮、少商、合谷。

2. 操作方法

局部常规消毒后，用三棱针尖刺耳轮，少商出血，隔日 1 次。合谷透后溪，捻转刮针手法，间歇行针 30 分钟，10 分钟行针 1 次，每日针 1 次。

3. 病例

公某，男，24 岁。

近 1 年来，左侧口角反复出现疱疹，1~2 个月复发 1 次，多因劳累，休息不好或过食辛辣食物后诱发。发作时，口角有灼热、紧张感，张口时有痛感，故吃饭受影响，别无其他不适感。予以上法治疗 4 次后疱疹干枯结痂，半年后随访无复发。

方二

1. 取穴

阿是穴。

2. 操作方法

局部常规消毒后，用皮肤针轻轻叩刺患处及周围，局部皮肤潮红为度，隔日 1 次。叩刺后再用艾条灸 10~30 分钟，一般 3~

5 次即愈。

【按语】

单纯疱疹中医文献早有记载，称之为"热疱""口疱"等。中医认为本病的发生，或因风热湿毒，上窜头面，结聚皮下而发病；或因脾胃湿热，上蒸于口角、面颊；或因肝肾阴虚，虚火上炎；或因冲任不调，肝经瘀热所致。总之"热邪"是其发病的主要原因，故用三棱针点刺耳轮、少商出血，以清热解毒。《四总穴歌》有"面口合谷收"，《千金方》载"合谷主风头热"。合谷为手阳明经之原穴，为治疗面口之要穴，能清解头面风热、毒邪。

第二十一节　丹　毒

丹毒是由溶血性链球菌侵入皮肤或皮下引起的网状淋巴管急性炎症。细菌常由微小甚至肉眼看不到的皮肤破损处侵入。身体的任何部位都可发生，但常见于面部及小腿。特别是小腿，常发于一侧，很少对称。在面部以鼻孔周围为最多，头皮很少见，若在头皮，可引起头发的脱落。丹毒发生在外生殖器附近时，很容易引起坏死现象。

【临床表现】

本病起病急骤，突然发高热，体温可达41℃，患者寒战、头痛、全身不适，患处皮肤呈火红色，红肿迅速扩展，有灼热和疼痛感。红肿区域的边缘稍凸起。与正常的皮肤有明显的界线，触之坚硬，压痛明显。用手按之，红色消退，放手后立即恢复原色。炎症向外蔓延时，中部的红肿逐渐消退，变为棕黄色，并有表皮脱落。治愈后容易复发。

【治疗】

1. 取穴

主穴为阳性反应物、阿是穴、曲泽、委中、十二井、十趾端；高热配大椎、曲池、合谷；头痛配太阳、印堂、风池；病在面部配迎香、地仓、颊车；病在小腿配足三里、阳陵泉、三阴交等。

2. 操作方法

丹毒患者在腰背部可出现紫色的血络，局部常规消毒后，三棱针挑刺放血；患处周围皮下暗紫色小血管怒张处，常规消毒后，三棱针挑刺放血；十二井、十趾端点刺放血；病在头面部者，曲泽挑刺放血，病在腰、背、躯干及下肢者委中挑刺放血。大椎穴直刺 1 ~ 1.3 寸，徐徐提插刮针手法；地仓向颊车方向透刺，捻转刮针手法；迎香向睛明方向透刺，捻转刮针手法；余穴按常规针刺，间歇行针 30 ~ 60 分钟，10 ~ 20 分钟行针 1 次，每日针 1 ~ 2 次。

3. 病例

刘某，男，62 岁。

昨日下午突然寒战、头痛、全身不适，口服解热止痛药未见效。伴左侧小腿内侧下段红肿，灼热痒痛。红肿处迅速向周围蔓延。检查：体温 39.8℃，白细胞 11×10^9/L，中性粒细胞 80%，红肿面积约 18mm×25mm，边缘清楚，按之火红色消退，手放按后火红色，压痛明显，苔黄厚，质紫暗，脉滑数。先予以上法点刺放血，又针太阳、风池、大椎、曲池、合谷、足三里、三阴交，提插捻转手法间歇行针 60 分钟，20 分钟行针 1 次，每日针 2 次。

二诊：体温 37.8℃，白细胞 9×10^9/L，中性粒细胞 70%，其他症状均明显减轻，继遵上法治疗 3 天而愈。

【按语】

丹毒中医文献早有记载，并积累了丰富的治疗经验。本病属于中医所称的"丹疮""火丹""流火"。又因其发病部位不同而又有不同的名称。如生于头面的称大头瘟、抱头火丹；生于下肢的称腿游风、流火；生于躯干称内发丹毒；新生儿发病的称赤游丹；反复感染长期不愈成象皮腿的称大脚风。本病主要因血分郁热，又外感火毒侵入，内外热毒郁结于肌肤所致。生于头面的多兼风热，生于肋下腰膝的多夹肝火，生于下肢的多属湿热。故以放血为主，以清血中火毒可收到明显效果。

丹毒容易复发，其原因有二：①有些丹毒继发于原发病，如手、足癣、小腿内的湿疹等，因此积极治疗原发病是防止丹毒复发的主要措施之一；②溶血性链球菌易从黏膜的侵入而发病。因此，防止黏膜的损伤（如鼻孔黏膜）、保护好黏膜对减少丹毒的复发有着积极的意义。

第二十二节　硬　皮　病

硬皮病是一种以局限性或弥漫性的皮肤增厚、纤维化为特征，可累及心、肺、肾、消化道等多个部位的自身免疫性疾病，发病率仅次于红斑狼疮。依据其皮肤病变的程度及病变累及的部位，可分为局限性和系统性 2 型。本病病因不明，现代西医学无理想疗法。硬皮病患者女性明显多见男性，比率约为 3 : 1，可发生于任何年龄，以 20 ~ 50 岁多见，基本的病理变化是结缔组织的纤维化、萎缩及血管闭塞性血管炎等。

【临床表现】

局限性硬皮病主要表现为斑状点或点滴状皮肤损害，初起呈淡红或紫红色圆形或不规则形皮性水肿，之后转为淡黄色或象牙色硬块，最后成白色或淡褐色萎缩性瘢痕。

系统性硬皮病，又称为系统性硬化症，可累及皮肤、滑膜及内脏，特别是胃肠道、肺、肾、心、血管、骨骼肌系统等，引起相应脏器的功能不全。

多数硬皮病患者手或足可出现雷诺现象。

【治疗】

方一

1. 取穴

主穴为 2 组，阿是穴、肺俞、肾俞、脾俞为 1 组；足三里、曲池、三阴交为 2 组。配穴：外关、关元、大椎、合谷、阴陵泉、太溪、阳陵泉。

2. 操作方法

主穴每次均取，配穴每次选用 2～3 穴。阿是穴可采用下列方法之一：以梅花针重度叩刺，加拔火罐；用艾条做雀啄状熏灸，每次灸 30～60 分钟；在皮损两侧纵向埋入长 4cm 的皮肤针各 1 支，皮损两侧横向埋入 1.5cm 皮内针各 1 支；针尖方向均呈向心形，外周用胶布固定。上法中，刺络拔罐为隔日 1 次，艾条灸可每日行 1～2 次，皮内针每周 2 次。

上述方法宜综合运用，1 个月为 1 个疗程，停针 3～5 日继续下一疗程。2 组穴隔日轮换交替使用。

附：中药处方：人参 90g，鸡血藤 30g，红藤 30g，雷公藤 30g，当归 30g，赤芍 20g，陈皮 15g，白术 15g，红花 15g，川芎 15g，熟地黄 20g，甘草 30g，毛冬青 30g，黄芪 30g，附子 60g。用法：每日 1 剂，2 次分服，其中附子先煎 2 小时后入其他药，继续文火煎 30 分钟。

方二

药饼灸。

1. 处方

白附子、乳香、没药、丁香、细辛、小茴香、苍术、川乌、草乌各等量，先研成细末，加蜂蜜、葱适量、调和捏成药饼。用法：药饼直径2.5cm，0.6cm厚，上穿数小孔。

2. 操作方法

主穴每次取1组，各组轮用。将药饼置于穴位之上。再用纯艾制成底面直径2cm的艾条，安放于药饼上，点燃。灸完1壮、再接灸1壮，每穴共灸2壮。每周据病情灸2~4次。3个月为1个疗程。

3. 病例

张某，女，17岁。2008年5月21日初诊。

患者2年前无明显诱因的出现双手皮肤肿硬，伴雷诺现象。颈部及双上肢皮肤粗糙，暗淡无光，伴双上肢屈伸不利。无胸闷、憋喘，无关节疼痛。曾先后到多家医院就诊，诊断为"系统性硬化症"，给予口服中西药及免疫抑制剂等治疗，上述症状无明显改善，遂来求诊。症见：颈部、双上肢、双手皮肤粗糙色暗，雷诺现象明显。双手指皮肤肿硬，无明显胸闷、咳嗽，无关节疼痛变形，睡眠尚可，二便调，舌苔薄白质暗，脉细沉。

主要检查：血沉：30min = 3mm，1h = 5mm，2h = 14mm；IgG、IgA、IgM、C3、C4：均正常；心脏彩超：无异常；抗 - SCl：（+）；抗体谱示：ANA（+），ds - DNA（±），ACA（+）；RF：（-），ASO ≤ 200ZV/L；EAA自身抗体谱示：SCl（-）；胸片示：双肺纤维化（轻度）。诊断为皮痹，给予方一针灸和中药治疗。

二诊（2009年8月22日）：患者局部、颈肩部及双手皮肤颜色基本恢复如常，双上肢皮肤弹性恢复如常，双上肢屈伸不利感消失，但关节畏冷感仍较明显。治疗期间多次复查抗TNA抗体系列 + ANA抗体系列 + ESR + ASO + RF，除抗SCl - 70：（+）外，余项均恢复正常。X线片示双肺正常。

【按语】

本病发病机制有4种假说：微血管假说、免疫假说、胶原假说、后病毒病因假说。这几种学说可能结合在一起，通过免疫细胞、血小板、内皮细胞及成纤维细胞产生的细胞因子、生长因子及其他介质组成的网络系统共同发挥作用。

本病主要并发症为恶性高血压及肾脏危象。PSS 伴恶性高血压和肾衰竭的一个不常见特征是其发病突然且迅速进展为少尿症。患者 5 年存活率在 58% ~ 100%。PSS 的预后主要取决于内脏血管损伤的范围和程度。多数研究指出，如肾脏受损继而累及心、肺的患者存活率显著降低。肾受损是弥漫型 PSS 最常见的死亡原因之一，即使较轻度的肾脏受损也可使预期寿命缩短。

本病为世界性疑难病，西医无特效疗法。中医治疗报道亦属罕见。笔者用针灸加中药治疗 2 例，效果较为满意。

第二十三节　红斑性狼疮

红斑性狼疮是一种常见的结缔组织病，是自身免疫性疾病，主要为女性发病，好发于生育年龄的妇女。本病的病因比较清楚，一般认为与下述因素有关：①遗传；②病毒感染。如有些患者血清中抗病毒抗体滴度升高；③免疫异常，如淋巴细胞分 T 型和 B 型，前者功能有缺陷，后者功能活化，可以产生过多的自身抗体；④药物因素，据报道，1193 例系统红斑狼疮中，与药物有关的占 3% ~ 12%；⑤环境因素，如太阳中含有大量紫外线，可使细胞内的脱氧核糖核酸改变抗原性而产生不该有的抗体，引发该病；⑥性激素，鉴于本病在生育年龄妇女发病率较高，故认为雌激素与本病发生有关。总之，本病是多因素致病，地理、环境、精神及药物等均可致病或使病情加重。根据红斑性狼疮的不同临床表现，可分为盘状红斑性狼疮、系统性红斑狼疮（SLE）、深在性红斑狼疮、亚急性皮肤型红斑狼疮、药物诱发狼疮样综合征和新生儿红斑性狼疮。但最常见的为前两者。

【临床表现】

红斑狼疮的大多数患者于颜面等曝光部位可见蝶形红斑皮损或鳞屑红斑皮损。

盘状红斑性狼疮以皮肤损害为主，一般无全身症状，预后好。皮损好发于颜面、口唇、耳郭、头皮和手背等处。皮损为持久性的盘状红斑，边界清楚。皮损中可见丝状红线，为毛细血管扩张。

系统性红斑性狼疮，可累及全身各系统，发病可急可缓，临床症状多样。患者临床表现差异很大，早起症状往往不典型，其主要症状表现如下：

（1）全身症状：发热为常见的全身症状，约90%的患者有热型不同的低、中度发热。此外，尚有体倦、乏力、消瘦等。

（2）关节与肌肉痛：约占90%，常为本病的早期发现症状。

（3）肾损害：约占80%，可见于 SLE 的任何时期。是本病最常见而又最严重的内脏损害。

（4）心、血管病变：占30%～80%，可因心包炎、心肌炎、心内膜炎而引发心动过速，心脏扩大，心律不齐，期前收缩等。

（5）抗磷脂抗体综合征：可出现在 SLE 的活动期，其临床表现为动脉或（和）静脉的血栓形成等。

（6）神经系统：约25%患者累及中枢神经系统，尤以累及脑为多见，表现为头痛、呕吐、偏瘫、癫痫、意识障碍等。

（7）消化系统：约占30%，患者食欲减退，腹痛，呕吐，腹泻，腹水等。

（8）血液系统：活动性 SLE 约60%有贫血，约40%的患者血细胞减少或淋巴细胞绝对数减少，约20%有血小板减少。

（9）干燥综合征：约占30%。

（10）眼：约15%患者有眼底变化，如出血、乳头水肿、视网膜渗出物等。

【治疗】

1. 取穴

主穴分 2 组。背部俞穴线（从肺俞至大肠俞），夹脊线（与俞穴线等长）为 1 组；足三里、阴陵泉、三阴交、气海为 2 组。配穴根据临床表现对症选穴，如发热配大椎、风池、曲池；心悸取内关及膻中；纳差配中脘；腹泻配天枢；腰、髋、膝关节痛配环跳、承扶、阳陵泉等。

2. 操作方法

用 3 寸长毫针，从肺俞穴向下分段透刺至白环俞，夹脊线从平肺俞穴开始向下分段透刺至平白环俞为止。刮针手法，间歇行针 30~60 分钟，10~15 分钟行针 1 次，余穴按常规针刺，每日针 1 次，10 天为 1 个疗程，疗程间隔 2~3 天，2 组穴按疗程轮换使用。

3. 病例：

例一：胡某，女，35 岁。1986 年 8 月 5 日初诊。

患系统性红斑性狼疮 3 年，经常发热，体温在 37.5℃~38℃，伴关节疼痛、食欲不振、乏力等全身症状，曾先后被诊断为类风湿关节炎、风湿热，一度服解热止痛药抗风湿药及抗生素等药治疗，病情未能控制，于 2 年前小便检出大量的蛋白尿及白细胞，颜面出现蝶形红斑，血中找到狼疮细胞，确诊为系统性红斑性狼疮。经泼尼松/环磷酰胺和中药等药物治疗后，病情较为稳定。8 月 1 日突然病情恶化，剧烈头痛，腹痛吐泻，两目直视，神志昏迷，急诊入院，检查：压眶反射消失，瞳孔不等大，对光反射消失，体温 38℃，血压 140/90mmHg，白细胞 4×10^9/L，中性粒细胞 80%，尿蛋白（++），尿红细胞（+），尿白细胞（+），尿素氮 53.7mg%，肌酐 4ng%，二氧化碳结合力 28.12mEq/L。诊断为系统性红斑性狼疮引起脑损害，脑疝形成。给予甘露醇、呋塞米、地塞米松、醒脑静、吸氧、补液等方法抢救 3 天，仍处昏迷状态，邀笔者会诊。症见：患者双目直视，喉间痰音辘辘，苔黄厚腻，舌质紫绛有芒刺，脉弦滑而微数，颜面蝶状斑显现。证属风痰热毒上蒙清窍，堵塞神明，是内闭重症。先用三棱针点刺十二井、十趾端、曲泽、委中放血；再针人中、涌泉，提插捻转手法，持续行针，行针约 10 分钟，患者头转向一侧，双目直视现象消失，眼睑可上下开合，医生问话似有回答之意，但不能发音。说明神志已开始转清。后又针百会、安眠 2、曲池、合谷、后溪、足三里、太冲，均用提插捻转手法，间歇行针 60 分钟，20 分钟行针 1 次。

二诊（8 月 6 日）：神志已清醒，可饮流质食物，说话能发音，但不清楚，左侧上下肢屈伸不能，肌张力 1 级。取穴：百会、安眠 2，头针右侧足运感区、语言区，左侧肩髃、曲池、外关、合谷、环跳、足三里、太冲。头针给予 G6805 电疗，连续波，通电 30 分钟。余穴捻转刮针手法，间歇行针 30 分钟，10 分钟行针 1 次，7 天为 1 个疗程。针完第 1 个疗程后患者已能起、坐和站立；针完第 2 个疗程，患者在别人帮助下可以慢慢行走，共治疗 4 个疗程，上下肢功能基本恢复，出院。

例二：胡某，女，20 岁。2007 年 4 月 17 日初诊。

患者 2 年前因劳累后出现右侧小腿胀痛，病逐渐向上蔓延至大腿。曾到北京协和医院检查治疗，诊断为：①S1E；②右下肢深静脉血栓形成。治疗后症状稍有好转。40 余天前，患者无明显诱因的出现左下肢胀疼，到某中医院检查，诊断为左下肢深静脉血栓形成，住院治疗 17 天（具体用药不详），病情无明显改善。经人介绍来诊。症见：双下肢肿胀疼痛，以左下肢为重，劳累后加重。有轻压痛，皮温增高，感觉正常，小腿部时有疼痛，发热及双足肿胀，舌暗红苔薄白脉细涩。趺阳脉搏动明显减弱。既往有血小板减少史 7 年。否认药物及食物过敏史，否认重大手术及外伤史。月经量多，色红。查体：T 36.7℃，P 84 次/分，R 18 次/分，BP 110/60mmHg。一般情况可，心肺（－），腹部（－），四肢活动可，双下肢浮肿，皮温增高。初步诊断：中医诊断：股肿（瘀血阻络）；西院诊断：双下肢深静脉血栓形成（狼疮并发症）。

针灸按上方加秩边、承扶、阳陵泉、三阴交、曲池、内关，电针＋TDP。

中药四妙勇安汤加减以活血化瘀、疏经通络、益气滋阴，方药：黄芪30g，当归30g，玄参30g，金银花30g，生地黄15g，赤芍15g，鸡血藤30g（后下），丹参30g，寸冬15g，地龙15g，水蛭9g（后下），甘草30g，牛膝9g。水煎服，每日1剂，早晚各1次。

0.9％NS 200mL＋血栓通5mL，静脉滴注，每日1次。

治疗第36天时，双下肢胀痛消失。治疗第42天时，劳累后双膝酸胀，双侧小腿轻度浮肿。调中药方，上方加红花9g，炒山楂15g。治疗第53天时，好转出院，第1个疗程结束。

2007年6月15日为巩固疗效再次入院。症见：患者双下肢仅在劳累后感轻度胀痛，伴心慌，无胸闷、胸痛，无双下肢浮肿。双下肢静脉彩超示：左侧髂静脉血栓形成后部分再通，右侧下肢深静脉未见明显异常回声。针灸治疗同上，中药上方加附子30g（先煎），川乌9g（先煎），草乌9g（先煎）。附子先煎2小时，后入其他药，再煎30分钟左右。

2007年10月30日，患者行走如常人，双下肢无异常感觉，久行或劳累后亦无明显胀痛及不适感。第2个疗程治疗结束。复查双下肢静脉彩超示：左侧髂总、髂内静脉陈旧性血栓并部分再通。

随访5年，患者双下肢无肿胀疼痛，行走如常人。未再复发。

【按语】

红斑狼疮是一种典型的自身免疫性疾病，根据其发生、发展与转归的临床表现，属于中医学中的"阴阳毒""日晒疮""湿病发斑"的范畴。红斑狼疮的发病原因，中医认为多与先天禀赋不足，肝肾精血亏虚，又感受风邪疫毒等外邪有关。总之，以肝肾阴虚为本，以毒、热、痰、瘀为标，滋阴解毒、活血祛瘀为其治疗基本法则。

红斑狼疮在人群中的发病率为 $10 \sim 80/10$ 万，发病越早，危险越大，特别是青少年女性患者往往病情险恶，变化多端，在没有应用皮质激素治疗之前，其 2 年内死亡率可达 80%，近年来，随着皮质激素、免疫抑制剂和中药、针灸的综合应用，本病的死亡率逐年下降。目前，10 年以内的存活率达到 80% 左右，中药、针灸治疗红斑狼疮已有不少报道，大量的临床实践证明，中药、针灸治疗本病，疗效可靠。如果与西药同时应用，可起到增效减毒作用，可提高疗效，缩短疗程，延长寿命。特别是在本病活动期，中西医结合治疗更有积极的意义，相关现代实验研究也进一步证明了这一观点。有人选择细胞内游离 Ca^{2+} 作为研究红斑狼疮淋巴细胞凋亡信号传导机制的突破点，应用 Fara – 3 – AM 为结合 Ca^{2+} 的荧光指示剂，测定各组红斑狼疮淋巴细胞的 $[Ca^{2+1}]i$ 变化。研究传导显示，中西药组和西药组治疗后 PBlC 胞内 $[Ca^{1+1}]i$ 水平均明显升高，但中西药组更为明显，与西药组比较，差异有显著性意义（$P < 0.01$）。

笔者在临床实践中发现，在红斑狼疮的不同时期，单用中药或针灸治疗，也可收到显著疗效。如例二，停服西药治疗 1 年后，出现了静脉栓塞、下肢红肿、疼痛等一系列症状，单用中药和针灸治疗后，收到了显著疗效。

除针、药治疗外，要关心红斑狼疮患者，使他们树立与疾病作斗争的决心和信心，要坚持长时期的治疗，勿随意自行停药。要情绪稳定，注意营养，增强机体的抵抗力，尽量忌食辛辣燥火食物，要尽力防晒避光，特别是夏季。青年妇女患者，应提倡晚婚和避孕，病情稳定 2 年后才可考虑生育并密切观察病情的变化。有心、肾损害者最好不要生育。

针灸治疗红斑狼疮，在急性活动期取穴应多，手法宜重，在稳定期取穴应少，手法宜轻。因本病累及的脏腑系统多，症状多变，故取穴要根据临床表现，灵活选用。

第九章 其他疾病

第一节 戒 毒

近年来，世界范围内吸毒人数急剧上升，毒品已成为全人类的共同敌人，吸食了毒品后，对人体的心身健康产生了一系列的问题，给社会和家庭带来了极大的灾难。因此，戒毒成为人们的共同心声，寻找安全、有效、价廉的戒毒方法已是戒毒领域共同追求的目标。

【临床表现】

戒毒出现的戒断症状，主要表现在以下几方面：

阿片类吸毒者戒断症状：头痛、头晕、腹痛、腹泻、焦虑、恐惧、烦躁、失眠、心动过速、发热、出汗、流鼻涕、流涎、流泪、打呵欠、瞳孔散大，甚则血压下降，虚脱休克。

大麻吸毒者戒毒症状：恶心、呕吐、纳呆、腹泻、烦躁、出汗、失眠、红眼睛。

冰毒（苯丙胺类）吸毒者的戒断症状：失眠、多梦、抑郁、烦躁不安、疲乏无力。

【治疗】

方一

1. 取穴

主穴为曲池、内关、足三里、百会。头痛、头晕配太阳、风池、上星；呕吐、恶心、纳呆配中脘、三阴交；烦躁、失眠、恐惧配安眠 2、劳宫；血压下降、虚脱配人中；发热流涕、流泪、流涎配大椎、印堂、通里、合谷。

2. 操作方法

主穴每次必用，配穴根据临床表现辨证选配。深度按常规针刺，捻转提插手法，间歇行针 30~60 分钟，10~15 分钟行针 1 次，每日针 1 次，7~10 天为 1 个疗程，疗程间隔 2~3 天。亦可用 G6085 电疗机、断续波、通电 30 分钟。

3. 病例

黄某，男，56 岁，西萨摩亚籍。

自述吸海洛因 10 多年，因经常头痛、头晕、纳差、失眠消瘦、乏力等不适先后 3 次戒毒，均未成功，清求针刺试治戒毒。取穴为太阳、安眠 2，用 G6805 电疗机断续波通电 30 分钟；另取曲池、内关、足三里、百会、中脘，捻转提插手法，间歇行针 30 分钟，10 分钟行针 1 次，每日针 1 次，并嘱其针后即刻停吸海洛因。

二诊（次日）：针后未吸毒，但出现烦躁不宁、恶心、呕吐等症状，继续用上方治疗，每日针 1 次，针至第 7 天，头痛、恶心、呕吐等症状明显减轻，仍遵上方针刺治疗，共针刺治疗 25 天，睡眠及饮食等均明显好转。停吸后近 15 天未出现戒断症状。随访 1 年未复吸。

方二

1. 取穴

脑、神门、皮质下、内分泌、心。

2. 操作方法

每次取单侧耳穴，用王不留行籽贴压，3~5 天更换另侧耳穴，令患者每天按揉上穴 2~3 次，每次按揉 2~3 分钟。按揉时要轻轻揉按，以产生酸胀感为度，并嘱患者贴压后即停止吸毒，停吸后出现戒断症状时，随时用上方按压。

【按语】

据有关资料报道，针刺戒毒出现于 20 世纪 70 年代，被称为是现代医学中的重要成就之一。

对吸毒者来说，戒毒是非常痛苦的一件事，所谓吸毒容易戒毒难，是由对毒品的生理和心理依赖决定的，所谓生理依赖是指毒品强烈地刺激吸毒者的中枢神经，使人体的生化过程全部紊乱，并因不断地吸食毒品使人体生理在这种紊乱的基础上形成了新的平衡。如果一旦停止吸毒，新的平衡被打破，就又会产生新的紊乱，从而出现一系列的症状，即所谓戒断症状。这种症状令吸毒者感到非常痛苦，甚至还会危及生命。至于心理依赖，更是常人匪夷所思，难以想象的。故一旦吸毒即令吸毒者对毒品难以割舍。就目前世界各国戒毒情况来看，至今尚未有特效的戒毒药物和手段。临床实践和有关实验表明，针刺对戒断症状的出现有着明显的抑制作用，而对戒断症状的治疗效果，是戒毒成功的重要因素之一。因此，在戒毒领域里针刺戒毒有着独特优势。针刺戒毒的前景是广阔的，针刺戒毒为戒毒的治疗开辟了新的领域。

笔者在国外行医 10 几年，先后用针刺治疗了 11 例吸毒患者，戒毒成功 8 例，1 例无效，2 例中断治疗。在戒毒成功的 8 例中，有 3 例复吸，再次接受针刺治疗后，仍然有效。近几年国内也有不少有关针刺戒毒的临床报道，收到了良好效果。如蔡植等观察针刺戒毒 120 例，随机分为治疗组和对照组。治疗组给予针灸治疗。结果针灸组临床疗效明显优于对照组（$P < 0.01$）。又如王泽涛等收 120 例患者随机分为 2 组。药物组采用美沙酮递减疗法治疗；对照组针刺加 G6805 型电针机。结果治疗组治愈率明显高于对照组（$P < 0.01$）；其复吸率电针组大大低于药物组（$P < 0.01$）。牛文民等将 132 例患者随机分为 2 组。试验组用低频电脉冲刺激耳穴，然后再贴上王不留行籽；对照组用美沙酮维持疗法。结果试验组近期疗效与对照组相当，但前者治愈率高于后者，且复发率低于后者。上述对照试验针刺戒毒疗效肯定，而且

优于其他疗法。有关临床实验还表明，耳针在改善嗜延性戒断症状疗效更好，可作为脱毒后期精神依赖的治疗方法。实践证明针灸不仅可用于戒毒者的脱毒阶段，也可用于康复及回归社会阶段，长期使用无毒副作用。针刺能激发机体产生 4 种内源性吗啡，在生理脱毒阶段，能有效地缓解或消除戒断症状，实现平稳脱毒，在生理脱毒后，能有效地抑制其对毒品的心理依赖性即心瘾，用于防止复吸。

毒品对人体的各脏器各系统都有损害作用，尤其是对中枢神经系统和消化系统的损伤更为严重。长期吸毒患者就其临床表现的症状来看以阳虚为主。故取穴多以督脉、大肠经、胃经等阳经经穴为主。督脉统督三阳，百会又为督脉之要穴，针刺后振奋一身之阳气，且能醒脑开窍；曲池为手阳明大肠经之合穴，其性走而不守，既可清理血中之邪毒，又能调理胃肠功能而升清降浊；足三里为足阳明胃经合穴，为强壮之要穴，长期吸毒者，消化和营养吸收功能不良，体质虚弱，抗病能力低下，足三里可培补中土，强健脾胃；内关为八脉交会穴之一，属心包经之络穴，心包经为心之外围，可代心用事，心藏神，主神明，故针刺内关可宁心安神。

第二节　戒　烟

吸烟已有数百年的历史了，现在已成了许多人的嗜好。

由于吸烟对人体的毒害作用逐渐被人们所认识，为此戒烟越来越被世人所重视，各种戒烟方法相继而生。如市场上出售的戒烟糖、戒烟茶、戒烟药等。还有个人规劝强制法、催眠法、利奇感观法、厌恶反射法、电疗电冲击法及抑制剂法等，然而这些疗法只有约 20% 的人戒烟，效果不太理想。自 1973 年开展针刺戒烟以来，戒烟成功率达到了 80% 以上，引起了医学界和吸烟者的广泛关注，针刺戒烟成为戒烟的主要治疗方法之一。实践证明，针刺能有效控制戒烟后出现的戒断综合征，而这些戒断综合征的出现，也是吸烟者难以戒烟和复吸的重要原因之一。

【临床表现】

戒断综合征主要表现为头晕、恶心、呕吐、痰多、烦躁不安、失眠及咽干不适等。

【治疗】

方一

1. 取穴

口、神门、肺、皮质下、交感。

2. 操作方法

局部皮肤常规消毒后贴压王不留行籽，每次贴一侧耳穴，3～5天贴换另一侧。每天早、中晚各轻轻按揉1次，每穴按揉1分钟左右，有酸胀感为度。从贴压耳穴时开始即停止吸烟，若想吸烟时，随时按上方按揉即可。

方二

1. 取穴

甜美穴（列缺与阳溪穴之间）、足三里、内关、合谷、百会。

2. 方法

甜美穴由远端向近端沿皮刺2～3分，捻转手法，每次持续捻转3～5分钟，余穴按常规针刺，提插捻转手法，间歇行针30分钟，10分钟行针1次，每日针1次，5～7天为1个疗程，疗程间隔2～3天。

【按语】

笔者曾系统观察针刺戒烟50例。其中男性34例，女性16例，年龄最大的62岁，最小的21岁。吸烟史最长40年，最短的3年。吸烟最多的平均60支/日，最少的平均20支/日左右。经1～2个疗程的针刺治疗完全停吸21例，占42%；有效（日吸量减少到 5 支以下）18 例，有效率为 36%；无效 11 例，占 22%。总有效率为 78%。在完全停烟的 21 例中，随访观察 6 个月，其中未复吸的 13 例；复吸量在 5 支/日以下的 4 例，完全复吸的 4 例。

国内外大量的针灸临床实践证明，针刺是戒烟的有效方法。如香港谢永光大夫指出："戒烟的方法，最简便有效的方法是针灸。"该方法的最大优点是：简便、易行、安全、有效、无毒副作用。大量的临床资料表明，针刺戒烟的有效率为 50%～90%，排除了偶然性的可能，疗效一般产生在针后 1～2 日，表现为吸烟量明显减少或停止吸烟，且无停吸后戒断综合征的出现。大部分患者反映，针刺后口腔味觉改变，烟呈枯焦草味，故吸烟念头下降。其作用机制目前尚无统一认识，有人认为与心理因素有关。但多数学者不支持这一观点。如复旦大学医学院针刺原理研究室和华山医院针灸科，探取双盲和对照方法进行了耳针戒烟的临床研究。研究结果：被动戒烟的近期有效率为 70%，主动戒烟近期有效率为 87%，后者略优于前者，但经统计学处理无显著意义。提示耳针戒烟时的心理因素不是主要的。

通过大量的临床实践观察到，多数针刺戒烟时出现烟味改变，这一事实提示针刺戒烟可能存在一定的物质基础。有学者通过针刺戒烟，检测吸烟者一天中肾上腺素、多巴胺和二羟基丙氨酸等的分泌情况，发现针刺戒烟效果与肾上腺素活动有关。据戒烟者有的取出耳针后 15～30 天又继续吸烟，似与脑内内源性吗啡样物质逐渐消失有关。关于吗啡样生物活性物质（MLF）在针刺机制中的作用，有人早已做了有关实验研究，研究结果提示，针刺可激活 MLF 能神经元，提高脑或脑脊液中 MLF 水平，而 MLF 升高与针效有密切关系。

针刺戒烟在中医古籍中无此记载。目前，针刺戒烟多依脏腑经络理论指导临床。其治则以调理肺气为主，以镇静安神为辅。针刺戒烟穴位以体穴和耳穴为主，体穴多以甜美穴、百会、足三里、内关、合谷等为主。甜美穴、合谷位于手阳明大肠经上，肺与大肠相表里,故此 2 穴有调理肺气的作用。吸烟者有瘾,往往在苦闷、劳累时产生吸烟念头。百会穴是手足三阳经和督脉之会穴,具有醒脑开窍宁神的功用。内关为心包经穴,八脉交会阴维。《难经·二十九难》云:"阴维为病苦心痛",又心包为心之外围,可代心行令。心主神明,故内关有醒脑安神的作用。足三里为足阳明胃经合穴、合治内腑,故针刺足三里可调理因长期吸烟而造成的脏腑功能紊乱。耳针是根据十二经脉、奇经八脉与耳部发生直接或间接联系的理论,结合临床实践发展起来的一种针刺治疗方法。耳针戒烟取穴多以口、肺、神门、皮质下等为主。因吸烟是从"口"进入"肺"的,因而选用了口穴和肺穴。戒烟时有人会出现烦躁、意乱、走坐不安、饮食不调、若有所思等戒断综合征,故选用有镇静安神作用的神门、皮质下等穴。

第三节 戒 酒

过量和长期的酗酒损害人体的健康,如近年来酒精肝的发病率逐年上升,就是明显的例证。因酒后驾车而造成的车祸也屡屡发生,因此酗酒给社会和人体带来的危害也逐渐被认识到,有很多酗酒者也愿意戒酒,但由于很多酒精依赖者戒酒后所产生的戒断综合征又难以忍受,而戒酒失败。

【临床表现】

戒酒后出现的戒断综合征多在戒酒后 2~3 天出现。临床表现为烦躁失眠、恶心、呕吐、头晕头痛、四肢抽搐震颤,甚至狂躁或谵语。

【治疗】

方一

1. 取穴

参照"戒毒"一节方一。

2. 操作方法

参照"戒毒"一节方一。

方二

1. 取穴

口、神门、内分泌、皮质下、交感。

2. 操作方法

同"戒毒"一节的方二。

3. 病例

患者，男，68 岁，印度人，肯尼亚籍。

饮酒史约 30 年，每日饮 3 次，每吃饭前必须饮酒，否则不能进食，每次饮酒 250～500g，因长期大量饮酒而严重损害了身体，自觉头晕眼花，心悸气短，腹胀纳呆，四肢乏力，经入院检查患酒精性肝病。请求中医诊治，给予方一和方二治疗，并嘱患者治疗后即停止饮酒。若停酒后出现不适时，随时按压耳穴。

二诊（第 3 天）：停酒后第 2 天下午突然出现烦躁不安，恶心欲呕，四肢震颤，按压耳穴后约 5 分钟，上述症状即消失。共针刺 2 个疗程，贴压耳穴 4 次，戒断症状消失，食欲增加，精神好转，体力亦增强。

随诊 1 年未再饮酒。

【按语】

戒酒已引起世界范围内的广泛关注，因戒酒而引起的戒断综合征，也已受到医学界的重视，近年来国内医学杂志多有报道。

酗酒对人体的损害，早在 2000 多年前，我们的祖先即有认识，如《素问·上古天真论》云："今时之人不然也，以酒为浆，以妄为常，醉以入房，以欲竭其精，以耗散其真，不知持满，不时御神，务快其心，逆于生乐……故半百而衰也。"酒精可侵害中枢神经和消化系统，这与中医学的认识是不谋而合的。中医理论认为，酒食伤脾，助湿生热，壅而化痰，痰浊上扰清窍，蒙蔽心神，使神志迷乱，烦躁不安或谵妄失眠。故治疗应依健脾化湿醒神开窍为法。方一和方二为此而设。足三里健脾胃化痰湿，曲池调理胃肠功能，升清降浊；百会、内关镇静安神，醒脑开窍。并根据临床表现辨证配用有关穴位。如此主次配合，相得益彰，故能收到良好效果。

第四节　减　肥

体重超过标准体重的 20% 或体重指数大于 23 者称肥胖。超重和肥胖会增加一系列慢性疾病的风险，如心脑血管病、高血压、2 型糖尿病、血脂紊乱及某些癌。故肥胖引起医学界的高度关注，因此如何减肥已成为医学工作的一个新课题。

【临床表现】

体型肥胖，腰、臀部及大腿赘肉连连，大腹便便，形动笨拙、迟缓或动则气喘，神倦乏力或嗜睡，纳谷善饥或饮食不多，大便秘结或溏稀，伴头昏目眩，心烦易怒，女子月经不调，经量减少，男性遗精早泄，舌淡而胖，脉濡缓或滑涩。

【治疗】

方一

1. 取穴

主穴为足三里、曲池、阴陵泉、三阴交、丰隆、内庭。腹部配天枢、大横、水道、关元；腰臀部配大肠俞、秩边、承扶；大腿部配殷门、伏兔、风市。

2. 操作方法

腹部穴直刺 0.5～1 寸，深达肌层即可；大肠俞、秩边、承扶、殷门直刺 1.5～3 寸，余穴按常规针刺，腰、臀、腹及大腿部穴用 G6085 电针仪，连续波通电 30 分钟，余穴捻转提插手法，10～15 分钟行针 1 次，间歇行针 30～50 分钟，每日针 1 次，7～10 天为 1 个疗程，疗程间隔 2～3 天。

3. 病例

患者，女，23 岁，印度籍。

身体发胖已 5 年，臀及大腿部尤为著。身高 160cm，体重 79kg，月经、大小便均正常，纳谷善饥，不爱活动，动则心悸、气喘，余均正常，遵上方取穴为大肠俞、秩边、承扶、殷门、伏兔、足三里、曲池、三阴交、内庭。臀及大腿部通电 30 分钟，连续波强刺激，余穴按常规针刺均留针 30 分钟，每日针 1 次，7 天为 1 个疗程，疗程间隔 3 天，共治疗 5 个疗程，体重 67kg，减去 12kg。

1 年后随访体重 71kg。

方二

1. 取穴

丘脑、内分泌、神门、脾、胃、肝、饥点。

2. 操作方法

先在以上耳穴部位清洗并用 75% 酒精棉球消毒，将王不留行籽放于 0.8cm² 的氧化锌胶布上，贴压在耳穴处。嘱患者每天饭前 30 分钟左右按压，每次每穴 3 分钟左右，每次贴一侧耳穴，3 ~ 5 天后换贴另一侧。

3. 病例

徐某，男，34 岁。

体态肥胖，身高 179cm，体重 91kg，运动迟缓，笨拙，易疲倦嗜睡，多吃善饥，少动，血压 120/85mmHg，血糖正常，舌体胖大，苔腻黄厚；大便时秘，小便可。用上方耳穴贴压 3 次后自觉胃部有饱胀感，食欲减少 2/5，体倦嗜睡等均好转，共治疗 9 次，体重 86kg，减少了 5kg。

但 1 年后随诊体重恢复到 83kg。

【按语】

古人没有肥胖的困扰，在那个年代，只有生活水平高的人才有可能肥胖，故有人认为肥胖是"福相"，无需减肥。因此，古代医学文献没有减肥的记载。肥胖病是现代富贵病。本病多见于中老年人及儿童。除一部分因内分泌紊乱或其他疾病引发者外，多数为吃出来的单纯性肥胖。由于肥胖带来了一系列的社会问题，尤其是肥胖对人体的伤害已成为人们的共识，因此，减肥被医学界提到了议事日程，各种减肥方法相继而生。针灸减肥可以说是我国的又一个创造发明。有人认为针灸减肥是目前世界上最好的减肥方法，大量的实践证明针灸减肥有一定的治疗效果，针灸减肥安全有效（有效率为73%～89%），无毒副作用，操作方便，价格便宜，惟反弹率较高，据笔者临床观察，稳定率达50%左右。针灸减肥是通过针灸刺激相应的穴位，疏通经络，调和阴阳气血，协调脏腑功能，调理内分泌，达到扶正祛邪的目的。中医认为肥胖是由于脾胃气虚，痰浊内生郁阻，气滞血瘀所致。针刺可调整机体的各种代谢功能，促进脂肪分解，达到降脂减肥的目的，针刺后抑制胃肠的蠕动，并有抑制胃酸分泌的作用，从而减轻饥饿感，减少食物的摄入。同时针刺后机体内在功能不断调整，促使新陈代谢加快，能量不断消耗，也可以达到减肥的目的。

目前，针刺减肥的报道很多，各家取穴不尽一致，一般常用体穴是曲池、内关、合谷、足三里、三阴交、丰隆、内庭、天枢、大横、水分、水道、大肠俞、秩边、殷门，伏兔等。常用耳穴是丘脑、脑、皮质下、内分泌、脾、胃、肾、肝、肺、神门、口、饥点等，都有一定的疗效。体穴针刺、耳穴埋针和贴压是常用的治疗手段，疗效可靠。

在针刺减肥的过程中，笔者有以下几点体会：①临床实践证明，超过标准体重越多，针灸减肥的效果越明显，反之越差；另外软脂肪减得快而明显，硬脂肪效果较差。②减肥过程是机体的调整过程，况且每个人对针灸的反应不尽相同，因此需坚持治疗，不要追求速效，一般需1～3个月的持续治疗。③不强调过分的控制饮食，不应采用"饥饿疗法"，过分的节食重则可导致厌食症，造成消化系统的功能障碍，产生不良后果。轻则造成人体代谢功能降低，而代谢功能降低是进一步致肥的潜在因素，一旦恢复饮食，体重会很快反弹。④针灸减肥者应该是成年后肥胖者，20～60岁年龄效果最好。⑤单纯性肥胖患者减肥期间应注意限制饮食的总热量，应摄取低碳水化合物和低脂肪食品，应坚持适当的体育活动，增加热量消耗，以减少脂肪积聚。⑥由于各种疾病造成的症状性肥胖，应首先治疗原发病症。⑦部分减肥患者疗效不稳定，有反弹现象。有待进一步研究和提高疗效。

下　篇
临证感悟

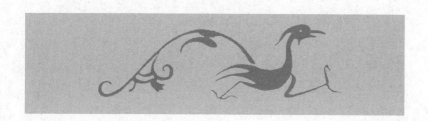

第一节 经络实质之商榷

经络学说是中医学理论的组成部分。鉴于经络在生理、病理、诊断和治疗上的重要作用。因此，对经络的研究和探讨早已引起国内外医学界的重视，尤其是国内广大医务工作者，从医学领域的不同角度对经络的实质做了广泛的研究，并取得了一些成就。但对其实质的认识仍不统一，提出了不少见解，从目前情况看，主要有以下几方面：①经络与周围神经相关说；②经络实质的神经体液说；③经络与类传导说；④经络与神经、血管相关说；⑤经络与血管、淋巴相关说；⑥经络与酶化学反应相关说；⑦经络实质的特殊结构传导说。还有人提出了"交界面组织说""低电阻线路说"和"经络与生物电相关说"等10余种，各有自己的论点。

几年来笔者重温了中医学文献中有关经络部分的论述，学习了近代有关医学知识和经络实质的一些研究资料，并结合临床实践，在历史唯物主义和辩证唯物主义思想指导下，对经络实质产生了如下认识：就现阶段人们对于事物的认识水平来讲，经络的实质应是以神经系统为主体的，包括血管、淋巴和某些未知系统在内的综合发生系统，经络的作用是单个或几个有关系统功能的综合反应。经络实质的内容，随着医学科学的发展和人们认识水平的逐步提高而不断地被揭示。兹将其见解根据，分享于同道。

一、从古代文献对经脉的描述分析经络实质

过去人们一致认为《内经》是记载经络最早的医学文献，但从 1975 年湖南马王堆出土的帛书古佚医书四种经整理发表后，情况就不同了。因为该书经初步考证它的成书年代应早于《内经》，大约在春秋战国时期或更早，而在本书中就有"脉"的记载。在其《足臂十一脉灸经》和《阴阳十一脉灸经》两书中记载了十一条脉的循行（足六脉、臂五脉，缺臂厥阴脉），并保留记

载了以局部区域命名的肩、耳、齿三脉的原始旧称。按照记载，脉的循行方向，足臂阴阳十一脉全部是向中心的，类似于静脉的循行方向（向心性）。在马王堆汉墓出土的《脉法》一书中，还有"用砭启脉者，必如式"的记述。

通过以上对"脉"的描述情况分析，当时医家所说的"脉"主要指体表浅部浮而常见的络脉，即静脉血管和末梢毛细血管而言。

《内经》是继四种古佚医书之后对经络进行的又一次总结，该书不仅对经络的形态做了形象的描述，而对其功能亦做了较为详尽的论述。从此可以看出，经络学说不仅包括形态方面的含义，也包括了功能方面的含义。

在《内经》一书中，关于经络方面的论述，占着很大的比重。《灵枢》中的《九针十二原》《经脉》《经别》《经筋》《经水》《海论》《本脏》和《素问》中的《骨空论》《太阴阳明论》《阳明脉解》等，对经络都有较详细的记载。通过对这些记载的分析可以看出，古代对经络形象的描述和对其功能的论述，与现代医学（如解剖学）中的某些内容是相符的。

1. 对经络类似神经的记载

《灵枢·经脉》云："经脉者所以决生死，处百病，调虚实，不可不通。"《素问·调经论》云："气有余则泻其经隧，无伤其经，无出其血。"虽然，古代人还不知道人体存在着神经系统，但就其经脉的作用和经隧的解剖学位置来推测，与神经是有关系的。十四经脉的起止多会于头部，也说明了经脉与高级神经中枢的密切关系。

2. 对经络类似血管的记载

《灵枢·脉度》云："经脉为里，支出而横者出为络，络之别为孙。"《灵枢·经脉》云："诸脉之浮而常见者，皆络脉也。"《素问·调经论》云："泻其小络之血，出血勿之深斥……。"以上论述皆是指毛细血管。《素问·调经论》云："营行脉中，卫行脉外。"《灵枢·经水》云："经络其死可解剖而视之……脉之长短……皆有大数。"《灵枢·经脉》云："脉道以通，气血乃行。"
《难经》亦云："十二经皆有动脉。"其脉指大血管（静、动脉血管）似无疑。又《内经》中所说的刺"经"和刺"络"等，都是指静脉血管和体表毛细血管而言。

3. 对经络类似淋巴系统的记载

《灵枢·本脏》云："经脉者，所以行气血而营阴阳，濡筋骨利关节者也。"《难经》亦云："经脉者行气血、通阴阳，以营于身者也。"从这些经文不难看出，经脉不仅指血液循环系统，也包括体液循环系统。又如某些文献中记载的一种"经络现象"：四肢肘膝以下的皮肤上，出现一条符合经络路线的红线，从指端（或趾端）向肘（或膝）蔓延，而现代医学则认为这种现象是淋巴管的炎症所引起的。

总之，经络学说是在医学、科学不发达的古代产生的，由于历史条件所限，当时的医家对人体的认识不可能达到现在的水平，对机体的生理、病理现象也不可能用现代的医学知识来解释。所以，当时人们对经络的认识只能是现实的、表面的，只能用自己的感官所能观察到的形象来描述。并用经络这一总的概念来解释人体中复杂的生理、病理现象，及在临床上观察到的一些治疗反应。如果用这样的观点分析与探讨经络的实质，就比较容易理解了。

二、试用现代医学知识探讨经络实质

近几年来，在人体及动物体上的研究证明，针灸有关经脉上的穴位，可以影响消化道的蠕动、调整血压、纠正心律、调节脑氨含量、增加周围血液中白细胞计数，但当有关神经通路被阻滞、切断或破坏后，这些作用就相应消失。"得气"是针刺后，受针者所感觉到的酸、麻、重、胀等反应，但当穴位用普鲁卡因封闭后再斜刺，便无"得气"现象，这说明神经是针刺得气的物质基础。实践证明，针刺背部俞穴对某些内脏疾病的治疗有良好效果，为此，对比各个内脏神经传入的水平和经络学说中的各脏腧俞穴的位置，发现许多俞穴和其同名称内脏神经的传入水平是相近的。这表明，经络学说关于体表内脏之间的关系，至少有一部分反映了神经节段支配规律，针刺耳穴在临床上的应用，也启示耳穴所以有整体治疗作用，是因为在耳部有来自三叉神经、面神经和迷走神经等脑神经和第二、三脊神经分支的分布，它们不仅和中枢神经系统各节段发生联系，在外周还与咽喉、气管、食管和胸腹腔内脏的感觉运动有关。在针刺麻醉中发现，针刺刺激量过强或过弱均达不到镇痛目的，只有适中的刺激量才有镇痛作用，这是因为感觉神经纤维按其直径大小分为三类：直径在 $12\mu m$ 以上为粗神经纤维，主要传递非痛觉信号；直径在 $5\mu m$ 以下为细神经纤维，传递痛觉信号；直径在 $6\sim12\mu m$ 为中等神经纤维，主要传导深部肌肉的感觉，而且可以抑制细神经纤维。因此，只有中等神经纤维兴奋后才能产生镇痛的作用。如果针刺过强，连细神经纤维也兴奋了，反而会引起疼痛。

复旦大学医学院对 324 穴进行了观察，与神经有关的为 323 穴，占 99.6%；其中与浅层皮神经有关的为 304 穴，占 93.8%；与深部神经有关的为 155 穴，占 47.8%，深浅神经均有关的为 137 穴，占 42.3%。上海中医研究所形态组通过对 35 个穴位"针感"部位的组织观察，发现其中 26 个和血管有关；上海交通大学医学院、上海中医药大学在家兔相当于"足三里"穴位进行了针刺，观察其肠蠕动，认为针刺"足三里"引起肠蠕动与血管壁上的自主神经系统有关；上海中医研究所还认为，针刺足三里引起肠蠕动的效应，还有动脉壁上的一些结构参与；上海中医药大学的经络穴位与血管关系研究报告表明，309 穴中，正当动脉干的为 24 穴（占 7.26%），旁有动脉干的为 262 穴（占 84.36%）。

据日本藤田六郎在 1965 年报告，经络主线通常由动脉、静脉、淋巴管和神经干等 3 条管和 4 种组织或由包围着神经干的结缔组织所构成。日本学者有地兹于 1977 年报告，用胃 X 线重复摄影法研究了针刺足三里和梁丘对胃张力的影响，研究结果证明，针刺不仅通过自主神经系统，而且也通过结缔组织或它的代谢起作用。1965 年 Keher 研究了 12 000 张组织切片，发现穴位处的神经末梢远比附近皮肤处为多。Gunn 等分析了 70 个常用穴位，发现其中 47 个穴位是肌肉运动点，矢状面上的 11 个穴位是身体两侧浅表神经的会聚处，其中 12 个穴位都在神经丛或浅表神经部位，所有这些穴位都显示有丰富的浅表神经分布。

根据近代尸体解剖的结果发现，经络穴位亦与周围神经、血管、淋巴等有关。在穴位下的皮下、筋膜、肌肉等各层组织内有丰富的神经末梢、神经丛和神经束，有的穴位下有血管或一至数条淋巴管。而血管与淋巴等组织均被稠密的神经纤维所包绕，未能见到新的特殊结构。从"线"的观点来看，十二经脉，特别是肘膝以下的经脉几乎和一根或几根神经、动脉或静脉伴行，如足阳明胃经在膝以下的部位与腓深神经、胫前动静脉等行程基本相符。

从上述内容可以看出，国内外发表的大量有关研究资料都支持经络 – 神经、血管、淋巴等系统综合组成这一论点。

三、经络实质研究中的新课题

以上重点阐述了经络与神经、血管和淋巴等系统的关系，并不是说经络与其他系统就没有关系了。神经、血管和淋巴是经络实质的组成部分，但不是它的全部内容。现阶段人们尚未完全认识自己，因此，对经络实质的认识也还没有完结。然而随着医学科学的不断发展，人们对经络实质的认识就会"由浅到深，由片面到更多方面"。目前，被医学界所重视并正在深入研究着的"循经感传现象"，其结果就有可能是经络实质的新内容。

循经感传现象，系指针刺时感觉沿着经络的循行路线传导的现象。自 1960 年日本学者长浜善夫、丸山晶明报告第 1 例"经络敏感人"之后，国内外陆续有经络感传现象和"经络敏感人"的发现和报道。近几年来国内各地有关单位共调查了 178 533 人，发现约 500 个经络敏感人。感传出现率为 0.53% ~ 34.16%，分布于不同年龄、性别和健康状况的人群中。感传出现率患者较健康人为多，如在截瘫患者 300 例中占 32.33%，在脑血管意外偏瘫 68 例中占 33.8%。

据国内某些资料报道，感传路线基本上与《灵枢·经脉》中所记载的经脉体表循行路线一致，但也有出入，其终止有超过和不及现象。在四肢基本吻合，在躯干常有偏离，至头部则有迂回交错、路线不清的情况出现。其中大多数两侧呈对称性，而与周围神经、血管和淋巴管的分布不同；传导速度慢，一般为 20cm/s 左右；感传带的宽度各地临床观察的结果不一致，一般为 0.5 ~ 5cm，不因刺激面积的大小而发生差异，但确由温度、体位、时间（检查时间）和病情的变化而受影响，感传带一般在肢体远端较窄，在肢体近端及躯干部较宽，在其带状范围内，又有中心线与边缘区之分，中心较细，边缘部分则较宽。当循经感传出现后在感传的路线上施加压迫（500 ~ 800g/cm^2 的压力），增高局部组织压力和局部冷冻降温（局部组织温度下降到 20℃，约经过 20 分钟），多可将感传阻滞。循经感传有"趋病灶性"，即"气至病所"现象，据在 4172 例患者的调查，气至病所者 163 例，占 3.9%。"气至病所"和"气至而有效"密切相关，气至病所可使相应的临床症状得到改善，能影响阈值的变化，感传到达相应的脏腑和器官时，还能引起该器官功能的某些效应。

现在既然已经进入了原子研究水平，对针灸研究亦应放在此水平上，从量子生物学的角度加以阐明。量子生物学认为机体由细胞构成，细胞则由核酸、蛋白质以及类脂等化学物质所构成，而这些化学物质的原子、分子又与氢相结合。同时由于热量子活动的关系，其原子外周的电子轨道不断发生改变，即进行结合分离的新陈代谢。在进行此种结合分离时产生出强大的能量，因而使机体呈现温度变化。日本人秋愿晖章在此水平上，采用医用红外线摄影装置、超声波诊断装置以及软 X 线摄影装置，对穴位的部位、形态以及功能方面进行了研究。研究结果表明：穴位在体表的直径为 2mm；穴位之中央部乃是体液性反射波，并可看到有微小心脏样的搏动，针刺后，此搏动可增加；体表温度与经穴部位的温度差异可达到5℃。我国蒋来等亦在此水平上，利用引进的红外热像仪研究了经络感传现象，研究结果表明，感传传导路线所呈现的部分红外图像，其循行路线和中医传统经络的走向是一致的。

以上研究结果均说明，经络感传现象是客观存在的，尽管经络感传现象的产生原理，到目前为止还不能圆满地进行解释，但从感传途径符合或近似于古代记载的经脉循行路线而与周围神经、血管和淋巴管的分布不同这一点，却给了人们有意义的启示，它为探讨经络实质的新内容提供了重要的线索。这也说明了用现代化科学手段研究和探讨经络实质的重要性和必要性。

四、对经络实质探讨的几点看法

中医学是经验医学，作为中医学重要组成部分的经络学说也是在实践经验的基础上形成和发展的，这是无可争议的事实。然而经验有局限性的一面，会限于当时的历史条件和人们的认知水平，经络学说不是完美无缺的，里面既有精华，也有糟粕。这就需要用科学的态度，大胆而慎重地为其鉴别，逐步分清哪些内容是精华，哪些内容是糟粕，该肯定的就大胆肯定，该否定的就大胆否定。事实上，经络学说的某些内容，现在是可以肯定的，如经络与神经关系；再如经络与血管的关系，在《内经》中已经阐述得一清二楚了。作为一名科学工作者，应尊重客观事实，不因暂时还不能作出科学的解释就否认这种现象存在。

如上所述，经络学说是在2000多年以前医学科学还不发达的情况下形成的概念，它只能是当时的社会产物。人们对于事物的认识都是一步一步向前发展的，当时的医家不会也不可能用现在的医学知识来认识经络，如同我们不会也不可能认识2000年后事物的发展情况一样。我们只能基于当时的社会实践，而用现代的医学知识来研究经络的实质。

经络既有形态的含义，也有功能的含义。从中医学有关记载来看，经络的作用是包罗万象的，它包括了现代医学多个系统的生理功能。因此，不能把经络看做机体内单一的或是独立于其他系统以外的功能系统。在研究经络实质的过程中，应该把经络的形态和功能这两个涵义都考虑在内，如果仅从经络的形态学一方面去研究经络的实质，势必背离了经络学说本来的面貌，而走入歧途。

在研究经络感传现象的过程中，一般都以经络在体表的循行路线为参考依据。笔者认为，中医学文献中所记载的经络循行线路图，仍有商榷的余地。有些脉的循行线路各家记载不一致，在临床实践中有些现象也难以用经络学说来解释，如曾治一侧牙痛患者，右上第二、三磨牙痛近 1 个月余，时痛时止，屡治无效；自述每当右足跟外侧有酸痛感时，牙痛就发作，右足跟疼痛消失，牙痛亦消失。随针其右昆仑穴 3 分深，用捻转手法，持续行针约 2 分钟，牙痛即减轻，5 分钟后症状消失。昆仑为足太阳膀胱经穴，针灸文献亦无治牙痛之记载，这一病例用循经取穴的理论是无法解释的。因此，笔者认为研究经络实质可把视野放得宽一些，不要仅局限在古代所描述的经络循行线路图以内。

第二节　试用微循环射流理论解
释某些经络现象

经络学说是中医学理论的重要组成部分，鉴于经络在生理、病理、诊断和治疗上的重要作用，对经络的研究和探讨早已引起国内外医学界的重视，尤其是国内广大医学工作者和有关方面的科学工作者，从医学领域的不同角度对经络实质进行了广泛的研究，并取得了一定进展。例如通过对循经感传、气至病所及感传阻滞等经络现象的调查研究，学术界肯定了经络是客观存在的，这一肯定为经络实质的研究奠定了可靠基础，使经络研究跨入了新阶段。然而产生这些经络现象的本质，至今仍是个未知数，笔者通过对流体力学的学习，联系到生物流体力学有关内容，初步认为可用微循环射流理论解释某些经络现象。当在某穴位给予针刺、艾灸、压迫或电脉冲等刺激时，常出现冷热、麻木、胀沉、水流等不同感觉沿着一定的路线传导，称为循经感传现象，这种感传线路基本上与《灵枢》中所记述的经脉在体表的循行路线一致。有人曾用红外热像仪对这种现象进行了观察，观察结果表明，凡循经有热感出现者，在热感出现的路线上，发现有较强大的红外线向外辐射，这种红外辐射能被准确、客观地反映和记录下来，从而使有温度改变的循经感传成为直观可见的图像；还发现当腧穴刺激较轻时，其图像开始出现串珠样亮带，以后随着时间的延长而逐渐融合成一条带状，这与各地临床观察的结果（感传路线一般呈带状）是相符合的。然而对产生这种现象的机制尚未作出满意的解释，笔者认为这种现象的出现似与微循环射流的切换现象和卷吸作用有关。

不管从《内经》的有关记载，还是从近代大量科学实验研究证明，都不能排除经络同血管的关系。如从《内经》对经脉有关描述来看，经络系统内连脏腑，外络四肢、百骸、五官九窍的循环"管道"传导系统，在这个管道系统中充满了流体（营血），如《素问·调经论》云："营（血）行脉中……"《灵枢·经脉》云："脉道以通，血气乃行。"又据《灵枢·经脉》载："经脉为里，支而横出者为络，络之别者为孙。""诸脉之深而常见者皆络脉也。"及《素问·调经论》载："泻其小络之血，出血勿之深斥……"等对络脉的描述颇似现代医学所称循环中的毛细血管，故研究经络实质不能忽视经络与微循环的关系。

生物流体力学的研究表明，人体微循环具备射流流动的某些物理现象（如切换现象、卷吸作用、附壁效应等），这亦是试图用微循环射流理论解释某些经络现象的理论根据。

微循环是完成循环系统基本功能最基础的位于小动脉和小静脉之间的微血管网样结构。现代解剖学证明，人体 $1mm^2$ 的横切面上，有 2000m 左右的毛细血管，但在正常情况下只有 6%～7% 的微血管充盈，即人体内经常有 90% 以上的毛细血管未被使用，这为人体微循环射流现象的产生预备了必要条件。由于在微循环系统中有许多微血管射流的"双稳"和"单稳"元件，当针刺或艾灸作用于某一穴位后，可引起该穴部位肌群张力的改变，导致部分微血管阻力改变，从而引起射流的切换，这种切换现象可因外界持续作用而处于连锁切换过程。

因微循环连锁切换过程中的卷吸作用，使微循环形成一束微血管射流而呈带状并可完全不按一般正常体循环方向流动。又由于微循环的特殊自动调节作用，故切换后的血流一般都是沿着类似于经脉的体表循行路线而流动，即在体内打通了一条新的血行通道。

有关实验证明，一切物体（包括人体）只要温度大于绝对零度（－273.16℃），物体的内部分子，因热运动就会向空间放射红外线。由于切换后的血流在微循环系统新通道中流动，使其充血，温度升高，从而放射出大量的红外线被灵敏的红外吸收仪器接收，而在荧光屏上形成类似于经络体表循行路线的红外图像。

当针刺或艾灸的作用消失后，肌群张力亦可恢复正常，切换后的血流可因血管"双稳"元件的作用而回到切换前状态，这就是停止外界刺激（针灸或艾灸等）后，循经感传现象亦随之消失的原因。

《灵枢·九针十二原》云："刺之要，气至而有效。"这里所说的"气至"即"气至病所"现象，亦称趋病灶性。"气至病所"是临床上常见的循经感传现象，实践证明，"气至病所"与疗效密切相关。"气至病所"可使相应的临床症状得到改善，影响阈值的变化，感传到达相应的脏腑和器官时，还能引起该器官功能的效应。有人曾做过这样的实验：把甲、乙2组动物的血管相接通，使两者间建立起血液循环的联系，然后针刺甲动物的有关穴位，使其产生阵痛作用，结果在未经针刺的动物身上也产生了一定的镇痛作用。这一结果表明针刺作用有血流因素参与。这可能是因为切换后的血流在微循环的特殊自动调整作用下，沿着新的通道到达病所，产生一系列复杂的治疗作用。如从许多临床和实验室的观察中了解到，在针刺时血液中肾上腺素及肾上腺皮质激素的含量有所增加，这类激素除了对机体的功能起调节作用外，还可能直接或间接影响神经系统的活动，从而达到了"气至而有效"的治疗目的。

当循经传感出现后，在感传的路线上增高局部组织压力（$500\sim800g/cm^2$ 的压力）或局部冷冻降温（局部组织温度下降 $20℃$，约经过 20 分钟），可出现感传阻滞现象。这可能是因为在新"通道"中流动的血流，受到压力后被迫产生了切换作用，改变了原来的血流方向，而出现了感传阻滞现象。

现象是认识问题的向导。用生物流体力学的相关理论解释某些经络现象，无疑是对研究经络的实质有一定裨益的，并可能成为探讨经络实质的一条新途径，其根据有四：①人体的体液约占整个体重的 60%，提示研究生物流体力学有重要意义；②一个成人的全身毛细血管接连起来长约 4 万公里，占人体血管总长度的 90%，这样一个布满周身的血管网，如同身上的千百个小心脏和中央心脏前后呼应，对生命起着重要的作用，这些毛细血管不管从形态学的角度还是从功能的描述，在某些方面和经络的有关内容相符；③在约 2000 条毛细血管中，正常安静情况下只有少数血管充满血液，约 90% 以上的毛细管处于备用状态，这是微循环射流产生的必备条件；④经有关临床和科学实验证明，不能排除经络实质与微循环的关系。

射流现象是日常生活中常见的一种物理现象。现已引起人们的高度重视，并已被广泛用于不同的科学领域，本节用微循环射流理论初步揭示了"循经感传""气至病所"即"感传阻滞"等经络现象，因生物流体学是新兴学科，又由于笔者对这方面的知识贫乏，加上条件限制，对这一复杂课题不能做有关方面的实验研究，故仅能依此漏笔作为抛砖引玉之用。

第三节 针灸疗法作用机制之商榷

针灸疗法是我国宝贵的医学遗产之一。其是在中医学阴阳五行、四诊八纲、藏象、经络等理论指导下，在机体选定的经穴上针刺或艾灸而达到治疗疾病的目的的一种有效治疗方法。就其作用机制近代广大医务工作者用现代科学知识对这一宝贵医学遗产进行了广泛研究和整理，取得了新的成就。实验研究表明，针刺后对高级神经中枢、自主神经、脑垂体、肾上腺系统、血液及单核 – 吞噬细胞系统、消化与循环等系统均起着调整作用，从而增进机体的防御反应和抗病功能。临床实践表明，针灸疗法有抑菌、消炎止痛等作用，它不仅对某些慢性病有效，也能治疗急性病，包括某些急性传染病。近据部分有关针灸治疗急性细菌性痢疾的文献报道，证明针灸治疗痢疾有显著效果，如南京中医药大学附属医院针灸科等单位治疗了 195 例，治愈率达 86.7%；海南省人民医院针灸治疗痢疾观察小组治疗急性痢疾 65 例，全部治愈；甘肃省中医院等资料表明，本疗法不但近期疗效好，远期疗效也很满意，对 63 例全部治愈的病例经过 1 年观察，发现无 1 例慢性复发；同时还报道了以灸治为主治疗了 3 例健康带菌者，2 周后粪培养连续 10 次均为阴性，说明针灸确有灭菌作用。这些文献的报道不仅有重要的现实意义，而且在医学科学研究上也有不可忽视的理论意义。单用针灸疗法治疗菌痢等疾病取得显著效果这一事实，为研究针灸疗法的作用机制提供了理论和实践根据。

要研究针灸疗法的作用机制，必须首先正确认识机体抗病功能与致病因素的关系。这里以细菌性痢疾为例，现代医学认为细菌性痢疾是由痢疾杆菌引起的肠道传染病，以结肠化脓性炎症为主要病变，并以全身中毒症状、腹痛、腹泻、里急后重以及发热等为主要临床表现。菌痢古称"肠澼"，中医学对细菌性痢疾的发病原因和病理机制认为是由于体虚、正气不足、卫外不固，致使感受外界湿热疫毒之气，蕴积肠胃，肠胃运化功能失调，气血受损所致。看来中西医对该病的认识有相同之处，"正气内存，邪不可干"，外因是变化的条件，内因是变化的根据，外因通过内因而起作用。用这一观点来研究菌痢等疾病的致病因素与机体抗病功能的关系，就不难理解，湿热疫毒之气等外来致病因素是菌痢发生的条件，而引起菌痢的根本原因，在于正气的虚弱与机体抗病功能的不足。在疾病过程中，如果外来致病因素侵害机体后，机体能调动一切防御因素来防止致病因素的蔓延和发展，就能防治疾病的发生和防止病理过程的恶化或使已经发生的功能障碍得到恢复。例如：在细菌性痢疾流行季节，有些人易感染发病，有些人则不易感染发病，发病以后，不同的机体表现症状也不同，其发展转归各有差异，由此可见，病理变化虽然可以表现在任何局部的组织器官中，但发展与转归是与机体抗病功能的强弱有密切关系的，甚至往往是以后者为转移的。中医学对这一问题早有明确的阐述，在我国古代朴素的唯物辩证法的思想影响下，对于疾病发生、发展的原因，就能看到对立而又统一的两个方面，即致病因素与机体抗病功能在疾病发生、发展过程中互相对立而又统一的两个方面。《灵枢·百病始生》说："风雨寒热，不得虚，邪不能独伤人。猝然逢疾风暴雨而不病者，盖无虚，故邪不能独伤人。此必因虚邪之气，与其身形，两虚相得，乃客其形。"《内经》把对立而又统一的两个方面称为"正气"和"邪气"，并认为如果人的内脏功能正常，正气强盛，气血充盈，内外坚固，邪气就不能侵入人体，疾病就不能发生。可见我们的祖先早就认识到"邪气"显然是疾病发生的条件，而引起疾病发生的根本原因是"正气虚弱"，正如《素问·遗篇刺法论》说："黄帝曰：余闻五疫之至，皆相染易，无问大小，病状相似，不施救疗，如何可得不相移易者？伯曰：不相染者，正气内存，邪不相干。"这里强调机体内在的抗病功能对于疾病发生、发展中的作用，并不等于否定外来致病因素对机体的作用。在一般情况下，机体的抗病功能和外来致病因素矛盾着的两个方面在疾病的发生发展与转归的过程中，机体的抗病功能是矛盾的主要方面。然而这种情况是不固定的，随着机体抗病功能和外来致病因素双方斗争力量的增减，二者的位置也随着变化，就是说，在疾病发展的一定过程或一定阶段上，矛盾的主要方面属于机体抗病功能；到了另一发展过程或发展阶段，矛盾的主要方面属于外来致病因素，非主要方面属于机体抗病功能；但是不管二者如何互易其位，疾病的性质往往决定机体抗病功能的强弱。

从以上可以看出，疾病之所以发生，是由于机体抗病功能的不足和外来致病因素的作用，而且在一般的情况下机体抗病功能的不足是疾病发生、发展与转归的主要原因，因此其治疗方法也不外乎一方面调整与补充机体抗病功能的不足，这是主要方面；另一方面也要消除外来致病因素的作用。单用针灸疗法治疗菌痢等疾病取得显著效果这些事实证明，针灸疗法是调整与补充机体抗病功能与消除外来致病因素的有效方法。针灸疗法是通过辨别致病因素在一定条件下作用于机体后所反应的虚实、寒热等各种不同的情况，按照"盛则泻之，虚则补之，热则寒之，寒则留之，陷下则灸之，不盛不虚以经取之"的原则，为了达到补虚泻实、扶正祛邪的目的，运用各种补泻手法选取需要的经穴，作用于机体，从调整机体内在功能不平衡的观点出发，补充机体内在抗病功能的不足，解决疾病过程中的内在矛盾，从而达到治愈疾病、恢复健康的目的。据报道，在应用针灸治疗急性细菌性痢疾的过程中，发现抗体明显增加，白细胞增多，主要是中性多核型白细胞增多，并且噬菌作用增强。在动物实验中，发现猴子在感染痢疾杆菌后出现明显症状，而通过针刺治疗后，在痢疾抗体的形成方面，针刺组比对照组的速度快、效价高、维持时间长，而且当效价下降，再予针刺，仍能使猴体中凝集效价重新迅速上升；同时发现猴体的白细胞吞噬指数在感染后下降，而针刺后有所提高；猴体的红细胞通透能力，在感染后上升，通过针刺治疗能使其下降。另据报道，在针灸治疗胃及十二指肠溃疡急性穿孔患者中发现，溃疡穿孔患者针刺大多精神转佳，情绪稳定，腹痛迅速减轻，针刺后肠蠕动恢复，排气、排便、腹胀消失，体质恢复均较快。对家兔的实验表明：针刺组在治疗后胃壁创面被大网膜包裹及有轻度炎症反应者，较对照组明显为多。而大网膜游离及重度腹膜炎症反应则明显少于对照组。由此可以看出，针刺治疗加强了家兔机体消除炎症、修复病损防御代偿能力，有助于穿孔闭合。从以上实验表明，中医学的针灸疗法，具有增强机体抗病功能的作用，而调动机体内在抗病功能在治疗上有重要的意义。针灸治疗所以能够治病，就是因为针刺或艾灸作用于机体后，能充分调动机体的一切防御因素从而增强机体抗病功能，补充机体抗病功能的不足，从而消除外来致病因素，达到治愈疾病的目的。那么针刺的作用在机体内是通过什么途径来完成的呢？

现代医学认为，疾病是致病因素在一定条件下作用于机体后的反应，治疗则着重消除外来致病因素这一面，如对菌痢等感染性疾病的治疗，主要是用抗生素等药物杀灭细菌等法消除致病因素。但由于对机体抗病功能在疾病发生发展与转归中的作用重视不够，因而除了单用消除外来致病因素外，未能从增强机体抗病功能方面去探索更有效的治疗方法。虽然抗生素等药物在临床治疗上起了巨大的作用，但现已发现，由于经常用抗生素，使某些菌类产生抗药性，而使抗生素作用降低或失去疗效，而且抗生素还会给某些人带来副作用，或造成正带菌群失调等；况且，抗生素作用的发挥也离不开内在机体抗病功能的作用。因此，单用消除致病因素这方面去探索疾病的治疗方法，是有其片面性的。临床实践证明，中医学针灸疗法对菌痢等疾病有很好的疗效。其至某些对抗生素等药物有抗药性的疾病或无症状的带菌者以及某些现代医学尚未有特效药物治疗的疾病，采用针灸疗法，不仅有效，而且没有药物的副作用，说明调动机体抗病功能这一内在因素在临床治疗上有着重要的意义。而重视调动机体内在抗病功能对于防治疾病的重要意义，应该说是当前医学科学研究中值得注意的一个问题。

如上所述，引起疾病的根本原因在于机体内在功能的不平衡，及机体抗病功能的不足。机体抗病功能与外来致病因素是矛盾的两方面，在一定条件下抗病功能的强弱是疾病发生、发展与转归的主要方面，疾病的性质往往是由机体抗病功能的强弱决定的。若从这个观点去看待临床治疗上的问题，就不难理解调动与增强机体内在抗病功能对于防治疾病的重要意义；就不难理解针灸为什么能治病，就可以启发人们认识处理治疗方法与机体抗病功能的关系。根据致病因素作用于机体后的不同反应，采用不同的治疗方法，即从调动与增强机体抗病功能方面去考虑，也应从消除外来致病因素方面去着想，探索更有效的治疗方法。

第四节　穴位之初探

中医学中的针灸疗法，把扎针的部位称作"穴位"，穴位是针灸学的重要组成部分，早在两千多年前的《内经》一书中，就有较详细的记载，之后历代各家都把穴位当做重要的内容来继承学习。然而随着针灸学的不断发展和针灸疗法在临床上的广泛应用，人们对穴位的认识也有了不同的看法，曾有人提出穴位在人体上是不存在的，在人体上的任一部位针刺都有治疗意义。这就提出了一系列问题：人体上有没有穴位？如果有穴位，人体上有多少穴位？穴位作用的物质基础是什么？穴位的范围大小、针刺深浅和主治范围是什么因素决定的？穴位的位置、针刺深浅和主治范围是否就是历史文献上所记载的那样而一成不变？大量的临床实践使笔者认识到，搞清了穴位的物质基础，也就是搞清了穴位的实质及其内部的规律性，上述问题也就有了明确的答案。

在临床实践的基础上结合现代医学知识，试从以下几个方面对穴位的实质进行初步探讨。

一、人体上的穴位是存在的

针灸治病的主要理论根据是经络学说。中医学认为，穴位是"经络""脏腑"气血聚集转输的地方。每一条经脉上都分布着一定数量的穴位。我们的祖先在长期的医疗实践中发现，不仅每条经脉有自己的主治证候，就是分布在同一经脉的不同穴位，也各有其自己的主治特点。如手阳明大肠经中的合谷穴是治牙痛的有效穴，而同一经上的迎香穴治疗鼻塞效果就比较明显；又如足阳明胃经中的足三里穴对胃肠系统的病症比较有效，而本经中的头维穴就不是治疗胃肠系统病症的有效穴。从现代的临床实践和有关实验研究中，也说明了并不是针刺人体上的任一部位都有相同的治疗作用。在长期的实践中观察到，下关穴治疗牙痛有显著效果，而用其邻近的颧髎、迎香、人迎等穴效果就不明显；阳陵泉治疗肝区疼痛能立竿见影，百会穴对肝区疼痛就没有治疗作用。笔者在临床上曾遇到 1 例牙痛患者，针足三里、内庭、曲池等穴均不能止痛，后针三间穴，1 针而愈。各地针麻的实践也进一步说明了穴位的相对特异性，上海曙光医院在胃大部切除术中，从22 组穴位处方中，发现双侧或单侧（多为左侧）的足三里、上巨虚这组穴位相对的较为有效；上海市第一人民医院发现在颈部手术中，凡效果较好的针麻处方中，在取穴方面，都有一个共同的特点：都选取上肢的穴位，并指出颈部手术选用上肢穴位效果较好的原因，可能是由于手术区和上肢的神经支配属于相同或邻近的神经节段。

有人根据针刺阑尾穴治疗急性阑尾炎确有疗效这一事实，对针刺正常人阑尾穴对阑尾运动功能进行了实验观察，发现针刺正常人胃经上的阑尾穴，可以引起阑尾运动增强，甚至导致阑尾提前排空。针刺胃经上其他穴位，如足三里、上下巨虚，与针刺阑尾穴有类似影响，但在程度上有区别。足三里、上巨虚的作用与阑尾穴接近但不如阑尾穴，下巨虚的作用不甚明显。而针刺委中、委阳、曲泽、阴谷和阴陵泉对阑尾运动的作用都不显著。对动物进行实验的结果，也进一步说明了穴位具有相对的特异性。当对动物身体的一定部位给予疼痛性刺激时，可以看到，在大脑高级部位——皮质的一定部位便出现明显的脑电波变化。当在不同的穴位给予针刺时，则可以看到另一种形式的脑电波变化。而当模拟临床针麻操作，先进行针刺，之后再进行疼痛刺激时，就可以看到针刺穴位所引起的脑电波变化能完全压抑或明显地削弱疼痛刺激所引起的脑电波变化。这种作用可因针刺不同的穴位而有差异。

以上事实说明，人体上是有穴位的。也就是说人体一定部位与内脏或其他部位在结构和功能上有一定的特殊关系。通过这种关系，刺激人体某些部位（穴位）就可以作用于某些脏器或其相应部位。这就有力地说明，在人体上任何部位针刺都有相同治疗作用的观点，是不符合实际情况的。

当然，这种特异性是相对的。所有穴位和内脏及其他部位，都有内在的共同联系和普遍性，即共性。但是，每一穴位和不同脏器或不同部位在功能上又有其特殊联系，即个性，也就是特异性。这就是在临床上经常碰到的对同一病症或同一部位，针刺许多穴位都有效，但仔细分析又发现其中的某些穴位效果特别突出的原因。

二、穴位作用的物质基础——神经、血管、淋巴和未知系统

穴位的早期阶段即两千多年以前，我们的祖先不会也不可能用现代医学知识来认识经穴的实质，同样，现代我们不会也不可能去认识两千多年以后科学发展状况，只能在当代实践的基础上，用现代的医学知识逐渐地去研究、分析和认识经穴的实质。在前面章节中，对构成经络的物质基础，已经阐明了笔者的看法，经络的实质，就现阶段的人们对于事物认识水平来讲，是神经、血管、淋巴及未知系统的综合体。而经穴是分布在经络上的反应点，经络的作用主要是通过针刺经穴来实现的，因此，经穴的作用也离不开神经、血管和淋巴等的作用。大量的临床实践和有关科学实验的结果证明了这一问题。

1. 解剖学证据

从解剖学的角度来分析传统经穴的作用与神经系统有密切的关系。

根据有关资料记载，十二经脉上 300 多个穴位的分布，神经干上的约有 50%，其余 50% 也在距针刺点 0.5cm 的范围内都有神经干通过；用显微镜观察也证明穴位处各层组织中具有神经束、神经丛和神经末梢。耳穴所以有整体治疗作用，就是因为在耳部有来自三叉神经、面部神经和迷走神经等脑神经和第二、三脊神经分支的分布，它们不仅和中枢神经系统各节段发生联系，在外周还与咽喉、气管和胸腹腔内脏的感觉运动有关。

2. 临床实践

大量的临床实践证明，经穴的作用与神经有密切关系。

临床上通过刺激神经的方法来治疗疾病的例子是很多的。电兴奋疗法就是根据大脑皮质兴奋与抑制两大过程的生理活动，应用一定波形的电流，通过对周围神经的刺激，达到中枢性调节的目的。一定波形的电流对于神经是一种刺激，而毫针作用于机体后，对于神经也是一种刺激，同样能达到中枢性调节的目的。以电兴奋治疗神经衰弱为例说明之：

电兴奋刺激部位是：①三叉神经第一支，或称眼支，或称眶上神经，该神经的分布区域，正是足少阳胆经的阳白、头维等穴的所在部位。②枕大神经：该神经的附近有风池、天柱、安眠 2 等穴。③颞动脉搏动处：该处是太阳穴所在处。④内关部位：该部位深层有正中神经通过。

以上这些电兴奋部位，也是用针灸治疗神经衰弱经常用的部位，特别是安眠 2、风池、内关等穴是针灸治疗神经衰弱的主穴。很明显针刺这些穴位的时候，也刺激了该穴位所在部位的神经，况且针刺这些部位，在临床上取得了与电兴奋相应的治疗效果。如果说针刺这些穴位收到的治疗效果与神经无关，那是很难解释的。

中医学在长期和疾病斗争的实践中发现，机体皮肤肌肉和五脏六腑，虽有内外表里之分，实际上是表里相贯的统一体。实践中发现，某些内脏有病时，常常在体表的某些部位有所反应，引起体表某一部位功能或形态的改变，这种改变现代医学称为阳性反应。现代生理学也证实，人体是一个整体，各部位之间都有一定规律性的联系，而这种联系认为主要是通过神经来实现的。例如分布在某一内脏的神经与支配某一部位体表肌肉的神经，在相同的水平进入脊髓，因此，这一内脏发生疾病时，就可能在与之相应的体表部位得到反应。这种体表与脏腑互为反射现象，也引起了国际医学界的重视，麦克立拉在其所著《分节疗法》里这样说："1889 年海氏首先记述内脏器官的疾病，以一定程度的规律性而引起皮肤过敏，出现于发生学上属同一分节的体表的一部分。在这前后麦肯发现深部同一层（肌肉、结缔组织、骨膜）也有变成非常过敏的事实。"日本人间中喜雄、德国人 H·许米特合编的《针灸入门讲座》一书中也有类似的记载："对一病人的病，应在何处予以刺激，是针术的基础问题，乃恰好成对照的，每种病都在体表有个特定部位会对应而起变化，于是西洋医学自来就想利用之于诊断而加以观察。"并说这种现象不但有诊断意义，还有其治疗价值。阳性反应部位作为针刺部位已被广泛应用于临床，大量的实践证明，在治疗某些病症时，往往针刺其他部位不明显，而用针灸或其他方法作用于阳性反应部位，则能收到较为显著的治疗效果。如曾治一腰胯扭伤患者，取其他穴针刺数次，似不见效，后发现其腘窝部位有静脉瘀血现象，随刺其出血，一次即愈。

笔者在临床实践中体会到，针刺背部俞穴对某些内脏病的治疗往往收到较为满意的效果，为此对比各个内脏神经传入的水平和经络学说中的各脏腑"俞穴"的位置，发现许多"俞穴"和其同名称内脏神经的传入水平是相近的。这说明，经络学说关于体表内脏之间的关系，至少有一部分反映了神经节段支配规律。

针刺患病部位的方法，遵循"以痛为腧"的选穴原则，在患病部位的局部或邻近的地方选区针刺点。我们的祖先对这种针刺方法早就有了正确认识，《灵枢》中就有明确的阐述，之后文献中记载的阿是穴、神应穴、天应穴等也都是这一原则的应用。

"以痛为腧"的针刺方法是我们的祖先在长期的医疗实践中总结出来的经验，近代这种方法在针灸治疗的实践中被广泛运用于临床，并在原来的基础上有所创新，"近端取穴强刺"的原则就是在这种针刺方法的基础上发展起来的。

近几年来，不但用这种方法治疗了大量的内科、外科、妇科和皮肤等各科的病症，而且还把这种针刺方法运用于针麻临床，如在脑外科、甲状腺切除和四肢创伤的手术中，分别用电极板和电针刺激眶上神经、耳颞神经、颈浅神经和脊神经，使针麻效果有明显提高。

科学实验的结果也证明了针刺患病部位的治疗作用。用微电极技术对动物针刺镇痛现象进行了一些单细胞水平的实验研究。在大白鼠、兔的丘脑束旁核的单个细胞可以记录到伤割性刺激引起的放电，注射吗啡、度冷丁等镇痛药可以取消这类放电。再根据它们其他特征的鉴定，可以认为这类细胞与痛觉有密切的关系。刺激深部组织如跟腱，这种放电就会减少。在另一类实验中，于猫脑与脊髓交界处切断脊髓，用人工呼吸等有效措施维持动物的生命。然后给猫施加伤害性刺激或电刺激皮肤神经，在脊髓背外侧束可以记录到长潜伏期的高频率的单细胞放电，注射度冷丁可以明显减少这种放电。因此，可以把这种细胞的高频率放电作为痛觉的客观指标。电刺激神经干，或在相当于人体一些穴位处施以电针或手法运针，都可减少这种放电。而且分别刺激与痛源属于同一神经节段或邻近节段的神经干或穴位，则这种放电的减弱最明显。说明了"以痛为腧"的取穴原则是有神经生理学基础的。

3. 实验研究

有些实验指出，针刺作用的途径与神经系统有密切关系。神经调节机制的任一环节发生问题都会影响针灸作用的完成。

近几年来，在人体及动物体上的研究证明，针灸有关的经穴，可以影响消化道的蠕动，调整血压，纠正心律，增加周围血液中白细胞计数等作用。但当有关神经通路（包括感受器、传入神经、神经中枢、传出神经等）阻滞，切断或破坏后，这些作用相应消失。笔者在自己的身上曾做过这样的实验：根据文献记载内关穴的位置，先在内关穴上针刺，有酸麻沉胀感时留针，再在内关穴附近用奴夫卡因局麻（麻痹正中神经），局麻后，针感立刻消失，再在内关穴上施手法，原来的针感也不再产生。这说明针刺所产生的针感和其他感觉一样，都是脑对客观外界作用的反应，而这种针感是由神经参与传递的。

某些研究结果还表明，针灸所以有"调整"作用，以及针灸所以保证中枢神经系统能够动员机体抵抗疾病的生理性代偿防御措施，而消除病理过程，主要是因为针灸在调节自主神经系统的动能以及使中枢神经系统及其高级部位的兴奋与抑制过程的恢复协调中具有重要作用。

总之，经穴的作用与神经有密切的关系，这是无可非议的事实。

以上重点阐述经穴与神经的关系，并不是否认经穴与血管、淋巴等系的关系，血管和淋巴等也是经络的重要组成部分，这在中医学文献中早有记载，如《内经》云："其死可解剖而视之……脉之长短……皆有大数。""经脉者，受血而营之。"（《灵枢·经水》）又如《难经·一难》载："十二经皆有动脉，独取寸口。"说明经脉与血管有密切关系，并指明十二经都包括可以扪到搏动的动脉。应用一定的针刺方法，刺激血管、淋巴等治疗疾病的效果，业已被临床实践所证实。如刺腘窝部位的毛细血管出血，治疗腰胯扭伤和腰背痛疮；刺腮内毛细血管出血，治疗面神经麻痹；刺腿弯、肘弯部位的浅层静脉出血，治疗急性胃肠炎和胃神经症等；日本学者还介绍刺颈总动脉治疗高血压；上海中医研究所形态组通过对 35 个穴位"针感"部位的组织观察，发现其中 26 个穴位和血管有关；上海交通大学医学院、上海中医药大学在家兔相当于"足三里"穴位进行针刺，观察其肠蠕动的试验，认为针刺"足三里"引起肠蠕动与血管壁上的自主神经系统有关；上海中医研究所认为针刺足三里引起肠蠕动效应，还有动脉壁上的一些结构参与，尤其是其中的平滑肌传导很可能参与这一效应。这些事实都足以说明经穴的作用与血管淋巴系统有密切的关系。

经穴的作用与神经、血管和淋巴有关系，并不是说经穴的作用与其他系统没有关系了，因为神经、血管和淋巴是经络物质基础的一部分，而不是经络的全部内容。笔者多次在自身内关、足三里等穴针刺时发现针感有向心传导现象，而且可重复出现，其针感不同于针刺到神经时所出现的针感离心传导现象。而且向心性传导（气至病所）在临床上有重要的治疗意义。这种向心传导现象是通过什么系统实现的？笔者认为这个未知系统是研究经络实质的重要课题。人们对于经络的认识并没有完结，如中国人民解放军208医院用穴位刺激结扎疗法治疗小儿麻痹后遗症取得了良好效果，在其基本治愈的某些病例中，腱反射仍然不能伸出，说明正常的神经反射弧并未恢复，支配肢体的运动功能是通过什么途径，这就有待进一步实践认识。随着社会历史的发展和人们认识水平的不断提高，经穴的实质也会一步步地不断被人们所揭示，其内容从而不断地得到补充和完善。

根据上述分析，使笔者对穴位的实质及其内部规律性产生了如下几点认识：

（1）构成穴位的物质基础是神经、血管、淋巴及未知系统（并不是每个穴位都全部包含着这些内容），而且是以神经系统为主导的，但又不仅如此，可能还包含着现在尚未认识的人体内部的其他某种联系途径和活动规律（未知系统）。

（2）穴位的性质（穴位的作用、范围大小、针之深浅）是由构成本穴位的物质基础决定的，即构成穴位的物质基础的性质决定了该穴位的性质。

（3）就现阶段人们对于人体认识的水平来讲，穴位在人体的分布规律和其特异性，主要是同周围神经的分布规律及神经节段支配的规律有关。

三、由感性阶段上升到理性阶段是人们认识经穴的必然规律

根据唯物辩证法的认识论，笔者把人们对于穴位认识的长河分为认识的感性阶段和认识的理性阶段。就时间来讲大体上（不是绝对的）可这么划分（不一定正确）：从在人体上发现穴位时期起至 20 世纪 40～50 年代，这一段时间是人们对穴位的感性认识阶段；从 20 世纪 60～70 年代后，广大医务工作者在临床实践的基础上，用现代医学知识对穴位的实质及内在客观规律性进行了广泛的研究，并取得了一定成果，从此，人们对穴位的认识开始上升到理性阶段，并在这种认识的基础上，对传统经穴进行了一些整理工作。

由于社会历史条件所限，人们对穴位的认识在很长的一段历史时期是处在感性认识阶段，而这种"感性的认识是属于事物之片面的、现象的、外部联系的东西，"首次发现经穴的具体年代不可考查，但是最早记载经穴的文献是两千多年以前的《内经》一书。那时候我们的祖先在同自然界斗争过程中，偶然被石块、树枝或其他东西碰伤了机体的某一部位，反而减轻或治愈了所患病症，人们就把这一部位作为治这种病症的穴位而教条地记载下来，这样日积月累，经穴部分就逐渐形成了，当时人们通过感官片面观察到了穴位现象的和外部联系的方面，如说内关穴在腕上两寸，针五分（《铜人》）；"主手中风热，失志，心痛……"（《针灸大成》）。不可能知道内关穴的实质及其内部客观规律性，因此，传统经穴就不可避免地带有片面性和狭隘性，即使后来发现的经穴，也基本上没有摆脱机械唯物论的思想影响，认为经穴从一开始存在的时候就是如此。把古人记载的经穴"都看成是永远彼此孤立和永远不变化的。"因此，两千多年来人们只侧重于穴位的"量"的研究，而没有从"质"的方面去深化。穴位在量的方面是有了很大的发展。在《内经》中仅有穴名 160 个（其中

单穴名 25 个、双穴名 135 个）；《针灸甲乙经》中载有穴名 349 个，《备急千金方》中也载有 349 个穴名（单穴 48 个、双穴名 301），《铜人腧穴针灸图经》《十四经发挥》均记载了 354 个穴名，《针灸大成》又猛增到 393 个穴位名（经穴 359 个，奇穴 34 个），《医宗金鉴》中则记有 377 个穴名（经穴 360 个，奇穴 17 个）；20 世纪 80～90 年代以后穴位的数量又有很大的增加。

有些人研究经穴，只是埋头于故纸堆里，脱离实践"以经解经"，要么就是古人如何说的，或书上如何记载的，有时候为了证明自己的见解是正确的，不惜一切代价，把古代文献的记载甲、乙、丙、丁罗列上一大堆，始终不能跳出机械唯物论的圈子，更谈不上从"质"的方面，也就是说从事物内部的规律性去分析和研究经穴的内在联系，因此，对经穴的研究也就不可能得出正确的结论。

总之，传统的经穴是在两千多年以前科学不发达的情况下产生的，在发现穴位的当时，人们不可能用现代的科学水平来认识它，人类社会的生产活动，是一步又一步由低级向高级发展，即由浅入深，由片面到更多的方面。对穴位的认识不能老是停留在原始时代而踏步不前，既要敢于破前人的陈规，也要敢于破自己的戒律。这样才有可能在临床实践的基础上，用现代的科学水平来认识经穴，对穴位的实质才有可能得出正确的结论。

针灸学有两千多年的历史，有着丰富的临床经验，近代经穴又开展了大量的科研工作，也已积累了大量的第一手资料，已经获得了许多感性认识。把能够收集到的有关研究穴位方面的第一、二手资料，用辩证唯物主义的观点和方法加以"去粗取精、去伪存真、由此及彼、由表及里的"研究整理，认识到穴位的作用与神经、血管及淋巴等有密切关系，而且是以神经系统为主导的，这就使人们对穴位的认识推进了一大步。在穴位研究方面，不能等到穴位的实质全部搞清楚了才来阐明它们，而是应该在现有水平的基础上对那些一时难以弄清的环节，进行大胆而又合乎逻辑的设想进行一次试图说明这些问题的尝试，然后再回到实践中去检验提高。本着这一原则，笔者运用现代医学和现代科学知识，综合别人的经验和个人的见解，提出了对传统经穴进行整理的设想，尽管这些设想还很不成熟，还有很多缺点甚至错误，但还是把它介绍出来，望同仁们批评指正，共同完整、提高它。

第五节　选穴八法

人体有十二正经和奇经八脉，约有 360 余经穴，加上 200 多个常见经外奇穴，共有 560 余穴，所有腧穴遍布全身，为五脏六腑的大包络，是精神血气灌输之处。虽然，这些腧穴在疾病的治疗方面有其共性，但是更重要的是每一个腧穴在疾病的治疗方面更有其特殊性，就是说，所有各腧穴对疾病的治疗是有选择性的，换言之，即是每一腧穴都有其适应证。例如，委中主治腰背痛，足三里主治肠胃病症，环跳主治半身不遂、坐骨神经痛，隐白主治脾虚腹胀、妇人 、带下等症。

针灸选穴法，历代各家都很重视，经验丰富，阐发颇多，但都散在于各家著述之中，为了方便学习研究，笔者将个人的临床经验结合有关著述中记载的常用选穴法，总括为选穴八法。

一、病距选穴法

病距选穴法是以距离患病部位远近选穴的一种选穴方法，根据所选腧穴与患病部位距离的远近，临床上又分零距选穴法、近距选穴法和远距选穴法。

1. 零距选穴法

零距选穴法，又称病部选穴法或局部选穴法，即人体不论任何部位病症，都可以在相应病位处选穴。因为任何部位的腧穴一般都可以主治那个部位的病症。这种选穴法，就是平常所说的"以痛为腧。"

零距选穴法，临床上又有经脉选穴法和经外奇穴选穴法之分。经脉选穴法，选取的经穴是在十二正经或奇经八脉上的经穴，如：前头痛针上星、头维；胃痛针上、中、下脘；腹痛针天枢、气海；膝盖痛针内外膝眼等。经外奇穴选穴，即选取的经穴是正经和奇经八脉以外的经穴，俗称"阿是穴"，"痛是穴""神应穴"或"天应穴"都是指此而言。这种选穴方法多用于正经或奇经八脉经穴治疗效果不显的病症。通常病症多反应在正经循行路线，因此在一般的情况下多取正经经穴。但是，由于人的体质和疾病的性质不同、传变转归多样性，有些病症不反应在正经循行路线上，这样的疾病如果再按照常规取穴治疗，往往不易取效，而选用阿是穴则能收到显著效果。如：淋巴结核刺结核中心，效果显著；腮腺炎刺患部周围和患部中心，一般 2～3 次即愈；腹痛患者，按痛处针刺腹痛即止。

2. 近距选穴法

近距选穴法，也叫邻近选穴法或近道选穴法，是在患病部位周围选穴的一种方法。如：鹤膝风针阳陵泉、风市；偏头痛针风池、肩井；中耳炎针翳风、瘈脉、百会等。

3. 远距选穴法

远距选穴法，也叫远道选穴法或称循经选穴法，是在远离患病部位取穴的一种选穴方法。所选腧穴多数是肘膝以下的经穴，凡是头、项、胸腹、腰、背及脏腑病症，都可以取四肢、肘膝以下的经穴治之。这种选穴法《内经》早有记载，如《灵枢》载："五脏六腑有十二原，十二原出于四关，四关主治脏腑，脏腑有病，当取十二原，十二原者五脏之所以禀三百六十五穴也。"

远距选穴法临床上分本经远距选穴法和异经远距选穴法两种。

（1）本经远距选穴法：是根据经脉及所属脏腑的病症在其所反应到的经脉远端选穴的一种方法，临床上又分本经远距选穴和五腧本经远距选穴。①本经远距选穴：因为本经经穴都能主治本经及本经所属脏腑的病症，并且以四肢远端的经穴效果更为显著，故临床上多以该经远端的经穴为主选穴治疗。如：牙痛针手阳明大肠经合谷穴；痢疾针阳明胃经足三里和足太阴脾经阴陵泉穴；腰背痛针足太阳膀胱经委中穴等。②五腧本经远距选穴法：五腧穴的意义《内经》有明确阐述，《灵枢·九针十二原》说："经脉十二，络脉十五，凡二十七气，以上下所出为井，所溜为荥，所注为俞，所过为原，所行为经，所入为合，二十七气所行，皆在五腧也。"五腧穴都在四肢肘膝以下，手不过肘，腿不过膝，手足阴经各有5穴，手足阳经各有6穴总计66穴，按井、荥、俞、原、经、合次序排列而成，阴经没有原穴，用输穴代之。

先贤在长期的实践中又配合"五行"学说，产生了"虚则补其母，实则泻其子"的法则，进一步充实了中医学内容，其具体选穴方法如下：①按症选穴：《难经·六十七难》云："井主心下满，荥主身热，俞主体重节痛，经主喘咳寒热，合主逆气而泄。"其意是，若心跳不安，同时亦见体重节痛，取心经俞穴神门治之。若脾胃不和，并见逆气而泄，取脾经合穴阴陵泉或取胃经合穴足三里治之。②单纯选穴：如咳逆上气，心胸满闷等肺经之症，取肺经经渠（金穴）治之；胃脘虚痛，不思饮食，取胃经足三里（土穴）治之。③子母关系选穴：这是根据"虚则补其母，实则泻其子"的法则，在本经内应用五腧穴的方法，如肺虚多汗，咳嗽，少气不足喘息，取肺经的太渊穴（土为金之母）治之。

（2）异经远距取穴法：这种选穴法是选取本经以外经脉远端经穴的一种选穴法，或与本经相表里的经脉，或与本经上下相接的经脉，或其他经脉。异经远距取穴法临床上又分为：①偶经远距选穴法：是选取和本经相表里经脉的远端经穴，如肺经有病选手阳明大肠经的合谷穴，胃经有病取足太阴脾经的公孙穴，胆经病选足厥阴肝经的行间等。②接经远距选穴法：上下相接经脉的经穴可以互治，如相上善云："以其上下相接，故手太阴、阳明之（上）有病，宜疗足太阴阳明。"如肺病潮热、盗汗取足太阴脾经之三阴交，足阳明胃经之口眼歪斜，口唇生疮，颈部肿大等，病取手阳明大肠经之合谷穴。③五腧异经远距选穴：亦按"虚则补其母，实则泻其子"的法则，在异经上选穴的一种方法。如肺经（属金）取脾经（属土）的太白穴补之（土为金之母）；实则取肾经（属水）的阴谷穴泄之（水为金之子），其余以此类推。

二、阴阳相配选穴法

阴阳相配选穴法，临床上分上下相配选穴法、左右相配选穴法、远近相配选穴法、俞募相配选穴法、表里相配选穴法五种。

1. 上下相配选穴法

即上部经穴与下部经穴相配使用，如：内关配公孙治脘腹冷痛；合谷配足三里治牙疼；百会配长强治久泻脱肛；睛明配行间治青盲内障；支沟配照海治便秘等。

2. 左右相配选穴法

左右相配选穴法又分同经经穴左右相配和异经经穴左右相配。①同经经穴左右相配：因为十二正经中，每一经脉在体表循行路线均以任督二脉为对称轴，左右对称循行于体表，故取穴时左右对称经穴可同时选用。如：取双后溪治面瘫；双间使治疟疾等。②异经经穴左右相配：如右阑尾穴配左足三里治阑尾炎；左列缺配右后溪治左侧偏头痛。

3. 远近相配选穴法

是同时选取患病部位经穴和远隔部位经穴或同时选取患病部位邻近经穴和远隔部位经穴的一种配穴方法。这种配穴方法是零距选穴法、近距选穴法和远距选穴法的灵活运用。如天枢配足三里治痢疾；膺窗配尺泽治乳腺炎等。

4. 俞募配穴法

是指某一脏腑有病即取该脏腑的募穴和背俞穴治之。如胃脘疼取募穴中脘和俞穴胃俞；大肠病，腹痛，大便溏薄取募穴天枢和俞穴大肠俞；遗尿取膀胱之募穴中极和俞穴膀胱俞治之。（表2）

俞有输转的意思，俞穴是脏腑气血转输散布之处，也是虚邪贼风由背部易于侵入的部位。俞穴皆位于背部脊柱两旁，与脏腑所投射体表部位相同，故以脏腑为名，如肝俞、胃俞、脾俞等。

募有募集的含义，募穴是人体气血聚集之处。诸穴皆在胸腹部，多数和内脏相对，所以《内经》说："募在阴。"《难经》也说："阳病行阴，故令募在阴。"

表2　俞募配穴表

脏腑	肺	大肠	胃	脾	心	小肠	膀胱	肾	心包	三焦	胆	肝
俞穴	肺俞	大肠俞	胃俞	脾俞	心俞	小肠俞	膀胱俞	肾俞	厥阴俞	三焦俞	胆俞	肝俞
募穴	中府	天枢	中脘	章门	巨阙	关元	中极	京门	膻中	石门	日月	期门

俞募配穴歌：俞有输转意，募是气血集，俞募经穴配，临床能救急。肺俞募中府，大肠募天枢，胃俞与中脘，脾俞章门募，心俞配巨阙，小肠关元穴，膀胱俞中极，肾俞京门决，厥阴膻中配，三焦石门歌，胆俞并日月，肝俞期门穴，二十四穴配，百病起沉疴。

5. 表里相配选穴法

又分一般表里相配选穴法和原络配穴法。①一般表里相配选穴法：以选取发病本经经穴为主，再取与其互为表里的经穴为配穴。如胃痛，脘胀取本经经穴足三里、梁丘、梁门为主，再取与其表里经经穴公孙、阴陵泉为配穴。②原络配穴法：又称主客配穴法，就是先取发病本经的原穴为主，再取与其互为表里经的络穴为客。如：大肠经病，喉肿疼痛，先取本经的原穴合谷为主，再取肺经的络穴列缺为客。（表3）

表3　原络配穴表

经脉	肺	大肠	胃	脾	心	小肠	膀胱	肾	心包	三焦	胆	肝
原穴	太渊	合谷	冲阳	太白	神门	腕骨	京骨	太溪	大陵	阳池	丘墟	太冲
络穴	偏历	列缺	公孙	丰隆	支正	通里	大钟	飞扬	外关	内关	蠡沟	光明
经脉	大肠	肺	脾	胃	小肠	心	肾	膀胱	三焦	心包	肝	胆

三、同经并用，异经通用选穴法

经脉在体内是循环相贯，互相维系的，所以《灵枢·邪气脏腑病形》云："经络之相贯，如环无端。"因为经脉在体内纵横交错维系阴阳，如环无端，构成一个统一的整体，所以各条经脉之间，不但能与本经脉相表里或与相对称的经脉通用互治，而且本经脉还能与其他经脉通用互治。如：足阳明胃经既能治疗本经脉及本经脉所属脏腑的一切病症，还能治疗足太阴脾经之脘腹胀闷，舌根强硬，食物不下，食后作呕，大便稀薄，四肢乏力等病；也能治疗手阳明大肠经之齿痛，颈肿，鼻衄，喉痹；同时还能治疗足太阳膀胱经之头痛，颈痛，目黄等其他经脉的病症。

由于经脉的循环相贯，所以流行于经脉中的气血亦循环不已，成为全身气血相通的一个整体，故《素问·举痛论》有"经脉流行不止，环周不休"之说。因此，作为同一经脉的任一经穴，都能够通治本经脉所及与其所属脏腑的一切病症，任何一个经穴，不仅能治局部的病症，也能治同经远隔的一些病症。如：百会治头痛，也能治脱肛；中脘治脾胃，又能上治舌、咽、肺、胸，下治肾、肠；气海能治腹寒肠痛，又上能治胸肺气喘，下能治膀胱、阴器、子宫等病；涌泉能治足心热，中又能治疝气、小便不利，上能治头项痛、头晕目眩、喉痹、血衄等病。同时，其他经脉或脏腑的病症只要能反应到该经循行部位，则该经的所有各穴都能主治。如：手阳明之合谷穴，不仅能治本经之牙痛、咽肿、喉痛、颈项肿大、手背肩痛，也能治疗手太阴肺经之肺胀气喘、咳嗽等症，还能治疗足阳明胃经、足少阴肾经及足太阴脾经的病症。

综上所述，不论是什么病症全身的任一个经穴都可能主治，但是必须要根据病变的反应特征选用，即病变反应在哪一经，就可以在哪一经选穴。对此《内经》早有记载，如《灵枢》云："头痛不可俯仰，刺足太阳经。头痛不可回顾，刺手太阳经。腰痛不可回顾，刺足阳明经。腰痛引脊内痛，刺足少阳经。头痛，项腰脊为应，刺天柱，后取足太阳经。头痛，耳前后脉涌有热，泻其血，后取足少阳经。又心痛与背相引，如从后触其心，取京骨、然谷。心痛，腹胀，胸满，取大都、太白……等。"因为疾病变化多端，任何一个脏腑的病症不一定只反应在本经，例如：胃病可反应在少阴经，亦可反应在少阳经，因此选穴必须灵活掌握，不能死板拘泥。

必须指出，强调"异经通用，同经异用"，目的是为了进一步研究各经脉之间及各经穴之间的共性和个性的联系。所有各穴除有通用互治的共性，还有适应于某些病症的特性，如何进一步研究腧穴的共性和特性，总结应用适应于某些病症的特效穴位，是提高临床疗效的一个重要方面。

"同经异用，异经同用"选穴法是局部选穴法和远距选穴法的灵活运用，这种方法是根据各种病证的反应特点，采取左病右治，右病左治；上病下治，下病上治；全身上下，左右前后，通治同用灵活选穴的一种方法。正如《灵枢》云："五脏与六腑为表里，经络肢节，各生虚实，视其病所居，随而调之。"掌握了这些方法，就不会刻舟求剑，困惑于条条框框的限制，就能够在临床上根据病症的需要或局部选穴，或远距选穴，或异经选穴，随症而取，得心应手，运用自如，自然会收效迅速。

四、按穴性选穴法

人体腧穴遍及全身，在一定条件下除有共同的性能外，还有其特殊的本质，对于经穴的应用与研究就是多从各个经穴在临床治疗上所具有的特殊性为切入点的，这是提高医疗效果值得关注的重要课题。

"本草学"和"针灸学"是中医学的重要学科，本草学治病的工具是药物，针灸学治病的主要工具是针和艾，虽治疗工具不一样，然而这两门学科无论在诊断和治疗等方面，都离不开中医学的"阴阳""五行"理论为指导，其目的都是为了调整机体内部的"阴阳偏盛与偏衰"达到"阴平阳秘"，复为平人而已。药物有"四气""五味""升降浮沉"等性能，而对某些腧穴特性而言，也表现出多重性。

1. 善调寒热穴

凡是对热性病有效的腧穴称解热穴或寒性穴，凡是对寒性病有效的腧穴称温阳穴或热性穴。即能治疗热性病的腧穴则有寒凉的性质，能治疗寒性病的腧穴则有温热的性质。《内经》上所说的"寒者热之，热者寒之"，是根据药物的寒热性能，经过归纳后，提出的治病用药的原则，这个原则也完全适用于针灸穴位特性。

三阳经及督脉经穴则有解热的作用，三阴经及任脉经穴而有温寒的功效。解热穴的记载最早见于内经，如《灵枢》载："三椎下间主胛中热，七椎下间主肾中热。"又《热病五十九刺》载："头上五行者以越诸阳之热逆也。大椎、膺俞、缺盆、背俞，此八者，以泻胸中之热也。气街、三里、巨虚、上下廉，此八者，以泻胃中之热也。云门、俞府、委中、髓空，此八者，以泻四肢之热也。五脏俞旁五，此十者，以泻五脏之热也。凡此五十九穴者，皆热之左右也。"笔者临床常用五脏六腑之俞穴解五脏六腑之热；头面、背部及四肢肘膝以下阳经之穴解周身热，合谷、曲池、百会、大杼、风池、大椎解三阳之表热；大椎、支沟、胆俞、风池、悬钟、足临泣、中渚等穴解往来寒热；胆俞、委中、曲池、膈俞、尺泽、血海、十宣解血中之热。常用的温寒穴有：大椎、百会、列缺、后溪、风池、合谷发表寒；中脘、足三里、膻中、内关、梁门理中，温胃，散寒；神阙、气海、关元、三阴交、归来、公孙、曲泉、隐白温中下三焦，治腹中之寒；肾俞、曲池、足三里、外关、悬钟、肩髃、环跳温腰部及四肢寒冷。

2. 善补泄穴

疾病除有阴阳寒热之外，又有虚实两个方面。所谓虚是指精气不足而产生的衰弱、退化现象，实是指邪气有余而产生亢厉、壮盛等现象。《内经》曰："虚则补之，实则泻之。"这就是治疗虚实的原则。针刺某些穴后也产生补虚泻实的作用，因此经穴的性能也归纳为补泻二个方法。就是说，凡有扶助元气，能改善其衰弱现象的经穴，称为补穴；能祛除病邪，而平其亢厉者称为泄穴。

就经脉之阴阳来讲，一般阴经经穴多偏于补的作用，阳经经穴多偏于泄的作用；就其部位来讲，一般头、项、背部及四肢远端的腧穴多偏于泄的作用，胸、脘、腹部及四肢内侧之阴经经穴多偏于补的作用。笔者临床上常用的补穴有：中脘、神阙、气海、关元、外陵、水道、归来、三阴交、足三里、大钟、太溪、曲骨、膏肓、公孙、涌泉、阴郄、神门、大敦、百会、复溜、涌泉等。

常用的泄穴有：五俞、大椎、丰隆、太冲、曲池、支沟、天枢、大横、劳宫、内关、委中、尺泽、十二井、十宣、上脘、长强、阳陵泉、大肠俞、肩井、合谷、足三里、十三鬼穴、八风、八邪等穴。

3. 升浮穴与降沉穴

升降浮沉是指经穴的趋向而言。升和降、浮和沉，都是相对的。升是上升而外向，属阳，有升阳、发表、祛风、散寒、温里等作用；沉降一般下行而向内，属阴，有潜阳、降逆、收敛、渗湿、清热、泄下等作用。

就其部位来讲，一般上部的经穴，特别是头面的腧穴，有升浮的作用；下部的穴，特别是膝弯以下的腧穴，则有降沉之功。笔者临床上常用的升浮穴有：上星、百会、四神聪、本神、头维、攒竹、合谷、肩井、曲池、风池、足三里、中脘等穴。常用的降沉穴有：气海、足三里、丰隆、昆仑、阳陵泉、三阴交、太冲、足临泣、内庭、行间、百会、解溪、涌泉、然谷等穴。

升降浮沉，也是临床选穴规律之一，因为人体病变所在，有上下、表里的不同，病势亦有逆上和陷下的差异。在上在表，宜用升浮而不用沉降，如伤寒初起在表者，针大椎、风市、风池、合谷以发表；在下在里，则用沉降而不用升浮，如里实便秘，用天枢、大肠俞、丰隆之攻下。病势逆上者，宜宣降不宜升，如肝火上亢之鼻衄，刺太冲出血以潜降；病势陷下者，宜升而不宜降，如久泻脱肛，灸百会之益气升阳。如果违反这个规律有可能产生不良后果。

4. 气血穴

凡有调气、补气功用的腧穴，称为理气穴；凡有调血、补血功用的穴，称为理血穴。中医学认为阳主气，阴生血，故阳经的经穴多有理气的作用，阴经的经穴多有理血的作用。笔者临床上常用的理气穴有：后溪、内关、京门、不容、期门、大横、日月、中脘、行间、气海、膻中、大包、足三里、陷谷、百会、膈俞、五俞、曲池、合谷、解溪等穴。常用的理血穴有：中脘、气海、关元、三阴交、太溪、血海、肝俞、膏肓、心俞、肾俞、太冲、天枢、隐白、曲池、足三里、神阙、委中等穴。

五、特效穴选穴法

所谓特效穴，就是指它对某一病症或某一疾病有特殊的疗效，或者说对这一病症或这一疾病的效果优于其他经穴。临床上每因选取了特效穴，而常取得立竿见影的效果，这种取穴的特点为选穴少而疗效高。笔者曾治一膈肌痉挛患者，呃逆连声，痛苦难忍，服药罔效，只针后溪1穴，留针10分钟呃逆即止，1次而愈。又治胃神经痛患者，疼痛剧烈，四肢厥冷，呻吟不止，只针中枢1穴，留针约15分钟疼痛即止，复为常人。因此，进一步研究特效经穴，发现更多的特效穴，对于提高治疗效果，意义重大。

笔者常用的特效穴：胃及十二指肠溃疡：中枢、至阳、脊中。肠鸣腹痛：神阙（灸）。痢疾：天枢、承山。脱肛：百会。阑尾炎：阑尾穴。咯血：郄门。呃逆：后溪、膻中、神道。便秘：丰隆。溺死：会阴。流行性感冒：三商。落枕：悬钟、落枕穴。牙关拘紧：涌泉。小儿哮喘：四缝。吐乳：胸道。百日咳：身柱。惊厥：大椎、涌泉。耳鸣：少海。咽炎：尺泽。喉痹：内关。面瘫：后溪。牙痛：三间、肩井、曲池。偏头痛：列缺、肩

井。疔毒：灵道。鼻炎：迎香。鼻衄：太冲。青光眼：行间。雀
盲眼：肝俞。眼睑炎：耳门、合谷。蛔厥：胆俞。遗尿症：曲
骨。尿闭症：阴陵泉。厥症：人中。断乳：少泽、膻中。难产：
至阴（灸）。产后尿闭：三阴交。痛经：气海、足三里。崩漏：
隐白。乳痈：肩井。

　　按穴性选穴和特效经穴选穴法是一种以穴性选穴的方法，也
是临床上常用的选穴方法之一。

六、标本选穴法

　　辨证施治是中医临床总则。而治疗取效成败，还必须掌握病
证的标本、先后、轻重、缓急。《素问·标本病传论》与《灵
枢·病本》都曾明确地指出："先病而后逆者治其本，先逆而后
病者治其本，先寒而后生病者治其本，先病而后生寒者治其本，
先热而后生病者治其本，先泄而后生他病者治其本，必且调之，
乃治其他病。先病而后中满者治其标，先病而后泄者治其本；先
中满而后烦心者治其本……大小便不利治其标，大小便利治其
本。病发而有余，本而标之，先治其本，后治其标。病发而不
足，标而本之，先治其标，后治其本。谨详察间甚以意调之，间
者并行，甚者独行，先大小便不利而后生病者，治其本也。"

　　标本的含义，从正邪而言，正气为本，邪气为标；从疾病而
言，病因为本，症状为标；从病所而言，里病为本，表病为标；
从发病时间而言，先病为本，后病为标；从疾病缓急而言，慢性
病为本，急性病为标。由于人体是一个整体，一切病证都不可能
孤立存在，势必影响到其他脏腑乃至全身，例如风湿性关节炎，
不但能影响肠胃，还能影响心脏等其他脏器；再如，子宫病有因
胃肠引起的，而胃肠病也可因子宫病所致；咽喉病有因睾丸病引
起的，而咽喉病也能引起睾丸病等。因此在临床工作中，应当时
刻注意整体观念与辨证论治的统一性。在各种病证的诊治上，应
该和全身所有病证互相联系起来看，互相联系起来去处理，根据
各方面找出病证的标本，缓急，原发，续发而治之。

在一般情况下，临床上应该根据"治病必求于本"的原则进行选穴。就是说，凡一切有原发病的证候，都必须按照原发病选穴治之，而后再治续发病。原发病好转了，往往继发病随之好转。笔者曾治一女性患者，自述月经过少、色淡、量少。经检查，有消化不良症。先按消化不良选穴治之，经 4～5 次治疗，消化功能显著加强，食欲大增，结果月经病也好了。还治一患者，自述胃脘胀闷，不欲饮食，四肢无力。经检查有头痛、失眠症。单治头痛、失眠症，治疗几次后，头痛失眠显著好转，结果食欲也增加了。本病犹如树根，标病犹如枝叶，根除则叶枯。

治本是常法，但遇到标病相当急重时，又当根据"急则治其标，缓则治其本"的原则，选穴先治标。如《内经》所言："先病而后中满者治其标……大小便不利者治其标。"就是说，先病中满（本），后是二便不通（标），两者对比，则二便不通为急，因二便不通则浊气不降，浊气不降则中满益甚，因此应先通二便后治中满。又如，因膀胱积热引起少腹胀满，小便不通时，由于小便闭塞不通，更会发生危险，因此必须先通小便，清除少腹胀满，后治邪热。

治标、治本的办法，固然有常有变，并非都要分先后治疗，根据情况亦可标本同治，如果患者体质较强，标本病症俱轻，本着"间者并行"和"谨详察间甚以意调之"的原则，可同时兼治。例如，患慢性风湿性关节炎和慢性胃病的人，就可以两病同时治之。

在根据病发先后来决定治标治本的同时，还需要掌握患者的体质情况，如果正气强盛，先后出现标本两种情况，可先治其本。即所谓："病发而有余者……先治其本。"例如：先伤于寒而见发热、恶寒为本病，后伤于风为标病，则当先治其寒，后治其伤风。如果发病已久（本），气血俱虚，非一时能治愈，而又续发新病（标），则当先治其标病，这就是《内经》所言"病发而不足者……先治其标，后治其本"之意。总之，治标、治本或标本兼治要根据患者的体质和病症的具体情况而定。

七、解热选穴法

凡病发热，无论其因，均应先针解热穴，以退热祛邪，外感热病更是如此。因凡一切外感热病，如退热不及，病邪则易传变入里，故《灵枢》有"善治者治皮毛"之说。

发热仅是疾病的一个症状，外感内伤均可致病。临床常见发热种类及取穴为：

太阳热，又称表热，常取大椎、风池、合谷、曲池、风门、大杼等穴；少阳热，特点是往来寒热或间歇热，常取大椎、风池、支沟、胆俞、三焦俞等；阳明经热，常取大椎、合谷、曲池、风池、足三里、内庭等；阳明腑热，常取合谷、丰隆、大肠俞、中脘、胃俞、足三里等。临床在审因辨证选穴选用解热穴时，还需随症配穴，如胃病配胃俞，肺病配肺俞，急性热病配十宣或十二井穴等。

因三阳主表，大椎又为三阳督脉之会，故凡外感病之在表皆可取大椎。且需注意凡用解热穴时，一般要连续针灸，直至热退为止，不要半途而废。病轻或表证，例如：感冒一般针 1～2 次就能解热；病重或里证，如肺炎则需针 5～6 次甚至针 10 余次才能解热。

八、按皮肤变调反应选穴法

肌体外在皮肤和肌腠、内里之五脏六腑，虽有内外、表里之分。实际上是表里相济，互相维系的一元整体。《素问·皮部》云："皮者脉之部也，邪客于皮则腠理开，开则邪客于络脉，络脉满则注于经脉，经脉满则舍于腑脏也。或中于阴，或中于阳，中于阳则入六腑，中于阴则入五脏。"因此凡脏腑病证，都能反应到皮肤经脉上来，在皮肤经脉上产生出症状，这种现象有人称为"内脏皮肤反射"；而皮肤经脉上的病证，也同样能反应到脏腑出现脏腑失调征象，这种现象有人称为"皮肤内脏反射"。西方医学家对此产生了浓厚兴趣，麦克立拉在其所著"分节疗法"

里这样说："1889 年海氏首先记述内脏器官的疾病，以一定程度的规律性而引起皮肤的过敏，出现于发生学上属同一分节的体表部位。在这前后，麦肯发现深部同一层（肌肉、结缔组织、骨膜）也有变成非常过敏的事实"。日本人间中喜雄及德国人 H·许米特合编的《针术入门讲座》一书中也有类似的说明："对一病人的病，应在何处予以刺激，是针术的基础问题。乃恰好成对照的，每种病都在体表有个特定部位会对应而起变化，于是西洋医学自来就利用之于诊断而加以观察"。并指出这种现象不但有诊断意，还有治疗价值。

　　机体内外，脏腑经脉是相互贯通，相互维系的吗，因而根据脏腑在体表的反应症状对应施治，往往皮肤经脉恢复正常后，脏腑的病病也就随之好转。笔者曾遇到这样的一个病例：窦某，青年男子，干部。胃脘胀痛伴胃酸过多、不欲饮食、四肢乏力半个月余。自述因生气后吃了凉饭而患病。检查：左脉弦紧，苔白而厚腻，脘部胀大如鼓，在右嘴角内侧，与地仓穴相对之处，生一白疱，如黄豆大，摸之坚韧。患者自述胃痛越厉害，白疱就越大，最大时如花生米大。用缝衣针挑这白疱时，胃痛就减轻。当时笔者认为这个白疱是由于阳明经脉瘀滞，气血运行障碍，浊物不能外泄郁结而成。遂予针右侧地仓穴（针尖透过白疱），留针10 分钟左右患者胃肠雷鸣作响，连续放屁，胀痛顿时减轻，留针约 30 分钟，症状全部消失，患者连声称快。间日 1 次，共针 4 次而愈。《黄帝内经太素》云："五脏之道，皆出于经隧，以行血气，血气不和，百病乃变化而生，是故守经隧焉。"疾病的发生、发展与转归离不开卫气营血，但是由于卫气营血的变化不同，因此病症反应的情况也不一样，就其反应的部位来说，一般气之为病多反应在阳经，血之为病多反应在阴经；但也有的病症不反应在本经，如：肝病应反应在肝经，但有的却反应在足太阳经或足少阳经；有的脏腑病症反应皮肤经脉上是一片，有的是一条线，有的是一个点。就其反应到皮肤经脉所产生的症状来看，不形成一种气色，便形成一种形迹。也就是说，脏腑病状不引起皮肤的功用变化，如酸、麻、痛、胀、痒、冷热、过敏等，就引起皮肤的形态变化，如浮肿、痧、疹、瘀斑、疔、经脉瘀或络脉瘀等表现。

在临床上根据病症在皮肤上反应的情况，而采用相应的不同的方法治之，有的按经穴针刺，有的不按经穴针刺；有的用推、舒、压等法；有的用刮痧板刮；有的用针散刺；有的用火罐拔；总之按实际情况对症施术，辨证运用，不拘形式。脏腑病症在皮肤经脉的常见变调情况：

（一）功能变调

临床上常见的脏腑病症引起皮肤功能变调所产生的症状有：疼痛、酸麻、冷厥、沉胀、瘙痒等。这些皮肤经脉的变调症状，有的单独出现，有的是几个症状同时出现；有的仅觉有这样或那样不明确的异感，有的是经他人寻压按摸时才发觉。在治疗某些脏腑病症时，往往单治脏腑症不易收效，而按皮肤经脉变调症状治疗，则往往收到意想不到的特殊疗效。如因外感引起的肺炎患者，如果单取镇咳、祛痰、理肺，则不易治愈，而用解表的方法，使皮肤的毛孔开放，体温随之下降，肺炎也就好转了。

临床发现，胃及十二指肠溃疡患者，多数在第七胸椎到第十胸椎有压痛点，有的自觉这些部位沉重酸痛，有的别人寻按时才有异常感觉。针刺这些部位效果显著，屡试屡验，对其他胃痛病也有效。笔者曾治1例十二指肠溃疡患者，疼痛剧烈，诸药罔效。经检查：患者第5、6，7、8，10、11胸椎棘突间有压痛点，遵上法针之，疼痛随即消失。

日本人小野寺发现胃、十二指肠溃疡病患者在臀部有压痛点。其压痛点检查法：使患者取侧卧位，微屈大腿和膝关节，顺着髂嵴下3~4cm处，立直指尖尽力向肠胃成直角攒去，予以压迫，在髂前、髂后两上棘的中间部位，发现有最明显的压痛点。并指出：出现在臀前部的强度压诊点，则说明食管、贲门病变；臀中部的压诊点说明胃全部病变；臀后部的压诊点说明幽门、十二指肠病变。

胃酸多的患者，常常反映两肩胛骨间有酸沉的感觉，按压这个部位时，患者感觉很舒服。曾治1例壮年妇女，胃酸过多，大便秘结，胸闷烦躁。治法：推按两肩胛骨之间，脊椎两侧，每次约10分钟，共推按3次，显著好转。用刮痧板刮治亦有效。急性肠胃病患者，有的足三里和阴陵泉部位有压痛点，用两手同时捏这2个压痛点，效果良好，笔者曾用此法治愈多人。捏合手法：患者取仰卧位，两腿并拢伸直，医者右手拿住患者左腿的足三里、阴陵泉，左手拿住患者右腿的足三里、阴陵泉，两手同时用力边拿边提，拿至患者疼痛减轻或消失为止。阑尾炎患者的八髎穴处和足三里下二寸处有压痛点，针此压痛点，用强刺激留针1～2个小时，效果良好。白带症、月经不调及慢性肠胃病患者，腰胯部常有酸沉的感觉，痔疾及痔核患者，也自感有酸沉之处。上齿痛患者，手三里穴周围有压痛点，用指按压时，压痛即止。神经性头痛患者，在头维穴或本神穴周围有压痛点，用指按压疼痛立解。这种现象有人称为"快感点"，《内经》有记载，如《灵枢》云："按之应在中，而痛解，针之。"即是此意。笔者有习惯性头痛，每次发作皆用此法治愈。

吞酸、嘈杂、噫气连声，胃部常痛，腹胀呻吟，恶心呕吐及白带，淋疾，精神病等患者，胸胁下腹可有淫痒的感觉，加压时越发难受。凡有淫痒感觉的患者，不论是腹皮淫痒，或是肌肉淫痒，只治淫痒，其他病症就能很快治愈。有一人患小肠疝气20余年，经治淫痒后，很快治愈。有一妇人，患白带多年，治淫痒后而愈。有些慢性肠胃病患者，多年治疗无效，经治淫痒，而显著好转。治法：用刮舌板刮淫痒处，刮至不痒为止。或用针散刺淫痒处，间日1次，至不痒为止。

日本人小野寺发现，妊娠月经点（妇女）和前列腺压痛点（男），在髂骨后方，髂骨后上窝附近，从髂骨和骶骨结合处向骨隆起处予以强力压迫时，所见的压痛点相当于第一骶神经分布的部位。此压诊点见阳性时，在男子则为前列腺疾患（优势侧为阳性），在妇女则为子宫颈部（子宫口糜烂、子宫颈部癌），附属器疾患（卵巢、输卵管炎症），或为肿疡或经期或妊娠。并指出，在月经正常的人，如不见月经而月经点阳性者，则诊断为妊娠大多不误。如为误诊，必其人患有妇科病。据登仓博士的试验，在妊娠第 2 个月，左右同强度的妊娠诊点已见到 96% 的阳性率，第 4 个月以后到第 10 个月，则阳性率为 100%。

肝病患者在十一肋骨端和右肋下有压痛点，肾脏患者在腰部两侧有压痛点。肺病患者，两背有酸沉的感觉；胸膜炎患者的斜方肌有压痛点；儿童支气管病变在第 4、5 胸椎棘突间有压痛。心脑血管病患者及颈、腰椎病患者或在上肢或在下肢一般可有麻木的感觉。月经病患者、小便不利患者，反应在腰、臀或腿有麻木的感觉。高血压患者和习惯性头痛患者往往有头皮麻木感。麻木为气血不足的现象，多因经脉郁滞、血循环障碍所致，故麻木多见瘀血，或静脉瘀滞，或腹内有瘀块，一般腰背麻木的，在尺泽和委中穴处有瘀血。

治法：有瘀血的刺出瘀血；腹中有瘀块的可直刺瘀块；若两者全没有，只觉麻木的，用火罐拔麻木的部位。

风湿患者，有些关节部位有冷厥感；慢性肠胃病患者，常觉腰部或腹部冷厥；遗精患者、脱骨疽患者手或脚冷厥。冷厥都是气血不通的原因，有的自觉如风吹之状，有的自觉肌骨冰冷，有的自觉一片或一条线冰冷，这些病症遇寒则重，遇温则缓，而体温检查往往正常。此类治法：有瘀血的放血，没瘀血的用艾灸，使其恢复常温，改善血液循环。

（二）形态变调

一切疾病的发生、发展都离不开卫气营血，然而由于疾病的性质和气血的变化不一样，因此内脏病症反应到皮肤经脉上所产生的症状也不同。有的引起皮肤的功能变调；有的引起皮肤经脉的形态变调。临床上常见的内脏病症引起皮肤形态变调的症状有浮肿、痧疹、瘀斑、结节、经脉瘀或络脉瘀等。

神经衰弱、头痛、失眠患者在头皮或面部常现浮肿。笔者曾治多人，除按神经衰弱常规选穴外，再配气海、足三里，连针几次，浮肿即消失。高血压患者、精神病患者，头皮多有浮肿；又肾病患者，两上眼皮浮肿；脾虚患者，四肢浮肿。浮肿也是其他病症的反应，多由气分过盛所致，按诊时如橡皮球，虚软无抵抗力，肌肤和骨骼不相固着，如有气体左推右动，患者只觉发胀、发酸，并不感觉疼痛。

络脉和静脉瘀血是临床上比较常见的皮肤经脉形态变调现象。瘀形如小红虫或红丝条状，纵横交错，隐在皮里，或浮露在皮外。如《灵枢》载"血脉盛坚横以赤，上下无常处，小者如针，大者如筋，刺而泻之万全"。抽风患者和精神病患者在背上1~5、6 胸椎节段左右皮肤上常有脉络瘀出现。白带、月经不调患者在尾骶部上方或两大腿外侧的皮肤上多有此症状。腰背生疮疡患者或腰胯扭伤患者在委中穴的周围有络脉瘀出现。治法：凡有络脉瘀的部位，其局部多有拘紧或冷厥的感觉。用三棱针刺破脉瘀，出其恶血，或用针散刺瘀血部位亦可。经脉瘀，即静脉瘀血，症状特别显著，颜色特别紫蓝，俗称"青筋"。此症状多发生在委中、尺泽穴处，臂上部、胸背部，间或四肢外侧及鱼际、然谷穴处也有，更有发生在髂骨前沿及肩胛与腹壁的。中暑或急性肠胃病患者在委中、尺泽穴的部位有静脉瘀血出现；妇人脏躁病及喘息患者，在胸部、肩背部有此症出现；月经不调、腰背生疮及腰胯扭伤患者在膝腘部或尾骶部有青筋出现；肝硬化腹水患者在髋腹部往往出现青筋；风湿、疟病间或在四肢肘膝以下出现青筋；面瘫患者往往在患侧口唇内侧有一条青筋从嘴角直到颊车穴的内侧。凡有静脉瘀血患者，若不注意治此症，其所患则往往不易治愈；若能治此，其所患病症，常是随之好转。治法：局部消毒后，用三棱针刺破瘀血经脉，使其流出恶血，自流自止，不要挤压出血。隔 3 日或 7 日 1 次，到静脉不现瘀血为止。

瘀疹是许多急慢性疾病在皮肤上的变调反应，常发生在后背和前胸壁及肘弯或膝弯部位，形如谷粒状，遍布全背或全胸，有的潜伏在皮里，有的出现在皮外，急性病有瘀疹患者，常伴有高热，慢性病瘀疹患者，一般没有什么感觉。

霍乱、脑炎、猩红热、斑疹伤寒等急性患者的胸部、背部及肘膝弯部可有瘀疹出现，急性病瘀疹的全部透出与否，对于疾病的转归有很大的影响。头痛、失眠、多梦的患者，有的在背上出现瘀疹；月经不调患者、慢性咳嗽及慢性肠胃病患者，间或有瘀疹出现；癔症患者有的长强穴的部位发现有瘀疹。治法：用刮痧板，刮胸部或背部，若肘膝弯有瘀疹的就刮肘膝弯，刮时由轻渐重，刮到皮肤潮红为度，隔日刮 1 次，以疹消为止。

瘀斑有多种，临床上常见的有瘀血斑、黑斑症、鳞片斑等。瘀血斑色如胭脂，红润过常，面积大小不一、不痛、不肿，患者无异常感觉，这种反应随病症加严重。抽风患者、肝病患者及有其他脏腑病患者，或常有这种瘀血斑出现。黑斑症，是在一片或一条状皮肤上出现密集的小黑点，间有生在两口唇及两项部的，也有发现生在背及腰部的。沙眼患者，背部可有黑斑出现。

鳞片斑是皮肤上发生鱼鳞样斑纹，一片一片互相连接，鳞片一般为黄白色或黄灰色，多发生在小腿部。白带、淋病及患慢性肠胃患者多有此症。治法：用针散刺局部或辨证取穴以治本病。

第六节　透穴针刺法

透穴针刺法是一针两穴或数穴的针刺方法。这种针刺法的特点是刺激点少、透穴多、刺激深、刺激量大、反应效果明显。透穴针刺法在我国古代针灸文献很少记载，是后世医家在临床实践中总结发展起来的。

一、透穴针刺法的优点

（1）透穴刺法一针多穴，减少了进针刺激点，减轻了患者的针刺痛苦，同时节省了医者的针刺时间。

（2）有些同经功效相同或相近的经穴透刺，如百会透上星，加强了针刺作用，提高了针刺效果，缩短了行针治疗时间。

（3）不同的经穴一般都有不同的治疗作用，透穴针刺法一针透多穴，扩大了针刺治疗范围。

（4）透穴针刺法虽刺入点少，但可同时刺激多穴，刺激量大，穴位功效激发效果明显。

二、透穴针刺方法

透穴针刺法可分为单向透刺法、向心样透刺法和放射状透刺法3种。放射状透刺法是从一个穴位向周围或对侧穴位透刺的方法，如从颧髎穴分别向人中、地仓、颊车等穴透刺；向心样透刺法是由不同方向的数穴向同一穴位透刺的方法，如分别从攒竹、阳白向鱼腰穴透刺；单向透刺法是单方向从一个穴位向另一穴位透刺的方法，如外关透内关、百会透上星。

三、透穴针刺法的内容

（1）经穴与经穴互透是指所选穴位均为十四正经的穴位，如合谷透劳宫、阳陵泉透阴陵泉、悬钟透三阴交、足三里透上巨虚等。

（2）经穴与奇穴互透，如太阳透率谷、攒竹透鱼腰等。

（3）经穴与阿是穴互透是指病痛处与周围经穴互相透刺。

（4）同名经穴位互相透刺，如左天柱透刺右天柱、左神聪透右神聪等。

（5）经外奇穴与奇穴互相透刺，如太阳透下关、印堂透鱼腰等。

四、透穴针刺法的针刺方向

透穴针刺法的针刺方向一般分为垂直透刺法、斜刺透刺法和平刺透刺法3种。垂直透刺法也称对穴透刺，简称对刺。如支沟透间使、合谷透劳宫、三间透后溪等。斜刺透刺法是针刺方向与皮肤成锐角，如阳陵泉透阴陵泉、丘墟透照海、中脘透下脘等。平刺透刺法即沿着皮下透刺，如头维透曲鬓、丝竹空透瞳子髎、肩髎透臑会等。

五、透穴针刺法的注意事项

（1）针刺操作前应仔细检查针具是否完好无损，针尖有无弯钩，避免针身弯曲、折角导致滞针甚至断针。

（2）透刺时要徐徐进针，若针下感觉韧硬，可能是针尖触及筋骨或血管组织，要轻提针身改变针刺方向，避免刺破血管等重要组织。

（3）起针时要徐徐退针，切忌一拔即出，以免因滞针牵拉损伤血管等重要组织。

（4）在胸背部行透穴针刺法时，要准确掌握透刺针刺方向，以免刺伤脏器。

（5）选用透穴针刺法时，患者体位应舒适得当，操作治疗时患者不得变换姿势，以免造成弯针、滞针，甚至断针、刺伤脏器等不良情况。

（6）选用透穴针刺法时，选取针具长度要得当，透穴刺入后要留取至少针身的 1/5 于体外，以防断针应急处理。

六、透刺时可能发生的意外情况及处理方法

（1）晕针：透穴针刺法刺激量大，患者针感强烈，晕针情况可能发生多。

（2）滞针：在透穴针刺治疗时常因弯针、肌肉组织紧张或患者体位改变等因素容易发生滞针。

（3）折针：折针一般都是从针根断裂，常见原因为操作生硬、患者体位变动、针具质量受损或操作时间较长等。

（4）出血：因透刺引起的出血分为外出血和内出血，刺破深部血管可引起内出血，量大者可导致血肿或皮下瘀血，故操作完成出针时应注意应手掌按压治疗部位 3 ~ 5 分钟，形成皮下瘀血者可用热敷以消散瘀血；刺破浅表血管可导致外出血，一般血液可流出体外，较易按压处理（处理方法见"针灸意外事故之浅述"一节）。

七、常用透刺穴位及应用

1. 单向透刺穴位

（1）攒竹透鱼腰：患者正坐抬头或仰卧，医者左手拇指、食指将攒竹穴部位眼眉捏起，右手持针由攒竹向鱼腰穴平刺，因此处血管丰富，一般捻转行针，慎用提插，可有电击样针感放射至眼球。可用于治疗眼疾、前额痛、眩晕、上眼睑痉挛等。

（2）攒竹透印堂：患者正坐抬头或仰卧，医者左手将进针侧攒竹穴处皮肤捏起，右手持针刺入后经印堂向对侧攒竹穴平刺，一般用捻转行针法，可有酸胀针感。临床常用于前额痛、迎风流泪、小儿惊厥、眩晕等症。

（3）印堂透鱼腰：患者正坐抬头或仰卧，医者左手拇指、食指将印堂穴部位皮肤捏起，右手持针由印堂向鱼腰穴平刺，因此处血管丰富，一般捻转行针，慎用提插，可有酸麻针感放射至前额部。可用于治疗发热、眼疾、前额痛、眩晕、上眼睑痉挛、惊癫、鼻疾等。

（4）阳白透鱼腰：由阳白向鱼腰穴平刺，因此处血管丰富，一般捻转行针，慎用提插以防出血。可用于治疗面神经麻痹、前额痛、上眼睑痉挛等。

（5）丝竹空透瞳子髎：患者正坐仰卧或侧卧，由丝竹空向瞳子髎平刺。临床常用于治疗沙眼、斜视、偏头痛、目翳、青盲等症。

（6）太阳透丝竹空：由太阳向丝竹空平刺。临床用于三叉神经痛、沙眼、斜视等症。

（7）太阳透前下关：前下关穴位于下关穴前下 1 寸，颧骨下缘，咬牙时隆起处。由太阳穴沿颧骨内侧向前下关穴穿刺，酸麻胀针感可扩散至半头部。临床常用于治疗目痛、头痛、三叉神经痛、上牙痛、口眼歪斜等症。

（8）太阳透率谷：由太阳向率谷平刺或由率谷向太阳平刺，一般酸麻胀针感较强。临床用于偏头痛、耳鸣、耳聋等治疗。

(9) 承泣透睛明：由承泣穴向睛明穴沿皮下平刺，一般捻转行针，慎提插，注意防止皮下出血。临床用于近视、面神经麻痹、雀目、迎风流泪等症。

(10) 四白透迎香：临床常用于治疗口眼歪斜、面肌痉挛、鼻部疾患、胆道蛔虫等症。

(11) 颧髎透迎香：临床常用于治疗口眼歪斜、面肌痉挛、面游风、牙痛等症。

(12) 颧髎透巨髎：临床常用于口眼歪斜、面部疾患、鼻疾等。

(13) 颧髎透地仓：临床常用于口眼歪斜、口噤不开、牙痛等。

(14) 颧髎透颊车：临床用于口眼歪斜、面神经麻痹、牙痛等。

(15) 水沟透禾髎、巨髎：也可由巨髎透水沟，可产生强烈疼痛针感。临床常用于治疗癫狂、惊痫、呃逆、扭伤、遗尿等症。

(16) 左右禾髎互透：常用于癫狂、痛症等。

(17) 颊车透地仓：也可地仓透颊车。临床常用于治疗口眼歪斜、牙痛等症。

(18) 耳门透听宫、听会：由耳门以 15°角向听会穴透刺，注意透刺时患者不要张口，可产生重胀酸痛感放射至整个耳部。

(19) 恩聋透翳风：恩聋穴位于翳风穴上 5 分，乳突和软骨间凹陷中。以 45°角由恩聋向翳风穴透刺，酸痛胀感有时放射到下颌关节和口腔根部，刺激重者针感甚至持续数天。临床常用于耳鸣、耳聋、中耳炎、耳痛、牙痛、牙关紧闭、腮腺炎等症。

(20) 客主人透下关：由客主人穿过颧弓下向下关透刺，酸胀针感可放射至半侧头面。临床常用于治疗颞下颌关节炎、口噤不开、牙痛等症。

(21) 头维透曲鬓：一般为捻转行针，慎提插以防出血，酸胀感可放射到半个头面。临床常用于偏头痛、眩晕、失眠等症。

（22）头维透角孙：适用于体胖者。临床常用于偏头痛、耳鸣、眩晕、耳郭疾患。

（23）头维透本神：临床常用于惊痫、目眩、偏正头痛等症。

（24）百会透前顶、囟会、上星：临床常用于治疗神经衰弱、前顶头痛、眩晕、脱肛、久泻、癫痫、癫狂等症。

（25）上星透神庭：临床常用于醒神明目、鼻出血、前额痛、惊痫、目疾等。

（26）百会透四神聪：临床常用于头顶痛、健忘、头昏、癫痫、癫狂、惊厥等症。

（27）百会透二顶：临床用于治疗癫痫、瘰疬、头风、项强、头顶痛等。

（28）左天柱透右天柱或右天柱透左天柱：临床常用于治疗头重不举、目眩不能视、鼻塞不闻香臭、颈项强直等症。

（29）中渚透少府：患者五指并拢或伸直附桌面上，于中渚向少府直刺。临床常用于治疗耳鸣、耳聋、心悸、怔忡、手臂疼痛、扭伤、落枕、胸痹、头痛、热病汗不出等症。

（30）外劳宫透内劳宫：患者五指并拢或伸直或半握拳，由外劳宫向内劳宫直刺。临床常用于治疗痛症、心痛、掌中热、鹅掌风、心烦不安、手指挛急、手指肿痛等症。

（31）三间透内劳宫、少府、后溪：患者半握拳，由三间向后溪垂直进针透刺。临床可用于治疗牙痛、面神经麻痹、痛症、扭伤、呃逆、头痛、腰痛等症。

（32）合谷透劳宫：酸麻感可放射到肩背或面部，一般以捻转为主，慎提插，刺激不宜过重，以防晕针或出血。临床常用于口眼歪斜、牙痛、腹痛、腹泻、手指颤动或麻木、癫狂、面部疾患、外感发热等症。

（33）中商透少商、老商：老商穴位于拇指甲内侧角分许，中商穴位于少商穴与老商穴之间，由中商分别向少商穴和老商穴透刺。临床用于流感、喉痹及一切热证。

（34）大陵透劳宫：患者半握拳，以45°角由大陵穴向劳宫穴透刺，应注意避开血管，以捻转为主，慎提插，以防出血。临床用于胸痹、胃痛、癫狂、鹅掌风、呕吐、痛症、喜笑不休、心慌惊恐等症。

（35）内关透外关或外关透内关：酸麻感可放射到胸部或肩背，但手法宜轻柔，刺激不宜过重，以防晕针。临床常用于治疗心动过速、胸闷、脘腹痞闷、胸胁疼痛、疟疾、呕吐、手臂酸痛、耳鸣、耳聋等症。

（36）支沟透间使或间使透支沟：手法宜轻，以防晕针。临床常用于治疗肩臂酸重、胁肋痛、霍乱、呕吐、热病烦心、多惊悲恐、疟疾、大便难等症。

（37）支沟透内关：由支沟以45°角向内关透刺。临床用于肩臂酸重、大便难、胸胁闷痛、心烦、呃逆、反胃呕吐等症。

（38）外关透间使：由外关以45°角向间使透刺。临床用于治疗肩臂酸痛、疟疾、癫狂、羊癫风、呕吐、耳鸣、耳聋等症。

（39）曲池透少海：患者屈肘作拱手状，由曲池向少海直刺。临床用于治疗半身不遂、冷痹顽麻、月经不调、外感发热、牙痛、高血压、瘰疬、健忘、癫狂及一切皮肤病。

（40）肩髃透臂臑：患者手臂下垂，由肩髃穴以15°角向臂臑穴透刺。临床用于治疗肩关节痛、疮疖等症。

（41）肩髎透臑会：患者手臂下垂，由肩髎穴向臑会穴透刺。临床用于治疗肩臂酸痛、颈项强直、半身不遂等。

（42）太白透涌泉、束骨：由太白穴向束骨穴直刺。临床用于治疗癫狂、头痛、目眩、项强、耳聋、腰背痛、腹胀、烦满、身热等症。

（43）公孙透京骨：患者盘坐，足心相对，由公孙向京骨垂直透刺。临床用于治疗腹痛、腹泻、颜面浮肿、呕吐、头痛项强、目赤白翳、足趾足背麻木等症。

（44）公孙透涌泉：患者足底平放或盘坐足心相对，由公孙以45°角向涌泉透刺。临床用于治疗小儿高热惊厥、头痛目眩、腹痛腹泻、小便不利、喉痹、月经不调、痛经等症。

（45）陷谷透涌泉：患者足底平放，由陷谷穴向涌泉穴垂直透刺，酸胀感可放射至整个足背，但注意此处易出血。临床用于治疗肠鸣腹痛、面目浮肿、小便不利、惊痫、足背肿痛等症。

（46）冲阳透涌泉：患者足底平放，由冲阳穴以15°角向涌泉穴透刺，应注意避开足背动脉。临床用于治疗中风口眼歪斜、牙痛、脘腹胀满、足痿、狂症、高热惊厥等症。

（47）然谷透涌泉：患者盘坐，足心相对，由然谷以15°角向涌泉透刺。临床用于治疗喉痹、阳痿、阴挺、月经不调、自汗、盗汗、惊风、口噤等症。

（48）丘墟透照海：患者正坐垂足，由丘墟穴以45°角向照海穴透刺。临床治疗月经不调、胸痹、喉痹、咽干、失眠、目翳、疝痛等症。

（49）中封透解溪、丘墟：患者正坐垂足，由丘墟向中封透刺，或由中封穴向丘墟穴透刺。临床用于治疗遗精、五淋、便秘、寒疝、腰痛、腹痛、足踝痛、头痛目眩及一切皮肤病。

（50）昆仑透太溪：患者正坐垂足；由昆仑向太溪直刺，注意以捻转、刮针为主，慎提插以防出血。临床用于治疗头痛、项强、肩背拘急、足跟痛、难产、霍乱吐泻、牙痛、咽肿、月经不调、喉痹、肾虚喘咳等症。

（51）昆仑透照海：正坐垂足，由昆仑穴向照海穴透刺。临床用于治疗霍乱吐泻、牙痛、角弓反张、喉痹、足跟痛、难产等症。

（52）三阴交透复溜：正坐垂足或仰卧伸腿，由三阴交向太溪穴透刺。临床用于治疗五淋、盗汗、月经不调、痢疾、腹痛、产后尿闭、牙痛、喉痹、遗尿、带下等症。

（53）三阴交透悬钟或悬钟透三阴交：酸胀感可放射到足趾。临床用于治疗脾胃虚弱、脘腹胀满、肠鸣溏泻、月经不调、足痿痹痛、坐骨神经痛、落枕等症。

（54）光明透阳辅、三阴交：患者正坐垂足，由光明穴以15°角向三阴交穴透刺，酸麻胀感可放射至整个小腿和足趾。临床用于治疗目疾、痿痹不仁、胸胁痛、坐骨神经痛、半身不遂、月经不调、腹痛腹泻、痢疾等症。

（55）外丘透漏谷：患者正坐垂足，由外丘穴以45°角向漏谷穴透刺。临床用于治疗颈项痛、胸痛、癫狂、坐骨神经痛、胃中热、腹胀满急、月经不调、癥瘕积聚等症。

（56）丰隆透承山：患者正坐垂足，由丰隆穴以45°角向承山穴透刺。临床用于治疗痰喘、癫狂、脘腹胀闷、霍乱转筋、腰痛、大便难、痔疮等症。

（57）足三里透上巨虚：患者正坐垂足或仰卧伸腿，由足三里以45°角向上巨虚透刺，酸麻胀感向下可放射到足趾，向上放射到肩部。注意深部有动脉血管，慎提插以防出血。临床常用于治疗急慢性胃痛、肠胃炎、高血压、牙痛、阑尾炎、食欲不振、痛经、带下等症。

（58）承山透承筋：患者俯卧，足底挺直，由承山向承筋透刺。临床用于治疗腰背拘急、脚气、腰痛、转筋等症。

（59）阳陵泉透阴陵泉：患者正坐垂足，由阳陵泉以45°角向阴陵泉透刺，麻胀感可放射到足背。临床常用于治疗肝炎、鼓胀、胁痛、脘腹胀闷、冷痹顽麻、耳鸣、耳聋、坐骨神经痛、胆道蛔虫症等。

（60）外膝眼透内膝眼：患者正坐垂足，由外膝眼透内膝眼，或内膝眼透外膝眼。临床治疗膝关节痛、厉节风等症。

（61）委中透合阳：患者俯卧位，两腿伸直，由委中穴以15°角向合阳穴透刺，酸麻胀感可放射到足趾。临床常用于治疗腰背痛、角弓反张、肩背痈疮、皮肤病等。

（62）血海透梁丘：由血海向梁丘透刺，此处痛感强，注意手法宜轻柔。临床常用于皮肤病、月经不调、崩漏、带下、膝盖冷痛等症。

（63）鹤顶透梁丘、阴市：患者屈膝正坐，由鹤顶穴向阴市穴透刺，酸麻胀感可放射至大腿根部。临床用于治疗瘫痪、膝关节痛、痿痹不仁、胃痛、腹痛、乳肿痛等症。

（64）秩边透环跳：由秩边穴以 45°角向环跳穴透刺，触电样针感可放射到足趾和腹股沟部。临床常用于治疗坐骨神经痛、遗尿、半身不遂等症。

（65）肩井透天髎、曲垣：患者正坐两臂下垂，由肩井穴向曲垣穴透刺，注意肩井穴不能深刺以防刺伤肺尖。临床常用于治疗偏头痛、乳腺炎、胃病、颈项强痛、肩背痛、妇人难产等症。

（66）臑俞透肩贞：患者正坐两臂下垂，由臑俞穴以 15°角向肩贞穴透刺。临床用于治疗肩周炎、肩背痛等症。

（67）肩井透肩中俞：患者正坐两臂下垂，由肩井穴向肩中俞穴透刺。临床用于治疗肩背酸痛、落枕、项强、偏头痛等症。

（68）大椎透定喘、大杼：患者正坐低头，由大椎穴以 15°角向大杼穴透刺。临床常用于治疗流感、支气管炎、哮喘、癫狂、失眠、背痛、发热、疟疾等症。

（69）大杼透风门、肺俞、厥阴俞：患者正坐低头，由大杼穴低于 15°角向厥阴俞透刺，触电感可放射到两胁，针后可拔火罐。临床用于治疗板筋痧、感冒、咳嗽、百日咳、五劳内伤、哮喘等症。

（70）心俞透督俞、膈俞：患者正坐低头或俯卧，由心俞以 15°角向膈俞透刺，注意针刺深度以防刺伤肺脏。临床用于治疗心胸烦闷、癫狂、心痛、肠鸣气逆、噎膈翻胃、喘息等症。

（71）肝俞透胆俞、脾俞、胃俞：患者俯卧位，由肝俞以 15°角向胃俞透刺，不可深刺。临床常用于治疗胃脘痞闷、胁痛黄疸、胆小惊恐、脾胃虚弱、水肿鼓胀、小儿吐乳、夜盲症、目赤生翳等症。

（72）肾俞透气海俞、大肠俞：由肾俞以 45°角向大肠俞透刺，酸胀感可遍及腰部或放射至腿足。临床常用于治疗腰痛、扭伤、遗精、淋浊、崩漏、带下、肾虚耳鸣、腹痛等症。

（73）膻中透玉堂、紫宫：患者仰卧，由膻中穴向紫宫穴平刺，触电感可放射到双乳。临床常用于治疗呃逆、哮喘、缺乳、噎膈、胸痛等症。

（74）鸠尾透中脘：由鸠尾以15°角向中脘透刺，不可深刺以防刺伤肝脏。临床常用于治疗癫狂、羊癫风、气喘、胃痛、脘腹痞闷、瘰疬等症。

（75）中脘透建里、下脘：由中脘以45°角向下脘透刺，禁提插和大幅度捻转，以防损伤肠胃。临床常用于治疗脘腹胀满、急慢性肠胃炎、呕吐、狂症、赤白痢等症。

（76）气海透关元：由气海以45°角向关元透刺，酸麻感可放射至会阴部，禁提插和大幅度捻转手法。临床常用于治疗腹痛、腹泻、月经不调、崩漏、带下、癥瘕积聚、遗尿、疝痛、诸虚百损、四肢厥冷等症。

2. 向心样透刺法

向心样穴位透刺法实质上是2个或多个穴位单向透刺的组合，即几个单向穴位透刺同时向一个穴位透刺，如同时透刺印堂和鱼腰、阳白和鱼腰；透刺公孙和涌泉、陷谷和涌泉等。向心样透刺可加强刺激作用，提高疗效，临床可灵活应用。

3. 放射状透刺法

放射状透刺法是由一点向周围2个或多个单向穴位透刺的组合，如同时透刺颧髎和地仓、颧髎和颊车、颧髎和迎香等。施术时先向一组穴位单向透刺行针，达到一定的治疗量后将针退至皮下，续针其他单向透刺穴位。该法可减少患者进针痛苦，且刺穴多、手法灵活、刺激量大、疗效好，临床可积极选用。

第七节　如何做到安全针灸

如何做到安全针灸是针灸工作者在头脑中经常考虑的问题。做到安全针灸是医务人员义不容辞的职责、要求。对患者能不能做到安全治疗，是衡量医者工作态度和技术水平的重要标志。长期的临床实践要做到安全针灸，一般应注意以下几方面：

一、树立全心全意为人民服务的思想，与患者建立深厚的感情

有不少医疗事故的发生，不是因为技术问题，而是由于工作马虎、潦草从事造成的。如有些人针灸前对针具不做认真的检查，操作针灸时精力不集中。工业产品质量不高，出了废品，给国家造成物质上的损失，而医疗质量不高出了差错事故，则是性命攸关的问题，轻者致残，重者致死。因此，如何杜绝或减少医疗事故的发生，应该引起高度重视。医生要树立为人民服务的正确态度，与患者建立深厚的感情。

二、调动患者的主观能动性，取得患者的密切配合

在针灸操作前，就应该把针刺的应有感觉（酸、麻、沉、胀），针刺时可能出现的情况（晕针、弯针等）及针刺过程中患者应注意的事项（如姿势、心情不要紧张等）向患者做耐心的解释，使患者胸中有数，对针灸常识有个基本的了解。这样就能够调动患者的主观能动性，取得患者的密切配合，减少医疗事故发生。特别要耐心倾听患者对针刺时的感觉反应，因患者在受针时的异常感觉往往是某些事故发生的先兆。如患者反映有心慌、恶心等感觉，这意味着患者有晕针的可能，针刺达到一定深度后，患者若有刺疼烧灼疼等感觉时，可能针刺到重要脏器，要立即出针。捻针时若患者反映有胀疼时，这可能是弯针或滞针造成的。

调动患者的主观能动性，取得患者的密切配合，是杜绝或减少医疗差错的发生，做到安全针灸的重要措施。过去一度忽视了这方面的积极因素，从而为某些医疗事故的发生打开了绿灯，这应引以为戒。

以上种种是责任事故发生的主要原因。

三、刻苦钻研，对技术精益求精

刻苦钻研，不断提高自己的技术水平，是减少或杜绝技术事

故发生的关键。我们的祖先从千百次的失败中，汲取了不少教训，总结了一些有关针灸临床治疗中失败方面的反面经验。如针灸禁忌证、禁针禁灸穴等。笔者又根据近代针灸临床的经验和有关这方面的资料，将技术事故发生的原因，概括以下几点：

（一）辨证失误

辨证施治是中医学临床治疗总的原则。证有虚实，病有缓急。

治疗前务必做细致的诊断，确定病情的虚实寒热，病在何经何脏，治疗才能有的放矢，方能处方针刺。若辨证失误，本是实证而误诊为虚证，或本是寒证而误诊为热证，或者虚实寒热，诊断不清，而盲目用针，不但起不到治疗效果，反而容易延误病机，使病情恶化；或因误治而失去治疗机会，导致死亡。特别是一时诊断不清的急症，更要谨慎小心。若针后仍不见效，应速转其他科治疗；或在条件许可的情况下，经过会诊确定为针灸适应证时再用针灸治疗。

（二）术不对症

因病施术，是针灸临床治疗的原则。若术不对症，也往往能造成一些医疗事故。"术"在这里系指治疗措施和针刺手法两个意思。针灸治病范围虽然比较广，但毕竟不是万能的。有些病是针灸疗法的适应证，有些病则不是针灸疗法的适应证；有些病针灸可以主治，有些病则针灸只能作辅助疗法。"一针万能"说法是不符合客观存在的事实的，这就提出了一系列问题：哪些病是针灸疗法的适应证，哪些病不是针灸疗法的适应证，哪些病针灸效果比较好，哪些病针灸只能作为辅助疗法。作为从事针灸疗法的医务人员，对这些问题若没有基本的了解，在临床上发生医疗事故，是不可避免的。遇到下列几种情况一般不针或谨慎用针：

（1）急性暴脱症。阴阳暴脱，大汗淋漓，手足厥冷。针刺后，一般有立竿见影之效。若行针 3～5 分钟后仍不见效，应速转其他科救治。若继续行针刺，患者容易随针而亡。

（2）凡病情危急，高热惊厥，角弓反张，牙关拘紧或汗出肢冷脉洪数的患者，一般针刺后症状可立即缓解。若针刺 15～30 分钟后仍不见效，再针亦恐难获救，须采取其他措施治疗。

（3）久病脉小气微，大肉已脱，肌瘦如柴，冷热不知，这时只有一线生机，不能盲目动针，针后往往突然恶化，促其死亡。

（4）某些急腹症，如肠梗阻、肠套叠、胃穿孔等，虽然用针灸治疗可收到一定的效果，而且有些效果很明显。如持续行针 30～60 分钟仍无效果，应速转外科治疗。

（5）凡慢性久病或急性暴脱的患者，针刺时若感针下似有似无，若隔纸穿孔，若插豆腐之状，久候气仍不至者，是病危之兆，不可继续针刺。

（6）凡孕妇腹部腰部及胃溃疡患者的胃脘部均禁深刺。

有些病症虽然是针灸疗法的适应证，但由于选用的手法不当，如术不对症也有造成技术事故的可能。这种情况在临床上并不罕见，有的甚至造成了死亡事故。强刺激而晕针，就是个例子。还有些病本来需要强刺激，如破伤风，用多针强刺和间歇长时间运针的方法一般能转危为安。但若用了少针强刺、不留针的方法，不但达不到治疗要求反而因此而延误了时机，使病情恶化甚至死亡。

（三）针刺的深度发生误差

不同部位、不同病症对针刺深度的要求都有区别，若针刺深度掌握不准，也能造成医疗事故。特别是心、肝、脾、肺、肾及延脑等重要脏器所在部位，文献报道有不少这方面的资料，如刺伤肺脏引起气胸、刺伤肾脏引起血尿、刺伤延脑造成死亡等。

（四）针刺方向不当

针刺方向不当可以刺伤重要内脏和血管，严重者也会产生不良后果，必须十分注意。如针刺胸肋或腰背时，本来应该斜刺 1.5～2 寸，若直刺 1.5～2 寸就可能刺到心、肺、肾等重要内脏，引起严重后果。

（五）患者体位不适

体位不适也是容易发生医疗事故的原因之一。若患者体位不舒适，不能持久，则体位容易活动，往往可造成弯针、折针和晕针等事故。

针头面侧部穴，宜取侧卧式或仰卧式；后头部取俯伏式或侧卧式；头面前部取正坐仰靠或仰卧式；前侧颈及胸腹部取仰卧式；侧胸腹部取侧卧式；后颈、肩胛及背部取坐式、俯卧式或侧卧式；四肢及臀部或坐或卧，或仰掌或控拳或屈其肘膝。久病体虚，病情危重或初次受针患者，体位最好取卧式。

第八节　针灸意外事故之浅述

针灸疗法是一种比较安全、有效的治疗方法。但是，如果不按针灸操作规程施治，或没有掌握好针灸的操作技术，医者玩忽职守，工作粗枝大叶；或者由于患者体位不当、精神紧张等原因，往往可导致意外事故的发生。

针刺不当可发生意外，历代参考文献都有记述。如《素问·刺禁论》云："刺缺盆中内陷、气泄、令人喘咳。""刺中心，一日死。"《针灸大成》还详细阐述了刺到内脏的处置方法。都说明古人在行刺中曾发生过意外，吸取过教训，并总结出了一些经验，值得今人借鉴。

近代的针刺技术与理论，在某些方面较古代都有很大的提高，尤其是医学科学的不断发展，解剖知识的增进，针具的改进及较完善的严格的操作规程，给针灸疗法的安全提供了良好的条件。但由于种种原因，意外事故在针灸临床上仍有发生，轻者给患者经济上和精神上造成负担，重者致残甚至死亡，故应引起医者的重视。

一、针刺意外

(一) 弯针

弯针是指针身在体内弯曲，针柄改变了进针时的方向和角度，造成提插捻转和出针困难的现象。弯针是临床上常见的针刺意外现象。

1. 原因

弯针多因医者进针手法不熟练，或用力过猛进针速度太快，或在留针期患者体位变动，也有因针柄受到外物的碰压，致使针身弯曲于体内。

2. 处理

发现弯针后，不得强力提插和捻转，应根据针身弯曲的具体情况，采取相应措施，将针退出。如轻度弯针，将针慢慢退出即可；弯针角度较大时，应顺着弯曲的方向将针缓慢退出；如因体位移动所导致，嘱患者慢慢恢复原来的体位，待肌肉松弛后，再行退针。

3. 预防

①医者手法要熟练轻巧；②患者体位要舒适，在行刺及留针过程中，体位不得移动；③行刺部位和针柄不得受外物的碰撞和压迫；④鉴于弯针现象多发生在 1.5~3 寸的长针，故使用长针行刺时，宜用分段进行法；⑤将由弯的针身捋直后，方可使用。

(二) 滞针

滞针是指毫针刺入肌层后，进行提插捻转或出针感到涩滞困难的现象。

1. 原因

多因行针时捻转、提插指力不均，或持续单向捻针，致使肌肉纤维缠绕针身；若患者精神紧张，导致局部肌肉挛缩也可发生滞针；或因针身刺入肌腱，捻转时角度过大等亦可引起滞针而出现捻针困难。

2. 处理

出现滞针后，嘱患者消除紧张状态，且勿移动体位。因肌肉
纤维缠绕针身造成滞针的，一可将针反向轻轻捻转；二可用右手
拇指腹面抵住针柄尾端，中指指甲上下反复刮针柄，刮 5～10
下，再将针左右徐徐捻动数下，如此反复操作，滞针现象即可消
除。因肌肉紧张收缩造成滞针的，可留针 15～30 分钟，医者并
用拇、食两指在针的周围循压按摩，或在附近部位另刺一针，以
转移患者的注意力，随即将针取出。

3. 预防

对初诊患者及精神紧张的患者，先做好解释工作，消除患者
的顾虑及紧张状态，行针时捻转的角度不宜太大，禁连续单向捻
针；进针时避开肌腱。

（三）断针

断针是指出针后发现，针身折断于患者体内的现象。有的断
针部分全部没入皮肤之下，有的部分针身尚露于皮肤之外。

1. 原因

断针的原因有如下几种：①针具质量低劣，针身或针根剥蚀
损坏，行针前没有认真检查；②滞针、弯针现象未及时处理，出
针时强力猛拔；③行针时猛力提插捻转，致使肌肉剧烈挛缩；④
行针或留针过程中，因患者体位改变，或外力压迫碰撞针身和针
柄；⑤使用电针时，突然加大电流强度，引发患者肌肉骤然
挛缩。

2. 处理

一旦发生断针，医患双方都要冷静，尤其患者切忌乱动，以
防断针向肌肉深层陷入。如断端还在体外，可用手指或镊子取
出；如断面与皮肤相平，可按压断针两侧，使断面露出体外，再
将其取出。若断针完全陷入体内，应根据不同情况，采取相应措
施将针取出：如针尖距离皮肤很近时，可重压断面，使针尖从对
面露出后取出；若针尖对面是骨骼，断面距皮肤又很近时，医者
可重压断面两侧，使断端暴露后取出。上述方法均不能取出时，

转外科手术处理。

3. 预防

为防止断针现象的发生。①应认真检查针具，不用质量差或有剥蚀损坏的针；②进针时，应将针身的1/3或1/5留于体外，禁将针身全部刺入体内；③留针过程，患者不得移动体位；④遇到滞针或弯针现象时，应及时处理，不可强行拔出；⑤使用电针时，电流要从小到大，切忌突然加大。

（四）晕针

晕针是指针刺过程中，突然出现情绪异常、头晕目眩、心慌心跳、面色苍白、恶心呕吐、汗出肢冷，甚则二便失禁、不省人事等现象。

1. 原因

造成晕针的原因常见的有如下几种：①初诊接受针灸治疗的患者，思想顾虑重、精神过度紧张，往往在针刺时可发生晕针；②体质过度虚弱的患者，如在大醉、大汗、大泄、大渴、过劳、过饥等情况下针刺，易发生晕针；③针刺时手法过重，超过了患者的耐受能力，即可发生晕针；④在针刺或留针过程中，患者的体位选择不适当，或留针时间过长，造成患者过度劳累，亦可发生晕针。

2. 处理

一旦发现患者晕针，医者必须沉着冷静，更不能离开患者不管，应立即采取有效措施及时处理，具体做法：①如果发现患者有晕针先兆，迅速将针全部取出，使患者就地平卧，头部稍低；②冬天注意保暖，夏天注意通风，轻度晕针患者，可立即灌入温开水或白糖水；③如果患者面色苍白，不省人事，可急刺人中、少商、中冲、涌泉等穴位使之苏醒，或用拇指按压人中，至患者苏醒为止；④如果患者汗出如油，大小便失禁，脉微细，为虚脱之象，除急刺人中穴外，可立即灸百会穴。

3. 预防

在临床上晕针的案例并不少见，为了避免或减少晕针现象的出现，应注意以下几点：①对初次接受针者，做好解释工作，消除怕针的思想顾虑，使其精神不要过度紧张。如《针灸三字经》云："细解释，安其警，除顾虑，是首宗。"②正确选择体位，对接受针刺的患者体位选择很重要，所选择的体位必须使患者感到舒适，支持时间持久；③注意取穴和针刺手法，初次受针或体质虚弱的患者，一般取穴不宜过多，手法不宜过重；④过饥、过劳、大热、大汗等情况下不宜针刺；⑤在针刺及留针过程中，医者应随时观察患者的精神和动态，若出现晕针先兆，要及时采取处理措施，以防于未然。

二、刺伤脏器的预防和处理

（一）创伤性气胸

创伤性气胸是指刺伤胸膜后，空气进入胸腔所出现的异常现象。症状表现不一，发生的时间快慢不同，有的拔针后即发病，有的拔针后较长时间才出现症状。轻者仅感胸闷、胸痛、心慌、呼吸不畅；重者则出现憋气明显，呼吸困难，心跳加快，发绀、出汗及血压下降等。望诊患侧肋间隙加宽；触诊器官向健侧移位；叩诊局部（气胸处）空响呜响，鼓音，心音界缩小；叩诊患侧呼吸音明显减弱或消失。X线胸部透视或拍片可进一步确诊。

1. 原因

背部、胸部以及锁骨上窝等处的穴位，如果针刺的方向、角度、深度不当，用针过程，反复捻转，或者针刺后患者体位活动使针内陷，均可刺伤胸腔面进入空气，导致创伤性气胸，也有因医者在施术时思想不集中误伤胸腔面造成气胸的。

2. 处理

让患者安静平卧或半卧休息，轻者可针刺内关、膻中、足三里等穴，并给予抗生素、镇咳药等对症处理；患者必须迅速用下列方法排气：①患者取半卧位，将粗短注射针头插入锁骨中线第二、三肋间；②亦可用大型注射针管抽气。闭锁性气胸，排出气体即可；若为开放性气胸，气体不断反复漏出时，可在针头尾端套一橡皮管，将其另一端进入闭式引流水瓶内，使其不断排气，但须注意针头堵塞，以免造成患者窒息。严重者应绝对卧床休息，尽量减少呼吸幅度，同时给予输氧、抗休克、抗感染等处理。

3. 预防

为避免创伤性气胸的发生：临床上应注意以下几点。①在针刺背部穴位时，应严格掌握针刺的方向、角度及深度，根据患者体位、胖瘦及穴位局部解剖的具体情况进行针刺；②胸、背部穴不要反复提插或捻转，进针应平刺或斜刺；③留针过程，嘱患者不能活动，如患者有频繁而剧烈的咳嗽时要慎重；④针刺时医者务必精神集中，切忌谈笑风生，以免分散精力，刺伤胸腹面导致气胸。

（二）刺伤心、肝、脾、肺、肾等内脏

在心、肝、脾、肺、肾等内脏相应的部位针刺过深，也会引起严重的后果。特别是对心脏扩大、肝脾大的患者，尤应注意。刺伤肝、脾可以引起出血，肝脾区剧痛，其疼痛可向背部放射，甚至死亡；刺伤肾脏，可产生血尿、肾区疼痛及叩击痛，出血严重时可发生血压下降以致休克等全身症状。刺伤心脏，可迅速死亡；刺透胸腔若伤及肺脏，可造成气胸，水胸或血气胸，甚则窒息而死。

胆囊、膀胱、胃肠，也有刺伤的可能，刺伤后可产生腹腔刺激等急腹症状，应予注意。

1. 原因

刺伤内脏的主要原因有如下几种：针刺过深或方向不正确，针刺深度和方向对不同的部位有不同的要求，这在针灸书上都有明确的规定。针刺过浅，不得气，达不到治疗要求，过深或方向不正确，可伤及脏器而发生意外；长短针选用不当，如选用45cm长针，易操作失误刺伤内脏。还有虽用半寸长毫针，但因进针时压手用力过重，组织下陷，以致刺入人体之深度长于针身之长度，造成心室破裂而死亡；忽视了病理脏器的位置，针刺重要脏器的相应部位时，尤应注意病理脏器的准确位置，尤其对心脏扩大、肺气肿、肝脾大或肾脏下垂等病理脏器，其游动程度低于正常，脆性明显增加，涉及体表之位也相应增多，因此，易于刺伤。如一男性成年患者，因腹痛针刺剑突下一穴，左上腹部两穴，造成脾破裂，行脾切除术中发现脾比正常人大一倍半（8 年前患过血吸虫病）。

捻转角度过大或滥施提插捻针术，如一例因针刺引起肠穿孔并发腹腔炎患者，在开腹探查中，发现与腹部施针相符的脓疡部位，肠管上可见有毫针粗细的穿孔，少则一个，多则数个，系捻针所致无疑。

隔衣行刺，不但取穴不准，且不易掌握深浅，易刺伤脏器。如某医生为一 9 岁咳嗽患儿隔衣针刺剑突下部位，经衣服、皮肤、膈肌、心包，刺破心室，形成心脏压塞致死。

2. 处理

刺伤内脏，轻者应卧床休息，可予抗生素等药物，以防感染或控制感染；肝、脾轻度出血者，一方面进行局部冷敷，另一方面给予止血药物，上述两种情况均可在四肢远端选穴针刺。如出血严重，或出现急腹症状及休克现象时，应采取相应的措施及时处理。

3. 预防

刺伤内脏是完全可以避免的。首先应学好基础理论，针灸工作者必须熟悉人体解剖、经脉循环、腧穴定位等基础理论知识，操作才能心中有数，方能针刺深度和进针方向准确无误。针刺前务必对病理脏器的占位位置、范围大小，进行认真而详细的检查，准确定位后方可进针。有人在针刺治疗上过分强调深刺和强刺激，甚至不顾方向是否正确，片面地认为针刺越深越强效果越好，这种不严谨的态度是错误的，这是刺伤内脏的主要原因之一。因此，必须掌握适当的针刺深度和适度的刺激量，针刺深度宁浅勿深，手法宁轻勿重，严禁隔衣进针法，隔衣进针不仅穴位定位和针刺深度难以掌握，也不符合无菌观念。

（三）针刺伤组织器官的预防和处理

刺伤延脑、脊髓。伤及延脑、轻则头痛、恶心、癫痫，重则立即死亡；刺中脊髓可出现触电样感觉向四肢端放射，或产生一过性癫痫。

1. 原因

在颈部正中的哑门、风府以及两旁的风池、天柱及颈夹脊等穴进行针刺，如果方向、深度不适当，可刺伤延脑；第一腰椎以上的督脉经穴及两侧的华佗夹脊，针刺过深或方向不当，易刺伤脊髓。

2. 处理

轻症加强观察，安静休息，对症治疗，即能恢复，针刺后出现头痛、恶心呕吐等现象，甚则神志昏迷者，应予西医配合，及时抢救。

3. 预防

为避免刺伤延脑、脊髓，造成不良后果，在临床上应注意：医者在针刺上述穴位时，务必抱着高度负责的精神，认真操作，一丝不苟，随时注意患者表情和形态动作，一旦发现异常，立即采取应急措施；严格掌握上述穴位的针刺方向角度和深度；哑门、风府、风池、天柱及颈夹脊等穴切忌提插乱捣，一般不用强刺激法；患者体位要舒适得当，针刺时患者禁活动。

（四）刺伤神经干、筋腱

在神经干和神经根部的穴位针刺时，可出现电击样的放射感觉，若再反复强刺激，又能损伤神经组织。由于神经损伤程度的不同而可引起受损神经的不同感觉和活动功能障碍，出现麻木、疼痛以及反射性肌肉痉挛或挛缩等现象。刺伤筋腱可造成肢体功能障碍，曾遇女性患者，左上肢因用三棱针刺曲泽出血，而伤及筋腱，致使前臂屈伸不能。

1. 原因

针刺过深、手法太重或不适当的提插捣捻均可刺伤神经和肌腱；若用三棱针和粗针亦可损伤神经和筋腱。

2. 处理

轻者不须处理，亦能恢复；重者可用按摩或维生素 B 类药物穴位注射治疗。

3. 预防

严格掌握进针的方向和深度，针刺出现电击样的放射感觉后，应将针退出，更禁用提捻转等强刺激手法，粗针及三棱针，针刺不宜过深。

（五）刺伤血管

刺伤血管，轻者可引起出血或血肿；若刺伤大动脉血管，出血不止，亦可造成死亡事故，如经云："刺阴股中大脉，出血不止，死，"定为经验之谈。

1. 原因

针身太粗，针尖带钩，针刺太深，或提插捣捻过度均损伤血管而出血。有报道，对急性胸膜炎者，用三棱针直刺红肿患处，伤及肋间血管，引起大出血。

2. 处理

微量出血不需处理，可自行止血。如出血较多，可用消毒棉球按压止血，或用冷敷止血，待血止后改用热敷局部轻轻按揉能助血肿消散。如刺伤动脉，出血不止时，可在出血部位上部按压或绑扎，局部涂敷止血药物（如云南白药），如经此处理仍不止血时，应转外科处理。

3. 预防

在血管（尤其是动脉血管）附近部位行刺时，针具宜细，手法宜轻，针刺宜浅，不宜用提插捻转针术，若针尖触及动脉血管时，医者可有障碍感，应将针提起，改变进针方向后再继续针刺，进针速度宜徐缓，切忌快速提插乱捣。

（六）针刺意外感染

针刺意外感染，轻者针刺部位红肿热痛并出现脓点，甚则感染并发骨髓炎。

1. 原因

针具或针刺部位消毒不严而致，特别是糖尿病患者，更易感染，且感染后不易控制。有报道，一中指感染并发骨髓炎患者，即因针刺消毒不严而导致感染，造成中指残疾。

2. 处理

感染轻者，不需处理，可自行消失；感染重者，若出现全身症状，可针刺大椎、曲池等穴。局部感染化脓未溃时，用火针刺破排脓，已溃未溃者都可用艾灸。

预防：针具及针刺部位均应严格消毒。

(七) 后遗感

针刺后遗感，是指出针后，局部遗留酸痛、胀感、麻木等不适感觉。

1. 原因

因手法过重，针刺过深，或留针时间过长所致。针刺手掌、足底等部位可出现上述反应。

2. 处理

轻者用手指或手掌在局部上下循按，一般可改善或消失；重者除用以上方法外，可用艾条施灸，也可很快消失。

3. 预防

手法不宜过重，慎用提插针术，四肢穴位针刺时，一般不宜太深，留针时间不宜过长。出针后可作上下循摩，避免出现后遗感。

三、施灸意外

灸疗较之针刺更方便、安全，不会伤及内脏，一般不会造成大的意外死亡事故，使人致残，因施灸导致死亡的事故更为鲜见。然而在施灸过程中，若医者精力不集中，或不按施灸规范操作，亦会发生晕灸、感染等意外，应引起注意。

（一）晕灸

晕灸是指在施灸过程中，患者出现头晕、眼花、恶心、心慌出汗、颜面苍白等晕针样的现象。

1. 原因

多因初次施灸，患者精神紧张，或在过饮、过劳、大汗、大渴等肌体非常虚弱的情况下施灸出现的晕灸；若姿势不当，灸柱过大或灸柱过多，灸火太热，刺激过重等也有晕灸的可能。

2. 处理

一旦发生晕灸，应立即停灸，让患者平卧，头部放低，并针灸足三里、百会、上星3～5炷，可以解救，或给饮温开水，或用拇指切压人中穴可恢复。

3. 预防

为避免晕灸的发生。施灸时临床上应注意以下几点：①医者应首先做好患者的思想工作，耐心细致的宣传灸法的好处及施灸过程中的灸治反应和注意事项。医者的态度要严肃认真，专心致志，切忌掉以轻心，草率从事，如《灵枢·官针》云"语徐而安静，手巧而心审谛之，可使行针艾"。②注意空气和室温的调节。施灸时不免有烟熏和艾味，本来是有芳香气味，有的人爱闻，有的人则厌恶艾味，久闻之会发生恶心、头昏等现象。此外，在避免影响患者的情况下，尽量开窗通风换气，保持室内空气清新，施灸时要脱衣，故室内温度务必要适度，尤其在冬季严寒、夏季酷暑之际，更应注意室温的调节。否则，室温过高，易发生晕灸，室温过低易着凉感冒。③施灸时，患者应姿势端正，体位舒适。《全方》云："凡点灸法，四肢勿使倾侧。灸时孔穴不正，无益于事，徒破皮肉耳。若坐点则坐灸之，卧点则卧灸之。"可见古人对施灸卧位非常重视。一般灸胸取仰卧，灸腰、背及下肢后侧取俯卧位，肩部及手足肘膝以下正坐位为宜。体位应舒适自然，肌肉放松，勿取勉强体位。④在过饮、过劳、大汗、大热的情况下慎施灸。⑤在施灸过程，医者应留心观察患者的表情变化，一旦发现有晕灸预兆，要及时采取措施，早期处理以防患于未然。

（二）灸疱的预防和处理

灸疱是指施灸后，在灸治部位起水疱的现象，灸疱有大有小，有多有少，并无其他症状和不适。

1. 原因

灸火过急、热度过高，施灸时间过长均可引起水疱。

2. 处理

水疱少的，可不做处理，几天后能自行吸收结痂；如水疱较大，吸收比较慢，可先用消毒过的粗针刺破水疱，用消毒棉球除去灸疱中的水液，然后涂上紫药水或消炎膏，防止感染。

3. 预防

灸火不宜过急，热度依患者感觉温热舒适为度，施灸时间一般为15~30分钟为宜，时间过长时易起水疱。

（三）灸疱的预防和处理

灸疱是指施灸后皮肤破溃的现象（化脓炎症除外）。

1. 原因

艾炷灸易引起灸疱。若施灸过度，火力太猛，施灸炷数过多，则肌肉可烧伤坏死，以致化脓溃烂。

2. 处理

局部常规消毒后，先剪去疱皮，再涂敷玉红膏（玉红膏处方：当归60g，紫草6g，白芷15g，甘草36g，用麻油煎熬去滓后加血竭12g，白蜡60g，轻粉12g；收膏备用。此为治疗烧伤溃烂、灸疱之名方）或京万红（药店有销）。外用纱布包扎，每天换药一次，可以去腐生肌。

3. 预防

艾炷灸时，炷数不宜太多，一般每次3~5柱即可，灸火易缓，热度不要太高，施灸热度应由低到高，以患者能耐受为度。

（四）灸疱感染的预防和处理

这里说的灸疱，是根据临床需要用化脓灸法引起的无菌性化脓现象，如《针灸资生经》云："凡著艾得灸疱发，所患即瘥，不得疱发，其疾不愈。"就是说每灸必发疱，病才能痊愈。化脓灸法可治沉疴，体质虚弱的慢性病患者有良好疗效。因此这种灸疱是正常现象，是艾炷灸的特殊要求。若白色的无菌性化脓转变为黄绿色有菌性化脓，即为灸疱感染，此为异常现象，应及时处理。

1. 原因

灸疱化脓时，局部清洁欠佳，疱面污染所致。

2. 预防

灸疱化脓时，局部注意清洁，避免污染。同时可多吃一些营养丰富的食物，增加营养，促进灸疱的正常透发。灸后可在施灸部位涂上京万红膏，每天换贴一次，数天后，灸穴逐渐出现无菌性化脓反应，半个月左右，灸疱便结痂脱去，而局部留有疤痕，故又称瘢痕灸；此法既可促使灸疱的透发，又可防止疱面的污染。

3. 处理

灸疱感染患者，可予消炎处理，如局部涂搽紫药水或消炎药膏即可，亦可涂敷玉红膏。有条件者，局部可用激光或红外线照射，2～3次即愈。若用上述方法无效时，应转外科处理。

（五）施灸的副反应

有些患者施灸后，出现发热、口干、便秘、尿黄、疲倦及全身不适等现象。此为施灸的异常反应，在临床上应予注意。

1. 原因

《灵枢·官能》云："针所不为，灸之所宜。"这就是说施灸法能治疗针刺所不能治愈的某些疾病。同样灸法也有一定的适应证，并不是所有的疾病都可灸治，灸治的适应范围，一般以虚证、寒证和阴证为主，凡属实证、热证及阴虚阳亢的疾病应慎灸，如《伤寒论》云："微数之脉慎不可灸……火气虽微，内攻有力，焦虑伤筋，血难复。"说明若灸法不对症，也能产生不良后果。施灸的程序《千金方》云："凡灸当先阳后阴……先上后下。"一般宜先灸上部穴位，后灸下部穴位，先灸背部后灸腹部，依次进行，取其从阳引阴而无亢盛之弊，故不能颠倒乱灸，否则，如不按上述次序，往往出现面热、口干、口燥的现象。

2. 处理

上述反应轻者，一般不需处理，停灸数天即自行消失。如反应较重者，可服中药加味增液汤（处方：生地 15g，麦冬 15g，元参 15g，苁蓉 15g，水煎服，日一剂），亦可针刺曲池、合谷、足三里、三阴交、每日 1 次，捻转或刮针手法，不留针。

3. 预防

施灸前需先辨证，因为灸能益阳亦能伤阴，所以对阴挫阳亢的疾病和热内陷的患者，一般不宜施灸；凡阴虚火旺，咯血吐血、中风闭证，热度旺盛、抽风昏迷，或身体极度衰竭，自身已无调节能力者，皆慎用灸法。施灸部位的先后，务必按照施灸程序，依次进行，切忌颠倒乱灸。

（六）施灸的其他禁忌

孕妇的腹部和腰骶部不宜施灸，颜面部，不易直接灸，以防形成瘢痕，有碍美观；关节活动部位不宜实施化脓灸，以防化脓、溃烂后不宜愈合。此外，大动脉处、心脏部位、静脉血管、肌腱潜在部位、乳头、阴部、睾丸等处均不宜用直接灸。

用艾条灸或温针灸时，应防止艾绒或艾灰脱落烧损皮肤或衣物。

第九节　谈谈提高针灸疗效的因素

当患者经过精心的治疗，恢复了健康，走出了院门，重返工作岗位而愉快劳动的时候，对于一个医务工作者来说，没有比这更愉快、更幸福的了。那么，怎样才能更好地提高针灸治疗效果，使更多的患者摆脱病魔的束缚、迅速的恢复健康呢？这个问题是每个医务工作者在头脑中经常考虑的问题。下面谈谈笔者对这个问题的看法。

一、充分调动医务人员和患者的积极性

所谓充分调动医务人员的积极性，就是医务工作者要认真学习孙思邈"大医精诚"的精神，树立完全彻底为人民服务的思想；刻苦钻研业务技术，做到技术精益求精，努力提高为人民服务的本领，做一个人民的好医生。

一个医生有了这种精神，他就能够待患者如亲人，像孙思邈在"大医精诚"中所讲的，把患者当做自己的父、母、兄、弟、姐、妹，把患者的痛苦当做自己的痛苦。

一个医生有这种精神，他就能够像白求恩那样"对技术精益求精"。作为一个人民的医生，只有刻苦的钻研业务技术，不断地提高医疗水平，才能提高临床医疗效果。

一个人民的医生，有了这种精神，也才能够充分发挥技术的作用，临床上有些病例治疗失败，不单是技术问题，而更重要的是因缺乏为人民服务的思想，责任心不强所造成的，在这方面笔者是深有体会的。在 1966 年秋天的一个下午临下班前几分钟，一位急性胃痛患者来院找笔者针灸，由于怕晚下班，误了吃饭，因此，不但没有给患者细心诊断耐心治疗，反而批评患者"早不来、晚不来、快下班了才来"，寥寥草草地扎了几针，就一推了之，患者只好抱着肚子走了。1970 年秋天，也是一个下午的临下班前几分钟，还是这位患者因胃痛再次发作又来找笔者，这次笔者不仅没有批评患者，而且细心地给她进行了检查治疗，取穴虽然与上次相同，但由于上次留针时间短、手法轻而没有得到应有的效果，本次接受了上次的教训，采取了间歇运针、长留针强刺激的手法，一直针到距下班时间过了一个小时，患者胃才不痛了。同一个患者两次患的是同一个病，针的是同一个穴，但两次效果完全不痛，这是技术问题否？这是思想问题，两次不同的治疗效果，是两种不同的思想支配的结果。

一个人民的医生，有了这种精神，他就能够利用自己有限的技术，全心全意的为人民服务，做到各尽所能、物尽其用，有可

能收到意想不到的疗效。

一个人民的医生，不但要充分调动自己的主观能动性，还要充分调动患者在治疗过程中的主观能动性。针灸固然是一个重要的外在条件，通过针灸治疗，调动机体内在的抗病功能和防病功能，可达到治愈疾病恢复健康的目的，然而生活在阶级社会中的人的内在因素也是不可忽视的一个方面，精神变物质，物质变精神，这是对立统一的两个方面，人的精神因素直接地影响着医疗效果的巩固和提高。如果一个患者树立了正确的人生观，能用正确的态度对待疾病，在精神上首先战胜了病魔，那么他就能在战略上藐视敌人（病），在战术上重视敌人（病），同疾病作坚决的斗争，即使疗效一时不好，也能正确对待，病痛再重，也能坚持，只要在精神上解放了，就会使病情向着有利的方面转化。

在这里，不是否认医疗技术和药物的作用，笔者不同意的是单纯的技术观点和"唯物质论"。唯物主义者认为外因通过内因而起作用，治疗技术与药物是一个重要方面，然而"精神治疗"也是不可忽视的一个重要方面，有些病是"三分精神七分药"，有些病则是"七分精神三分药"，七情可使人致病，也可治病，这是人所共知的事实。

二、正确辨证，准确选穴，恰当手法

辨证施治是中医学临床治疗总的原则。辨证是治疗的基础，辨证处方后才能有的放矢，治疗效果的好坏与辨证有很大关系。

辨证就是根据综合临床辨证的基本知识，对各种病情进行系统扼要的分析、研究，在具体方法上，既不放过每一个症状，又要分清症状的主次，并注意症状与症状间的内在联系及其病理机制，从而抓住疾病发生、发展与转归的主要矛盾，力求做出正确的诊断，为治疗提供依据，打下基础。

辨证的过程是一步复杂而细致的工作，一方面因为疾病变化多端；另一方面因为疾病所表现的症状错综复杂，就是同一种病所表现的症状，往往也不相同；与此相反，有些不同的疾病却表现出相同的症状。因此，在辨证时既必须注意它和其他各种运动形式的共同点。但是尤其重要的，成为认识事物的基础的东西，则是必须注意它的特点，就是说，注意它和其他运动形式的质的区别。在此以太阳中风和太阳伤寒为例。太阳中风所表现的症状：发热、恶风、汗出、头痛、身疼、脉浮缓；太阳伤寒所表现的症状：发热、恶寒、无汗、头痛、身疼、脉浮紧。两病表现相同的症状：发热、头痛、身疼；表现不同的症状：一是恶风，一是恶寒，一是汗出，一是无汗，一是脉浮缓，一是脉浮紧。而其表现的不同症状，正反映了太阳中风和太阳伤寒的质的区别。恶风、汗出、脉浮缓是太阳中风表虚证反映的特点；恶寒、无汗、脉浮紧是太阳伤寒表实证反映的特点，找出了质的区别，针灸治疗时取穴、手法才有的放矢，才有可能提高医疗效果。

根据针灸疗法的特点，在辨证时不仅要辨别病情的虚实、寒热，还要确定病在何脏、何腑或在躯体的哪个部位。病证的所在部位确定后，根据经穴的取穴原则、选穴针刺，才能收到良好效果。

在针灸学上，选穴是提高治疗效果的重要一环。临床实践证明，人体上的穴位有相对特异性，如肘膝以下穴位，虽然都有整体治疗作用，但是相对而言，肘以下穴治疗头颈、胸背、心肺部位和脏器的病证效果比较明显；而膝以下穴对腰腹、肠、膀胱和生殖器等部位和脏器的病证效果比较好。在临床上，经常遇到这种情况：同一患者，针 A 穴无效，而针 B 穴有效，或针 B 穴无效，而针 A 穴有效。曾治一十二指肠球溃疡患者，胃脘部持续性剧烈疼痛，针四肢及胃脘部的穴位均不能止疼，后只针至阳一穴而收效。穴位的这种相对特异性，决定了选穴在临床上的重要意义。

选穴的多少，主要根据病情的性质和轻重，但也要考虑到患者的年龄及体质状况。一般急性病、实证、热证、爆发性的病，需要镇痛、解痉、消炎时，选穴宜多，手法宜强；慢性病、虚证或某些症状较单纯的病证，选穴宜少。

选穴时要分清主次，就是说既要从解决主要矛盾方面着手，也要注意到非主要矛盾方面，但以解决主要矛盾为主，主要矛盾解决了，非主要矛盾方面往往也就迎刃而解了。针灸治疗神经衰弱就是一个很好的例子，神经衰弱可以表现出多种症状：失眠、头痛、头晕、心悸、耳鸣、阳痿、遗精、食欲不振等，但在这些症状中，失眠是其中的主要矛盾方面，神经衰弱患者，只要睡眠问题解决了，其他症状也就逐渐好转或消失了。

选穴还要注意疾病的阶段性。矛盾的主要和非主要的方面互相转化着，事物的性质也就随着起变化。疾病在发生、发展与转归的不同阶段，其矛盾的主要方面和非主要方面就不断地发生变化，不断地互易其位置。因此，在选穴时要根据疾病的变化情况，灵活运用，切禁刻舟求剑。

选穴要掌握"少而精"的原则，力求做到准（选穴准）、少（选穴少）、效（疗效高）的目的。"少而精"的取穴原则，并不是单指取穴少，所谓"精"在这里是说取的穴要准，尽量减少取不必要穴，也就是说尽量少针或不针与本病无关的穴。有些病需要取穴多，有些病需要取穴少，这要根据临床需要。因此，必要的多取穴，也符合"少而精"的原则。有人认为，取穴少才叫"少而精"，这种认识是有片面性的。

俗话说："技术人人会，巧妙不同。"针灸术的巧妙之处就在手法，针灸学中的手法，如同一个木工的技巧，同样的木料，同样的工具，但是不同的木工，做出来的成品，质量却有很大的差距。针灸手法同样是这样，同一患者，取同一穴，但用的手法不同，就会收到不同的治疗效果，曾针治一神经衰弱患者，第一次针安眠，用捻转手法有酸麻胀感后即出针，针后效果良好，患者睡了5~6个小时（针以前几夜没有睡觉）。第二次取穴同上，但用的是强刺激留针（30分钟）的手法，针后患者一夜没有睡觉。第三次取穴手法仍同第一次，针后患者中午即睡了约一个小时（针前患者很长时间不能睡午觉），晚上又睡了三、四个小时，后用此法又连续针了几次，效果一直很好。从这一病例中不难看出，针灸手法对提高针灸疗效的重要性，临床上有些病例所以治疗效果不好，往往是由于手法不对症造成的。

在针术方面，提高针灸疗效的因素，除了"正确的辨证、准确的选穴、恰当的手法"三个主要因素外，环境、气候、季节、针刺的方向和针刺的深度等，也是提高针灸疗效不可忽视的方面。

两个积极性与三个因素是相辅相成、对立统一的两个方面，是提高针灸疗效的关键。

第十节　刺激针感与疗效

刺激、针感与疗效，是近代针灸学上经常见到的三个术语。随着针灸疗法在临床上的广泛运用，对于刺激、针感与疗效的含义及三者的关系，有必要提出来进行商讨。记述"刺激"的有关资料很多。刺激是一切生物的生活条件。生物离开了刺激就不能生存。如水生动物，水对水生动物来讲是一种刺激，然而水生动物必须生活在水中，水生动物离开了水很快就要死亡。又如陆生动物必须生活在空气中，空气对陆生动物是一种刺激，陆生动物离开了空气一刻也不能生存。刺激是生物生命活动的基础，生物的各个构造和器官都是为了适应内外的刺激而生成，生物的生命活动过程也就是接受刺激、处理刺激和为了适应刺激的过程，如果这一过程停止了，那么生物的生命也就停止。人们把这种生活所必需的刺激称作良性刺激。刺激是一切疾病的致病因素。刺激即是生物生存的必要条件，也是生物致病与死亡的主要原因，人类所患之病证就是内外致病刺激因素作用与机体后的反应。人们又把人类生活所不需的能使人类致病的刺激称作恶性刺激。中医学对这一问题早有认识，把致病刺激因子总括为三因：即内因、外因和不内外因。内因是怒、喜、思、忧、悲、恐、惊，所谓七情内伤是也。外因是风、寒、暑、湿、燥、火，所谓六淫外感者是也。不内外因是创伤、房事、虫兽所伤等。这与现代医学的病因学是不谋而合的，现代医学认为，作用于机体致病的刺激因素：机械性和物理性刺激；化学性刺激；生物性刺激；精神性刺激。

既然刺激是一切疾病的致病因素，那么追根求源一切疾病的治疗方法，也离不开刺激方法，现代临床上不论是什么治疗方法，都不出刺激方法的范畴。只不过是刺激的方式方法不同而已。如药物治疗是化学性刺激方法，而针灸治疗是机械性刺激方法，因此，类推事理，就其毫针作用于机体后刺激的性质而言，也不外良性刺激和恶性刺激。在针灸学上，把产生机体需要的刺激量以内的刺激称作良性刺激，这种刺激所产生的酸麻沉胀之感即针感，把产生刺激量超过机体需要以外的刺激称作恶性刺激。针感和恶性刺激都是毫针作用于机体后的反应，就患者来讲，都有酸麻沉胀的感觉，那么在临床上如何区别和掌握针感与恶性刺激呢？

1. 以患者对针刺后的主观感觉来区别

恶性刺激患者除了有酸麻沉胀的感觉外，还有疼痛和烧灼感等感觉，而针感不应该有这样的感觉。酸麻沉胀是针感和恶性刺激共有的感觉，然而其刺激的性质有根本的区别，相对地说针感患者感觉刺激的轻，恶性刺激患者感觉刺激的重，也就是说针感刺激量相对小，恶性刺激刺激量相对大。也就是说刺激量超过了人体适应能力的刺激即恶性刺激。

2. 以运用的手法来区别

在一般情况下，对同一种手法来讲，手法越重，刺激越强，刺激量就越大。因此，在用强刺激手法时，应特别慎重，否则手法太强就会由量变到质变，针感就会向相反的方向转化。强刺激容易晕针就是这个道理，有人认为晕针的效果更好，笔者认为这些见解似乎有些不妥，晕针的机制现代医学认为是由于强烈的刺激不断的传入大脑皮质，使皮质和皮质下中枢产生深度的抑制，因而全部的机体活动就处于抑制状态，出现了晕针现象。

对不同的手法来说，作用于机体后所产生的刺激量本来就有差别，而不同的机体对刺激量的大小要求也不一样，有些手法对甲体来说是良性刺激，而另一些手法对甲体来说则是恶性刺激，因此，临床上选用手法是要因病施术切勿因术施病。

3. 以临床效果来区别

临床效果的好坏是区别针感与恶性刺激唯一正确的标准。

（1）毫针作用于机体后，症状减轻或消失的刺激为针感。

（2）针刺后，产生晕针的刺激为恶性刺激。

（3）针刺后，患者只有疼痛或烧灼感，并且这种感觉残留数天或更长时间的刺激为恶性刺激。

（4）针刺后作用＞副作用的刺激为针感，反则为恶性刺激。

针感是由质（酸麻沉胀的感觉）和量（刺激量）两个方面决定的。有人提出针刺入机体后所产生之酸麻沉胀感觉即针感，中医学也把这针刺后的反应称为"得气"。笔者认为这种提法是有片面性的，这是因为酸麻沉胀只是决定针感的一个方面，即是针刺入后产生了酸麻沉胀的感觉，然而产生酸麻沉胀刺激的刺激量有大小之别，如果刺激量超过了机体所需要的范围，那么产生这种酸麻沉胀感觉的刺激同样是恶性刺激。

好的针感才能产生好的疗效，针感越好疗效越高，因此，在临床上既要求针刺时产生酸麻沉胀的感觉，又要求恰当的刺激量，两者不可偏颇，如果只要求产生酸麻沉胀的感觉，而忽视了刺激量的大小，也收不到应有的治疗效果，这样的情况在临床上是经常碰到的，曾治一牙疼患者，第一次针下关穴，牙不疼时就起针了，但起针后几分钟就又疼起来了，第二次还是针第一次针的部位，患者又酸麻沉胀感后，牙同样止疼了，但这次没有马上起针，牙止疼后又留针30分钟，并5分钟行针1次，以加强针感，一次即愈至今数年未发。如果只注意量的方面，而忽视了质的方面，一味的强刺激，有时不但收不到好的效果，反而产生了副作用，如有些患者针后疼痛的感觉残留数天甚至数月，给患者造成了不应有的痛苦。

综上所述，刺激是治疗的条件，针感是治疗的基础，疗效是治疗的目的，没有刺激就无所谓针感，没有针感就谈不到好的治疗效果。刺激、针感与疗效三者彼此之间是相辅相成的，这就是刺激、针感与疗效的关系。

第十一节　平补平泻之我见

"平补平泻"的提法，首见于"神应经"，为明初陈会所提倡，嗣后被针家所重视，相沿为用至今。虽然平补平泻手法在临床上运用比较广泛，但对"平补平泻"的看法很不一致，其操作方法、主治范围、文献记载也颇不统一，各抒己见，众说纷纭，漏洞百出，矛盾重重，使学习者很难遵循。因此，对"平补平泻"这一概念，有必要提出来进行商榷。

为了便于分析，先将历代诸家对"平补平泻"的部分有关记载，摘录如下：

《神应经》记载："凡人有疾，皆邪气所凑，虽病人瘦弱，不可专行补泻，只宜平补平泻，须先泻后补，谓之先泻邪气，后补真气。"

《针灸大成》记载："有平补平泻，谓其阴阳不平而后平也。阳下之曰补，阴上之曰泻。但得内外之气调则已。"

《针灸简编》中记载：所谓平补平泻也可以说是不分补泻的手法操作。操作方法很简单，即将针不快不慢地刺入穴内，以后再来回均匀地捻针，借以激发经气，使病人得到一定的感觉后，将针退出体外，这种方法主要用于不虚不实或虚实难辨之症。

《针灸学手册》中载：调和法，又叫平补平泻。用中等强度的刺激，进退的力量均匀适中，入针以后均匀地捻转，出现反应后留针几分钟或十几分钟。这种手法，适于不虚不实、仅只功能紊乱的疾病；或者虚实夹杂不可专补专泻的疾病。一时诊断不清，虚实难辨，也可以用这种针法。

《简易针灸学》中记载："平补平泻，刺针后先行泻法，泻其邪气，后行补法，补其真气。"

《针灸发微》中载："关于平补平泻的问题，与'不实不虚，以经取之'大概是一致的。如慢性风湿性疾患，主要是用中等强度的刺激而久留针，使之自为补泻，自为调整而达到自然治愈。"

《简易针灸手册》载："中等刺激，轻于强刺激，也叫平补平泻。"

根据上述文献记载，对平补平泻的提法可总的概括以下几个方面：

（1）平补平泻是一种中等强度的刺激手法：认为平补平泻是一种针刺手法，这种手法轻于重刺激，重于弱刺激，其具体操作方法如下：①将针不快不慢的刺入穴内，以后再来回均匀地捻针，借以激发经气，患者得到一定的感觉后，将针退出体外；②进退的力量均匀适中，入针以后均匀地捻转，出现反应后留针几分钟或十几分钟；③中等强度的刺激而久留针。

（2）平补平泻是一种先泻后补的针刺方法，先泻邪气，后补真气。

（3）平补平泻是调和阴阳的一种方法，阳下之曰补，阴上之曰泻，达到阴阳相平而已。

（4）还有人认为平补平泻是上补下泻之义。

平补平泻手法的主要作用：①主要用于不虚不实或虚实难辨之症；②虚实夹杂，不可平补平泻的疾病；③使之自为补泻，自为调整而达到自然治愈；④先泻邪气，后补真气。

从以上所介绍的平补平泻手法中，可以看出两个问题：

（1）大量的临床实践和有关研究证明，机体的病理过程是个矛盾运动过程，随着矛盾诸方面的相互转化，疾病的性质也就随着起变化，所以针刺手法也必须适应病理的变化而灵活选用，况且机体本身还有个体差异。因此，教条地规定某手法是某强度的刺激能治某病的做法是不符合病情变化的实际情况。因为刺激强度是对机体的机能状态和病情的性质相对而言，任何一种刺激手法所产生的刺激量对不同的机体和病情而言都可以产生补泻相反的两种作用。

　　（2）对立统一规律是宇宙的根本规律，这个规律不论在自然界、人类社会和人们的思想中，都是普遍存在的。"平补平泻"的概念是不符合这一规律的。巴甫洛夫的神经活动学说就证明了这一点。巴甫洛夫学说认为，神经系统的活动在本质上具有兴奋和抑制两种基本过程。这是一对具有矛盾的、但又互相依存的神经活动过程，每一个神经细胞都同时存在着这一对立的活动过程。但是两过程的相对强度，却是经常在变化的，有时候兴奋过程占优势，有时候抑制过程占优势，绝不会有完全相等的情况。根据巴甫洛夫学说，现代医学认为人体疾病的产生，无非是致病因素在一定条件下作用于机体后，机体所表现的各种不正常的兴奋或抑制状态。这种见解与中医学对疾病的认识是不谋而合的，如内经《素问·调经论》："阳虚则寒，阴虚则热；阳盛则外热，阴盛则内寒。"《素问·生气通天论》："阴平阳秘，精神乃治。"这就是说人体疾病的发生，总的来讲不外阴阳的偏盛和邪正的斗争。《素问·调经论》："百病之生，皆有虚实。"《素问·通评虚实论》："邪气盛则实，精气夺则虚。"这些都是概括地说明了疾病的表现，有虚实两个方面，也就是病理上的太过（兴奋状态）与不及（抑制状态）的阴阳偏盛现象。针刺的目的就是为了调整疾病的虚实，而起"有余者泻之，不足者补之"的作用。补，是补其正气，使其从不正常的抑制状态转向正常的兴奋状态；泻，是泻其病邪，就是使其从过度兴奋状态转向生理的正常状态。所谓不虚不实的情况在理论上是解释不通的，在实践中也是不符合客观存在的事实的。虚实夹杂或虚实一时难辨的情况在临床上是有的，比如有的患者从整体来看属虚，但具体到某一部位或器官的病证，确表现为实证，或者同一个患者，同时患几种病，虚实一时很难分辨，遇到这种情况怎么办呢。唯物辩证法认为，在复杂的事物的发展过程中，有许多的矛盾存在，其中必有一种是主要的矛盾，由于它的存在和发展，规定或影响着其他矛盾的存在和发展。作为同一患者，病情再复杂，病种再多，其中必有主要的起决定作用的病证，治疗务必从解决主要矛盾方面着手，因此，虚实夹杂或虚实难辨疾病的治疗，作为针灸疗法，也不外补泻两端。况且针灸有双向调节作用，可以处理复杂的病情变化。

从以上分析也可以看出"先泻后补"的平补平泻手法也是站不住脚的。补泻是针刺手法的目的，是针刺作用于机体后所发生作用的总合。在同一个机体上，不管你针几个穴位和用几种针刺手法所产生的效果是这些穴位和这些手法作用的总合。例如，在临床上，为了达到镇静、消炎止痛的目的，每用多针强刺的原则而获得良好效果，否则效果就不明显。曾治一牙痛患者，开始只取合谷一穴，用强刺激手法，针了十几分钟，毫无效果，先后加了曲池、足三里、下关、颊车、行间、三间等十几个穴位，用持续运针法，反复提插捻针约 30 分钟才开始见效；60 分钟左右就完全止痛了。这样的病例在临床上是屡见不鲜的。因此，笔者认为"先泻后补"的平补平泻手法是主观臆想出来的，不是从实践中产生的，是医者意也。在临床上也很难操作。

因此，笔者认为：①以上所介绍的所谓"平补平泻"操作方法，作为一种针刺手法是成立的。②对同一患者来讲，把不同的针刺手法作用于机体后所产生的刺激量可分为强刺激、弱刺激和中等刺激。同一种针刺手法作用于不同机体后所产生的刺激量也可分为强刺激、弱刺激和中等刺激。③补泻是对立统一的两个方面，因此，既非补又非泻或先泻后补的平补平泻观点是不符合对立统一规律的。在理论和实践中都是解释不通的。

第十二节　论补泻与补泻手法

俗话说："针灸易学，补泻难明。"补泻一直是《内经》以后医家研究的课题，若干世纪以来，虽然经过历代医家的长期临床实践和刻苦钻研，对补泻问题积累了丰富的经验，但由于历史条件和当时科学水平的限制，对补泻问题，一直没有得到统一的认识，而众说纷纭。有的认为针灸有补有泻；有的认为针灸有泻无补；还有的认为针灸无补亦无泻。对补泻的含义理解也不统一，有的认为补泻即手法，手法即补泻，也有的认为补泻是指两种不同的手法。总之，孰是孰非，争论不休。笔者仅就临床点滴体会谈谈对补泻及其手法的粗浅看法。

一、补泻是对立统一的两个方面

《内经》载："百病之生，皆有虚实。"中医学把所有的疾病分为虚实两大类。《内经》又根据病之虚实提出了"有余者泻之"和"不足者补之"的治疗原则。这说明补泻是相辅相成，对立统一的两个方面。补泻如同战争的攻守，进退、胜败等矛盾现象，无补就无所谓泻，无泻也就无所谓补，失去一方，他方就不存在。

几千年来一直把"虚补、实泻"作为针灸临床的指导原则而治疗各种不同类型的病证。实践证明针灸疗法治病范围非常广泛，各科都有其适应证，不仅能治疗大量的常见病和多发病，也能治疗一些疑难病证；不仅对某些急性病有效，而且对很多慢性病也有显著效果。而这些病不外乎虚证和实证，如神经衰弱、肺结核等慢性病，一般属于虚证；急性胃肠炎、大脑炎等急性病、新得病，一般属于实证的范畴，而这些虚、实不同类型的疾病，不用任何药物单用针灸治疗即可取得显著效果。这一公认的事实，就足以说明针灸疗法是有补泻作用的。

对补泻问题的看法，笔者认为一是要明确针灸补泻的涵义；二是要正确认识补泻与手法的关系。关于补泻的涵义，《素问·调经论》载："百病之生，皆有虚实。"《灵枢·九针十二原》："凡用针者，虚则实之，满则泻之。"又："虚实之要，九针最妙。补泻之时，以针为之。"阐明了针刺补虚泻实的基本原则。《素问·调经论》载："五脏者故得六腑与为表里，经络肢节各有虚实，其病所居随而调之。"这就更具体地指出了行补泻的基础，还必须结合阴阳表里、脏腑、经络，人体的强弱和病情的虚实。以及疾病发生的所在部位等等。如《灵枢·寿妖刚柔》载："用针之道在于调阴与阳。"《灵枢·始终》载："阴盛而阳虚，先补其阳，后泻其阴而和之，阴虚而阳盛，先补其阴后泻其阳而和之。"

这就明确地指出了补泻是对疾病的性质相对而言。疾病是在一定条件下致病因素作用于机体后的反应。人体受了致病因素直接或间接的影响，机体生理机转相互之间发生了矛盾，或是功能过度亢进，而表现各种不正常的兴奋状态；或是功能衰退，而表现各种不正常的抑制状态，前者属于"有余"，一般称为"实证"，后者属于"不足"，一般叫做"虚证"。既然一切疾病的产生离不开内外各种刺激因素，那么一切疾病的治疗方法也离不开各种刺激方法，药物治病是一种化学刺激方法，针灸治病是一种物理刺激方法。皆是损有余而补不足，以平为期。笔者之所以认为针灸有补泻的作用，就是因为针灸作用于体后，能够解决机体抗病功能同致病因素作斗争的过程中，所表现的各种虚实、寒热等矛盾现象，从而达到减轻或治愈疾病之目的。因此，补泻是一定的针刺手法作用于机体后的反应，这个反应是以机体的需要为标准的，是以解决机体病理变化过程中的主要矛盾和主要矛盾方面为目的。补泻的涵义是对疾病的性质相对而言，所谓"补虚泻实"，是说一定的针刺手法，作用于机体后，对虚证产生补的作用，对实证产生泻的作用。补泻并非是两种不同的针刺手法，而是针刺手法的目的，手法是达到补泻目的的手段，任何一种针刺手法对于不同的机体或病证都可以产生补泻相反的两种作用。同一种针刺手法对甲体来说可能产生泻的作用，而对乙体来说可能产生补的作用；对甲病可能起补的作用，面对乙病可能起泻的作用。不管那种针刺手法都是如此。对待补泻手法，必须用辩证的观点去认识，不可硬性规定某种手法是泻法，某种手法是补法，因为不能脱离机体的功能状态而孤立地谈手法，也不可以此去指导临床补泻手法的具体运用，否则对补泻与手法就不可能有正确的认识。

还有一点需要明确的，就是针灸的补泻作用，不是直接补人体之不足或泻人体之有余，而是通过经络的调整作用，间接地产生虚补实泻的效果，必须阐明达到补泻作用的任何一种针刺手法所产生的刺激量，对于机体都是一种良性刺激，这一良性刺激是以反应机体需要为标准的。

如何使刺激量强弱适度恰到好处，这在临床上是需要解决的一个具体问题，因为不同质的矛盾，只有用不同质的方法才能解决。不同的个体不同的疾病或同一疾病在病理转归的不同阶段，其需要的刺激量是有差距的，而任何一种针刺手法作用于机体后，都会产生一定的刺激量，就是同一种针刺手法，在操作过程中随着其他因素的条化，其刺激量也会随之而变化。然而各种刺激量的总合必须适应机体的要求，才能达到补虚泻实之目的。因此，如何使刺激量适应机体的需要，也就是说如何使刺激总量满足补泻的要求，这在针灸临床上是很重要的一个方面，笔者体会到，适应机体需要的刺激量与下列因素有关：提插的幅度，捻转的角度以及频率的快慢，指力的强弱，留针时间的长短，刺激腧穴部位的多少等，均有一定的影响。

一般地说，提插与捻转的速度越快，产生的刺激量就强，反之就弱，指力越强，产生的刺激量就大，反之就小；留针时间长，产生的刺激量就强，反之就弱，捻转的角度和提插的幅度越大，产生的刺激量就大，反之就小，针刺的腧穴越多，所产生的刺激量就更大些，反之就小。

对于同一个机体，在其他条件不变的情况下，适应机体需要的刺激量应该是不变的，然而影响刺激总量的因素可以变化，也可以这样说，运用不同的针刺手法，同样能使刺激总量适应机体的需要，也就是说如同一机体，在其他条件不变的情况下，适应机体需要的刺激总量为 A，A 可以等于提插和捻转的速度快，也可以等于留针时间长，还可以等于刺激点多加留针时间长的总和等。

因此，在临床上如果死搬硬性规定运用针刺手法，使刺激总量适应机体的需要是不可能的，所以《素问．针解》载："为虚为实者，工勿失其法，若得若失者，离其法也。"

要想使刺激总量适应机体的需要，还应考虑患者的体质、气候及环境的变化等，

二、辨别补泻手法的唯一标准是实践

手法即针刺的操作方法，他是达到补泻目的的手段。

针刺手法，最早见于《内经》，以后历代针灸医家又有创造和发挥，有些补泻手法相延为用至今。如《灵枢·官针》所载毛刺，半刺、浮刺、分刺、短刺、输刺、关刺、络刺等刺法，以及呼吸、开阖迎随等补泻等手法，直至目前仍在临床上被广泛应用，这些手法操作的提出是根据《灵枢·经脉》中"虚则补之，实则泻之"的治疗原则和无数大量临床实践而创建的。在漫长的历史阶段中，历代医家一直在运用这些补泻手法，并确实治愈了不少病证，这是不可抹杀的历史事实。但由于受历史条件的限制，在总结针灸补泻手法时，难免存在着一定的局限性，甚或混杂着一些不合理的成分，对本来是客观存在的针刺手法，或机械的生搬硬套或画蛇添足进行烦琐的加工，或把某些手法吹捧得神乎其神，使人看后有可望而不可即之感，如陈会的补泻法就是比较典型的例证。因此，对待古代的补泻手法，必须用一分为二的观点，批判的汲取，而不能不分青红皂白地全盘继承。

判定认识或理论是否正确，不是依主观上觉得如何而定，而是依客观实践的结果而定。多年来笔者把历代比较常用的"迎随补泻"、"开阖补泻"、"疾徐补泻"和"提插补泻"以及"烧山火"、"透天凉"等针刺手法，在临床上从不同的角度进行了实践，现将实践的结果总结如下。

（1）用同一补泻手法，作用于患同一疾病的不同机体上，其结果是：①都有效；②都无效（这种情况较少）；③对甲体有效，对乙体无效，或对甲体无效，而对乙体有效；④对甲体有效，而对乙体更有效。

（2）用不同的补泻手法，作用于患同一病证的不同机体上，其结果是：①都有效；②都无效；③甲种手法对甲体有效，乙种

手法对乙体也有效，或甲种手法对甲体无效，而乙种手法有效等复杂情况。

（3）几种不同的针刺手法，作用于患同一疾病的同一机体上，可出现以下情况：①都有效；②都无效；③其中的某种手法有效。

（4）用某种补法治疗某种虚证无效，两用某种泻法有效，或用某种泻法治疗某种实证无效，而用某种补法则有效。

（5）在某种情况下，用"烧山火"和"透天凉"手法，都可以用于治疗热证或寒证；有时用"烧山火"治疗热证有效，而治疗寒证却无效，或用"透天凉"治疗热证无效，而治疗寒证有效。

（6）有时在同一机体上治疗同一病证，用这一补法无效，而用另一补法有效；或用这一泻法无效，而用另一泻法有效。

在临床实践的过程中，发现古代的补泻手法存在如下几方面的问题：

（1）历代医家在创造和总结某些手法时。脱离机体和疾病的具体情况，机械的规定了某些手法，并把这些补泻手法的作用看做是孤立的和永远不变化的。硬行规定某刺法是泻法，某刺法是补法，某手法治某种病。如"烧出火"和"透天凉"以其作用分补泻；"捻转补泻法"以其捻转方向分补泻等。临床上，是否如古代文献所说的，用"三进一退"的"烧山火"，针刺后一定产生热的感觉，起到补的作用，实践证明的结果并不完全如此。教条的运用硬性规定的针刺手法，这就是临床上运用古代补泻手法，治疗某些病证而未收到预期效果原因之一。

（2）古代的针刺手法，有些是凭主观臆造的，即所谓"医者意"也；有些是在原来的基础上又作了人为的加工，使其失去了本来的面貌。实践证明，如"烧山火"，"透天凉"及"呼吸补泻"手法中的呼吸动作的有无。并不影响治疗效果，这些附加的"呼吸"动作，都是人为的添枝加叶。

（3）某些补泻手法的具体操作方法，如"烧山火""透天凉凉","提插补泻""开阖补泻"和"捻转补泻"等手法，历代各家分歧很大，文献记述也颇不统一。仅"捻转补泻"法就有几种不同的解释，金元时代以"左转为补，右转为泻"；明代的李梴、陈会、汪机等人对"捻转补泻"亦各有不同的解释。从古代医家对某些补泻手法解释的混乱现象，也可看出这些针刺手法缺乏系统的整理。

笔者在学习和应用古代补泻手法的基础上，通过反复的临床实践，对针刺手法产生了以下几点认识。

（1）同一针刺手法，由同一医者操作，作用于不同的机体所产生的刺激量应该是相等的。但是这同一刺激量对甲病来说可能起补的作用用，对乙病来说可能起泻的作用；或对甲体来说可能是良性刺激，而对乙体来说可能是恶性刺激。因此，任何一种针刺手法，对于不同的机体或病证来说，其作用可能都有补泻相反的两个方面。

（2）任何一种针刺手法，作用于机体后，由于其操作的时间、捻转的角度和提插深度的不同，所产生的刺激量也随之而有差异。

（3）古代的一些针刺手法，对某些病证所以能够收到一定的治疗效果（尽管有些手法中含有形而上学的成分），是因为任何一种针刺手法，作用于机体后，都能产生一定的刺激量，而这一刺激量有时正符合某些机体的需要。

广大的医务工作者，通过长期的医疗实践，逐渐地认识到在古代的补泻手法中，哪些是正确的，哪些是不正确的，哪些是不完备的，纠正了这些手法中不正确的方面，并进一步总结和发展了补泻手法。现将近代临床上常用的几种针刺手法和行针法介绍如下。

1. 单式针刺手法

单刺术：针刺入机体一定深度后，不捻转。亦不行操作其他方法而将针立即拔出。此法是极轻微的刺激手法，适用于小儿及体质虚弱或初次受针的患者。

捻转术：针刺入一定深度后，将针体左右来回捻转，捻转的角度大，速度快，则刺激量就大，反之越小。

提插术：针刺入一定深度后，针尖方向不变地上下反复提插。提插的深浅幅度越大，次数越多，则刺激量越大，反之越小。

捣针术：进针后，将针在体内进行深浅幅度相等的反复提插。操作时间越长，刺激量越大。此手法多用于肌肉丰满部位，如臀部等。

刮针术：针刺入一定深度后，右手拇指扶住针柄，针柄顶端抵住食指掌骨部位，用中指指甲自下而上地反复刮针柄。刮的速度快，时间长，则刺激量就大，反之就小。

震颤术：进针后，用指频频叩弹针柄，使针体作轻微而柔和的颤动。

单向捻转术：针刺入一定深度后，将针体向前或向后做单方向捻转，如搓线状，故又名搓针术。为了预防肌肉纤维缠绕针身，在捻转的过程可使针向上提，或向下插，或将针体倒捻一下。

留针术：进针施术后，将针留在体内不动的方法，称为留针术。

摇针术：手持针柄，将针体摇动的手法。摇法有二，其一，将针前后或左右摇动；其二，将针体作旋转式摇动。

2. 复式针刺手法

在临床上，根据实际情况，将两种以上的针刺手法配合应用，称作复式针刺手法。

提插捻转术：是提插与捻转配合应用的一种复式针刺手法。

捣捻术：是捣针术和捻转术配合应用的一种复式针刺手法。其操作方法是在一定深度捣针后，再行捻转术，或边捣边捻转。

分段行针术：即把应针的深度分为天、人、地3段。在每段行提插、捻转等手法。

刮震术：是刮针术和震颤术配合应用的复式针刺手法。

3. 行针法

见第十六节。

第十三节　深刺与浅刺

　　针刺深浅历来为针家所重视，正确的掌握针刺深度，对提高针灸治疗效果有很大的关系。其原因有三，其一是因穴位有一定的深度，若针的太浅，达不到应针的深度，若针的太深，则易伤筋动骨或刺伤脏腑；其二是因病有浮沉，故刺有浅深，如《素问·刺要论》云："病有浮沉，刺有浅深，各致其理，勿过其道……浅深不得，反为大害"。《灵枢·官针》亦云："疾浅针深，内伤良肉……病深针浅，病气不泄。"说明了根据病之浮沉，决定针刺深浅的重要意义；其三是因针刺深浅与刺激量有关，相对而言，针刺越深，刺激量越大，针刺越浅刺激量越小。

　　进针的深度古人常以天、人、地来区分。天部相当于真皮下，人部相当于肌层，地部相当于肌层以下的部位。现代针灸临床上一般把针刺深度分为浅刺和深刺两种。

　　浅刺是指针刺到皮内或皮下的部位，针刺时不产生酸、麻、沉、胀的感觉。浅刺法最早记载见于《内经》一书，内经将浅刺法分为毛刺、半刺、浮刺和直针刺等法。现代临床上常用的皮内针、腕踝针、皮肤针、挑刺法、三棱针点刺法、穴位埋线和经络疗法等都是在内经浅刺法的基础上发展起来的。

　　临床实践证明，浅刺法是一种有效的针刺方法，各科都有它的适应证，特别是近几年来浅刺法的临床应用日趋广泛。其治疗机制，可以从经络实质的研究中得到启发，北京积水潭医院曾明大夫"关于经络实质、针疗原理和磁疗原理的初步探讨"一文中指出："腕踝针和皮内针都是在皮下或皮内刺激、没有得气感的条件下发挥治疗作用，而磁疗的旋转法甚至在磁头不接触皮肤、不引起任何感觉，磁场只穿透体表1cm左右的情况下也能治病，而且比贴敷法见效更快、更强，说明针疗和磁疗的内因在机体的浅表和周缘部位就已经存在"，还指出"针疗和磁疗的内因必然是一些稍受刺激即能迅速引起功能上巨大改变的结构或物质，这种结构或物质是体内某些介质、活物质及其酶和神经、体液组成的一个复杂体系，针刺的作用很可能是介、活物质及其酶的动力学变化通过神经、体液传递的结果。"曾氏的研究说明，浅刺是有其生理学基础的。

河北张崇一老大夫主张用浅刺法，他认为"按刺针效果，是因气血的感应变化作用所生，不是想象设计所能尽知……"这就很能说明不必深刺。他指出"……各针经都记载过许多只刺1、2、3分，而5、6、7分的是极少数，没有过一寸的（一分只是一汞柱横径）。今有人动辄深刺至4、5市寸，不怪人累针如蛇……我认为不大必要。"张老大夫刺针深度是"头部用水平式刺法，深一谷粒许；面部用斜角式刺法，深一谷米半；胸背部用面部式刺法，深一麦粒横径强；腹部及四肢都用直角式刺法，深一麦粒竖径强"。张氏浅刺法有一定的代表性。

深刺是指针刺到肌层或肌层以下而言，针刺时患者有酸、麻、沉、胀的感觉。深刺法，内经有"分刺""短刺""输刺""俞刺""关刺""恢刺"的记载。虽然名称不同，但都是指深刺的意思，这些不同的深刺方法是根据病证的性质和不同的针刺部位而设的。如"输刺"是深刺而快出针的一种深刺针法，适用于气盛有热的病证；"关刺"是在四肢筋的尽端处深刺，由于筋尽处都在关节附近，故称关刺。

深刺法也是在实践中产生出来的，近代临床上多用此法，深刺至神经干或其主要分枝为度。大量的临床实践证明，深刺法对很多病证有良好的治疗效果，而且针感越好，疗效越高。其作用机制认识尚不统一，但大部分认为这种深刺的作用是经过神经，尤其是经过支配深部组织的神经传到大脑的。在人体实验中也观察到，在扎针的时候，被针的人会产生针感，同时，在针刺处的肌肉也会产生电位的变化—肌电。针感越强，肌电就越大。肌电是受皮肤下面的深部组织，如肌肉及关节内的一些感觉结构的活动影响的，并以神经传导功能的完整为必要条件。因此，针感与针刺处的深部组织有关。说明深刺法是有科学根据的。

深刺和浅刺是对立而又统一的两个方面，单纯的主张浅刺或单纯的主张深刺都带有片面性。笔者认为穴位是有一定深度的，穴位的深度是由构成穴位的物质基础决定的。因此，针刺深浅在临床上必须根据具体情况，灵活掌握，不能死板硬套。

根据现阶段人民对穴位实质的认识水平和临床实践经验，主要从以下几方面掌握针刺的深度：

1. 病情

不同的疾病，须要不同的刺激量，须要不同的针刺深度。就是说疾病的性质不同，针刺深度也不一样。一般来说，阳证、表证、热证、虚证宜浅刺；阴证、里证、寒证、实证宜深刺；病在气分宜浅刺，病在血分宜深刺。临床上常见的癫狂症、急腹症、寒痹症、神经痛及原因不明的高热等可深刺、重刺。内经《终始》云："一方实，深取之……一方虚，浅刺之……脉实者，深刺之，以泄其气；脉虚者，浅刺之。"从此论述也可以看出我们的祖先对疾病的性质与针刺深度的关系是很有研究的。

2. 体位

《灵枢·阴阳清浊》云："刺阴者，深而留之，刺阳者，浅而疾之。"所谓"阴"就针刺的部位来讲，是指四肢内侧和腹部手足三阴经所过之处，此处肌肉丰满，可以深刺；所谓"阳"是指四肢外侧和胸背头面手足三阳经所过之处，此处多骨多筋，皮肉浅薄，或深部有脏器，不可深刺，各体位的针刺深度可参照表4：

表4　体位浅刺表

部位	深度（寸）		备注
	直刺	斜刺	
头面颈项	0.3 ~ 0.8	1 ~ 1.5	多斜刺或沿皮刺，刺哑门时针尖对下颌，不得超过两同身寸
胸背两胁	0.1 ~ 0.3	1.5 ~ 3	胸胁部最好不用直刺
手足掌面		0.3 ~ 1	

部位	深度（寸）	备注
脘腹部	1～3	肝脾大者应慎重
四肢部	1～3	
腰臀部	1.5～3	
脊椎部	0.5～1.5	

体位深刺表　　　　　（续表）

3. 体质

人体有胖有瘦，体质有强有弱，年龄有大有小，性别有男有女。一般机体胖实气血充盈者针深，机体瘦弱气血衰微者针浅，年轻力壮者针深，年老体弱妇孺者针浅。如《灵枢逆顺肥瘦》曰："年质壮大，血气充盈，肤革坚固，因加以邪，刺此者，深而留之，此肥人也。广肩腋项，肉薄厚皮而黑色，唇临临然，其血黑以浊，其气涩以迟。……刺此者，深而留之……。瘦人者，皮薄色少，肉廉廉然，薄唇轻言，其血清气滑，易脱于气，易损于血，刺此者，浅而疾之……。婴儿者，其肉脆，血少气弱，刺此者，以毫针，浅刺而疾发针。"

4. 时令

针刺深度与春夏秋冬四季的变化亦有密切关系，《难经七十二难》云："春夏者，阳气在上，人气亦在上，故当浅取之；秋冬者，阳气在下，人气亦在下，故当深取之。"春夏两季，是万物生发之时，气候温和，阳气在上、在表，邪气所中也浅，故当浅刺，也就是说，春夏两季，天温气和，机体活动功能旺盛，抗病能力也强，浅针轻刺，即能达到治疗效果；秋冬气候寒冷，万物收敛，阳气在里、在下，邪气所中也深，机体功能活动减慢，深针重刺才能达到治疗效果。如在炎热的天气针刺，易晕针，而在寒冷的天气针刺则不易晕针；患者出汗时针刺易晕针，无汗时针刺则不易晕针，就是这个原因。

第十四节　体表阳性反应与临床应用

中医学在长期和疾病斗争的实践中发现，机体外边的皮肤肌肉和五脏六腑、脑髓和女子胞等，虽有内外表里之分，而实际上是阴阳经脉表里相贯的统一体。如《黄帝内经太素》云："五脏之道皆出于经隧，以行血气，血气不和，百病乃变化而生，是故守经隧焉。阴络之色应其经，阳络之色变无常，随四时而行。凡十五络者实则必见，虚则必下，视之不见，求之上下。按之应在中而痛而后刺之，先文按而在应于手者乃刺而予之。"

大量的临床实践证明，某些内脏有病时，常常在体表的某些部位有所反应，引起体表某一部位功能或形态的改变，这种改变现代医学称作"阳性反应"；同样，体表某一部位功能或形态的改变，也常常引起脏腑的生理变化，使其形成病理状态。中医学对这一问题也早有认识，如《灵枢》云："皮者脉之部也，邪客于皮，则腠理开，开则邪气客于络脉，络脉满则注入经脉，经脉满则入舍于脏腑也，或中于阴或中于阳，中于阳则入六腑，中于阴则入五脏。"现代生理学也证实，人体是一个统一的整体，各个部位之间都存在着一定规律性的联系，人体一定部位与内脏或其他部位不仅有内在的共同性联系和普遍规律，即其共性；但是，每一个部位和不同脏器及其他不同部位在功能上又有其特殊联系，即其个性，也就是特异性。每一个事物内部不但包含了矛盾的特殊性，而且包含了矛盾的普遍性，普遍性即存在于特殊性中。而这种联系，它认为主要是通过神经系统来实现的。例如，分布在某一内脏的神经与支配某一部分体表肌肉的神经，在相同的水平进入脊髓，因此，这一内脏发生疾病时，就可能在与之相应的体表部位得到反应。

这种体表与脏腑互为反射现象，也引起了国际医务界的重视，麦克立拉在其所著"分节疗法"里这样说："1889 年海氏首先记述内脏器官的疾病，以一定程度的规律性而引起皮肤的过敏，出现于发生学上属同一分节的体表的一定部位。在这前后麦肯氏发现，深部同一层（肌肉、结缔组织、骨膜）也有变成非常过敏的事实。"日人间中喜雄、德国人 H·许米特合编的《针灸入门讲座》一书中也有类似的记载："对一病人的病，应在何处予以刺激是针术的基础问题，乃恰好成对照的，每种病都在体表有个特定部位会对应而起变化，于是西洋医学自来就想利用之于诊断而加以观察。"苏联某科学院院士和医学科学硕士把这种内脏皮肤反射所造成的皮肤感受性的紊乱被认为是内脏非正常活动状态的指标；他们把内脏在体表的阳性反应部称作皮肤活动点。并指出："皮肤活动点的分布是与痛感受性过敏区域［按照黑特（HEAD）、马肯兹（MAKEH36）、拉兹道列其乐基的个别部分与某些牙痛点，与在中国、朝鲜、日本针灸疗法中所用的穴位］是相一致的。"他们在实验中发现："皮肤活动点是最敏锐地反映发生于内脏及大脑中变化的皮肤部位。可是某些内脏和大脑部位与皮肤活动点及其周围地区实现着固定的反射性联系。某些内脏于 2 个或 4 个皮肤点相联系，并发现活动点具有安静状态的性质。"

中医学认为疾病的发生、发展与转归离不开营卫气血，由于营卫气血的变化不同，因此，脏腑病证在体表的反应情况也不一样。就其反应的部位来说，一般气之为病多反应在阳经，血之为病多反应在阴经，但也有些病证不反应在本经部位。如肝病应反应在肝经，而有的却反应在足太阳经或足少阳经；有的脏腑病证反应在皮肤经脉上是一片，有的是一条线，还有的病证能反应到整个周身体表，就其反应到皮肤经脉所产生的症状来看，不是引起体表某一部位形态的改变，就引起体表某一部位功能的改变。所谓形态的改变所表现的症状一般是：浮肿、瘀疹、瘀斑、结节、红肿、凹陷、萎缩、经脉瘀或络脉瘀等，这种形态的改变，称为形态性阳性反应；所谓功能的改变所表现的症状一般是：酸、麻、沉、胀、痛、痒和冷热的变化等，这种改变称作功能性阳性反应。

以上这些反应，有的是单独出现，有的是几个症状同时出现，有的是自觉有这样或那样的异感，有的经按压、寻摸时才能发觉，有些反应症状用肉眼可以看到，如丘疹、瘀斑、表皮结节等，有些阳性反应必须用特殊的检查方法才能发觉，如寻找皮内结节等。

同一个脏腑病证在体表的反应情况也不尽相同，有的脏腑病证在同一个机体上，同时有几种阳性反应出现，如某些胃病患者，不仅在胃脘部有压痛点，而且自觉局部有冰冷之感，同时在脊柱胸椎处还有明显压痛点，有的在胃俞穴部位还发现有皮下结节。有的同一脏腑病证，在不同的机体上，确表现不同的反应症状。还以胃病为例，在都患胃及十二指肠球溃疡病的不同机体上，有的在胸椎某些椎节之间有明显压痛点，有的在胃俞穴及其附近部位有压痛点，还有人发现在上巨虚穴部位有压痛点，笔者还遇到几例患者自述在肩井穴部位有酸痛之感，按压时酸痛感更加明显等。

阳性反应在诊断学上的应用已是人所共知的事实。中医学中的望诊就是当医者与患者接触时，从患者的神色和形态的反常变化，作为诊断疾病的第一手资料，就可以得到一些初步印象。望诊的范围极广，如患者的形态、动态、神气、色泽等，这些变化大部分是其他病证的阳性反应，如面色黄而淡者为脾虚所致，面色青者为寒、为风、为痛，小儿惊风、内脏虚寒、诸般疼痛多见青色，腹痛而屈曲不能伸腿直腰者为肠痈所致等。《灵枢·邪气脏腑病形》云："十二经脉、三百六十五络、其血气皆上注于面而走空窍。"说明面部的形气色泽是脏腑之精华显示于外的标志。脏腑有病，面部应之，故以面部的变化，可以测知脏腑的疾病。这就说明我们的祖先对阳性反应在诊断学上的应用早就有了认识。现代医学也把阳性反应作为诊断某些脏腑病证的不可缺少的手段之一，有不少病证在体表的阳性反应成为诊断该病证的主要诊断方法而不需要其他方面的检查。如麻疹患儿，第 2 ~ 3 日，可于颊黏膜或唇内内侧发现 0.5 ~ 1mm 直径大小的小白点，周围绕以红晕，称弗－科斑。此斑的出现可决定诊断。

　　非常有趣且有实际上的重要性的是阳性反应不仅能够作为临床症状已经表现出来的某些脏腑病证的诊断依据，而且有些脏腑病证的临床现象表现出来之前，这些阳性反应就已经可以观察到了，如有些肾盂肾炎患者，在尿频、尿急、尿痛、尿浊等症状出现以前，肾区的压痛现象就典型存在了。

　　通过病证在体表的反应情况的变化，还可测知某些病证的发生、发展与转归，如麻疹患儿，弗－科斑的出现、多少和消失，就可以确定麻疹的发病、发展与转归。

　　利用内脏和大脑与皮肤间反射性联系的方案以及观察皮肤阳性反应的客观方法，使得在研究内脏过程的实验中可以不要预先做手术，由于这个原因，在临床上，当遇到发生腹部尖锐性病理现象和丧失语言能力等诊断发生困难时，对运用这一方法就显得特别宝贵。

　　脏腑病证在体表的阳性反应，在临床上不仅有着重要的诊断意义，还有其重要的治疗价值。实际上某些阳性反应早就在针灸学上被应用了。作为从事针灸专业的医务人员，谁都知道经穴的发现和发展与压痛点有着密切的关系，针灸学的原始阶段是没有穴位的，那时候用的是阿是穴，阿是穴又名"天应穴"，所谓"天应"者，可理解为本来的感应的意思，而压痛点是最常见的感应现象，也是最容易被人民认识的阳性反应症状。因此，我们的祖先经过长期的实践，就把有压痛点的部位作为治疗某些脏腑病证的穴位而肯定下来，这样长期的日积月累，就形成了现在部分经穴的情况。有些针灸方法就是针对某些阳性反应症状而创造的，如刺血疗法就是为了处理某些病证在体表的某些部位所形成的脉络瘀血现象而设的；灸法的发现也是这种情况，有些病证在体表的某一部位有"凉"的感觉，火烤这个部位后，不仅"凉"的感觉消失了，而且原来的病证也好了，灸法很可能是在这种情况下产生和发展的。

　　上面说经穴的发现与发展和压痛点等阳性反应有密切的关系，并不等于所有的经穴都和压痛点等阳性反应有密切关系，笔者认为经穴包括了部分阳性反应现象，也就是说部分经穴的发现是与某些阳性反应现象有关系的；同时我们在临床上发现脏腑在体表的某些阳性反应现象虽然不能作为定穴的依据，但在其治疗上同样有其重要的价值。这就表明二者有其共同的一面，也有其特殊的一面，不能混为一谈。

大量的临床实践证明，有些阳性反应对某些病证来说有独特的治疗作用。有些病证，针其他部位往往不易收效，而用针灸或其他方法作用于阳性反应部位，则能收到意外的治疗效果。曾治一腰部扭伤患者，按常规取穴治疗数次无效，而后发现其腘窝处有静脉瘀血现象，随刺其出血，一次即愈。苏联某科学家在实验中确定，皮肤活动点的刺激可以看做对维持病变器官功能有着良好影响的选择性反射作用。大面积皮肤带或皮肤节段的作用，不仅兴奋一个器官，而是好几个器官，皮肤活动点的刺激只引起与被刺激的皮肤点有联系的一个器官强烈反应。被活动点所激发的反射具有很大的局限性和定向性。皮肤活动点作用的临床试验证明有高度的阳性效应，例如使妊娠中毒易于治疗，在其相应的皮肤点上拔火罐和涂上不大的芥子糕（2.5cm×2.5cm），经过 12 ~ 36 小时后，妊娠性水肿消失，呕吐停止。单独的药物和饮食治疗不能引起如此迅速的疗效。

病证在体表的阳性反应情况是复杂的。有些阳性反应症状诊断学上有重要的意义，但在治疗上就不一定有价值；同样有些阳性反应在临床治疗上有重要价值，而在诊断学上就不一定有意义。

利用针灸或其他治疗方法作用于阳性反应部位，在临床上的治疗价值已被临床实践所证实，其治疗范围也越来越广。近代在临床上广泛应用的"经络疗法""水针疗法"、和"耳针疗法"等医疗法，主要就是刺激阳性反应部位，而达到治疗疾病的目的。这些新医疗法的创造为阳性反应在针灸学上的应用开创了新的路子，为中医学增添了光辉的一页。

第十五节　感冒辨证之管见

一、概述

感冒是感受外邪所导致的常见外感病，本病一年四季均可发生，但以秋冬发病率为最高。根据感邪之不同和病情的轻重，可分为伤风、重伤风、时行感冒。感受当令之气为伤风或留风、冒寒，病情较轻；感受非时之邪为重伤风，病情较重；如在一个时期内广泛流行且证候多相类似者为时行感冒，因其有较强传染性和流行性，故《诸病源候论》称为"时行病"。临床表现以鼻塞、流涕、喷嚏、咳嗽、恶寒、发热、头痛、及全身不适等为其特征。病程一般5~10天，轻症一般病程短而易愈，很少发生传变的情况，但重症却亦发生他病，应慎重及时治疗。感冒的轻重，与人体卫气的强弱以及受邪的深浅有关，卫气较强受邪浅者则病轻，反者则病重，故凡婴幼老人及体质虚弱者多患重症，甚则出现传变而类似温病的证候。因本病具有一定的传染性，在易感季节发病率很高，可严重威胁着人民的健康，对人类的生产劳动往往带来较大的影响，因而必须积极防治。

感冒病名见《证治要诀·诸伤》《仁斋直指方·诸风》等篇。感冒又称伤风，伤风病名见《时病论·伤风》如云："伤风之病，即仲景书中风伤之证也"。本病属中医学外感热病的范畴，其证候表现，在《内经》中即有较详细的记述，数千年来，经过历代医学家们的辛勤劳动，对感冒病病因、病机、症治等诸方面的认识不断地发展和完善，创立了一套完整而独特的学说。

伤风和重伤风属于现代医学普通感冒范畴，它是由病毒引起的上呼吸道感染；时行感冒即现代医学所称的流行性感冒，是由病毒所引起的急性呼吸道传染病，常呈暴发性全球流行，临床上以突然起病，伴有全身中毒现象和上呼吸道黏膜损害症状，并有伴发严重肺炎的倾向。普通感冒和流行性感冒均有易感性，在人群中发病率很高，人是病毒携带者，空气飞沫为其主要传播途径。流行性感冒，病后能产生短期免疫力。

二、病因病机

感冒的病因早在《内经》即已认识到主要为外感风邪所致。《素问·骨空论》云："风从外入，令人振寒，汗出头痛，身重恶寒。"张仲景根据《内经》"今夫热病者皆伤寒之类也"及《难经》"伤寒有五"的理论结合他自己的临床经验撰著了我国第一部治疗外感病的专著——《伤寒论》，在《伤寒论·太阳病》所论之中风，伤寒之桂枝、麻黄汤证两个证，实质上包括了感冒风寒的轻重两类症候。若从具有传染性的时行感冒而言，当隶属于"时行病"之类，如《诸病源候论·时气病诸侯》云："夫时气病者，此皆因岁时不和，温凉失节，人感乖戾之气而生，病者多相染易"。并指出"非其时而有其气……率相近似者，此则时行之气也"。正如清·徐灵胎《医学源流论·伤风难治论》所云："凡人偶感风寒，头痛发热，咳嗽涕出，俗语谓之伤风……乃时行之杂感也"。至于感冒之名则始现于北宋，如《仁斋直指方·诸风》云："感冒风邪，发热头痛，咳嗽声重，涕唾稠粘"。及至明、清将感冒与伤风互称。元《丹溪心法·伤风》明确指出了感冒病位属肺。此后医家又对虚人感冒提出了新的见解，有了进一步的认识，总结出了扶正祛邪的治疗原则。综合历代各家之论，人们对感冒病因的认识经历了由浅入深，由片面到全面的漫长历史过程，大体可分以下几段。

汉、晋之前，论感冒病因主要是感受风寒及非其时而有其气。

至明清代学者认为时行感冒的病因是戾气、杂气，是肉眼看不见的致病物质从口鼻而入。

清代至今，医家对病因的看法分内因和外因。

外因：①六淫、时行病毒侵袭。风为六淫之首，在不同季节往往与其他当令之时气相合而伤人，如冬季多属风寒，春季多属风热，夏季多夹暑湿，秋季多兼燥气，梅雨季节而多夹湿邪。但以风寒、风热为多见，夏令暑湿之邪亦可杂感而为病；②四时六气失常，感六淫非时之邪。《诸病源候论·时气病诸候》云："春时应暖而反寒，夏时应热而反冷，秋时应凉而反热，冬时应寒而反温"。上述非时之气夹时行病毒伤人而发病，不限于季节性，病情多重，且往往互为传染流行。

内因：①卫外功能减弱，外邪乘虚而入。当气候突变，寒温失常，由于肺部调节疏解，卫外之气不能应时而交，则六淫时行之邪肆虐侵袭机体而发病；②生活起居不当或过度劳累，致肌腠不密，营卫失和，外邪侵袭而发病；③体质虚弱，阴阳偏虚，内外相引而发病。如素体阳虚，易感风寒，素体阴虚，易感燥热、风热；④内有伏邪同气相求，如肺经素有痰热，为外邪乘袭发病。

肺处上焦，主司呼吸，外合皮毛，开窍于鼻，感冒风邪自口鼻而入，故呈现一系列的肺部症状。但由于外邪有风寒，风邪和夹湿等的不同。因此，其病机亦随之而异。偏寒则寒邪束表，毛窍闭塞，肺气不宣；偏热则热邪犯肺，肺失清肃，腠理疏泄；夹湿则阻遏清阳，流连难解。如感受时行疫毒则病情多重且易变生他病。总之，因病邪从表自上而入，内合于肺，故以营卫不和为其主要方面。因而见证多以恶寒、发热、头痛、身疼为主。

三、辨证要点

感冒的临床表现，初起多出现鼻塞、流涕、恶风、喷嚏等症状，继则发热、咳嗽、咽痛或头痛、身楚不适等。伤风一般全身症状不重，不转变或少有转变。时行感冒的流行性，常突然严寒或寒战、高热、周身酸痛等全身症状明显，并可化热入里，变生他病；因感邪有轻重，正气有强弱，四时六气有别，故见症有微甚，脉证有差异。因本病为邪在肺部，故辨证属于表实证，但必须根据症情，求其病邪的性质，区别风寒、风热和暑湿兼夹之证。总之，根据感冒的病因、病机及临床表现，其辨证要点可分以下几方面（表5）：

1. 辨恶寒与发热

风寒感冒恶寒重，发热轻；风热感冒恶寒轻，发热重；暑湿感冒恶寒，身热不扬。

2. 辨有汗与无汗

风寒感冒肌肤无汗，风热感冒肌肤有汗，暑热寒冒肌肤少汗。

3. 辨舌苔、脉象

风寒感冒舌苔薄白，脉浮紧，风热感冒舌苔薄黄、脉浮数；暑湿感冒舌苔厚腻或黄腻，脉象缓或濡数。

表5　感冒分型辨证要点

类型	恶寒与发热	有汗与无汗	其　　他	舌苔	脉象
风寒型	恶寒重发热轻	无汗	头身痛，鼻塞流清涕，咳嗽痰稀薄色白，口不渴	薄白而润	浮或浮紧
风热型	恶寒轻发热重	有汗	咽喉肿痛，鼻塞而干或少涕，口渴咳嗽，痰黄稠，头痛目赤	薄黄	浮数
暑湿型	恶寒身热不扬	少汗	头重如裹，肢体酸重疼痛，咳嗽，痰白而滑心烦，口淡，胸闷呕恶，便溏	厚腻或黄腻	缓或濡数

至于虚体感冒之症，乃属体弱卫外不固，以致反复感邪，缠绵难愈，此为常规之外的特殊变证，临床亦当需辨，治疗当需兼顾。常见的虚体感冒有气虚感冒、血虚感冒、阴虚感冒和阳虚感冒。

凡感冒兼气虚（气虚感冒）则肢体倦怠，气短懒言，舌质淡嫩，脉浮无力；兼血虚则面色少华，唇肤色淡，头晕，心悸，舌淡苔白，脉细；兼阴虚则心烦口渴，咽干，手足心热，舌红，脉细数；兼阳虚则四肢欠温，形寒面白，舌质淡胖，脉沉无力。

四、治则与方穴

随着历史的变迁，医家在不同的历史时期对感冒的病因、病机产生了不同的认识，提出了相应的治则与方穴。内经虽无感冒病名的记载，但就其症候表现确有类似的阐述，并提出了"其在皮者，汗而发之"。东汉著名医学家张仲景所著《伤寒论》为中医辨证和方剂学的发展奠定了基础，被后世誉为"众法之宗，群方之祖"。他对针灸学的发展，也做出了卓越的贡献。《伤寒论》第一条指出："太阳之为病，脉浮，头项强痛而恶寒"，接近了风寒感冒的脉证表现，扶阳解表为治疗大法，在取穴方法，第24条："太阳病……先刺风池、风府"。这是针对太阳病主证的局部选穴，大椎、肝俞、肺俞，也是张仲景治疗外感病的常用穴，这些穴位都是阳经经穴，"损阳伤正"，是《伤寒论》的病理基础，这些穴位的选用，也贯穿了这一病因学的基本观点。这一治疗原则至今仍有应用价值。在《伤寒论》的基础上，结合近代医家对感冒病因病机的认识，将感冒的治则与方穴分述如下：

1. 风寒证（常用于普通感冒，单纯型流行性感冒）

主症：恶寒重，发热轻，无汗，头痛。

治则：祛风散寒，解表宣肺。

处方：大椎、风池、风门、肺俞、合谷。

方义：寒邪束表，毛窍闭塞，故取大椎疏解表邪而散寒，因大椎为督脉经穴，系六阳之会，纯阳主表，故凡外感六淫之在表者皆可取之。外感风寒先犯太阳而伤肺，故取足太阳膀胱经的风门、肺俞、解表之邪，祛风散寒，以治恶寒，发热，鼻塞，咳嗽等证。更用风池祛风治头痛，合谷疏利阳明而宣肺利窍，又可防止外邪向少阳，阳明传变。

操作：大椎针0.8～1.2寸，徐徐提插手法，令麻胀感放射到腰部或上肢左右两侧，不留针。刺左风池针尖对准右眼，刺右风池，针尖对准左眼，捻转手法，针感可放射到前额。风门、肺俞透穴刺法，从风门向肺俞穴透刺，提插捻转手法。合谷向劳穴透刺，刮针手法，上述4穴，间歇行针30分钟，10分钟行针1次，每日针1次。大椎、风门、肺俞三穴在留针期间加艾条灸，灸烤热度以患者感觉舒适为宜，灸至局部皮肤呈紫红色为度，一般应灸20~30分钟。

2. 风热证（常见于流行性感冒、急性上呼吸道感染）

主症：发热重、恶寒轻，有汗不解，咽喉肿痛。

治则：疏散风热，清利肺气。

处方：大椎、曲池、鱼际、外关、三商。

方义：风邪上受，首先犯肺，肺受热灼，清肃失司，故取大椎以解表清热，配鱼际清肺泄热，化痰止咳而利咽喉。曲池为手阳明经合穴，以阳从阳，可助大椎斡旋营卫，清热以解表。外关能通利三焦，疏散高热，可治头痛、咽痛、口干等诸证。三商为治时行感冒之有效验穴，与以上诸穴相伍更相得益彰。

操作：大椎针法同上。三商点刺出血。曲池向少泽透刺，外关向内关透刺，鱼际向劳宫透刺均用捻转手法。间歇行针30~60分钟，每10~15分钟行针1次，每日针1~2次。

3. 暑湿证（常见于夏令时的普通感冒，胃肠型流行性感冒）

主症：头重如裹，肢体瘦重困痛，身热不扬，恶寒少汗，胸闷呕恶，腹胀便溏。

治则：清暑化湿，疏表和里。

处方：大椎、合谷、支沟、中脘、足三里。

方义：暑湿伤表，肺卫不和，取大椎，合谷可宣肺解表，清暑化湿，以治恶寒、头重、肢困、咳嗽等证。暑湿内蕴，升降失职，故取中脘，足三里和中健胃，化湿降浊，以治腹胀便溏，胸闷呕恶，更配手少阳经之支沟，以通调三焦气化，收祛暑化湿之功。

操作：大椎、合谷针法同上。患者取仰卧位，中脘直刺1~1.5寸，刮针手法；足三里直刺1.5~3寸，徐徐提插手法，针感放射至足背为佳；支沟向间使穴透刺，捻转或提插手法，针感向肩峰或胸前传导。间歇行针 30 分钟，10 分钟行针 1 次，每日针 1 次。

4. 气虚感冒

主症：发热，恶寒，无汗，身楚倦怠，脉浮无力。

治则：益气解表。

处方：大椎、曲池、气海、足三里。

方义：大椎、曲池解表散寒，以治发热，恶汗，无汗等证；《胜玉散》云："诸般气症从何治，气海针之灸亦宜"。故取气海以培补元气，强身壮体；足三里为足阳明胃经合穴，亦系强壮要穴。

操作：大椎、曲池针法同上。气海直刺 1～1.5 寸，刮针手法，针后加艾条灸 15～30 分钟，足三里直刺 1～1.5 寸，徐徐提插手法。上穴均留针 10～20 分钟，每日针 1 次。

5. 血虚感冒

主症：发热或恶寒，咳嗽，头晕心悸，面色少华，脉浮细。

治则：补血解表。

处方：大椎、外关、肝俞、三阴交。

方义：大椎、外关疏解表邪而散热，三阴交为足三阴经交会之处，系血科要穴，可补血益气以解表；肝俞为肝之募穴，系张仲景之外感病常用穴，可治肝木侮肺之候，若木不侮金，则肺已自调，固有宣肺解表之功效。

操作：大椎针法同上，外关向内关透刺，捻转手法，使胀感向肩峰传导；肝俞斜刺 0.5～1 寸，捻转手法；三阴交向悬钟穴透刺，捻转手法，可使针感向趾传导。间歇行针 30 分钟，10 分钟行针 1 次，每日针 1 次。

6. 阳虚感冒

主症：表虚自汗，四肢欠温，面白形寒，脉沉无力。

治则：扶阳固表。

处方：大椎、曲池、肺俞、足三里。

方义：大椎、曲池、以阳从阳，斡旋营卫，以扶阳固表；因肺主皮毛，故取肺俞可宣肺益气而固表；土为金之母，又足三里为六腑下合穴之一，合治内腑，取足三里可培土生金，为虚则补其母之义。

操作：大椎、曲池、捻转手法，肺俞捻转手法，足三里提插手法，针后加艾条灸 15～30 分钟。上穴均不留针，每日针 1 次。

7. 阴虚感冒

主症：身热，微恶风寒，少汗，干咳少痰，脉细数

治则：滋阴解表。

处方：大椎、合谷、复溜、肺俞。

方义：阴虚感冒由于阴津素亏，复感风热所致，故取大椎、合谷疏风散邪以解热，复溜为足少阴肾经经穴，《玉龙歌》云："无汗伤寒泻复溜"。取复溜滋阴生津以助汗，肺俞养阴宣肺，调和肺部，可治少汗、干咳、口干、心烦等证。

操作：大椎刮针手法，合谷用提插捻法，肺俞捻转手法，针后用艾条灸 10～20 分钟，复溜捻转手法。均不留针，每日针 1 次或间日 1 次。

8. 兼证

（1）头痛

治则：解表散邪，活络止痛。

处方：风池、太阳。

方义：风池为足少胆经腧穴，能解表散邪，通络止痛，太阳系经外穴能清头明目为治疗头痛的有效验穴。

操作：风池针 0.5～0.8 寸（针尖对向对侧眼球），捻转手法，麻胀感放射到前额为佳，太阳向下斜刺 1～1.2 寸，提插捻转手法，以上两穴先持续行针，俟至症状缓解或消失后，再间歇行针 30 分钟，每 10 分钟行针 1 次。

注：前头痛加上星、阳白，头顶痛加百会、前顶，后头痛加天柱、后顶，侧头痛加率谷、头维。

（2）咽喉肿痛（急性咽炎、急性扁桃体炎）

治则：疏风泻热，清肺利咽。

处方：合谷、曲池、尺泽、少商。

方义：合谷为手阳明经原穴，曲池为手阳明经合穴，两穴伍用可解表泻热，清利咽喉；少商系手太阴肺经的井穴，点刺出血，可清泄肺热，配手太阴肺经合穴尺泽，取实则泻其子之意。

操作：上肢半屈时成 90°，从曲池透向尺泽，使麻胀感传导到手，提插捻转手法，合谷同 1. 刺法，上穴均间歇行针 30 分钟，每 10 分钟行针 1 次，少商点刺出血。

（3）咳嗽（支气管炎、支气管肺炎）

1）风寒咳嗽

主症：咳嗽有力，喉痒，痰少或痰液稀白，咯吐不畅。

治则：疏风散寒，宣肺化痰。

处方：身柱、列缺、肺俞。

方义：身柱系督脉经穴，督脉为诸阳之海，又皮毛在表属阳，故针此穴既可解表散寒，又能清热肃肺，外邪已除，肺气宣通，则咳平喘止。身柱实为止咳有效之穴，临床屡用屡验。列缺是手太阴肺经络穴，配肺俞加强了它宣通肺气的作用。故以上诸穴同用，可收疏风散寒，宣肺镇咳之效。

操作：患者取坐位，微低头，身柱针 0.5 ~ 1.2 寸，刮针手法，不留针，针后拔火罐 5 ~ 10 分钟；列缺针向上斜刺 0.3 ~ 0.5 分捻转手法；肺俞向下斜刺 0.5 ~ 1 寸，提插捻转手法。留针 15 ~ 30 分钟，每日针 1 次。

2）风热咳嗽

主症：咳嗽频剧，咽痛口干，痰黄。

治则：疏风清热，肃肺化痰。

处方：大椎、曲池、肺俞、尺泽。

方义：大椎为督脉要穴，诸阳之会，能通阳解表，配曲池疏风清热，使风热外解，痰火得降，则肺气平顺而咳嗽可止；尺泽为五行输穴中的水穴，配肺俞可肃肺化痰而镇咳。

操作：大椎针法同 1.，曲池肺俞均同四 8.，间歇行留针 15 ~ 30 分钟，每 5 ~ 10 分钟行针 1 次，每日针 1 次。

（4）小儿高热惊厥

主症：角弓反张，意识不清，口噤不开，四肢抽搐。

治则：清热祛邪，开窍息风。

处方：人中、大椎、合谷、太冲、十二井穴。

方义：人中属督脉通于脑，可醒神开窍；大椎清热祛邪；太冲为足厥阴肝经五行输中的输穴，合谷伍用，既能平肝息风，又能泄热解痉；十二井穴点刺出血，能泄热醒神。

操作：先向鼻间隔方向斜到 2～3 分深，反复提插捻转，持续行针至神志转清后，再针他穴，太冲向涌泉穴透刺，捻转手法，合谷向后溪穴方向透刺，捻转手法。以上诸穴交替，反复行针至症状缓解或消失后，再间歇行针 30 分钟，每日针 1～2 次。

（5）呕吐

1）风寒呕吐

主症：呕吐急，吐出多为清水稀涎。

治则：解表散寒，和中止呕。

处方：曲池、中脘、内关、三阴交。

方法：曲池为手阳明大肠经之合穴，可疏表散寒而止呕；取中脘以安胃，三阴交有补脾，两穴伍用，起安胃止呕之效；内关系手厥阴心包经之络穴，也是八脉交会穴之一，通阴维脉，有宽胸和胃之功效，为止呕之效穴。

操作：曲池针法同 2.；中脘直刺 1～1.5 寸，刮针手法；内关直刺 0.5～0.8 寸，提插捻转手法，使针感传导到肩部或胸前；三阴交针法同 5.；以上诸穴反复交替行针至呕吐减轻或消失后，再间歇行针 30 分钟，每 10 钟行针 1 次。

2）风热呕吐

主症：呕吐频繁，饮水进食即吐，吐出酸苦胆汁。

治则：解表泄热，和中止呕

处方：大椎、合谷、内庭、中脘。

方义：风热呕吐多属实热，故取大椎和解少阳，合谷、内庭、曲池清阳明以安胃；中脘和胃止呕。

操作：大椎针法同四1.，合谷针法同1.，中脘针法同8.，内庭直刺0.3~0.5寸，捻转手法。上穴先持续行针至呕吐减轻或消失后，再间歇行针30分钟，每10分钟行针1次。

（6）泄泻

1）寒湿泄泻

主症：粪便清稀，水谷相杂，肠鸣腹痛，身寒喜温，腹泻无度，或四肢逆冷。

治则：健脾化湿，温中散寒。

处方：天枢、中脘、足三里、阴陵泉、合谷。

方义：《内经》云："外邪传于肠胃，在肠胃之时，贲响腹胀，多寒则肠鸣"。又云："肠中寒则肠鸣泄"。说明泄泻因外邪侵入肠胃所致，故取足阳明胃经之募穴，针后加灸，能温中散寒、升清降浊，分化水谷，天枢是大肠之募穴，阴陵泉可健脾化湿，故上穴同用，能调整胃肠功能，达止泻之目的。

操作：天枢直刺1~1.5寸，刮针手法（不可提插捻转，否则易刺伤肠壁引起意外）；中脘针法同四（三），五（一），天枢、中脘针后加艾条灸30~60分钟，足三里直刺1~1.5寸，捻转法，使麻胀感放射到足背，阴陵泉向阳陵泉透刺，使针感传导至腹股沟或小腹部；合谷直刺0.5~1寸，捻转手法。上穴产生针感后，均间歇行针30分钟，10分钟行针1次，每日针1次。

2）湿热泄泻

主症：泄泻腹痛，便泻稀黄夹有黏液，肛门灼热，小便短赤，身热烦躁。

治则：解表清热，健脾利湿。

处方：曲池、大肠俞、天枢、足三里、内庭、少泽。

方义：《内经》云："外邪"传舍于肠胃，在肠胃之时，贲响腹胀，多热则溏泄。故取足太阳膀胱经俞穴大肠俞和手太阳小肠经井穴少泽，以解表清热，取曲池、足三里、内庭，一可清肠胃邪热，二可健脾化湿；天枢系大肠经之募穴，能调肠胃气机之不畅，分化水谷而止泻。

操作：先针大肠俞后针他穴，大肠俞直刺 1.5~3 寸，刮针手法，不留针；少泽点刺出血；曲池提插捻转手法，使针感传导至手；足三里直刺 1.5~3 寸，捻转手法；内庭直刺 0.3~0.5 寸，捻转手法，天枢直刺 1~1.5 寸，刮针手法。上穴（大肠俞除外）均间歇行针 30 分钟，10 分钟行针 1 次，每日针 1 次。

（7）脓耳（急、慢性化脓性耳炎）

主症：耳底痛，流黄色黏脓，听力减退。

治则：疏风清热，解毒开窍。

处方：风池、翳风、听宫、合谷、曲池、中渚。

方义：《针灸甲乙经》云："聋而痛，取手阳明"，针灸大成云："脓耳疮，有脓汁、耳门、翳风、合谷"。耳为司听之窍，乃手足少阳及手太阳之所会，故取局部之翳风、听宫活络开窍，取合谷、曲池、风池、中渚清热解毒。

操作：让患者横咬筷子一根，直刺听宫 0.5~1 寸，捻转（或结合刮针手法）手法；翳风直刺 1~1.5 寸，刮针手法（此穴不宜提插或捻转，否则有剧痛感）；中渚直刺 0.3~0.5 寸，捻转手法；风池、合谷提插捻转手法。均间歇行针 30~60 分钟，15~20 分钟行针 1 次，每日针 1~2 次。急性发作时，宜持续行针治症状缓解或消失后，再留针 30~60 分钟，以巩固疗效。

（8）鼻渊（急、慢性鼻窦炎，过敏性鼻炎）

主症：鼻塞、流腥臭脓涕，嗅觉减退。

治则：祛风解热、清肺开窍。

处方：迎香，印堂、合谷、肺俞。

方义：鼻为肺之窍，鼻渊的发生，多因风寒袭肺，蕴而化热，肺失宣降所致，故取肺俞清热宣肺；迎香，合谷为大肠经经穴，可疏调阳明经气，因手阳明经脉循鼻旁而又于肺经相表里，肺开窍于鼻，故可收解表散热和宣肺开窍之功。印堂是位于鼻根经外奇穴，与合谷相伍，取远近配穴之义，可加强通经活络的作用。

操作：取坐位，患者头后仰。迎香成 15° 向四白方向透刺，捻转手法；合谷直刺0.5~1寸，捻转手法（可结合刮针手法）；印堂向下斜刺0.3~0.5寸，捻转手法：肺俞向下斜刺0.5~1寸，提插捻转手法；上穴均间歇行针30分钟，10分钟行针1次，每日针1次。

9. 感冒的预防

在感冒流行期间，预防尤应重视。一般应首先注意防寒保暖，在气候冷热变化时，随时增减衣服，避免受凉淋雨及过度疲劳，尽量少到公共场所活动，患者做好隔离，防止交叉感染，以控制流行。室内可用食醋蒸熏法，每立方米空间用食醋5~10mL，加水10~20mL，加热蒸熏2小时，每日或隔日1次，作空气消毒，可避免感染。冬季风寒当令季节，可用贯众、紫苏、荆芥各10g，甘草3g，水煎服，连服3~5天。夏季暑湿当令之时，可用藿香、佩兰各5g，薄荷2g，煎汤代茶饮，如时行感冒，流行广泛，可用贯众10g，大青叶10g，生甘草3g煎服，每日1剂，连服3剂。用针灸治疗预防感冒，也可取得良好效果。列举几种常用的针灸预防方法介绍如下：

（1）毫针治疗

处方一：大椎、膏肓。

操作：用捻转手法，留针5~15分钟，每日针1次，连续针3次。

处方二：足三里

操作：直刺2.5寸，刮针手法，留针15分钟，针感要求达到足趾部。

（2）灸法治疗

处方：足三里、大椎。

操作：用艾条温和灸法操作，以施灸部位有温热舒适感为度，两组交替施灸，每天灸1组，每次灸20分钟，连续灸3~5天。

（3）梅花针治疗

处方一：取颈部前后、鼻翼部，前额中部。

操作：采用双侧刺法，每侧 3～4 行，每行隔 1cm 左右。前额部及发际区轻刺激，颈部前后重刺激，鼻翼部中等刺激。刺激时要分清部位界限。

方二：从风池穴至膈俞穴，沿膀胱经叩刺，刺两侧，叩打至皮肤红润或微出血为度，间日 1 次，此法治疗风热感冒疗效显著。

方三：取穴参照风寒证或风热证等，每次选 2～3 个主穴。药液也可对症选用复方大青叶注射液、板蓝根注射液、银黄注射液、生理盐水或抗生素等。中药注射每穴可注射 1～2mL；抗生素或其他药物，以原药物剂量的 1/5；每日或隔日注射一次，局部常规消毒后，将针头刺入一定深度，产生针感后，再将药液徐徐注入。

（4）穴位贴敷治疗

药物处方一：绿豆粉 300g，白芷 30g，生石膏 300g，滑石 30g，麝香 0.3g，甘油 45g，冰片 24g，薄荷冰 36g。

制作方法：将前四味药先研极细末，再兑入后四味药，调研均匀，密储备用。

穴位处方：百会、太阳、鼻孔内。

贴治方法：取 0.2g 药粉纱布包塞入鼻腔，左右交替，一天 2 次。或取 1g 药粉用冷水或白酒调膏，分别贴敷百会、太阳穴处，用橡皮膏固定，每天换贴 1 次，连贴 3 天。

药物处方二：生姜 60g，绿豆 30g，食盐 30g，葱白适量。

操作方法：将以上药捣碎成糊状，用其半量贴于脐上，先用塑料薄膜覆盖，垫纱布，橡皮膏固定，最后用热水袋敷其上，每日贴敷 2 次。贴药后患者可在 1 小时左右发汗，体温随之下降。若头痛重者可配合用葱汁涂双侧太阳穴，每日涂 2～3 次。此法治疗时行感冒，高热不退的效果显著。

五、其他针灸法选介

1. 耳针法

耳针疗法是根据《素问·邪气脏腑病形》"十二经脉三百六

十五络，其血气皆上于面而走空窍……其别气走于耳而为听"的理论，结合临床实践而总结出来的一种针刺方法。耳针治疗感冒也有良好的疗效。取穴位肺、气管、内鼻、脾、三焦、耳尖。耳尖点刺出血，余穴每次选 2~3 个，双侧同时针刺，捻转手法，留针 10~20 分钟。

2. 电针法

取穴参照寒证或风热证等，每次选主穴 2~3 个，产生针感后，用 G6805 电疗机，选择所需的波形和频率，逐渐调高输出电流至所需的电流量，使患者出现能耐受的麻胀感。每次通电时间10~20 分钟。

3. 刺血法

刺血法是根据《灵枢·官针》中的络刺、豹文刺等发展而来的。刺血法有解表泻火，活血通络的作用，故治疗风热感冒可获满意的疗效。取穴为尺泽、委中、少商、大椎、耳尖、耳垂等。大椎挑刺出血，并拔火罐 5~10 分钟；尺泽、委中局部常规消毒后，用三棱针点刺静脉出血，令其血流自止。少商、耳尖、耳垂点刺出血数滴即可。

4. 激光针疗法

选穴可参照"风寒证"或"风热证"，每次照射主穴 2~4个，用激光器照射，功率一般为 1~3mW，照射距离为 20~30mm，每日照射 1 次，（重症日 2 次），每穴照射 2~5 分钟。

六、调护要求

感冒在治疗期间应认真护理，特别是重伤风和时行感冒患者，发病急、病情重、且易变生他病，尤应及时采取必要的护理措施。一般在调护方面主要注意以下事项：

（1）重症患者应卧床休息，室内要保持整洁、安静，空气流通，温度适宜，定期进行空气消毒。

（2）注意观察体温、寒热、出汗、咳嗽、舌象、脉象等变化，并予纪录。如见高热不退、头痛、惊厥、神识不清等情况时，应立即报告医生，及时采用针灸或其他相应的方法处理。

（3）风寒感冒，鼻塞呼吸不畅时，用针刺或按摩迎香穴，用热毛巾敷鼻额亦可，并注意避风寒。

（4）风寒感冒要多给予热饮料，并要盖被出汗，以助汗出热退；风热感冒应多饮清凉饮料，衣着不宜太暖。

（5）风热感冒，咳痰困难者，可由上而下轻轻拍背，或遵医嘱用中草药药液雾化吸收，以利排痰。呼吸困难，口唇发绀者及时吸氧。

（6）风热感冒，传热入里，高热至39℃以上者，除针刺曲池、合谷、大椎等穴降温外，亦可给温水擦浴，必要时冷敷头部。

（7）如见体温骤降，面色苍白，汗出肢冷，血压下降，脉微者，应立即艾灸神阙、气海、关元，以回阳救逆。

（8）轻证感冒宜食素半流或少油荤半流饮食；重症感冒饮食以素流质为主，禁厚味油腻甜粘食物。

（9）经针灸治疗，汗出较多，体温骤降者，应隔一天再针灸，并给予干毛巾擦拭，更换衣服，注意勿当风受凉。

（10）注意口腔卫生和皮肤清洁，严防口腔感染和褥疮发生。饮食前后可用淡盐水或银花甘草液漱口，重症卧床患者，一般每2小时翻身一次，每日或隔日用热毛巾擦洗一次。

（11）向患者宣传卫生知识，外出戴口罩，不随地吐痰，少去公共场所。

七、历代文献节选

1. 针刺法

《灵枢·五邪》：邪在肺，则病皮肤痛，寒热，上气喘，汗出，咳动肩背。取之膺中外腧，背三节五脏之旁，以手疾按之，快然，乃刺之，取之缺盆中以越之。

《灵枢·寒热病》：皮寒热者……毛发焦，鼻槁腊，不得汗。取三阳之络，以补手太阴。肌寒热者，肌痛，毛发焦而唇槁腊，不得汗。取三阳络以下以去其血者，补足太阴，以出其汗。

《灵枢·热病》：热病三日，而气口静，人迎躁者，取之诸阳，五十九刺，以泄其热而出其汗，实其阴以补其不足者。

《针灸甲乙经·六经受病发伤寒热病》：热病汗不出，上星主之，先取谚谲，后取天牖、风池。热病汗不出而苦呕烦心，承光主之。头项痛重，暂起僵仆，鼻窒衄衄，喘息不得通，通天主治。头项痛，恶风，汗不出，凄厥恶寒，呕吐，目系急，痛引额，头重项痛，玉枕主之。……伤寒热盛，烦呕，大椎主之。

《伤寒论》：太阳病，初服桂枝汤，反烦不解者，先刺风池、风府，又：太阳病……刺足阳明，使经不传则愈。

《备急千金要方·诸风》：太阳中风，重感于寒湿……针耳前动脉及风府神效。……治肺寒，灸肺俞百壮。

《针灸资生经·伤寒》：凡热病，刺陷谷，足先寒，寒上至膝，乃出针。

《针灸资生经·伤寒无汗》：大都疗热病汗不出，手足逆冷，腹满善呕，目眩烦心，四肢肿，凡温痛身热五日以上，汗不出，刺太泉留针一时取针。

《针灸大成·伤寒门》：身热头痛：攒竹、大陵、神门、合谷、鱼际、中渚、液门、少泽、委中、太白。……伤寒汗不出：风池、鱼际、经渠、二间。

《针灸大成·鼻口门》：鼻塞：上星、临泣、百会、前谷、厉兑、合谷、迎香，鼻流清涕：人中、上星、风府。

《针灸聚英·伤寒》：汗不出，凄凄恶寒，取玉枕、大杼、肝俞、膈俞、陶道，身热恶寒：后溪；身热汗出足厥冷，取大都；身热头痛食不下，取三焦俞；汗不出，取合谷、后溪：阳池、厉兑、解热、风池；身热而喘，取三间。

《针灸聚英·杂病》：热病汗不出，商阳、合谷、阳谷、侠溪、厉兑、劳宫、腕谷以导气；热度不止，陷谷，刺血以泻热。

《神应经·伤寒部》：身热头痛：攒竹、大陵、神门、合谷、鱼际、中渚、液门、少泽、委中、太白。……大热：曲池、三里、复溜。

《医宗金鉴·刺灸心法要诀》：大杼主刺身发热，兼刺疟疾咳嗽痰。……风门主治易感风，风寒痰嗽吐血红，兼治一切鼻中病，艾灸多加嗅自通。

《中国针灸学》：感冒取穴为风池、肺俞、身柱、外关为主穴。用轻刺激针法。鼻炎加上星、合谷；咽炎加液门、鱼际；支气管炎加太渊、尺泽。……流行性感冒以针术随其症状取穴，如头痛取风池、头临泣、攒竹、头维等；筋骨痛取曲池、外关、阳陵泉、昆仑等；衄血取合谷；鼻塞取上星；干咳取太渊；咽喉痛取鱼际；呕吐取中脘、足三里；便秘或泻取天枢；神昏谵语取间使、内庭等；背反张者取大椎、身柱、曲池、合谷、足三里、内庭等。

《中华针灸学》：外感热病，取头维、合谷、间使，上穴均针3分，曲池针5分，十宣、金津、玉液均利出血；涌泉针3分。

屠佑生等选用大椎、曲池、合谷为主，配穴随症加减，例如头痛头昏加太阳、风池、列缺、太冲；咳嗽加天突、太渊、尺泽；鼻塞流涕或鼻腔灼热加迎香；呕吐腹痛加中脘、足三里；高热无汗加陶道、复溜、太溪等。强刺激手法，留针20～30分钟。大椎酸胀反应要求向胸椎下放射，曲池酸胀反应要求向前臂桡侧放射，合谷酸胀反应要求放射至整个桡侧腕部，共治疗182例，痊愈占93.4%，无效占2.74%，后果不明占3.86%。（必须说明，无效5例，因患者急求速愈，经针1次后，体温未降，即拒绝再针而改服西药，后果不明者，亦不标志着无效，因这些病例治疗后未复诊）。针治1次痊愈者占63.7%，针治2次痊愈者占21.9%，针治3次痊愈者占6.6%。针后24小时体温下降正常者占74%；48小时内体温下降正常者占18%，72小时体温下降正常者占3.9%。150例发热患者，针治后未服药物，均获得退热效果。

有人报道针刺治疗流感373例。患者主要表现为急性发热，剧烈头痛，全身绞痛无力，咽及结膜充血。并从部分病例中分离出亚洲甲型流感病毒。针刺治疗：体温在 38.1℃ 以上者，取大椎、合谷、足三里；体温在 38℃ 以下者，取大椎、合谷均用强刺激不留针。针感要求大椎麻至腰部；合谷麻至肩部；足三里麻至趾部。每日针治 1 次，一般只针 1 次，少数患者针 2～3 次。全组病例于针后 24 小时退热者有 198 例，占 53.1%；48 小时退热者有 108 例，占 29%；72 小时退热者有 16 倒，占 4.3%。

另有报道针刺治疗普通感冒 124 倒，主穴为合谷、大椎、风池、肺俞。配穴：头痛配太阳、印堂；鼻塞流涕配迎香；咳嗽痰多配天突、列缺、丰隆；发热配曲池，食欲减退、便秘或腹泻配足三里，针刺以快速捻转，中、强度刺激，泻法为主，每日针 1～2 次，每次取 2～3 穴，每穴持续捻针 1～3 分钟，不留针，或留针 10～20 分钟。用上法治疗后，痊愈 98 例，占 79%；显效 11 例，好转 13 例，无效 2 例，总有效率为 98.4%。本组病例最少针刺 1 次，最多针刺 4 次，平均 1.3 次见效，2.6 次治愈。

2. 灸法

唐《备急千金要方》：伤寒初得一二日……徂列火灸心下三处，第一处去心下一寸，名臣管，第二处去心下二寸，各上管，第三去心下三寸名胃管，各灸五十壮，然或人形大小不同……大人可灸五十壮，小儿可三壮，亦随其年，灸之太小以意斟量也，若病者三四日以上，宜先灸膏上二十壮……又灸两颞颥，又灸两风池，又灸肝俞百壮，等处各二十壮，又灸太衡三十壮神验。

晋《葛洪肘后备急方》：治伤寒及时气温病及头痛壮热脉大始得一日方：大丸艾灸下部。

宋《针灸资生经》：凡热病……热中少气厥寒灸之，热去，灸涌泉三壮，烦心不嗜食，灸涌泉。……凡治伤寒，惟阴证可灸。

明《针灸大成》：灸寒热之法：先灸大椎，以年为壮数，次灸撅骨，以年为壮数。视背俞陷者灸之，臂肩上陷者灸之，两季肋之间灸之，外踝上绝骨之端灸之，足小趾次趾间灸之，腨下陷脉灸之，外踝后灸之，缺盆骨上切之坚动如筋者灸之，膺中陷骨间灸之，脐下关元三寸灸之，毛际动脉灸之，膝下三寸分间灸之，足阳明蹞上动脉灸之，颠上一穴灸之。

清《医宗金鉴·刺灸心法要诀》：上星通天主鼻渊，瘜肉痔塞灸能痊，兼治头风目诸疾，炷如小麦灼相安。

《中国针灸学》：凡易于感冒，每日取风穴、肺俞、足三里、用艾条灸治，持续一月以上，即不发生。

第十六节　孙氏针法治疗急症经验介绍

孙学全主任中医师在长期的针灸治疗急症实践中，他尊古而不泥古，承古而创新，形成了针灸治疗急症的独特针刺方法——孙氏针法。孙氏针法操作简单易学，治疗急症疗效可靠。有幸跟师学习多年，获益匪浅。现将孙师的孙氏针法和治疗急症的经验整理总结如下。

一、孙氏针法

1. 孙氏无痛针刺法

该法操作要点：一快、两慢、腹切压。一快是针刺进皮层时要快，司皮神经的痛点在皮层，针刺的痛感主要在针刺进皮层时刺激到了这些痛点产生的，快刺可明显减轻患者的疼痛感。两慢是指针体进入肌层后慢慢进针，徐徐针刺到一定深度；针刺治疗完毕出针时要慢慢退针，切忌一拔即出。慢慢进出有两个好处：一是安全。快速进针易损伤内脏、血管或骨膜，徐徐进针可避免这些损伤。如针刺腹部穴位时，如针下有障碍感，可能针尖已触到肠壁等脏器，此时可将针提起，改变进针方向继续深刺以免刺伤内脏。如针刺到一定深度后，针体有波动感，可能针尖已触到了动脉血管，此时将针提起改变方向再续进针，以防刺破血管引起内出血。二是患者容易耐受，减轻了患者恐惧心理。针刺入肌层一定深度后可产生酸、麻、沉、胀等针感，此时若快速进针容易产生患者难以承受的放射性剧麻和胀痛感，有些患者甚至发生晕针、恐针。起针时出针太快易致局部出血或瘀血。腹切压是指用指腹切压穴位，具体操作方法是：针体在1寸以内的，用拇指、食指夹持针身；1寸以上的长针用拇、食、中和第四指夹持针体，针尖与中指或第四指的尺侧面平齐，针尖和指腹同时接触皮肤，对准穴位，用腕力快速将针刺穿皮肤。此法可分散患者注意力，以减轻患者痛感。

2. 孙氏补泻针刺法

该法操作要点：一插、二捻、三刮针。针体进入肌层进针至地部后，先左右捻转针柄3~5次，再上下刮针柄3~5次。刮针时用持针手的拇指腹抵住针柄和针尾，用食指或中指指甲上下刮动针柄，然后再将针提至天部或人部，针身的方向和角度不变原路再进针到地部，如此反复操作3~5次。每次针刺的所有穴位如上法依次操作，反复数次，直至症状明显减轻或消失为止。

孙师认为，通过不同的针刺手法作用于机体后所产生的刺激量是取得临床疗效的关键因素之一。刺激量的大小，一般可分为强刺激、中等刺激和弱刺激。进针深度深、提插次数多速度快、捻转角度大速度快、刮针距离长次数多速度快，刺激量大，反之则小。而刺激量是对不同的机体和病情相对而言，同一刺激量对甲体来讲是强刺激，而对乙体而言可能是弱刺激，在临床上不可机械的硬性规定、刻舟求剑。《素问·调经纶》云："百病之生，皆有虚实"。《灵枢·九针十二原》又云："凡用针者虚则实之，满则泻之"。一般而言，强刺激为泻，弱刺激为补。急症多属于实证，针刺宜用泻法，刺激量宜大、手法宜重。

孙氏补泻手法特点有四：一是手法灵巧轻柔，但柔中有刚，刚柔相济。虽然孙氏补泻手法的刺激比较重，产生的酸、麻、沉、胀等针感柔和而给力，患者却没有突如其来的难以忍受的强烈针感刺激。二是强刺激手法和弱刺激手法配合应用。如提插捻转是强刺激手法，刮针法是弱刺激手法。使强刺激针感和弱刺激针感有规律的、节奏一致的交替进行，可使大脑皮质异常兴奋活动产生抑制，从而减轻或消除疼痛，使患者转入安静状态。在临床上经常观察到，有些急症患者来时痛苦难忍，有的抱头打滚，有的辗转难安，呻吟不已，但经针刺治疗持续行针一定时间后，患者常常由躁动转于平静或安然入睡，甚至进入深睡眠状态。三是孙氏补泻针刺手法在所取穴位操作过程中要求对针体提插的深浅、捻转的角度和速度、刮针长短快慢等，都处于有规律、节奏快慢一致的状态。四是孙氏补泻手法是依据针刺刺激量的大小分补泻。

3. 孙氏行针法

（1）短促行针法：该法是指针体刺入机体后，运用孙氏补泻手法产生针感或病情减轻后即出针的方法。此法针刺时间较短，刺激量较小，多用于婴幼儿、年老体弱或对治疗不合作者。

（2）持续行针法：该法是指针体进入机体一定的深度后，持续不间断的操作孙氏补泻手法，持续行针的时间长短视病情及患者的功能状态而定，短则数分钟，长则几十分钟。为巩固和提高疗效，手法操作完毕后，可适当留针一段时间再出针。此针法针刺时间较长，刺激量较大，多用于急症实证患者。

（3）间歇行针法：该法是指在持续行针的基础上，针刺手法操作与留针交替反复进行的方法。间歇行针时间一般最少30分钟，长则数小时或更长。两次行针操作的间隔时间一般为10～15分钟，即每隔10～15分钟，将针刺的每一个穴位依次运用持续行针法反复操作。间歇行针法是提高和巩固针刺治疗急症临床疗效的重要行针方法，孙师发现，在治疗急症的过程中，有些急症在经针刺治疗后症状明显缓解或消失，但因起针过早而常常出现症状复发。改用间歇行针法后，疗效巩固而明显。有不少患者在留针的过程中，症状可反复出现几次，经多次持续行针，最终治愈或症状明显好转。

二、临床验证

针灸学是经验医学，是在实践的基础上产生的。孙师通过大量的临床实践，对不同的急症采用不同的行针方法，形成了独特的孙氏针法。孙师经常讲，针灸治疗效果最好的是某些急症（包括一些传染病），而不是偏瘫或腰腿痛等慢性病。现将孙师几十年来亲手治疗、疗效可靠的急症治疗经验及病案整理如下。

1. 短促行针法治疗急症

孙师常用短促行针法治疗小儿高热惊厥、小儿外感发热、小儿哮喘、小儿呕吐或泄泻、百日咳、小儿腮腺炎、麻疹、水痘、小儿急性黄疸、小儿尿潴留及癫狂、脑卒中并发尿失禁等。

马某，男，6 岁，2009 年 3 月 5 日初诊。

其母代述：患儿近 3 年感冒发热频发，每年发病 5～6 次，近年来每次发病经用药治疗常常 3～5 天后才能退热，昨夜 10 点又发热，经介绍求针灸治疗。就诊时患儿鼻塞，流清涕，干咳，尿黄。查体体温 39.2℃，扁桃体红肿，眼结膜充血，心肺听诊无异常，白细胞计数 10.48×10^9/L，苔薄黄，脉浮数。诊断为小儿外感发热。治法：先点刺十二井、耳三轮（耳郭向前弯曲，耳上屈曲的尖端为轮 1；将耳郭横方向弯曲，耳郭屈曲部尖端为轮 2；耳垂的尖端为轮 3），再针大椎、风池、曲池、合谷，使用孙氏补泻手法短促行针 2～3 分钟，拟早晚各针 1 次。下午 3 点复诊：体温 38.6℃，余症均好转。遂续针 6 次，体温正常，诸症皆除。后至秋季又发热 3 次，均用针灸治疗而愈。随访三年未再发热。

按：小儿外感发热为儿科临床常见病、多发病，针灸治疗疗效可靠，孙师每遇此病患儿，均用上法针刺而愈。一般针刺 1～2 次体温即下降，3～5 次诸症消失。针灸治疗小儿热证疗效可靠，无副作用，应大力推广应用。

2. 持续行针法治疗急症

孙师用持续行针法治疗的急症，如休克、中暑、输液反应、急性药物过敏、急性荨麻疹、中毒（酒精、农药、一氧化碳、颠茄酊等）、蝎蜇伤、急性淋巴管炎、癔症发作、癫痫发作、阵发性心动过速、心绞痛发作、暴聋、暴盲、梅尼埃病、呃逆、破伤风、晕厥、急性咽炎、急性扁桃体炎、落枕、急性腰扭伤等。

例一：展某，男，45 岁，1976 年 5 月 4 日接诊。患者因风湿热肌注青霉素 4 天，注射前曾做过青霉素过敏试验，呈阴性。连续肌注青霉素第五天时，刚注射完几秒患者突然出现呼吸困难，口唇发绀，肢体抽搐，诊为青霉素过敏。立即给予针刺治疗，先点刺十二井或十指端出血；后针人中、曲池、内关、后溪、足三里、涌泉，使用孙氏补泻手法，持续行针约 5 分钟，症状缓解，约 15 分钟症状消失。

按：此病例是孙师在患者家中没有任何其他抢救措施的情况下，单纯用针刺抢救成功的 1 例青霉素过敏患者，说明针灸有良好的过敏调节作用，为临床抢救药物过敏提供了新手段。

例二：张某，男，41 岁，1989 年 5 月 24 日就诊。患者于今日上午，在野外割草时被毒蝎蜇伤左手中指末节指腹部，整个手指剧烈疼痛，肿胀，掣及整个左上肢，患者呻吟不止，极端痛苦。孙师接诊予针刺治疗，取左侧合谷、外关、曲池、外劳宫和落枕穴，施孙氏补泻手法持续行针约 10 分钟疼痛开始减轻，30 分钟后疼痛大减已能忍受，又留针 30 分钟后疼痛消失，惟遗留轻度麻木感。

按：毒蝎蜇伤在沂蒙山区农村常见，孙师用针灸治疗案例均获良效，临床实践证明了针刺治疗毒蝎蜇伤具有治疗方便、止痛迅速、无副作用等优点，不失为一良法。针灸治疗毒蝎蜇伤罕见报道，孙师认为其机制可能是：①针刺的直接镇痛作用，能提高痛阈值；②针刺能行气活血，改善局部循环，调整机体免疫机制，从而加速了蝎毒蛋白质的分解和代谢，消除致痛因子和炎性反应，从而达到了活血解毒，消肿去痛的目的。

3. 间歇行针法治疗急症

该法常用于治疗单纯性急性阑尾炎、急性胃肠炎、急性胆囊炎、胆石症急性发作、急性胰腺炎、胃溃疡穿孔、肠梗阻、胆道蛔虫病、肠伤寒、食物中毒、细菌性痢疾、疟疾；脑卒中、急性上行性脊髓炎；急性肺炎、急性肾盂肾炎；急性乳腺炎、痛经、急性盆腔炎；急性化脓性中耳炎、急性鼻炎、牙痛、急性结膜炎、白喉；偏头痛、急性风湿性关节痛等。

例一：患者，男，40 岁，西萨摩亚共和国人。1988 年 10 月 4 日初诊。患者于当地时间晚 1 点左右，因发热剧烈头痛，右耳根痛就诊。自述 5 年前曾得过右耳急性化脓性中耳炎，住院治疗（具体用药不详）7 天而愈。接诊时体温 39.6℃，右耳根剧烈跳痛，放射至整个右侧头部，咳嗽和吞咽时疼痛加剧并伴有耳鸣，咽部充血，舌苔薄黄，脉浮数，诊为急性化脓性中耳炎。孙师随即给予针灸治疗，取穴：大椎、翳风、听宫、太阳、风池、曲池、合谷。用孙氏补泻手法，持续行针 20 分钟左右，患者疼痛缓解，体温降至 38.7℃，继用间歇行针法，每隔 15 分钟持续行针 3～5 分钟，留针 60 分钟后体温降至 38℃，疼痛基本消失，患者安然入睡。第二天复诊：体温 37℃，无疼痛，诸症消失，针 1 次而愈。

按：孙师曾因承担联合国多边技术合作项目而任中国驻西萨摩亚共和国医疗专家组组长，在该国家首都医院从事针灸医疗工作 2 年，上例患者是该国外交部首席秘书、专家组驻地邻居。该病例针灸疗效非常满意，为我专家组顺利开展工作产生积极影响。

例二：张某，女，12 岁。1987 年 5 月 4 日初诊。其父代述：患者 7 天前患"感冒"，头痛、咽痛、低热，发病的第二天早晨感觉下肢发麻，步履沉重。几小时后下肢全瘫，大小便不通，入某县人民医院诊断为急性上行性脊髓炎，住院治疗 4 天（具体用药不详）病情日趋加重。发病第 6 天，患者出现呼吸困难，已用呼吸机辅助呼吸，院方下病危通知，患者家属急求孙师针灸试治，随转入孙师所在医院。孙师接诊时患者体温 37.5℃，痛苦面容，呼吸困难，呼吸音弱，四肢瘫软，感觉迟钝，腱反射，跖反射均消失，小便潴留，已大便不通 3 天，舌体稍肥大，无苔，脉象如丝，似有似无，病呈危象。孙师立即给予针灸抢救，取穴：天柱、大椎、肺俞、心俞、厥阴俞、脾俞、胃俞、三焦俞、大肠俞、小肠俞、膀胱俞、环跳、三阴交、曲池、合谷、内关。用间歇行针法，每隔 10 分钟用孙氏补泻手法持续行针约 10～15 分钟。

约2小时后，小便自行排出，患者自觉呼吸好转，腹部有肠鸣音，上肢已有轻微感觉，续留针1小时。第二天查房：患儿病情明显好转，呼吸较前通畅，仅有轻度胸闷感，大小便正常，上肢可抬动，手指能屈伸，腱反射和跖反射已测出，从早晨开始能吞咽流质食物，六脉轻按即得。其后，同法针灸治疗至第5天，除下肢仍瘫软外，余症均消失。患儿起死回生，在针灸治疗过程中未使用其他药物。

按：急性上行性脊髓炎发病急剧，变化迅速，死亡率高，因其致病原因复杂，药物治疗颇感棘手，针灸治疗鲜有人报道。该患儿经某县人民医院积极抢救无效，已下病危通知书。其父抱着一线希望要求孙师针灸治疗，结果经针灸治疗后收到了意想不到的疗效。此患儿转入孙师所在医院的第二天，某县人民医院的内科护士长（孙师初中同学）打电话询问："病人死亡了么？什么时间死亡的？"当得知患儿转危为安的消息后觉得不可思议，随即和其医院内科的一位医师到医院查看。这一危重患儿的针灸抢救成功，引起社会很大反响。

例三：王某，男，48岁，驻肯尼亚华侨。2005年8月1日初诊。患者自述：今天朋友请客吃午饭，感觉鸡大腿味道不新鲜，但出于面子勉强吞咽了下去。饭后2小时感觉腹胀，胃脘部不舒服，继则出现恶心、呕吐、腹泻，上腹部和脐周剧痛。检查：体温38.6℃，血压85/55mmHg，上腹部拒按，叩击痛，呕吐不消化食物，泻下水样稀便，诊断为食物中毒。孙师给予针灸治疗，先用三棱针点刺腘窝、肘窝浅静脉及金津、玉液放血，再在中脘、神阙拔火罐，后针曲池、合谷、内关、足三里、阴陵泉、公孙，用孙氏补泻手法持续针刺约30分钟，呕吐、腹泻止，腹痛明显减轻，血压100/75mmHg，体温37.5℃。再用间歇行针法留针至10分钟左右时，腹痛又加剧，恶心加重，但未呕吐，又继续行针约15分钟，诸症消失患者入睡，治疗1次而愈。

按：食物中毒属于中医古籍医书中所称的"霍乱"，如《灵枢·五乱》："（气）乱于胃肠，则为霍乱……取之足太阴，阳明"。针灸治疗本病已有 2000 多年的历史，历代针灸医籍均有记载，有立竿见影之效，一般针 1～2 次即愈。

小结：针灸治疗急症和急性传染病源远流长，在我国现存最早的医学巨著《内经》中就有记载，嗣后历代中医文献都有关于针灸治疗急症的论述。《伤寒杂病论》就是一部以治疗急性热病（包括急性传染病）为主的专著，在 113 个处方中涉及针灸的条文达 44 条之多。《肘后备急方》为我国最早的急症专著，其抢救方法多以针灸为主。秦越人、华佗、孙思邈等医家无不因善用针灸治疗急症而闻名于世。现代大量的研究证明针灸有灭菌、抑制病毒、消炎、镇静和兴奋等多方面的治疗作用，从而发挥针灸治疗急症的功效。孙师几十年来潜心研究针刺手法，他尊古而不泥古，承古拓新，独创了用于急症的孙氏针法，治疗了大量的急症患者，有很多急症收到了立竿见影的效果，挽救了数以千计的生命。然而在临床上，现在有些年轻的针灸医生不会或不敢用针灸治疗急症，大好国粹湮没不彰，实在可惜。故此，辑写此文以启迪同道及后人，推广应用。

第十七节　针灸在急性热证临床上的应用

针灸治疗急证早在《内经》既有记载，如《灵枢·热病二十三》云"热病头痛热病也，取之第三针"，又"风痉身反折，先取足太阳及腘中及血络出血。"可见我们的祖先用针灸治疗急证早就积累了丰富经验，然而由于种种原因，在当今社会上对针灸治疗急症产生了一些偏见，一些年轻的针灸医生不敢也不会用针灸治急证，针灸科大多成了"腰腿痛科"或"康复病科"。笔者不才，不敢罔然，仅就近五十年来用针灸治疗急性热证的点滴体会，略述管见，望同仁斧正。

一、急性热证的辨证分型

急性热证是许多疾病的主要证候或继发证候。其特点以高热

(38℃以上）为主发病急骤，变化迅速。病程较短，若不及时救治，可危及生命。急性热证一般可分表证发热和里证发热两大类。表证发热常见于多种急性传染病或感染性疾病等，为外感"六淫"所致。里证发热。一为表证发热的继续。二为内脏热毒蕴结，耗气伤津，故可见头热、口渴、多汗等症。然而各种发热均系"邪正相争"的全身性反应。临床辨证可分为以下几型：

1. 风寒袭表

常见于普通感冒或流行性感冒。证见高热、恶心、头痛、苔薄白、脉浮数。

2. 风热袭表

常见于感冒，上呼吸道感染性疾病的初起阶段，证见高热、恶风、头痛、咽痛、口干、咳嗽苔薄黄、脉浮数。

3. 风湿困表

常见于风湿热，风湿性或类风湿性关节炎的急性期，证见发热、关节红肿疼痛、或有头痛、畏寒怕冷、苔白腻脉濡滑。

4. 暑热在表

常见于乙脑，钩端螺旋体或夏季热等。证见高热、恶心呕吐、烦躁口渴、头重头痛、苔薄白微黄、脉浮数。

5. 热邪壅肺

常见于急性呼吸系统感染性疾病，证见高热、痰黄或浓痰、呼吸急促、苔黄糙、脉滑数。

6. 气分热盛

常见于各种急性传染病。证见高热、多汗、口渴烦躁、大便干燥、小便黄赤、苔黄燥、脉洪大。

7. 大肠积热

常见于传染病进行期或某些急腹症，证见高热、口渴烦躁、多汗谵语、呕恶腹痛、大便秘结或里急后重、小便短赤、苔干黑有芒刺，脉沉实滑数。

8. 肝胆湿热

常见于急性胆囊炎，胆石证或胰腺炎等。证见高热、胸胁胀痛、呕恶口苦、腹胀纳呆、大便稀、小便黄、舌苔腻厚黄、脉滑数。

9. 膀胱湿热

常见于急性泌尿系感染或盆腔炎等。证见高热寒战、腰痛腹痛、小便频数短少或妇女白带多、尿痛尿急或尿中夹血、苔黄腻、脉弦数。

10. 热入营血

常见于急性传染病或全身化脓性感染。证见高热不退、斑疹隐现、嗜睡或神志昏迷、吐血或大便出血、手足抽搐或角弓反张、舌质红绛、苔焦黑、脉沉细数。

二、急性热症的辨证施治

表证发热分风寒束表，风热袭表、风湿困表和暑热在表。里证发热分热邪壅肺、气分热盛、大肠积热、肝胆湿热、膀胱湿热和热入营血。表证发热和里证发热，多数为实证，治疗应以祛邪为主。然而急性热症变化迅速，有先实后虚的，有表实本虚的，有虚实夹杂等不同情况，临床诊治务必针对不同情况，灵活变通而治之。表证发热，一般邪在表卫，可发汗解表，热邪入里、气分积热，可清气退热，血热妄行，可清营凉血，热陷心包、可清热开窍。里证发热还应根据"病因辨证"和"脏腑辨证"等审因论治。如大肠积热的，通便泻热，肝胆湿热的，清利湿热等。各型热证具体治法如下。

1. 表证发热

治则：以解表为主。

选穴：主穴为大椎、曲池、合谷。头重头痛配太阳、风池、印堂；鼻塞流涕配迎香；咽痛配少商、三轮；咳嗽配肺俞、天突、身柱；关节酸痛配环跳、阳陵泉、膝眼等，恶心呕吐配中脘、内关。

手法：大椎、身柱针 0.3～1.3 寸。徐徐提插刮针手法，少商、三轮点刺出血，余穴提插捻转手法，持续行针 10～20 分钟后再间歇行针 30 分钟，每 10 分钟行针 1 次，每次行针 5 分钟左右，日针 2 次。大椎、身柱起针后拔火罐 5～10 分钟。

病例：林某，男，11 岁学生，1986 年 7 月 11 日初诊。

因夜间睡觉着凉，起床后即觉头晕头痛，呕逆欲吐，鼻塞咽痛，恶寒无汗。检查：心肺（－），体温 40℃，白细胞总数 12000，中性 80%，扁桃体红肿，苔黄，质红脉浮数。证属风热袭表，法当解表清热，用上法针后半小时，患者自觉头痛减轻，余症亦好转，当针约 1 小时，头痛消失，已不恶寒，周身汗出，体温 38.9℃，每日针 2 次，共针 4 次而愈。

2. 里证发热

里证发热病因病机及症候表现比较复杂，临床治疗应根据"病因辨证""脏腑辨证"等处方治之。

（1）邪热壅肺

治则：清热宣肺。

选穴：主穴为大椎、肺俞、曲池、合谷、少商。痰多配丰隆，胸痛配内关；咳喘配天突。

手法：少商点刺出血，大椎针法同上，余穴提插捻转手法，持续行针 10～20 分钟后留针 30 分钟，每 10 分钟行针 1 次，每日针 2～3 次。

病例：张某，女，63 岁，干部，1984 年 5 月 20 日初诊。

因突然恶寒发热，呕吐黄痰而就诊。检查：体温 39.8℃，白细胞 16300/mm³，中性 85%，淋巴 8%，X 线透视左下肺呈大片阴影，左肺下有湿性啰音，左胸痛，左肩部有酸痛感，苔微黄脉浮滑数。证属热邪壅肺，立清热宣肺之法治之。按上方治疗，日针 2 次，间隔 6 小时后针第 2 次。次日复诊：体温 38.2℃，胸痛亦减；第 3 日复诊：体温 37.5℃，咳嗽次数及痰量明显减少，按上方共针 5 天，5 月 25 日复诊，体温 36℃，白细胞 7000/mm³，中性 70%，X 线胸透阴影消失。

（2）气分热盛

治则：清气退热。

选穴：主穴为曲池，合谷，十宣。烦躁口干配内关；大便干燥配大肠俞，足三里。

手法：十宣点刺出血，余穴提插捻转手法，间歇行针 30 ~ 60 分钟，10 ~ 15 分钟行针 1 次，每日针 2 ~ 3 次。

（3）大肠积热

治则：清肠热，导浊滞。

选穴：主穴为天枢、气海、足三里、合谷。腹痛腹胀配阴陵泉；大便秘结配大肠俞、支沟；小便短赤配三阴交，烦躁谵语配十二井。

手法：天枢、气海刮针手法，十二井点刺出血，余穴提插捻转手法，间歇行针 30 ~ 60 分钟，10 ~ 15 分钟行针 1 次，每日针 2 次。

病例：

葛某，男，21 岁。1974 年 8 月 4 日初诊。

因腹痛、脓血便，里急后重而就诊。检查：体温 40.5℃，血压 80/50mmHg。镜检：白细胞（++++），红细胞（++），黏液巨噬细胞（++）。心肺正常，扁桃体红肿，腹部左下侧明显压痛，患者面赤颊红，手足厥冷，舌质紫绛，脉细数。证属湿热疫毒蕴结大肠，气机升升降失常所致之疫毒痢，拟清湿热祛疫毒之方而治之。按上法点刺十二井出血。针天枢、气海、合谷、足三里、阴陵泉，间歇行针 60 分钟，10 分钟行针一次。针至 30 分钟，手足转温腹痛减轻，针至 60 分钟。体温 39℃，血压 100/70mmHg，6 小时又针第二次，次日复诊：从第一次针后至今共排便 4 次，大便情况逐次好转，大便虽稀，但已无脓血，体温 38.5℃，血压 110/70mmHg。仍有腹痛及里急后重。治法：针天枢、气海、合谷、足三里、阴陵泉、间歇行针 30 分钟，每日针 2 次。6 日复诊：大便成形，腹部压痛消失，体温 37℃，血压 110/75mmHg，镜检转阴，又针天枢、足三里、合谷以善其后。

（4）肝胆湿热

治则：清利湿热。

选穴：主穴为期门、日月、右上腹压痛点、阳陵泉、合谷、胸肋胀痛配太冲，恶心呕吐配中脘、内关。

手法：期门、日月、右上腹压痛点、用捻转刮针手法，余穴提插捻转手法，持续行针30~60分钟，症状缓解后留针30分钟。每日针2次。

病例：

朱某，男，27岁。1985年7月10日初诊。

因胆石症手术后复发，而由某院转来针灸治疗。检查：由上腹部阵发性绞痛，体温39.8℃，右上腹肌紧张，触痛，墨菲征阳性，黄疸明显，大便秘结，小便黄，苔黄腻，脉弦数。证属湿热瘀阻，肝胆疏泄失常。法当清热导滞，疏肝利胆。按上方取穴治疗，持续行针约10分钟患者腹痛加剧，继续行针约30分钟腹痛逐渐减轻，行针至1小时腹痛消失，体温38.7℃，排出泥沙样结石约15g。仍按上穴针之，间歇行针30分钟，10分钟行针一次，每日针1次，又治疗3次而诸症消失，随访一年未复发。

（5）膀胱湿热

治则：清热利湿。

选穴：主穴为肾俞、膀胱俞、三阴交、曲池，腹痛配天枢、足三里、公孙、腰痛配大肠俞、委中。

手法：天枢刮针手法，余穴提插捻转手法，持续行针10~20分钟后，再间歇行针30分钟，10分钟行针1次，每日针1~2次。

病例：

郑某，女，44岁。1970年11月1日初诊。

因寒战、尿频和尿痛而就诊。检查：体温39℃，心肺正常，肝脾未触及，腹部平软无压痛，肾区压痛明显。尿液检查，蛋白少许，白细胞（+++），红细胞（++），上皮细胞很少。西医诊断为急性肾盂肾炎。因患者对青霉素和磺胺有过敏史，而用上法治疗，针后症状即时缓解。体温降至38℃，每日针1次。4日复诊：体温37℃，自觉症状基本消失，尿常规检查（-）。仍按上方治疗，每日针 1 次，针 3 次以巩固治疗。

（6）热入营血

治则：清营凉血。

选穴：主穴为十二井、曲泽、委中。神昏配人中，手足抽搐配曲池、合谷、阳陵泉，角弓反张配后溪、大椎、涌泉。

手法：十二井。委中、曲泽点刺放血，余穴提插捻转手法，持续行针至症状缓解后。再间歇行针 30～60 分钟，10～15 分钟行针 1 次，每日针 2～3 次。

三、讨论

急性热证是临床上常见的一个证候，为多种疾病的共同症状。本文根据热证的不同表现和实践体会，将其分为 10 个常见的证型。近 50 年的临床实践证明。上述 10 个热证证型，用针灸治疗均有显著疗效。一般针后 1～2 小时，体温可下降1℃～2℃。

急性热证是许多疾病主要症状或继发症状。因此引起热证的病因是复杂的。然而大量的临床实践证明，针灸对不同病因引起的热证都有降温意义。这说明针灸对机体不同状态的调节有着统一性，即扶正祛邪的作用。这与现代医学的认识是不谋而合的。众所周知，免疫功能是机体抵抗外来侵袭和维持体内相对平衡的一种重要手段，凡丧失正常免疫反应的机体，就会百病丛生，更可造成机体反复发生严重感染。而大量的临床实践和实验研究表明，针灸对正常人体能增强其免疫功能，而对于因各种原因所造成的异常免疫功能又可以使之恢复正常。根据免疫学认为：免疫反应的细胞基本上可分为两大类，一类为免疫活性淋巴细胞，另一类为吞噬细胞。这两类细胞的各种免疫检查指标，几乎都可以在针灸作用下，发生显著改变。这可能是针灸对不同病因引起的热证均有降温作用的机制所在。

急性热证为多种急性病的一种证候表现。发病急骤，变化迅速，病多属实，故取穴宜多，手法宜重，针刺时间宜长，日针次数宜多（2～3 次），针刺宜深。据报道，针刺动物"大椎"虽能提高网状内皮系统吞噬功能。但其作用程度却与针刺深浅密切相关，即浅刺的效果远逊于深刺。另据报道：不论是针刺上巨虚、漏谷穴组，治疗急性细菌性痢疾的临床效果方面，拟或在电针"大椎"等穴激活家兔网状内皮系统吞噬功能方面，均证明2次/日刺，优于1次/日刺。

急性热证一般可分为表证发热和里证发热。表证发热，病邪在表且治疗以解表为主，故选穴有一定的共性，常用大椎、曲池，合谷、少商等穴。里证发热，病因比较复杂，故应根据"病因辨证"或"脏腑辨证"等审因论治而对症选穴配伍，方能切中病机，收事半功倍之效。

急性热证病因复杂，病机多变，若针刺2~3次疗效不显著应转诊治疗，以防不测。

第十八节　从由败转胜病例看辨证施治在针灸临床上的重要性

辨证施治是中医学的精华，它是中医诊治疾病的基本原则。辨证施治体现了中医学的特点。

针灸学是中医学的重要组成部分，故用针灸疗法治病亦应以中医基础理论为指导，务必遵循理、法、方、穴的辨证施治规律，根据《灵枢·经脉》："盛则泻之，虚则补之，热则疾之，寒则留之，陷下则灸之，不盛不虚以经取之"的原则，并借助先进的科学仪器和有关现代诊断方法，决定针、灸、补、泻、取穴、配伍等具体治疗措施，方能切中病机，恰到好处，这是笔者通过几十年的临床实践，从失败病例中总结出的一点教训，今举数例，粗加分析，以资借鉴。

一、理不明、错取穴、穴不对证

伊某，男，52岁。1978年9月20日初诊。

自述左腿疼麻，已三个月，近几天疼痛加重。弯腰、起坐都很困难，左腿伴有麻木感，疼痛呈放射性从股胯至足趾。检查：第5腰椎、臀中部、小腿后外侧上端及中下段明显压痛，拉塞格征阳性，六脉沉缓，苔薄白，患肢肤温较健侧低，得暖则痛轻，得寒则痛重，体胖，食欲及大小便等均正常，诊为痛痹（坐骨神经痛）。以温通经络为主，取穴分2组：环跳、殷门、阳陵泉为1组；承扶、委阳、昆仑为2组。均用提插捻转手法，得气后留针30分钟，每日针1次，6次为1个疗程，疗程间休1天，2组穴交替使用，并用红外线照射坐骨神经在下肢的分布区域。治疗3个疗程，因病情未见好转而采用药物治疗。1978年3月1日诊：服中药百多剂，并口服泼尼松，肌注维生素 B_{12}、B_1 等均不显效，后经腰部拍片见腰椎3~5段增生，按压发现第3、4、5腰椎间隙明显压痛。治法：腰椎压痛点及其两侧交替针刺，针1.2寸，提插刮针手法，间歇行针30分钟，10分钟行针1次，并加红外线照射脊柱增生部位，每日针1次，6次为1个疗程，疗程间隔2天，共治疗11个疗程，临床症状消失，随访2年未复发。

讨论：痛痹类似于现代医学的"坐骨神经痛"，坐骨神经痛不是一个独立的病，而是由脊椎增生、腰椎间盘突出及风湿性坐骨神经炎等多种病因引起的一个症状，并不单因风寒湿邪流注经络，阻滞经脉所致。《素问·至真要大论》云："必伏其所主，而先其所因"。此即后世所总结的"辨证求因，审因论治"的辨证施治原则。该病例第一次治疗所以失败，就是因为违背了这一施治原则，没有审其本，求之因而盲目取穴治疗所致。故辨证审因，穴据因取是针灸临床辨证施治的一大原则。

中医辨证施治是在宏观水平上认识疾病的本质，制定相应的治疗措施，它既有原则性，又有灵活性，辨证施治体现了中医学的系统观和动态观，故为每一个中医工作者所遵循。然而科学技术是在不断发展的，人们对疾病本质的认识也在逐渐加深，中医学由于历史条件的原因，对于疾病的认识还缺乏微观的研究，尚待与现代科学紧密结合而加以发展，因此，如果中医在辨证的基础上再借助于有关现代先进的科学仪器和诊断方法，就可以"以彼之长，补我之短"，使对证的认识进一步深化，使其更具体，更客观。如上述病例若不通过拍片证实，就很难正确认识其病因和病位。故那种认为辨证施治不需要借助现代科学仪器、或借助现代的有关诊断方法就是否定辨证原则的观点都具片面性。中医诊断必须与时俱进，现代的有关诊断方法是中医四诊的现代延伸。

列举上述病例的目的并不否认针刺患病部位治疗作用，有人提出"头痛治头"，"脚痛治脚"的患病部位取穴方法是违背辨证施治原则的，笔者认为此见解有商榷之处，原因有三：其一，以痛为腧的取穴的方法源于《灵枢·经筋》篇；其二，实践是检验真理的唯一标准，大量的临床实践证明，在患病部位取穴针治对某些病证确有良效；况且局部取穴法，作为主要取穴方法之一，已被历代多数针家所承认；其三，近代有关科学实验证明，在患病部位局部针刺所产生的刺激与病理反应所产生的刺激在同一水平进入脊髓，针刺作用所产生的信号可抑制病理反应所产生的信号传入中枢神经系统，从而缓解了来自相应神经中枢的紧张兴奋，摆脱了神经中枢的病理优势，而达到治愈疾病的目的。

二、法错立、术错施、错上加错

芦某，男，48 岁。1978 年 8 月 1 日初诊。

因剧烈牙痛 7 天，服中西药效果不显而要求针灸治疗。自述右侧上第一个磨牙有 5 年的疼痛史，时痛时止，时轻时重，此次发作已一个月，近几天疼痛加剧，呈阵发性剧烈跳痛，夜间尤甚，影响饮食和睡眠。检查：右上第一磨牙颌面有呈黑色较深之龋洞，牙龈红肿，口臭，苔黄，脉见洪数。针下关（右），合谷（双），足三里（双），捻转手法，得气后留针 30 分钟，10 分钟行针一次，效果不显；改用提插捻转手法，上三穴交替持续行针，行针 15 分钟疼痛开始减轻，行针至 30 分钟疼痛基本消失，局部仅有胀沉感，留针 40 分钟后，疼痛又发作，仍用上法持续行针约 20 分钟，症状消失，患者入睡，随访 1 年未复发。

讨论：牙痛一症，中医学有"虫痛"和"火痛"之分。其病因多因阳明火热之邪上扰所致，故取穴为下关、合谷和足三里。下关、足三里为足阳明胃经穴，下关可疏泻局部邪热以镇痛，足三里为胃经合穴，可清泄胃火，合谷为大肠经原穴，系治牙痛之经验效穴。

法以病立、术据法施，这是针灸临床辨证施治的又一原则。从病例芦某可以看出，针刺手法是获得良好效果的重要因素之一，单是选穴准确而没有恰到好处的针刺手法，要想收到预期疗效是不可能的，如《素问·针解》云："为虚为实者，工勿失其法，若得若失者，离其法也"，"虚则补之，实则泻之"既是辨证施治的大法，也是针灸手法的两大原则，上述病例脉症合参当属实证，应用强刺激泻法，然而初期则用了轻刺激补法，犯实实之戒，故"补泻反则病益笃"。

三、只见症、不见病、据症取穴

刘某，男，47岁。1971年5月3日初诊。

因突然胃痛，呕吐而就诊。患者于就诊前半小时感觉胃脘部胀痛不舒，痛势逐渐加重，呈持续性剧痛，患者屈膝抱腹，辗转床地，汗出成珠，面色苍白。随针天枢、内关、公孙、中脘，提插捻转，刮针手法交替应用，持续行针30分钟，症状有增无减而入院。外科诊为单纯性急性阑尾炎，经保守治疗7天，临床症状消失。半年后又复发，症见同前，检查：体温38℃，麦氏点压痛阳性，反跳痛阳性，白细胞13500，苔微黄，脉滑数，诊为肠痈（急性阑尾炎），取阑尾穴（双），针2.5寸，提插捻转、刮针手法交替运用，持续行针，行针约30分钟疼痛开始减轻，行针约个半小时自觉症状基本消失，麦氏点呈弱阳性，6小时针1次，共针3次临床治愈，随访三年来未复发。

讨论：急性阑尾炎中医学称"肠痈"中医学文献早有记载。如《金匮要略》云"治肠痈者，小腹肿痛……时时发热，自汗出，复恶寒……"。本病多因运化失常，聚湿生热，或传导失司，糟粕留滞，邪毒瘀阻，结塞肠中，以致气滞血瘀，肠通降无权所致，故以实证、热证居多。根据"实则泻之"的原则，针刺治疗当用强刺激泻法。针灸治疗急性单纯性阑尾炎的疗效已被大量的病例所证实，然而如上述病例所示，若只见症，不见病，辨证失误，穴不对症，尽管手法对头，也不会收到应有的疗效。通过上述病例的前后治疗，有如下几点体会：

1. "辨证"与"辨病"相结合

随着中西医结合的进一步开展，近几年来在医学界对"辨证"与"辨病"的关系问题引起了热烈的讨论，提出了各种不同的观点，从目前所反映的情况来看，多数认为中医讲"辨证"，西医讲"辨病"。其实这是对中医辨证施治原则的误解，这种认识不符合中医学发展的实际情况。中医的"证"是在对疾病感性认识的基础上所进行的理性分析，是经过高度概括了的综合概念，中医所说的"证"包含了"病"的内容。细考中医学的有关医学著作，辨证施治原则应是在对"病"认识的基础上发展而来的，如长沙马王堆出土的《五十二病方》，《灵枢》，内经中的《寒热病》，《癫狂》，《厥病》，《热病》等都是以"病"为单元来论述的。侯至汉代，张仲景在前人对"病"认识的基础上结合自己的临床经验而系统的提出了辨证施治的治疗原则，在其所著的《伤寒论》和《金匮要略》中的中风，疟疾，肺痈，胸痹等篇，即是从现在的角度看也仍属于"病"的名称。因此，把中医学中的"辨证"与"辨病"割裂开来是不符合中医辨证施治本来面貌的，故在临床诊治过程中，既要看到症，也要看到病，不能强调"辨证"就忽视了"辨病"，或强调"辨病"就忽视"辨证"，病例刘某初次治疗所以失败，就是因为只看到了"胃痛"这个症。据症取穴，而忽视了产生这个症的原因"肠痈"这个病，审因论治。

2. 穴位作用的特异性

病例刘某，前后患同一个病，均用持续行针强刺泻法，然而因选穴的差异而获不同结果，这说明穴位作用的特异性是客观存在的。因此针灸临床辨证施治，单有恰当的手法而无正确的选穴，也不会达到预期效果。

3. 针灸临床辨证施治与中药有别

中医治疗学包括的内容相当广泛，针灸疗法、中药疗法、推拿疗法等都属于中医治疗学的范畴，辨证施治是这些不同疗法总的诊治原则，然而由于各种不同疗法的特点而决定了辨证施治具体内容的差异性，如针灸临床辨证施治，既要考虑穴性（穴位的主治性能），又要考虑手法，还要注意针刺深度等，又由于穴位作用的双向性等特点，使针灸辨证施治具备了自己的个性而与中药辨证施治有别。

4. 理、法、方、穴、技环环扣紧

理、法、方、穴、技使针灸学形成了一套完整理论体系，五者之间是不可分割的一个整体，从上述病例中不难看出，在针灸临床上除正确运用四诊八纲外，务必做到理明，法和，方对，穴当，技巧，在复杂的病情变化中本着取穴有理，施术有则，使理、法、方、穴、技环环相接，丝丝扣紧，方可万全。

四、结语

本文通过由败转胜病倒，从三个方面论述了辨证施治在针灸临床上的重要性，并对辨证施治的发展情况及针灸临床辨证施治的个性做了初步探讨，由于笔者水平所限，谬误之处定然不少，望同道斧正。

第十九节　正确的认识中医学遗产
——针灸学

针灸学是宝贵的中医学遗产的重要组成部分，如何正确的认识针灸学是医药卫生界存在的一个老问题。就目前在卫生界反映出来的问题来看，在某些方面对针灸学仍尚缺乏正确的认识。主要表现在以下几方面：

首先，用民族虚无主义的态度对待针灸学。抱这种态度的人认为针灸是鬼医术、土办法、不科学，他们对针灸疗法在防治疾

病中所取得的成果，总是持怀疑态度，把针灸治愈的患者，要么说成是"碰巧了"，要么说成是"患者的心理作用"。

此外，另有一些人，认识则与此相反。这些人认为针灸学是中医学的宝贵遗产，全盘都是精华，都应该继承，对流传下来的古代文献，看做是"圣人之言，句句是宝"，只能继承，不能批判，把针灸疗法看做是"百病皆治，万病一针"的神术。笔者在长期的临床实践中认识到，对针灸疗法肯定一切，或否定一切的态度，都是不正确的态度。对待中医学遗产——针灸学的认识，务必用一分为二的观点和方法对待，就是说，既不全盘否定，也不盲目继承，而是取其精华，去其糟粕，批判地继承和发扬才是唯一正确的态度。

要正确地认识中医学遗产——针灸学，就目前在医药卫生界反映的问题来看，必须解决古与今、批判与继承、继承与发展的辩证关系。

所谓"古"在这里系指中医学遗产，即中医；所谓"今"在这里系指现代医学，即西医。如何正确的处理中医学与现代医学的关系问题，就目前情况来看，还没有得到完全解决。有这样极少数的人，他们在没有深刻了解中医学的情况下，凌驾于别人之上，看不起中医，瞧不起中医工作者，说什么"中医不科学"。与此相反，也有个别的中医工作者，唯我独尊，排外思想也相当突出，认为大有中医即我，我即中医之概。这种人故步自封，墨守成规的保守思想是比较严重的。以上思想种种都极大地阻碍了中医的正常和健康的发展。笔者认为正确的态度是中医应该与时俱进，不但要继承中医学精华的部分，外国医学先进的东西也要学习。学习的目的是为了更好的研究和发展祖国的东西，运用现代医学科学知识和科学方法来研究中医学，在我国特定的医学条件下，使中西医学有机的结合，创造出我国独有的新医学、新药学。

针灸疗法从现有的文献记载来看，在我国医学史上，针灸是最早用来防治疾病的方法之一。数千年的临床实践证明，针灸疗法是行之有效的医疗方法。针灸学是一门科学，他的科学性在很多方面，用现代科学知识还无法做出圆满的解释，法国有一位医学博士叫密勒，他对针灸学很感兴趣，精心研究多年，其结果下了这样的结论："中国针灸颇似电疗，而效力过之，其出神入化，非近代科学所能解释也。"科学实验和大量的临床实践证明，针灸有消炎、抑菌、镇静、兴奋和镇痉等多方面的作用，他不仅能治疗一些常见病多发病，还能治疗一些疑难大病，有些用中、西药物治疗殊难收效的病症，用针灸治疗确能收到惊人的效果，如通过针灸治疗，有些瘫痪患者又重新站了起来；失明多年的盲人又看到了光明；聋哑人能听到声音，能说话了。在用针灸疗法治疗"癌症""冠心病"和"糖尿病"等疑难病中，也取得了一定成果，尽管这些成果是初步的，但也足以证明，针灸疗法的治疗作用，是不容忽视的。针刺麻醉的创造成功，震撼了世界医坛，又一次为中医学增添了光彩，在我国医学历史上增加了光辉的一页。

大量的实践证明，针灸学是一个珍贵的宝库，里面大有潜力可挖，大有科学研究价值。因此，那种认为"针灸不科学""研究针灸学是沙里淘金、得不偿失"的看法是不对的。但是，在整个针灸学这个宝库中，也不是完美无缺的，里面还有糟粕，还有相当部分的泥沙要清除，如《针灸大成》一书，一向被认为是学习针灸的必读之书。本书是集明以前针灸资料之大成，在学术研究上是有一定价值的，但是用现代的科学水平来研究分析这部著作，就不难看出里面还有相当部分是有问题的，如《卷一》那个仰人周身总穴图和伏人周身总穴图，就很不够标准。本书《卷四》"人神禁忌"一节，什么逐日人神歌，逐时人神歌，针灸服药吉日，针灸忌日等，都带有封建的色彩，显然是唯心的。因此，笔者认为《针灸大成》一书，在某种程度上可以这样说是"一锅大杂烩"。

再就"穴位"来说，也有很多地方须要用现代的科学知识加以分析研究。如穴位的位置、主治范围、针刺深浅等，是否与文献记载的那样是不可改变的了，临床实践证明并非如此。这是因为穴位的发现，一般都是在个人经验的基础上总结出来的，这就不可避免地带有局限性，有些穴位（包括位置、主治范围、针刺深浅等）各家主张不一，就是这个原因。从最早记载穴位的《内经》一书到现代的针灸专著所记载的穴位，仅是在量的方面有了变化，而没有从质的方面进行分析研究，由量变到质变的过程是事物发展的必然；穴位的发展和变化也如此，因此，如何从质的方面对传统的穴位进行研究整理，是医务工作者义不容辞的职责。

从以上所谈的问题来看，对待中医学针灸疗法，必须用"一分为二"的观点和方法批评的继承，绝对不能不分青红皂白的兼收并蓄。批判和继承看来是矛盾的，实质上批判和继承是对立而又统一的两个方面，批判是为了更好的继承，批判就是将中医学遗产进行科学的分析、研究和整理，去伪存真，去粗存精，进而更好的发展中医学，更好地为人民服务。

第二十节　针灸在国外的动态概述

我国的针灸学是从公元 6 世纪传入日本，公元 16 世纪传入西方的。特别是 1972 年我国报道针刺麻醉后，在国际上引起了强烈反响，掀起了一股世界性的"针灸热"，据不完全统计，现在世界上已有 80 多个国家的医生应用针灸治病，有 30 多个国家成功地开展了针麻手术。联合国卫生组织《世界卫生》杂志于 1979 年 12 月还出版了一期针灸专刊，宣传和提倡针灸疗法。

近几年来，许多国家的医学家们，对针刺镇痛机制、针灸治病原理、经络实质及穴位的形态学结构等问题进行了广泛而深入的研究，并取得了一定成就，有不少地方值得借鉴，因此，注意国外对针灸学的研究动向对于发展我国医学事业是有一定裨益的。本文仅就个人手头的资料，将针灸学在国外的科研动态简述如下：

一、基础理论研究

"古老的中国医学艺术开辟了世界医学的新眼界。按照科学的观点，中医的理论今天仍然处在当代医学科学的最前列，并且在不久的将来定会产生巨大的影响。"Wei LY 的这一论断已经变成了现实，正如铃木太所指出的："银针不仅刺激了人体治疗疾患和进行麻醉，而且也刺激了学术的进步。"国外医学家们对针灸学基础理论的研究成果即是对上述论点的有力旁证。

1. 针麻与针刺原理

针刺的镇痛作用及镇痛原理，国外学者有不同的看法。在欧美学者中把针刺的镇痛作用看成是催眠或暗示效应的比较多，但他们也不否认在某种程度上的针麻效应，如 SandreW B Betal 指出：如果使用得当，针刺的确是一种有效的治疗手段。对针刺镇痛持怀疑态度的基本原因之一是缺乏确实可信的生理学证据。但多数学者认为对针刺麻醉不能排除精神心理因素的影响，因为针麻在动物身上也能显示出明显的镇痛效果，在人体上又有相当的镇痛率，作为一个客观事实，针刺麻醉已被承认。

针麻及针刺原理，国外有多种解释，其中以神经学说、体液学说、闸门控制学说等较为普遍。近几年来，国际上又特别重视内源性吗啡样物质在针刺镇痛中的作用，内源性吗啡样物质（简称内啡肽，endorphine）是体内自行合成的，具有类似鸦片样的效应。至 1977 年为止，已经发现了九种，包括 α - 内啡肽、β - 内啡肽、γ - 内啡肽和脑啡肽等。目前国外很多医学家认为内啡肽为针刺镇痛的重要物质，因为大量的实验证明针刺的镇痛作用可被纳洛酮所逆转，但也有人发现，这种逆转是不完全的，因此提示内啡肽不是针刺镇痛的唯一物质，如日本大村惠昭（1977）指出，从猪和牛的脑垂体提取的 ACTH 也有吗啡样作用；高木健太郎也指出，在针刺时，中缝核可释放出 5 - HT，它显示出镇痛作用；Mclennan H 等也支持这一论点。

以上侧重介绍了国外对针麻及其原理的研究情况。严格地说来针刺镇痛机制与针刺原理是有区别的，事实上针刺镇痛（针麻）机制是研究针刺原理的一个分枝，正如日本相川贞男所说的那样，针刺治疗的研究比针麻的研究更加困难。1976 年 4 月，在墨西哥召开的第 6 次世界麻醉会议上，发表了关于针刺研究的科学论文 9 篇。从内容上看，有关针刺效果的初步经验研究阶段已结束，目前所涉及的除了针刺镇痛作用外，已进展到针刺对各种生理功能影响的研究阶段，并取得了一定成果。

2. 针灸对循环系统的影响

在针灸对循环系统影响的观察中，駒井（K. Komai，1939）看到了蛙心效应以及灸后的兔子血清内收缩物质的增加。美国心脏病研究所发现针刺能使原发性高血压患者血压持续降低 3 小时～3 星期；仓岛（S. kurashima，1955）、代田（B. Shirota，1956）也都证实针灸有降压的作用。木下、七堂的研究证明针刺能影响体表温度和肌肉温度的变化。

3. 针刺对呼吸系统的影响

Tashkin D Petal 在实验中观察到针刺能部分缓解乙酰甲基胆碱引起的支气管痉挛，Berger D 等也发现针刺有支气管解痉作用。松本观察到针刺支气管哮喘患者可改善其每秒肺容量。

4. 针刺对消化系统的影响

日本有地和森秀的研究证明针灸可促进胃的运动，可使过强或过弱的胃张力变为正常。Volclav Kajdos 通过对 71 名十二指肠和胃溃疡患者的针刺治疗，认为针刺可以恢复机体正常的自主神经平衡，调节患部的血液循环，促使溃疡面的愈合。广濑、冈部曾报道，针刺肝功能不正常的患者可改善其血浆转氨酶和尿胆素的含量。

5. 针灸对运动系统的影响

日本的水野、黑佳两人分别研究了针刺和灸的效应，他们证明，用牛肉蛋白喂家兔或给兔注射牛奶，则长骨会发生酸中毒的变化，但预先经过针灸处理者则无此变化。木下用容积脉搏波证明，在一个由于斜角肌痉挛而引起循环紊乱的患者身上，把针刺入肌肉能够缓解肌痉挛，并能改善循环状态。

6. 针灸对内分泌系统的影响

日本蛎崎的研究表明，单纯针刺或针刺与促黄体生成释放激素并用，均可引起血浆黄体生成素、卵泡刺激素水平发生变化。尤以二者同时并用为显著，说明针刺对雌激素有影响。罗马尼亚的 Lonescu Tirgoviste 等观察了针刺三阴交穴对血糖及血浆胰岛素含量的影响，说明针刺似对生理功能正常的胰脏有调节胰岛素分泌的作用。日本人野田用正常鼠和已摘除了垂体的鼠做实验，观察了针刺对肾上腺功能的影响，他证明针灸能提高肾上腺功能，并弄清了这种效应不只是通过垂体激素而引起作用。

7. 针灸对免疫系统的影响

Hwang 等人的研究表明，恰当的选择针刺穴位，施以适当的电刺激，能够明显地影响狗的外周白细胞血象。Berger Det al 在针刺治疗感染性变态反应支气管哮喘的过程中发现，针刺疗法有刺激白细胞移动的作用。Cracium 等人发现针刺后人体血液吞噬活力增加 55.6%，纤维蛋白溶解活力增加 79%。Chu 等人观察了针刺对用绵羊红细胞致敏的家兔和豚鼠实验性变态反应脑脊髓炎的影响，结果证明，针刺适当的穴位可以影响免疫反应。

8. 针灸对血液的影响

T. c. Tec 针刺大白鼠足三里后，发现血流速度和血压都有降低。在日本原（1927）的实验室中已观察到，在人体或兔身上加灸引起红细胞和血红蛋白增加；长门谷又进一步观察到灸家兔可使造血功能提高，尤其能使网织红细胞大量形成，还能使血小板增加。广濑（1971）在针刺（或灸）后观察人体胆固醇升降的实验中发现，针灸后人体的胆固醇总量趋于降低。

9. 针灸对中枢神经介质的影响

国外对神经介质在针刺镇痛中的作用方面做了一些工作，但结果并不完全一致。日本小岛等报告，电针后大鼠皮质 5 - 羟色胺（5 - HT）含量增高，脑干 5 - HT 含量下降。美国的 Lorenz-KYN 等的实验中表明电针大鼠痛阈提高后，脑干 5 - HT 降低。

TenK 等发现针刺太冲对小儿的痉挛性四肢麻痹有明显的解痉作用，针刺后尿内 5 – H1AA 可增加 1 倍。

10. 经络、经穴

有关经络、经穴的实质，国外也进行了研究，有很多假说。主要的有经络与神经系统相关学、经络与体液系统相关说、经络以神经、血管为主体的综合结构说、低电阻线路说等。日本的芹泽胜助指出，经络、经穴本来是来自对机体感觉的整体观察，在进行科学研究时单从表现在机体的特定信息，不能说明其全貌。他认为经络是机体的联络通路系统，不能看做是单一的组织器官，可能是以神经或血管为主体的综合结构；日本藤田氏于 1966 年报告，经络主线通常由动脉、静脉、淋巴管和神经干等三条管和四种组织或由包围着神经干的结缔组织所构成；日本人中谷于 1950 年发现人体皮肤上有许多低电阻点，称作良导点，这种良导点是由网状皮肤低电阻线连接，称良导络。其良导络、良导点与我国的经络、经穴基本一致。

循经感传现象是由日本长洪、丸山两人于 1950 年首次报道的，他们在报告中指出，针感的放射通路在体表所经过的地方与古典文献中所记载的经络图一样；日本人长尾从补泻手法的角度探讨了肺经和心经的针感传导方向后指出，针刺肺经孔最以上的经穴，心经前臂上的经穴，补法多为离心性感传，泻法多为向心性感传。

穴位的存在与否，国外也有不同的看法。Albert 等用双盲法对关节疾患观察了经穴治疗和非经穴治疗的疗效，证实两组均有效，并无显著性差异；兵头、政山和 lec 等人的报告均支持上述论点。但多数学者认为穴位是客观存在的，并有其自己的特异性。苏联学者 Katchan 等的研究表明穴位具有相同传导性能，他们认为这些研究方法和结果为研究穴位特性打下了基础；芹泽指出，以皮肤电特性为指标的研究，证实了皮肤电阻这种物理现象在身体各部有所不同，这就使东洋古代经穴得到了客观论据；ReichmaniS M 等人的研究发现：①穴位的阻抗比穴位旁开 1.5cm

对照组的阻抗为低，两者有显著性差异，$P < 0.05$；②穴位的电容量高于穴位旁 1.5cm 对照点的电容量。

虽然穴位是存在的，但相川指出，由于刺激部位不同，效果可有所差异，然而，没有必要那样严格地把穴位看成是一个点，他认为穴位是扩大了的小区域。其区域之大小说法不一，加拿大 Melzack 等以 Kao. Mann 的经穴图为基础，将穴位的大小定为 3cm；萩原晖章的研究指出，穴位的部位，在体表其径为 2mm；长尾的实验表明，无论是肺经或是心经，经穴都是成组的，与邻近的经穴组有重叠倾向，他认为经穴的主治并非固定在一个穴位上，其邻近经穴也有相似的作用。提示穴位位置的区域性。

国外学者对穴位的形态学结构进行了大量的研究工作，提出了不同的见解：①仓林探索了动物皮肤低电阻部位的组织学所见，100%都有神经束，与血管系统的符合率为 35.9%，与淋巴系统的符合率为 17.9%；②高木认为穴位可能是抑制系统的一部分细胞的作用点；③中谷发现穴位处有腺体组织，其结构为腺状导管分支和血管结合形成腺体壁，具分泌特性；④萩原的观察发现，穴位之中央部是体液性反射波，并可看到似有微小心脏样的搏动；⑤法国学者 Bowlnois 认为穴位的特点是离子的通透性升高和电位提高，因而产生局部电场；⑥苏联学者 Gashnovskaya 等认为生物活动点（即穴位）首先出现于鱼类的侧线结构上，与网状线结构形成功能性的能系统，生物活动点的冲动发放是以电磁场的形式进行，由外环境决定。

日本的松本提出了与上述不同的见解，他的报告指出，穴位与其附近部位无任何组织学差异。

穴位的名称，日、美、英、法、西德等国家采用了音译和代号的形式，后者是用经络名称的缩写与穴位所在经络位置的编号构成。如合谷穴，在美国一些书刊中译作 Ho - ku，11 ~ 4（The Large Intestine Meridian），"4"是指合谷穴在大肠经的第 4 穴位上，"11"是大肠经的简写。但英、法、西德和美国出版的针灸书刊中的音译穴名和代号等方面均存在着不少问题，各国极不统一，差错也很多，有待进一步研究。鉴于针灸学已成为世界上许多国家的医学组成部分，国际间的针灸学术交流正在日趋频繁，拟定一套国际通用的统一的拼音穴名是十分必要的。

二、临床治疗

随着针灸在国外的普及和发展，事实上针灸学已成为很多国家的医学组成部分，并广泛应用于临床，治疗了大量的病证，为人类的健康事业做出了应有的贡献。针灸自我国传入日本，直到19世纪后半叶还是日本的主要治疗方法，在此期间，针灸在日本作为独立的医疗方法而发展起来，并积累了丰富的临床经验；法国针灸也很盛行，在20世纪30年代，法国有许多大医院都开展了针灸疗法，在医学院校的教学和科研中也充实了针灸学的内容，出现了一批著名的中西医针灸医生。苏联、美国、西德、英国等几十个国家也都开始采针灸疗法防治疾病。

联合国世界卫生组织于1979年提出了42种病症作为针灸疗法的适应证：

上呼吸道疾病：急性鼻窦炎、急性鼻炎、感冒、急性扁桃体炎。

呼吸系统疾病：急性支气管炎、支气管哮喘。

眼科疾病：急性结膜炎、中心性视网膜炎、近视、白内障。

口腔疾病：牙痛、拔牙后疼痛、齿龈炎、急或慢性咽炎。

胃肠疾病：食管贲门痉挛、呃逆、胃下垂、急性或慢性胃炎、胃酸过多、慢性十二指肠溃疡（缓解疼痛）、急性十二指肠溃疡（无合并症者）、急或慢性结肠炎、急性菌痢、便秘、腹泻、麻痹性肠梗阻。

神经和肌肉骨骼疾病：头痛、偏头痛、三叉神经痛、面瘫、中风后发生的不完全性瘫痪、外周性神经疾患、脊髓灰质后遗症、梅尼埃综合征、神经性膀胱功能障碍、夜尿症、肋间神经痛、颈臂综合征、肩凝、网球肘、坐骨神经痛、腰痛、骨关节炎。

从国外有关报道来看，针灸在国外治疗的范围远多于以上42种病证。许多国家的针灸医生不但用针灸治疗了大量的常见病、多发病，也治疗了如闭塞性动脉硬化症、甲亢、脊髓空洞症、糖尿病等疑难病症。有些国家的学者还探讨用针灸疗法治疗癌症，如 Woo 在《中国的针灸》一书中列出了10个治胃癌的穴位；Ledergerber 报告一例脊柱转移癌患者，经针刺后获得了四周症状减轻；日本曾有人报道用针灸治愈了一例60岁的女性胃癌的患者。Chein E 指出，经验已经显示针灸与癌肿均和免疫学及组织细胞的生物电活性之间有密切关系，可以期待研究针刺治癌可导致针刺为治疗癌肿开辟一新途径。还有些国家的医生介绍了针灸戒烟、戒毒以及减肥的经验。

关于阴阳五行理论在针灸临床上的应用，国外也有报道，如法国针灸协会 Kespi 认为针灸应被看做20世纪的医学，因为它包括生理、病理、诊断与治疗等一系列知识，其独到之处是它的辩证法，三阴三阳六个概念是一切生理、病理的基础，能量运行于这六条经之间决定人体的一切，每经有一主穴。

国外针灸学家还创始了一些新的针灸治疗方法，主要有以下几种：

（1）中谷良导络疗法：先测定两侧对称穴位的导电性，如果不平衡则表示病态，然后以针刺兴奋低导电点或抑制强导电点直至平衡。

（2）赤羽知热感度测定法：如果某条经络的知热感指数两侧有很大差异，表明该经络阴阳不和谐，有关脏腑处于病态。

（3）诺济耳针疗法：观察患病脏器和耳穴点的相应关系，其后，应用机械的、电的、温度和光的物理方法以诊断和治疗疾病。

（4）拉米声音透入法：利用音乐曲调通过穴位透入器官中，目的在于恢复和谐，重建自然节律以治疗疾病。

（5）经皮电刺激疗法：刺法是 Wall 和 Sweet 于1967年创始的。以刺激粗纤维系统传入纤维的强度，并以引起中枢神经内抑制伤害性传入纤维的结构发生作用的频率，从皮肤上刺激神经，使伤害性刺激反应的传入纤维的刺激效果降低到最低限度。

（6）动脉留针通电法：直接留针于动脉以脉冲波通电。

（7）神经旁针刺法：根据解剖结构在神经旁针刺并留针。为木下晴都所创始，刺法最好的适应证是神经痛。

（8）S、S、P疗法：为日本人北出所创始。将圆锥形镀银电极尖端置于穴位表面通以低频电流。

（9）骨膜针刺术：用针灸针或皮下注射针，穿过关节周围的软组织，并用"雀啄术"刺激骨膜。主要用于治疗关节病。

此外还有激光针、日本的槌针疗法、美国的耳穴局麻疗法和法国的针灸与顺势疗法相结合的疗法等。

三、其他

在国外，世界性的针灸会议经常召开。1965 年～1979 年间，先后召开了六次世界针灸大会（表6），每次大会都有许多国家的代表参加并发表许多论文。区域性的和国家的针灸学术会议几乎连年不断，如 1979 年 10 月日本针灸治疗学会召开了第 29 次学术大会，法国针灸协会 80 年代召开了第三届针灸学术讨论会。

表6　六次世界针灸大会简况

会议	地点	日期	主办单位	出席代表
第一次大会	日本东京	1965	日本针灸师会	20 个国家及地区 100 名
第二次大会	法国巴黎	1969	国际针灸学会	27 个国家及地区 300 余名
第三次大会	韩国首尔	1973	韩国汉医师协会	22 个国家及地区 669 名正式及非正式代表
第四次大会	美国拉斯维加斯	1975	美国针灸学会	17 个国家及地区 700 名
第五次大会	日本东京	1977	日本针灸师会	30 多个国家及地区，代表 1600 人
第六次大会	法国巴黎	1979	国际针灸学会	22 个国家及地区

　　许多国家很重视针灸的研究和推广，并成立了一些相应的机构。日本研究针灸和经络的单位就有五处，并设有培养针灸专业人才的学校，如明治针灸短期大学、大阪针灸专门学校和明治针灸柔道整复专门学校等多处。法国、苏联、西德、奥地利等国家也都设立了一些相应的针灸研究机构（如苏联的中央反射疗法科学研究所），有些国家在医学院校中还设立了针灸教研室。

　　有关针灸方面的书刊，国外也很多，如日本的《医道之日本》《日本良导络自律神经杂志》《东洋医学杂志》《针灸治疗志》《日本针灸治疗学会志》《日本针灸日报》《针灸治疗杂志》《东洋医术》和《日本针灸皮电研究会会报》等10余种，还有美国的《美国针刺杂志》及《针刺与电疗研究》《美洲中国医学杂志》等都报道了很多针灸方面的科研和临床情况，有些内容值得参考。日本的《针灸学》《东洋医学研究集成》《针灸学原论》、美国的《针灸手册》《中国针刺医学原理》、法国的《针灸针麻》《针刺镇痛》和斯里兰卡的《科学针刺的原理与实践》等书都比较系统地介绍了针灸学的基本理论和临床研究报道。